전립선 완전정복

전립선비대증에서 전립선암까지

전립선 완전 정복

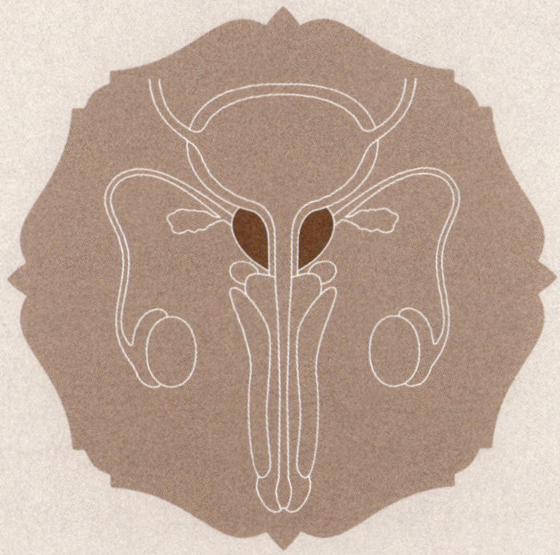

전립선비대증에서 전립선암까지

김명 지음

이화여자대학교출판문화원

추천의 글

서성일

現 대한비뇨의학회 회장
現 삼성서울병원 비뇨의학과 과장
現 성균관대학교 의과대학 비뇨의학교실 주임교수

지금 우리 의료계에는 많은 변화가 일어나고 있습니다. 대외적으로 어려운 환경이지만, 우리 비뇨의학회 회원들의 지혜를 모은다면 능히 이 위기를 이겨낼 것이라 믿습니다. 저도 학회의 발전과 회원님들의 행복을 위해 낮은 자리에서 헌신하겠습니다.

자랑스러운 우리 비뇨의학회 회원이자, 사랑하는 동문 후배 김명 선생님 책의 추천사를 쓸 수 있어 기쁩니다. 김명 선생님은 대학교수로 재직하던 시절부터 가까이서 보아온 좋은 동료입니다. 김명 교수가 열악한 환경에서도 전립선 환자의 진료를 위해 열정을 쏟았던 사실을 잘 기억합니다.

고령사회에서 초고령사회로 진입하고 있는 대한민국의 현실에서, 김명 선생님의 책 『전립선 완전정복』은 매우 시의적절합니다. 일선에서 진료를 보며 전립선암 환자가 매우 빠른 속도로 증가하고 있다는 사실을 체감하고 있습니다. 저도 제한된 시간에 많은 환자를 만나며 자세한 설명을 해드릴 시간이 부족할 때가 많습니다. 이때 환자들에게 김명 선생님의 책을 소개하면 좋겠다는 생각이 듭니다.

이 책에는 전립선의 해부학적 구조에서부터 전립선비대증, 전립선암의 최신 치료까지 전립선에 대한 모든 내용이 총망라되어 있습니다. 전립선 문제가 있는 분들이 인터넷을 떠돌아다니며 검증되지 않은 정보들에 노출되는 것보다는 이 책만 한 번 정독하는 것이 더 큰 도움이 될 것이라 확신합니다. 또한 내용에 깊이가 있어 일반인뿐만 아니라 다른 과의 의사 선생님들이나 비뇨의학과 전공의들에게도 매우 유용한 책이 될 것이라고 생각됩니다.

좋은 책의 출간을 축하드리고, 또 김명 선생님의 SNU건전비뇨의학과 개원도 축하합니다. 저희 삼성서울병원도 SNU건전비뇨의학과와 좋은 협력관계를 만들어가고 있습니다. 많은 분이 이 책의 도움으로 건강한 전립선을 되찾으시기를 소망합니다.

안한종

前 대한비뇨기종양학회 회장
前 서울아산병원 비뇨의학과 과장
前 울산대학교 의과대학 비뇨의학교실 주임교수

사랑하는 제자 김명 선생님의 전립선 안내서 출간을 축하합니다. 김명 선생님은 서울아산병원에서 4년간 함께 일한 저의 제자이자 동료입니다. 이후 다른 병원에서도 전립선암 진료와 연구를 열심히 하는 모습을 지켜봐 왔습니다. 바쁜 진료와 연구 중에도 틈틈이 이 책을 집필했을 김명 선생님의 노력이 대견합니다.

우리나라에서는 생활습관의 서구화로 인해 매년 전립선암 환자의 수가 빠른 속도로 증가하고 있고, 머지않아 남성암 중 발생률 1위를 차지할 것으로 예상됩니다. 일반인의 전립선암에 대한 인지도 역시 꾸준히 높아지고 있으며, 따라서 지금 전립선암의 최신 정보를 제공하는 것은 매우 시의적절하다고 판단됩니다.

선진국에서 유병률이 높은 암이기 때문에 새로운 전립선암 치료법들은 계속해서 제시되고 있으며, 거의 시차 없이 국내에도 그 방법들이 도입되고 있는 것이 요즈음의 현실입니다. 따라서 전립선암을 치료하는 의사들도 계속 공부를 해야만 최신의 경향을 따라갈 수 있습니다.

이러한 상황에서도 전립선암 환자의 입장에서는 항상 치료에 대한 정보가 부족합니다. 인터넷에서 잘못된 정보를 찾아보고 오는 환자들도 많습니다. 이 책은 전립선암의 원인부터 진단과 치료 방법까지, 최신의 내용을 풍부하게 다루고 있습니다. 특히 환자들이 많이 궁금해하는 전립선암 로봇수술, 하이푸, 중입자 치료, PARP 길항제, 루테시움 표적 치료와 같은 최신의 치료법들도 총망라되어 있어 전립선암 환자들에게 큰 도움이 될 것으로 생각합니다.

다시 한번 김명 선생님의『전립선암 완전정복』발간을 축하드리며, 이 책이 전립선암 환자와 가족들에게 올바른 최신 치료 정보를 제공할 것으로 믿습니다. 새로 시작하는 SNU건전비뇨의학과에 하나님의 섭리와 인도하심이 있기를 기도하겠습니다.

감수의 글

이상은

前 대한전립선학회 회장
前 서울대학교병원·분당서울대학교병원 비뇨의학과 과장
前 서울대학교 의과대학 비뇨의학교실 주임교수·석좌교수

요즈음 많은 남성들이 전립선 문제에 관심을 가지고 있습니다. 전립선비대증으로 소변 증상이 불편한 사람들, 또 전립선암을 진단받아 치료를 받는 분들이 많습니다. 이제 곧 전립선암이 대한민국 남성암 1위가 될 것이라 합니다. 하지만 이는 우리나라에선 매우 최근 들어 일어나기 시작한 일들입니다.

제가 연건동 본원에서 분당서울대학교병원으로 자리를 옮기며 '이제부터는 진료 역량을 전립선 환자에 집중하겠다'고 공표했을 때, 사람들은 다들 저를 보고 미쳤다고 했습니다. 당시에는 전립선암 환자가 그렇게 많지 않았고, 전립선암이 수술을 하는 암이 아닌 약물로 치료하는 암이라고 생각들을 했기 때문입니다.

하지만 저는 달리 생각했습니다. 그때 이미 미국을 비롯한 선진국에서는 전립선특이항원PSA의 도입으로 수술이 가능한 국소 전립선암 환자의 수가 폭발적으로 증가하고 있었고, 1980년대 중반에는 존스홉킨스대학교의 패트릭 월시 교수가 새로운 개념의 전립선암 수술 방법인 근치적 치골후 전립선 절제술을 발표했습니다. 이에 미국에서는 매우 많은 수의 전립선암 환자들이 수술로 암 치료를 받기 시작했습니다. 저는 대한민국도 장차 그렇게 될 것이라 내다보았습니다.

이에, PSA 검사를 국내에 도입·보급하는 데에 주도적인 역할을 했으며, 1990년대에는 당시 국내에선 생소했던 전립선암 수술을 하기 시작했고, 국내에 전립선암의 해부학적 수술법과 신경보존술식을 보급해온 사실에 자부심을 느낍니다. 또한 전립선암 로봇수술을 국내 공공기관 병원에서 최초로 집도해 현재까지 3,000건 이상의 전립선암 수술과 2,000건 이상의 전립선암 로봇수술을 집도해오고 있습니다. 전립선 치료의 불모지였던 대한민국에 제가 뿌려온 씨앗들이 결실이 되어, 우리나라가 전립선 치료 분야를 세계적으로 주도하는 모습을 보면 저도 큰 보람을 느낍니다.

이러한 결실의 하나로 저의 사랑하는 제자 김명 선생이 전립선을 다룬 책을 내게 되었다고 생각합니다. 이 책은 전립선 환자가 매우 빨리 증가하고 있는 우리나라에 꼭 필요한 책입니다. 전립선에 관심이 있는 일반인이라면 누구나 이해하기 쉬운 내용으로 쓰였으며, 전립선의 A부터 Z까지 환자들이 궁금해할 만한 내용들의 답이 최신의 지식으로 총망라되어 있습니다. 우리 김명 선생이 진료실에서 환자들이 물어보는 질문들을 모아서 그 답을 엮어 만든 책이라 그런 것 같습니다. 저 또한 진료를 하다 보면 환자들에게 같은 내용을 많이 질문받곤 합니다. 전립선 문제로 고생하시는 분들이라면 이 책을 꼭 일독해볼 것을 권해드립니다.

또한, 김명 선생이 전립선 전문 치료를 위해 개원한 SNU건전비뇨의학과의 개원도 같이 축하합니다. '건전'이라는 이름이 특이해서 무슨 무슨 뜻인지 물어보니, '건강한 전립선'의 줄임말이라 합니다. 처음에는 어색한 이름이었으나 자꾸 듣다 보니 잊히지 않고 귀에 쏙 들어옵니다. SNU건전비뇨의학과 역시 제가 전립선의 불모지에 뿌려온 씨앗들의 열매 중 하나라고 생각되어, 장차 이 병원을 도울 계획도 가지고 있습니다.

사랑하는 제자의 『전립선암 완전정복』 발간을 축하하며, 제가 책의 내용을 감수할 수 있어 행복했습니다. 이 책이 전립선 문제로 고민하는 많은 분들의 바이블이 될 것이라고 확신합니다. 같이, 건강한 전립선 만들어봅시다.

들어가며

왜 대학병원 비뇨의학과에만 가면 대기 시간이 길까요?

안녕하세요? 저는 이화여자대학교 의과대학 부속 서울병원 비뇨의학과에서 최근까지 근무했고, 현재는 전립선 전문 치료 병원인 SNU건전비뇨의학과를 개원한 대표원장 김명입니다. 여기서 전립선비대증, 전립선암 환자들을 주로 보고 있습니다. 저는 대학병원에서 진료를 보면서 저희 과를 방문하시는 환자분들이 정말 많아졌다는 생각을 자주 하곤 했습니다. "내가 환자를 잘 봐서 환자가 늘었나?" 하는 건방진 생각을 잠시 해본 적도 있지만 그렇지는 않은 것 같습니다. 비뇨의학과 환자가 늘고 있음을 저만 경험하는 것이 아니고 저희 과의 다른 교수님들, 또 다른 병원의 교수님들도 똑같이 경험한다고 이야기하셨기 때문입니다. 저녁 늦게 외래가 끝나는 날이면 이미 다른 과 외래는 불이 꺼져 있고 직원들은 다 퇴근한 것을 종종 보았습니다. 아마 대학병원 비뇨의학과 진료를 받아보셨다면 예약된 시간보다 훨씬 늦게 진료를 보신 경험이 한두 번씩은 있으실 겁니다. 그렇다면 왜 대학병원 비뇨의학과에만 가면 대기 시간이 길까요? 저는 다음과 같은 이유 때문이라고 생각합니다.

- **우리나라의 인구 구조가 매우 빠르게 변하고 있습니다.**

대한민국은 해방 이후 3%에 불과했던 65세 이상 인구가 1980년대에는 3.8%, 1990년대에는 5.0%, 1995년에는 5.4%, 2000년에는 7.3%를 기록하여 고령화 사회(65세 이상 인구 7% 이상)에 접어들었고, 2020년에는 15.7%에 달해 고령 사회(65세 이상 인구 15% 이상)에 도달했습니다. 이대로라면 2025년에는 65세 이상 인구가 20% 이상인 초고령 사회에 진입할 것으로 예상됩니다. 이게 어느 정도로 빠른 속도인지 감이 잘 안 오시죠? 프랑스는 고령화 사회에서 초고령 사회가 되는 데 걸린 기간이

154년, 미국은 94년, 독일 77년, 일본 38년인 데 비해 우리나라는 불과 20년밖에 걸리지 않게 되는 것입니다. 비뇨기 질환은 대체로 노인 질환입니다. 따라서 연세가 드신 분들이 많아질수록 비뇨의학과에 오시는 분들의 수도 늘고 있습니다.

• 비뇨기 질환의 발생률이 매우 빠르게 증가하고 있습니다.

노인 인구가 느는 속도보다도 더 빠르게 비뇨기 질환의 발생률이 늘고 있습니다. 비뇨의학과 영역의 대표적인 질환인 전립선암을 예로 들어보겠습니다. 전립선암은 불과 얼마 전까지만 해도 대한민국에서 매우 드문 암이었습니다. 과거 저희 선배들이 전공의를 하던 시절에 전립선암은 '굉장히 진행된 상태에서 진단되는 암'이었기 때문에 '수술하는 암'이 아닌 '약물로 치료하는 암'이었습니다. 우리나라에서 최초로 전립선암의 근치적 수술이 시행된 시기가 1988년 서울 올림픽 이후라고 하면 놀라시는 분들이 많습니다.

지금부터 약 10년 전인 2014년의 우리나라 암 통계를 보면, 전립선암은 성인 남성에서 발생률 4위의 암이었습니다. 이때만 해도 '전립선암이 참 많아졌다'라고 생각했는데, 최근의 통계를 보면 더욱 놀랍습니다. 2023년의 암 통계에 따르면 대한민국 남성에서 발생률 1위를 차지하는 암은 전립선암인 것으로 나타났습니다. 전국적으로 1년에 약 2만 3천 명의 환자가 전립선암을 새로 진단받고, 현재 살아 있는 국내 전립선암 환자 수는 약 12만 명으로 추산됩니다. 이게 어느 정도로 많은 숫자인지 감이 잘 안 오시죠? 쉽게 예를 들어보겠습니다. 지금 이 책을 보시는 분들, 요즘은 거리에서 택시를 아주 흔하게 보시죠? 만약 강남역 같은 데 나와 있다면 한 5분 사이에도 수십 대의 택시를 보게 될 겁니다. 우리나라 전국에 등록되어 있는 택시 수가 약 24만 대 정도입니다. 우리나라의 전립선암 환자 수가 딱 그 반절 정도 되는 셈입니다. 즉 오늘 하루 택시를 총 스무 대 정도 보셨다면 전립선암 환자는 열 명 정도 마주쳤을 가능성이 높습니다.

이게 다가 아닙니다. 전립선암 환자는 앞으로 더욱 많아질 것으로 예상됩니다. 국립암센터에서 발표한 최근 연구에 따르면, 2034년에 이르면 한국 남성에게서 전립선암 발생률은 148%까지 증가할 것이라고 합니다. 허무맹랑한 숫자 같나요? 저는 그렇게 생각하지 않습니다. 우리나라의 현재 전립선암 조발생률(인구 10만 명당 발생률)은 39명입니다. 미국은 어떨까요? 미국의 전립선암 조발생률은 우리나라의 세 배가 넘는 127명입니다. 국립암센터의 예측은 우리나라의 전립선암 발생률이 미국의 수준에 근접하게 될 것이라는 의미로 해석되므로 그 수치는 충분히 타당하다고 판단됩니다.

• 대학병원에서 일하는 비뇨의학과 전문의의 수가 줄고 있습니다.

아시는 분도 있겠지만 비뇨의학과는 2008년부터 2022년까지 약 15년간 젊은 의사들에게서 비인기 기피과로 인식되어 전공의 미달 사태가 발생했습니다. 제가 전문의 자격을 취득한 2010년에만 해도 한 해 120명의 비뇨의학과 전문의가 배출되었습니다. 하지만 0.9대 1의 경쟁률을 보인 2008년부터 전공의 지원이 미달되기 시작하다가 2014년에는 지원율이 0.25대 1까지 떨어졌습니다. 이와 관련해 비뇨의학회에서는 전공의 미달 사태를 해결하기 위해 2014년부터 2017년까지 한 해 배출되는 전문의 정원을 120명에서 매해 92명, 87명, 82명, 50명 등 단계적으로 감축하는 초강수를 두었습니다. 다행히 2023년 전반기 지원율은 1.12대 1로 비인기과의 늪에서 빠져나오는 듯 보이기는 하지만, 아직 문제가 다 끝난 것은 아닙니다.

먼저 전공의의 정원 감축으로, 1년에 배출 가능한 전문의의 수가 120명에서 50명으로 확 줄어버렸습니다. 물론 앞으로 전공의 정원을 차차 늘려갈 수는 있겠지만, 이렇게 지원한 전공의 선생님들이 4년간의 수련을 마치고 또 3년간의 군 복무를 하고 돌아와, 대학병원에서 독자적인 진료, 수술을 할 수 있을 정도의 수련을 마치기까지는 앞으로 10년의 기간이 필요합니다. 요즘은 전국의 대학병원에서 정년을 마치고 퇴임하시는 교수님들의 수보다 매해 배출되는 전문의 수가 훨씬 적다고 합니다. 또한 비뇨의학과 전문의가 귀해지다 보니 개원가나 준종합병원에서 수술을 할 수 있는 비뇨의학과 전문의의 몸값도 점점 올라가고 있습니다. 대학병원에서 교수로 근무하며 받는 월급과 개원가나 준종합병원에서 봉직의로 근무하며 벌어들이는 수입이 두세 배 이상의 격차가 나기 시작했습니다. 아무리 사명감으로 일하는 대학교수라 해도, 또 각 가정의 가장들이기 때문에 이러한 격차에 고민을 안 할 수는 없습니다. 이러한 이유들로 전국의 모든 대학병원에서 비뇨의학과 교수 구하기가 점점 하늘의 별 따기처럼 어려워지고 있습니다.

그래서 비뇨의학과 외래는 항상 바쁘게 돌아갑니다. 본인의 상태에 대해 자세한 설명을 듣고 싶으신 분들이 많지만, 저도 진료실에서는 시간에 쫓겨 미처 다 말씀드리지 못하는 내용이 많았습니다. 또한 지금도 제 병원에 오시는 분 중에는 조금만 더 관리를 잘하셨다면, 더 큰 문제가 되기 전에 오셨다면 좋았을 분들이 많습니다. 하지만 저는 진료실에만 있기 때문에 이런 분들을 미리 만날 수 없습니다. 이러한 문제를 해결하는 데 조금 더 도움이 되어보고자 몇 년 전부터 블로그를 해왔고 최근에는 유튜브도 시작했습니다. 아직 그 수가 많지는 않지만, 그래도 꽤 많은 분이 제 블로그나 유튜브의 도움을 받았다고 말씀해주십니다. 이제 그 내용 중 많은 분이 궁금해하셨던 내용, 그리고 병원을 찾으시기 전에 건강한 전립선 관리를 위해 꼭 알아두셨으면 좋겠다고 생각하는 내용을 엮어 한 권의 책으로 내게 되었습니다. 부디 많은 분이 이 책의 도움을 받아 '건전(건강한 전립선)'하셨으면 좋겠습니다. 감사합니다.

차례

4장. 전립선비대증의 약물치료

5장. 전립선비대증의 수술치료

6장. 전립선암 이해하기

7장. 전립선암의 진단

8장. 전립선암 치료 계획 정하기

9장. 국소 전립선암의 치료와 예후

10장. 진행성 전립선암의 치료와 예후

11장. 전립선암과 생활습관

12장. 기타 전립선 질환

1장

전립선 이해하기

01 전립선, 넌 어디에 쓰는 물건인고?

제가 비뇨의학과 1년차 전공의를 마칠 때쯤 4년차 수석 전공의 선생님이 저에게 질문을 하나 하셨습니다. "전립선이 뭐 하는 장기야?"

저는 비뇨의학과에 입문한지 나름 일 년이 다 되어가던 시점이었고, 그간 전립선에 문제가 있는 꽤 많은 환자분을 경험했지만 그 질문에 바로 대답할 수는 없었습니다. '어? 진짜 전립선이 뭐 하는 장기지?' 곰곰이 생각해보니, 사실 전립선이라는 장기가 우리 몸에서 원래 어떤 역할을 하는지 별로 고민해보지는 않았던 것이지요.

전립선前立腺은 '앞에 서 있는 분비선'이란 뜻입니다. 영어로는 'prostate'인데, '앞에 서 있다'는 뜻의 그리스어인 'prostates'에서 유래합니다. 이 이름은 고대 그리스의 의학자 헤로필로스Herophilus가 '고환 앞에 서 있는 장기'라는 뜻으로 지었다고 합니다.

전립선은 남성에게만 있는 장기로, 크기는 작지만 사정과 발기, 배뇨에 관여하며, 소변과 정액의 통로가 되는 요충지에 위치해 있는 중요한 기관입니다. 따라서 소변과 정액은 전립선을 통과하지 않고는 배출될 수 없으므로 전립선에 문제가 생기면 배뇨 시, 그리고 사정할 때 어려움을 야기할 수 있습니다. 또한 성생활에서도 문제가 발생하여 남성들의 삶의 질을 떨어뜨리는 직접적인 원인이 되기도 합니다.

전립선의 생김새

전립선은 알밤과 비슷한 15~20mℓ 크기의 장기로, 방광과 요도를 연결하는 위치에 있습니다. 전립선 바로 뒤로는 직장이 있습니다. 전립선은 골반 치골의 뒤쪽에 위치하며, 주변 장기들에 깊이 둘러싸여 있어 접근하기가 매우 어려운 장기입니다. 즉 배를 열어 수술을 할 때에도 전립선은 직접 보고 손으로 만지기가 매우 어렵습니다.

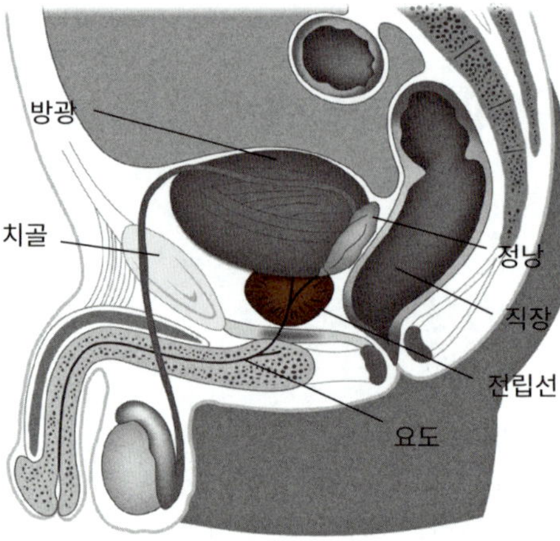

전립선의 생김새

전립선의 뒤쪽 윗부분에는 주머니 모양의 정낭精囊이라는 장기가 있습니다. 이름대로 정액이 모아져 있는 주머니입니다.

소변의 배출구인 요도는 방광의 출구부터 음경 귀두까지 15~20cm 길이로 연결되어 있어, 전립선에 문제가 생기면 소변을 보는 데 불편한 증상이 바로 생길 가능성이 높아집니다.

전립선은 전체 다섯 개의 구역zone으로 구성되어 있습니다. 모든 구역에 대해 일반인이 다 알 필요는 없습니다. 이 중에서 가장 중요한 두 구역은 전립선 후방부에 위치한 말초구역peripheral zone과 요도를 감싸고 있는 이행구역transitional zone입니다.

말초구역에는 분비 기능을 가진 세포들이 많고, 전립선암과 전립선염이 가장 많이 발생하는 구역이기 때문에 전립선 검사를 할 때 이 부위에 특별한 이상이 없는지를 주의 깊게 관찰해야 합니다. 반면 전립선비대증은 대부분 이행구역에서 발생하기 때문에 수술이 필요한 경우에는 이 부분을 긁어내어 막힘 증상을 해소해줍니다.

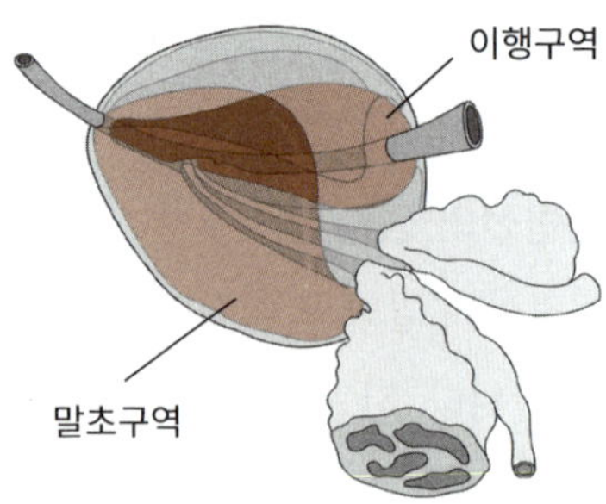

전립선의 구역zone

전립선의 쓰임새

전립선은 과연 우리 몸에서 어떤 일을 하는 장기일까요? 전립선은 남성의 생식 기능을 담당하는 기관 중 하나로, 전립선액Expressed Prostatic Secretion: EPS을 만들어냅니다. 전립선액은 정액의 3분의 1을 구성하는 성분입니다. 전립선액에는 여러 가지 영양분이 포함되어 있어 정자의 생존에 중요하며 정자의 운동을 위한 에너지를 공급합니다. 고환에서 생산되는 정자는 아주 미숙하고 자체의 운동성도 없어 생식 능력이 없지만 정액과 섞임으로써 활동성을 가지게 되며, 난자를 만나는 긴 여행을 하는 동안 에너지를 공급받게 됩니다. 따라서 정자가 여성의 자궁에 도달해 난자와 결합하여 임신이 가능해지기 위해서는 전립선액이 반드시 필요합니다.

정낭은 전립선 뒤쪽 윗부분 폭의 아래쪽에 위치하는 한 쌍의 주머니로, 정액의 3분의 2가량을 차지하는 정낭액을 생산합니다. 정상인이 1회 사정할 때 배출되는 정액의 양은 대략 2~6mℓ 정도입니다. 이 중 50~80%는 정낭에서, 15~30%는 전립선에서 만들어지며, 나머지는 요도 주위에 있는 쿠퍼선Cowper gland의 분비액과 고환에서 생성되는 정자입니다.

전립선의 또 다른 중요한 기능은 살균 작용입니다. 전립선액에 들어 있는 구연산과 아연이 살균 작용을 하여 정자를 감염으로부터 보호하고 외부에서 침입하는 세균 감염에 대항하는 방어벽을 만들어 요도, 전립선, 방광과 부고환 등을 안전하게 보호하는 역할을 합니다. 남자가 여자보다 요로감염이 덜 걸리는 이유도 전립선액의 살균 기능과 밀접한 관련이 있습니다.

또한 전립선에서 분비되는 단백질 중에는 전립선특이항원Prostate Specific Antigen: PSA이라는 아주 중요한 단백질이 있습니다. PSA의 원래 기능은 정액이 엉겨 있는 덩어리를 용해하는 작용입니다. 하지만 우리가 이것을 더 중요하게 생각하는 이유는 전립선 세포가 파괴될 때 PSA의 혈중 농도가 증가하게 되며, 이를 비교적 간단한 혈액 검사 방법으로 측정해낼 수 있기 때문입니다. 이러한 특성 때문에 PSA는 전립선암을 빨리 찾아내고 치료 효과를 판정하는 아주 유용한 검사 방법으로 널리 활용되고 있습니다.

02 | 전립선에는 어떤 문제들이 생길 수 있나요?

앞에서 보았듯이 전립선은 크기가 작고, 평소에는 어떤 기능을 하는지도 알기 어려운 장기입니다. 하지만 이 조그만 기관에 여러 문제가 흔하게 발생합니다. 이런 문제들은 특히 중년 남성의 삶의 질을 크게 떨어트리는 경우가 많습니다. 전립선의 여러 문제는 전립선만의 고유한 특성들 때문에 생깁니다.

전립선은 영구적으로 자라는 조직입니다.

우리 몸의 장기들은 대체로 출생 후 사춘기를 지나면서 급성장하여, 청장년기에 최대 성장을 이루게 됩니다. 중년 이후에 노화가 진행되면 점차 장기의 성장과 기능이 퇴화하는 과정을 거칩니다. 근육의 성장 과정을 생각해보면 이해가 쉽습니다. 우리 몸의 근육은 출생 이후 점점 커지다가 사춘기를 지나 청장년기에 이를 때 최대 성장과 기능을 달성합니다. 그리고 나이가 들수록 근육도 차츰 빠지고 근력도 점점 떨어지는 노화를 경험하게 됩니다.

하지만 전립선은 우리 몸의 다른 장기들과 좀 다르게 독특한 모습으로 성장하는 특성이 있습니다. 태어날 때 전립선의 크기는 완두콩 크기로 매우 작지만 이차 성징 이후 20대 후반까지는 매년 1.6mℓ씩 성장하여 20mℓ 정도인 알밤 크기에 이르게 되고, 30세 이후부터는 매년 0.4mℓ씩 서서히 커지게 됩니다. 쉽게 말하면, '전립선은 남자가 죽을 때까지 계속 크기가 자라는 장기'입니다.

전립선비대란 노화가 진행되면서 전립선이 커지는 현상을 말하는데, 30~40대부터 이미 시작해 80세 이후에는 약 80%의 남성이 전립선비대를 경험하게 됩니다. 이처럼 전립선비대는 매우 흔한 질환으로, 전립선이 커져서 요도의 저항이 높아지면 소변을 보는 데 문제가 생기게 됩니다. 전립선비대에 대해서는 뒤에서 조금 더 자세히 말씀드리도록 하겠습니다. 중요한 것은, 남성은 전립선이 있다는 이유만으로 나이가 들면 결국 대부분 소변 문제를 겪는다는 점입니다.

전립선은 암이 매우 잘 생기는 조직입니다.

정상적인 전립선의 무게는 20g 내외로 매우 가볍습니다. 평균적인 남성의 체중이 70kg 정도 된다고 생각하면 그중 0.02%(5천 분의 1)밖에 되지 않는 장기입니다. 이 조그만 기관에서 발생하는 전립선암이 2023년도 암 통계에서 대한민국 남성 암 발생률 1위(조발생률, 10만 명당 39.0명)를 차지했다는 사실은 매우 놀랍습니다.

감이 잘 안 오시죠? 다른 장기와 비교해보겠습니다. 우리 몸에서 단일 장기로 가장 부피가 큰 장기는 무엇이라고 생각하시나요? 많은 분의 예상과 다르게 바로 피부입니다. 피부는 우리 몸의 7%(15분의 1)를 차지하는 매우 큰 장기입니다. 과연 이 피부라는 장기에는 암이 얼마나 많이 생길까요? 같은 시기의 우리나라 암 통계를 보면 피부암 발생률은 전립선암 발생률의 3분의 1에 불과합니다(조발생률, 10만 명당 13.8명). 차이가 크지 않은 것 같다고요? 전립선과 피부의 크기 차이를 생각하셔야 합니다. 우리 몸에서 피부가 차지하는 비율은 전립선의 350배입니다. 따라서 동일한 크기의 조직으로 비교해보았을 때 전립선암 조직은 피부암 조직보다 암이 1천 배 이상 잘 생긴다는 말이 됩니다(350×3배).

전립선암이 왜 이렇게 잘 생기는 것인지 아직 그 이유가 완전히 밝혀지지는 않았지만, 확실한 것은 전립선에서는 암이 매우 잘 생길 수 있고, 따라서 이에 대한 철저한 대비가 필요하다는 사실입니다.

전립선은 단단한 피막으로 둘러싸여 있는 조직입니다.

다음의 전립선 단면 그림에서 보듯이, 전립선 조직은 네 개의 연속적인 막(전립선피막, 전립선근막, Denonviller 근막, 항문거근막)으로 겹겹이 치밀하게 둘러싸여 있습니다.

전립선의 이러한 특징적인 구조는 전립선 내부와 외부를 철저하게 구분하게 됩니다. 이러한 특성은 장점도 될 수 있지만 단점도 될 수 있습니다.

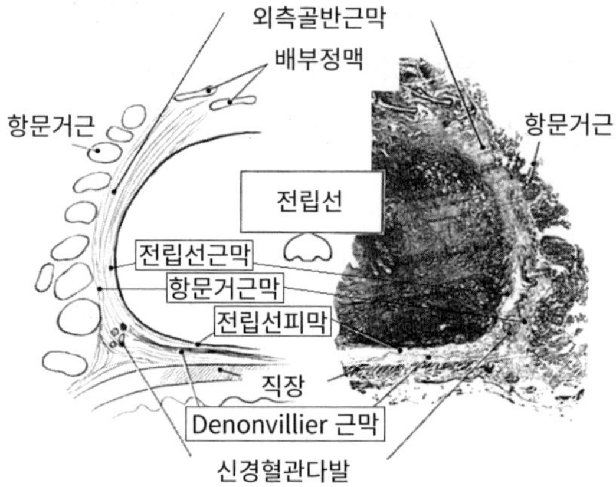

전립선 조직의 단면도

먼저 장점은, 전립선 내부에서 전립선암이 생길 경우 전립선 밖으로 잘 번지지 못하게 하는 장벽이 됩니다. 전립선암이 전립선피막 내부에 국한하여 생긴다면 (2기 이하) 전립선암의 예후는 매우 좋은 편입니다. 하지만 진행된 전립선암의 경우에는 전립선의 피막을 뚫고 나오는 경우도 있습니다. 이러한 경우 전립선암의 병리학적 병기는 3기 이상으로 분류되며, 예후가 급격히 나빠지게 됩니다.

전립선의 이러한 구조적인 특징으로 인해 항생제 같은 약물이 전립선 내부에 잘 도달하기 어렵다는 점은 단점이 됩니다. 만약 전립선 내부에 감염이나 염증이 생긴다면 약물치료에 대한 반응이 잘 나타나지 않고, 치료 기간도 매우 길게 필요합니다. 이러한 속성은 전립선염의 치료를 더 까다롭게 하는 원인 중 하나가 됩니다.

전립선의 이런 고유한 특성 때문에 전립선의 건강을 위협하는 대표적인 질환으로 전립선비대증, 전립선암, 전립선염이 생길 수 있습니다. 남성 대부분은 전립선에 문제가 생기면 배뇨 시 고통을 받고 삶의 질이 크게 떨어질 수 있습니다. 전립선 문제로 고생하기 전에는 소중함을 실감하기 어려우므로 건강한 전립선을 유지하는 것이 행복한 중년을 위한 필수 조건임을 잊지 말아야 합니다.

03 | 전립선 관리는 어떻게 하는 것이 좋나요?

전립선에 문제가 생기면 남성의 삶의 질은 크게 떨어집니다. 따라서 전립선에 큰 문제가 오기 전부터 미리 관리를 잘하는 것이 중요합니다. 제가 진료실에서 만나는 거의 모든 분은 전립선에 이미 문제가 생기고 난 후 오시는 분들입니다. 이런 분들을 너무나 많이 만나면서 '아, 여기 오시기 전에 관리를 조금만 더 잘하셨으면 더 좋았을 텐데'라는 생각이 자주 들곤 했습니다.

하지만 이런 이야기는 문제가 생겨서 진료실에 오기 전에 들으셔야 하는 내용이고, 또 저 역시 외래에서 바쁘다 보니 짧은 시간에 많은 내용을 설명하기도 어려워 보다 많은 정보를 알려드리기 위해 블로그와 유튜브를 오래전부터 해오고 있습니다. 제가 운영하는 블로그와 유튜브를 방문하고 싶으신 분들은 다음의 QR 코드를 핸드폰 카메라로 찍어 링크를 통해 들어오실 수 있습니다.

blog YouTube

저자의 블로그와 유튜브 링크

평소에 건강한 전립선을 유지하기 위한 일반적인 조언은 다음과 같습니다.

스트레스와 일상생활 습관 관리

전립선 증상이 악화되는 주원인은 스트레스, 잘못된 일상생활 습관, 과음 등입니다. 특히 과도한 스트레스와 과로를 피하는 것이 전립선 질환 예방에 중요합니다. 신체적인 스트레스로 몸의 상태가 나빠지면 교감신경이 항진되고, 이는 전립선을 감싸는 골반근육층의 조임을 악화시킵니다. 따라서 충분한 수면과 규칙적인 운동으로 항상 신체 상태를 최상으로 유지하는 것이 전립선 질환을 예방하는 최선의 방법입니다.

또한 전립선 질환을 예방하려면 회음부에 불필요한 자극을 주지 않아야 합니다. 전립선은 정맥으로 촘촘히 둘러싸여 있습니다. 정맥은 몸을 움직일 때 생기는 복압의 변화로 순환하게 되는데, 장시간 앉아 있으면 혈액순환이 나빠지고 이는 통증의 원인이 됩니다. 오래 앉아 있지 말고 자주 몸을 움직이는 것이 좋습니다. 회음부는 주로 엉덩이를 바닥에 대고 앉을 때 눌립니다. 그러므로 앉아서 일하거나 운전할 때는 의자에 푹신한 방석을 까는 것이 좋습니다. 특히 도넛 모양의 방석이 회음부 압박을 줄여줍니다. 또 두 시간마다 10분 정도는 자리에서 일어나 스트레칭을 하거나 가볍게 산책하는 등 휴식을 취하는 것이 좋습니다. 다리를 꼬는 자세도 전립선 건강에는 해로우니 주의하십시오.

소변을 오래 참았다가 보는 습관도 고치는 것이 좋습니다. 방광이 팽창하면 반사적으로 전립선은 조여집니다. 그래서 소변을 과하게 참으면 전립선 기능이 나빠지고 전립선 부근 골반근육층이 긴장해 막상 화장실에 가도 소변을 제대로 보지 못할 수 있습니다. 소변을 참는 습관이 지속되면 전립선의 과도한 조임이 이어져 만성 골반통증을 유발하기도 합니다. 직업적으로 소변을 자주 참아야 하는 운전기사 혹은 애주가에게서 전립선 질환이 흔한 이유입니다. 취침 전 수분 섭취를 줄이고 술을 마실 때는 자주 화장실에 가도록 합시다. 이밖에 심한 변비 또한 배뇨 증상을 악화시키고 골반 근육을 긴장시킬 수 있으므로 관리가 필요합니다.

적절한 음주 습관과 식이 관리

음주는 무엇보다도 전립선 질환의 증상을 악화시키므로 피하는 것이 좋습니다. 술 자체도 문제이지만 술자리가 신체 피로를 가중해 전립선 관리에 해롭습니다. 맵고 짠 자극적인 음식, 동물성 고지방식도 피하도록 하십시오. 평소 카페인이 들어 있는 커피나 탄산음료는 제한하는 것이 좋습니다. 카페인은 이뇨 작용을 하여 전립선과 관련된 배뇨 증상을 악화시킬 수 있습니다.

아직까지 전립선에만 특효가 있는 음식은 따로 알려진 것이 없습니다. 다만 과학적으로 효과가 미약하거나 입증되지는 않았으나 전립선염 예방에 도움이 될 것으로 예상되는 음식에는 다음과 같은 것들이 있습니다.

① 일반적으로 전립선에 좋다고 알려진 토마토, 수박, 딸기 등 라이코펜Lycopene이 풍부한 음식과 녹차, 석류, 된장, 두부, 청국장 등 콩류

② 비타민 A·C·E, 항산화제, 베타카로틴β-Carotene, 셀레늄Selenium이 포함된 종합 비타민제 혹은 미네랄 보충제

③ 소염 작용을 촉진하는 마늘, 양파, 방울열매나무 등의 즙

④ 요로감염 예방에 도움이 된다고 알려진 크랜베리 주스

규칙적인 운동

전립선 건강을 지키는 데 가장 좋은 운동은 유산소운동입니다. 유산소운동은 혈관을 확장시키는 산화질소Nitric Oxide: NO 분비를 촉진해 전립선 내 혈류량을 높입니다. 걷기, 조깅, 등산 등이 대표적으로 추천되는 유산소 운동입니다. 특히 매일 30분 정도 빠르게 걸으면 만성 전립선염이나 골반 통증 개선에 효과가 있습니다. 반면 지나치게 과격한 운동은 오히려 회음부를 자극할 수 있어 피하는 것이 좋습니다. 자전거나 오토바이를 장시간 타는 것도 회음부를 자극해 전립선 건강에는 해로울 수 있습니다. 자전거를 탄다면 면적이 넓은 안장이나 전립선 보호용 안장을 사용하는 것이 도움이 될 것입니다.

전립선 건강을 위한 10대 수칙

대한비뇨의학회(구 대한비뇨기과학회)는 2003년 10월 5일 '전립선 건강의 날'을 맞이해 전립선 질환을 예방하기 위한 '대국민 10대 수칙'을 만들어 발표했습니다. 이 항목들만 제대로 실천해도 전립선 건강에 큰 도움이 될 것입니다.

① 소변을 지나치게 참지 말자.

② 더운물에 좌욕을 자주 하자.

③ 과도한 음주와 피로를 피하자.

④ 건전하고 적절한 성생활을 하자.

⑤ 배뇨장애를 악화시킬 수 있는 약물은 조심해서 복용하자.

⑥ 일주일에 5회 하루에 30분 이상 규칙적으로 운동을 하자.

⑦ 과일, 채소, 곡물류에는 남성호르몬 억제물질이 많으므로 충분히 섭취하자.

⑧ 지방과 칼로리를 제한하자.

⑨ 배뇨장애가 발생하거나 혈뇨가 생기면 의사와 상담하자.

⑩ 50세부터 가급적 해마다 전립선 검사를 받자.

2장

전립선비대증 이해하기

04 | 전립선은 왜 커지고 언제부터 커지나요?

전립선비대와 전립선비대증

전립선비대Benign Prostatic Hyperplasia: BPH는 전립선이 커지는 현상인데, 어느 정도로 커진 것을 전립선비대로 정의하는지 궁금할 수 있습니다. 남성의 전립선은 사춘기 이후 성숙한 형태가 되고 이후로는 완만하게 크기가 증가합니다. 대한민국 중년 남성의 평균 전립선 크기는 17.4mℓ인 것으로 알려져 있습니다. 즉 우리나라 중년 남성의 정상 전립선은 밤톨(15~20mℓ) 정도의 크기라고 생각하시면 됩니다. 전립선의 크기가 증가하여 탁구공(30mℓ) 이상의 크기가 되면 전립선비대가 있다고 판단합니다.

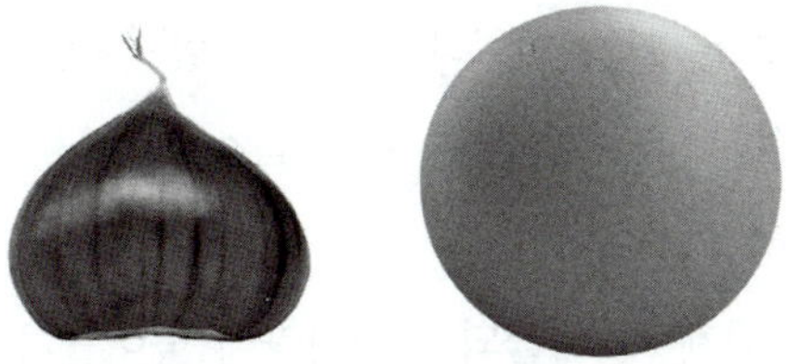

전립선의 크기 비교

30mℓ 정도의 크기를 전립선비대의 기준으로 삼는 이유는 다음과 같습니다. 우선, 전립선이 30mℓ 이상으로 커지면 요도의 저항이 높아져 소변 불편 증상Lower Urinary Track Symptom: LUTS을 경험하는 분들이 많습니다. 이렇게 전립선비대로 인해 소변 불편 증상이 발생하는 상태를 전립선비대증LUTS/BPH으로 정의합니다. 물론 전립선 크기가 30mℓ를 넘지만 불편을 별로 느끼지 못하는 분들도 많이 있습니다. 그러나 이런 분들을 장기간 관찰해보면, 결국 전립선이 더 빠른 속도로 자라서 수술적 치료를

받아야 할 위험성이 더 커집니다. 즉 전립선이 커지면 지금 당장은 문제가 없더라도, 나중에 더 큰 소변 문제가 생길 위험성이 있다는 것입니다.

전립선비대는 보통 40세 이후에 발생하고 나이가 들면서 그 빈도가 증가하는 것으로 알려져 있으며, 대략 40대 남성의 40%, 60대 남성의 60%, 80대 남성의 80% 정도에서 전립선비대가 있는 것으로 봅니다. 물론 전립선비대가 있는 모든 분이 소변 불편 증상을 경험하는 것은 아닙니다. 하지만 대체로 나이가 들수록 전립선비대에 의한 소변 불편 증상(전립선비대증)은 심해지고, 이에 비례하여 삶의 질도 점점 나빠지는 경향을 보입니다. 우리나라에서 전립선 크기와 환자가 호소하는 소변 불편 증상의 정도를 종합해 전립선비대증의 유병률을 조사한 연구에 따르면, 40~89세 남성 중 21~28%가 전립선비대증이 있는 것으로 확인되었습니다. 즉 40대 이상 남성 4명 중 1명은 전립선비대와 이로 인한 소변 증상을 가지고 있는 셈입니다. 또 다른 국내 연구는 50세 이상 남성의 50% 정도에서 중등도 이상의 소변 불편 증상이 있다고 보고한 바 있습니다.

전립선비대증의 원인

전립선비대증을 일으키는 원인에는 여러 가지가 있겠지만 그중 가장 중요한 것은 남성호르몬과 노화입니다. 남성호르몬은 테스토스테론Testosterone이라고 부르는데, 90% 이상이 고환에서 생산됩니다.

제가 진료를 볼 때, 성관계 시 배출되는 정액량이 줄어들거나 없어지는 것을 두고 '호르몬이 나오지 않는다'고 표현하시는 어르신이 많았습니다. 하지만 이는 사실과 다릅니다. 정액精液은 정자精子를 포함하여 생식에 필요한 물질을 함유한 우윳빛 체액이며, 1%의 정자, 33%의 전립선액, 그리고 66%의 정낭액으로 구성되어 있습니다. 즉 정액 내에는 많은 분이 오해하시는 것과 달리 남성호르몬은 전혀 없습니다. 남성호르몬은 우리 몸의 핏속에 미량만 존재하는 성분으로, 육안으로는 확인이 불가능하고 혈액검사를 통해서만 그 수치를 알 수 있습니다.

남성호르몬은 우리 몸에서 남성성과 활력을 유지하는 데 중요한 기능을 합니다. 이러한 효과 때문에 운동선수들이 경기에서 좋은 성적을 내기 위해 남성호르몬을 부정하게 사용하다가 도핑 테스트에 적발되는 경우도 종종 있습니다. 한편 남성호르몬은 전립선의 성장을 촉진하는 기능을 하기도 합니다. 즉 혈중 남성호르몬 농도가 높을수록 전립선의 비대를 일으키게 됩니다.

하지만 여기서 아주 중요한 의문이 생깁니다. '나이가 들면 남성호르몬이 아무래도 줄어들 텐데 전립선은 왜 계속 자라는 걸까?' 하는 점입니다. 이는 두 가지 정도로 설명할 수 있습니다. 먼저 나이가 들수록 남성호르몬의 혈중 농도는 점점 줄어들지만, 반대로 전립선 조직이 남성호르몬에 노출된 시간은 점점 누적됩니다. 즉 나이가 들수록 전립선 조직이 남성호르몬에 장시간 노출되어 전립선비대가 발생할 확률이 높아진다는 것입니다. 또한 고령 남성에게서 남성호르몬 전체의 혈중 농도는 낮아지지만 활성형 남성호르몬인 디하이드로테스토스테론Dihydrotestosterone: DHT의 상대적인 농도는 더 높아지게 됩니다. 디하이드로테스토스테론은 테스토스테론보다 약 세 배 더 강력한 남성호르몬으로 알려져 있으며, 전립선의 성장에도 더 강력한 영향을 미치게 됩니다.

또한 나이가 들수록 다음과 같은 전립선비대증의 위험인자에도 더 많이 노출되기 때문에, 나이가 들수록 전립선비대증의 유병률은 높아질 수밖에 없습니다.

① 흡연: 교감신경계 항진, 체내 남성호르몬 변화, 영양상태 변화로 인해 전립선비대증의 발생 및 진행을 촉진합니다.
② 비만: 비만 환자에서 전립선의 크기가 더 큰 경향을 보이므로, 비만과 전립선비대증이 관련이 있다고 생각할 수 있습니다.
③ 가족력: 부친이 전립선비대증으로 수술을 받았던 경우, 아들 역시 전립선비대증으로 수술을 할 위험성이 약 4.2배 높습니다.
④ 대사 증후군: 고혈압, 당뇨가 동반된 대사 증후군 환자에서 전립선비대가 더 흔하게 발생하고, 이로 인한 소변 불편 증상도 더 심한 경향을 보입니다.

그러므로 40대 이상의 남성이라면 전립선비대증의 조기 발견 및 예방에 관심을 가지면 좋습니다.

05 | 전립선비대증이 있는지 어떻게 알 수 있나요?

전립선은 우리 몸속 깊숙이에 있는 매우 작은 장기이므로 전립선이 커졌는지를 바로 알아채기는 어렵습니다. 대신 소변 불편 증상이 생기는 경우에 전립선비대증을 의심해볼 수 있습니다. 전립선이 커지면 요도를 압박하기 때문에 소변이 나오기 어렵게 됩니다. 따라서 자주 화장실을 가게 되고 소변을 봐도 시원하지 않으며, 야간 수면 중에 소변이 마려워 여러 번 깸으로써 수면 부족을 유발할 수 있습니다. 또한 이런 경우가 만성화하면 심한 경우 방광의 수축력이 감소됩니다. 하지만 이런 증상이 있더라도 전립선비대증이 아닌 경우도 있기 때문에, 소변 불편 증상이 새로 생겼다면 비뇨의학과 전문의를 찾아 진찰을 받아보시는 것을 추천합니다.

다음 그림과 같이 전립선비대가 있는 경우, 커진 전립선이 요도를 누르게 되고, 방광 출구의 저항이 증가하여 소변의 배출을 방해하기 때문에 방광 내부에 소변이 자꾸 남게 됩니다.

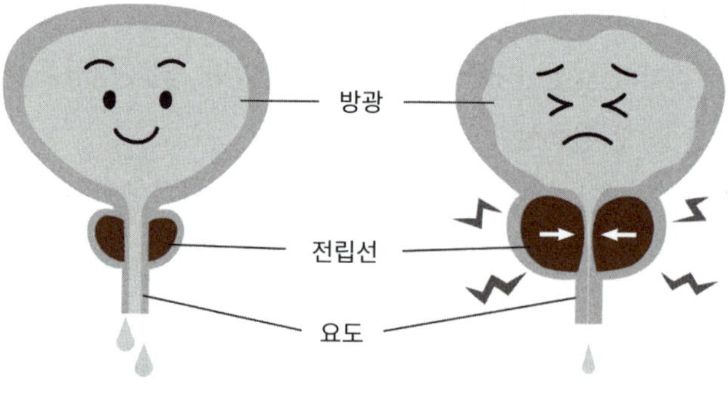

전립선비대증이 소변 증상에 미치는 영향

하지만 이런 전립선비대가 있는 분 중에서도 소변 불편 증상을 전혀 느끼지 못하는 경우도 있습니다. 전립선비대는 서서히 진행되기 때문에, 전립선에 의한 방광 출구 막힘이 임계점에 다다를 때까지 증상을 못 느끼는 것입니다. 또한 전립선비대가 있음에도 나름대로 방광의 수축성을 증진하는 등의 방법을 통해 전립선에 의한 출구 저항이 증가된 상태에 적응하는 경우도 자주 있습니다.

전립선비대증에서 생기는 소변 불편 증상은 대체로 다음과 같습니다.

① 세뇨細尿·slow stream: 소변 줄기가 가늘어지고, 힘을 주어야 소변이 나옴
② 잔뇨殘尿·residual urine: 소변을 보고 나서도 시원하지 않음
③ 절박뇨urgency/절박 요실금urge incontinence: 소변을 참기 어렵고, 가끔씩 지리기도 함
④ 빈뇨頻尿·frequency: 소변이 자주 마려움
⑤ 야간뇨夜間尿·nocturia: 자다가 일어나서 소변을 봐야 함
⑥ 요점적尿點滴·dribbling: 소변을 다 보고 나서 팬티에 소변이 한두 방울 묻어 나옴

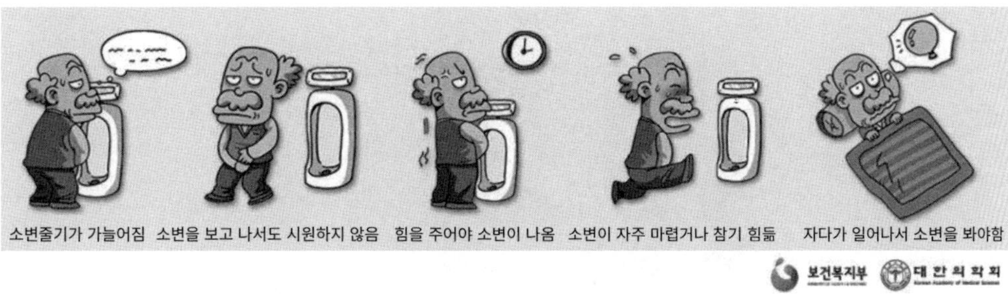

전립선비대증의 주요 증상

50세 이상의 중년 남성분들 중에서 이와 같은 증상을 한두 가지 이상 가지고 계시다면 비뇨의학과에 한번 들러 전립선 검진을 받아보시는 것이 좋습니다.

06 | 전립선비대증 환자가 음주를 하면 왜 배뇨 문제를 겪게 되나요?

전립선비대증으로 인한 소변 불편 증상이 있으신 분들 중에, 특히 음주를 하고 나서 소변을 보시는 것이 아주 불편해지시는 분들이 많습니다. 제가 이 책에서 앞으로도 반복적으로 말씀드릴 내용 중 하나가 바로 '술은 전립선에 매우 안 좋다!'입니다.

음주를 하면 가장 문제가 되는 증상 중에 하나가, 소변을 평소처럼 보고 싶은데 소변 출구가 콱 막혀서 갑자기 전혀 소변을 볼 수 없게 되는 경우가 있습니다. 이걸 좀 어려운 말로 '급성요폐'라고 합니다. 일단 한번 급성요폐가 생기면 소변을 바로 잘 볼 수 있게 하는 방법은 없습니다. 우선은 응급 조치로 소변 주머니Foley catheter를 며칠간 차게 됩니다.

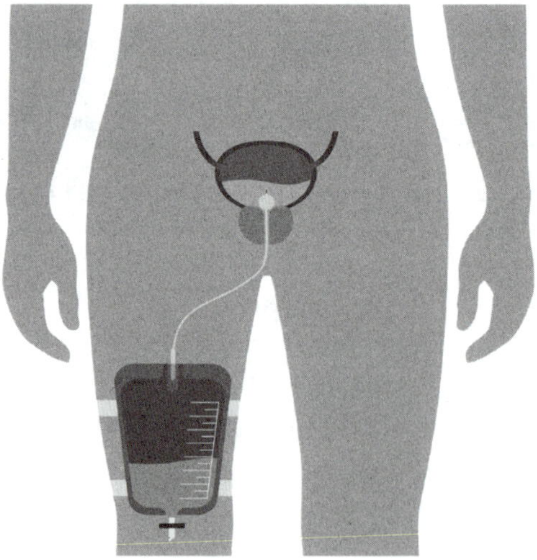

급성요폐 시 차는 소변 주머니

소변 주머니를 차고 있으면 줄이 들어가 있는 요도가 매우 아프고 피가 자주 납니다. 또, 소변 주머니에서 냄새도 많이 나서 아주 불편합니다. 하지만 그보다 더 큰 문제는 급성요폐가 자주 생기는 분들의 경우 결국 수술을 받게 될 확률이 높다는 점입니다.

음주 시 왜 소변을 보는 것이 불편해지나요?

술은 이뇨 작용을 합니다. 이뇨 작용이란 일시적으로 우리가 섭취한 수분보다 더 많은 양의 수분을 소변으로 배출하게 만드는 것을 가리키는데, 흔히 커피나 차, 술을 많이 마시는 사람에게서 이뇨 작용이 더 활발하게 일어납니다. 이뇨 작용은 몸속 노폐물을 배출해주는 효과가 있지만, 그렇다고 모든 이뇨 작용이 우리 몸에 다 유리한 것은 아닙니다.

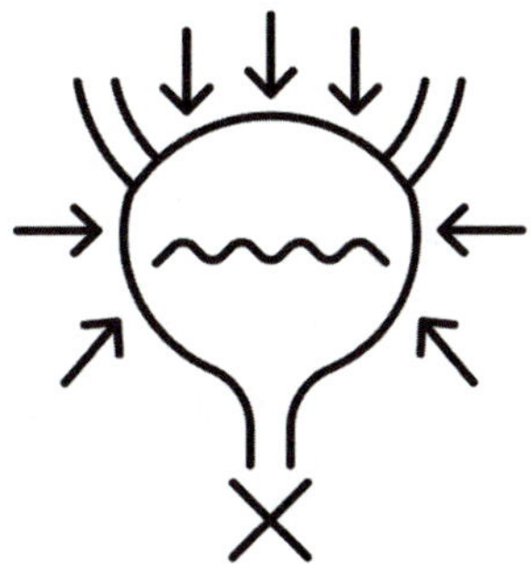

술의 이뇨 작용에 의한
방광의 팽창

음주를 하는 경우 술의 이뇨 작용으로 인해 단시간에 방광에 소변이 차게 됩니다. 과음을 하다가 소변을 보는 적절한 시기를 놓치면 방광이 지나치게 늘어나게 되고, 이 경우 방광의 근육층이 얇아지면서 소변 배출이 가능할 정도의 수축력을 잃어버리게 됩니다.

또한 술에 취하면 방광에 소변이 다 찼다는 신호를 뇌가 잘 느끼지 못하게 됩니다. 이런 상황이 되면 방광이 처져서 소변을 보고 싶어도 전혀 볼 수 없는 급성요폐 상태가 종종 생깁니다.

이런 상황을 예방하기 위해서는 가능한 한 과도한 음주를 피해야 합니다. 또한 음주 중에 소변이 마려운 신호가 오면 너무 오래 참지 말고 바로 화장실에 다녀오시는 것이 좋습니다. 무엇보다도 전립선비대증이 있으신 분들이라면 처음부터 술을 조심하는 것이 매우 중요합니다.

07 | 전립선비대증이 발기부전을 일으키나요?

많은 분이 '오줌발이 세면 정력도 강한가?'를 궁금해합니다. '센 오줌발=정력'이라고 많이들 생각하기 때문에, 과거 <변강쇠>나 <가루지기> 같은 성인용 에로영화에서는 정력이 세다는 것을 표현하기 위해 폭포수 같은 물줄기를 비유적으로 보여주기도 했습니다. 실제로 저도 진료를 보다 보면 발기 문제가 생겼다는 것을 '요즘에 오줌발이 많이 약해졌다'고 돌려 말씀하시는 분들을 은근히 봅니다. 어렸을 때 친구들끼리 누가 더 오줌이 멀리 나가는지 시합해본 분들도 많을 겁니다. 공중화장실에서 소변을 잘 못 보시는 분들, 소변을 빨리 못 봐서 불편한 것도 있지만 자신이 '정력이 약한 사람'으로 보일까 신경이 쓰이기도 하시지요?

오줌발이 세면 진짜 정력도 강한가요?

네, 오줌발과 정력은 상관관계가 있습니다. 즉 오줌발이 약하면 성기능도 좋지 않을 가능성이 높아요. 옆의 그래프에서 보듯이 당연히 나이가 들수록 성기능은 나빠집니다. 하지만 더 흥미로운 점은, 같은 나이대에서도 소변 증상이 불편할수록 성기능이 더 나빠진다는 것입니다.

왜 그럴까요? 쉽게 설명하면 오줌발이 약해지는 원인과 정력이 약해지는 원인이 거의 같기 때문입니다. 먼저 나이가 들수록 우리 몸의 활성산소 농도는 떨어집니다. 그러면 혈관이 좁아지는 현상이 생겨요. 전립선이나 음경으로 가는 혈류가 줄어들면 오줌발이 약해지고, 동시에 정력도 떨어지게 됩니다.

두 번째로 나이가 들수록 전립선과 음경 조직은 모두 만성적인 염증에 많이 노출됩니다. 만성적인 염증에 오래 노출된 전립선과 음경 조직의 기능이 많이 떨어지면,

오줌발이 약해지고 발기력도 같이 떨어지게 됩니다. 흡연을 오래 하면 정력이 나빠진다는 이야기 많이 들어보셨죠? 이것도 같은 이유입니다. 흡연을 많이 하면 전립선과 음경 조직에 만성적인 염증이 잘 생기게 됩니다. 그러니까 담배 끊어야겠죠?

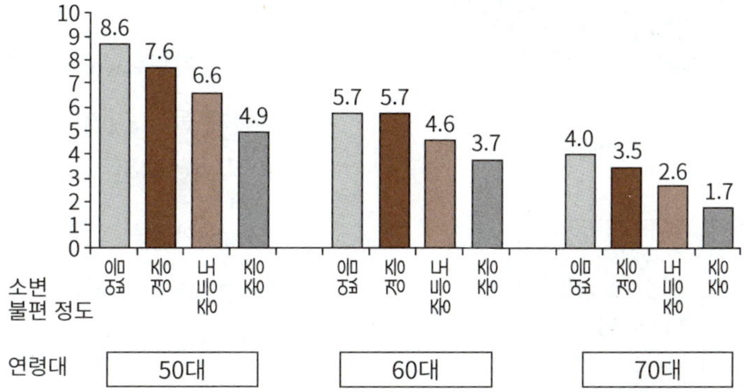

소변 증상과 성기능의 상관관계

세 번째로 나이가 들면 우리 몸속 교감신경의 흥분이 올라갑니다. 교감신경이 흥분되면 맥박과 혈압이 올라가고 소화가 잘 안 되는 등, 우리 몸이 외부의 위급 상황에 즉각적으로 대처할 수 있는 아주 긴장된 상태가 됩니다. 이러한 반응을 '싸움-도주 반응fight-flight response'이라고 합니다. 우리 몸이 싸움-도주 반응 상태가 되면 소변은 잘 안 나오고, 동시에 성기능도 떨어지게 됩니다.

마지막으로 나이가 들면 남성호르몬 수치가 떨어집니다. 남성호르몬이 성기능 유지에 중요하다는 사실은 다 알고 계시죠? 남성호르몬은 오줌발에도 영향을 줍니다. 남성호르몬 수치가 낮아지면 소변을 짜주는 펌프 기능을 하는 방광 근육층의 수축력도 떨어지지요. 따라서 오줌발도 같이 약해지는 것입니다.

그러면 오줌발을 좋아지게 하면 정력도 좋아지나요?

복분자 좋아하시는 분들 많으시죠? 복분자를 한자로 하면 뒤집어질 복覆에 항아리 분盆을 씁니다. 복분자를 먹으면 '오줌발에 요강이 뒤집어진다', '요강이 깨진다'

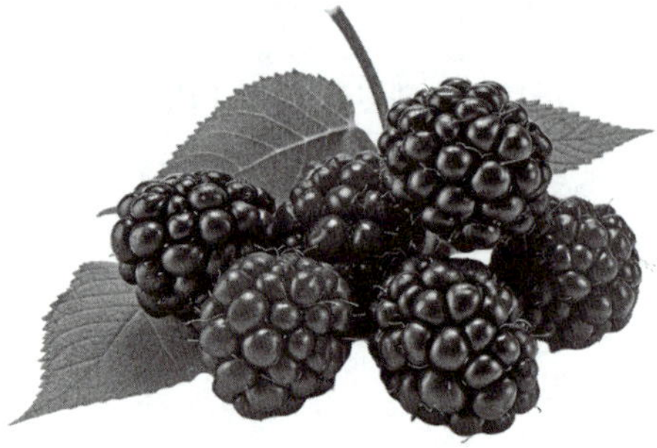

복분자

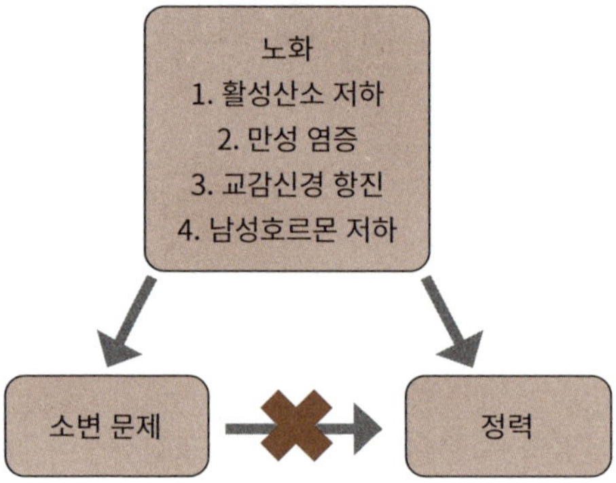

소변 문제와 정력의 관계

는 속설도 있어요. 이러한 속설은 어느 정도 일리가 있습니다. 딸기, 복분자, 라즈베리, 블루베리, 블랙베리 같은 베리류 과일에는 전립선 건강에 도움을 주는 항산화효소Antioxidant와 플라보노이드Flavonoid 성분이 매우 풍부하게 들어 있기 때문입니다.

미국 전립선암 재단Prostate Cancer Foundation에서는 전립선에 좋은 5대 음식 중 하나로 베리류를 추천합니다. 전립선에 좋은 음식들에 대해서는 다른 장에서 설명을 더 드리겠습니다.

그렇다면 복분자를 먹고 오줌발이 세지는 것과 더불어서 정력도 같이 좋아질까요? 그렇지는 않습니다. 제가 오줌발과 정력이 상관관계가 있다고 말씀드렸지만, 그 이유는 소변 문제와 성기능 문제가 생기는 원인이 비슷하기 때문입니다. 하지만 오줌발과 정력 사이에 직접적인 인과관계는 없습니다. 즉 복분자를 드셔서 오줌발이 세지는 분들이 있다 치더라도, 그분들이 정력까지 같이 좋아진다는 보장은 없습니다. 마찬가지로 전립선비대증 치료를 받으면 성기능 문제도 같이 좋아질 것으로 기대하시는 분들이 꽤 있는데요, 치료 후에 소변 증상이 좋아졌다 하더라도 성기능 문제는 필요 시 따로 치료를 하셔야 합니다.

08 전립선비대증이 심하면 혈뇨가 나오나요?

물론 전립선비대증이 있는 모든 사람에게 혈뇨가 생기지는 않습니다. 하지만 심한 전립선비대증이면 혈뇨가 나오는 경우가 가끔 있습니다. 전립선에는 미세한 혈관들이 많이 분포해 있습니다. 전립선이 커질수록 커진 전립선에 산소와 영양분을 공급하고 노폐물을 처리하기 위해 더 많은 혈관이 발달합니다. 특히 그중에서 정맥은 노폐물이 포함된 피를 심장 쪽으로 올려보내는 작용을 하는데, 동맥보다 탄력성이 떨어지고 약해서 터지기 쉽습니다. 전립선비대증 때문에 혈관이 많아지고, 방광의 경부에 촘촘하게 분포해 있던 정맥 일부가 소변을 보는 과정에서 터져 소변과 섞여 나오면서 혈뇨가 보이는 것입니다.

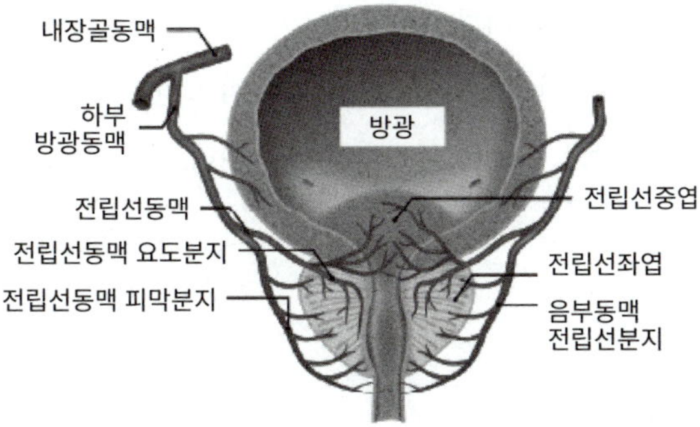

전립선 주변의 혈관 분포

또한 전립선비대증이 심한 경우 소변의 배출이 원활하지 않아 일정량의 오줌이 방광 안에서 저류되는 현상이 생길 수 있습니다. 이때 소변에 녹아 있는 칼슘과 무기질

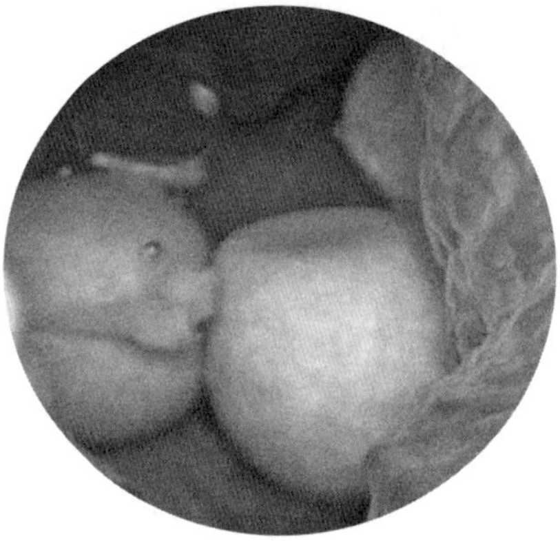

방광결석

(인산염, 요산, 수산염 등)이 그 농도가 높아지면서 더는 소변에 녹지 못하고 결정으로 변하게 됩니다. 이 결정을 핵으로 다른 결정들이 함께 뭉치면서 자라 돌이 만들어지는데, 이를 '방광결석'이라고 합니다. 요로감염이나 통풍 등의 질환이 있을 때는 방광결석이 더 잘 생길 수 있습니다. 방광결석은 방광 점막에 상처를 만들어 혈뇨를 유발하는 원인이 됩니다. 혈관이 심하게 발달했거나 방광결석으로 혈뇨를 반복해서 보는 전립선비대증 환자인 경우에는 근본적인 문제 해결을 위해 전립선비대증에 대한 수술적인 치료가 필요합니다.

하지만 전립선비대증이 있는데 소변에서 피가 난다고 해서, 이것이 무조건 전립선 때문이라고 단정 짓지는 않도록 조심해야 합니다. 소변에서 피가 나오는 원인은 매우 다양합니다. 물론 단순 손상이나 요로감염 등 대수롭지 않은 원인으로도 혈뇨가 생길 수 있습니다. 하지만 요관결석, 전립선암, 방광암, 요관암, 콩팥암 등의 비뇨기계 암, 혹은 콩팥의 혈관 이상 등 치료가 꼭 필요한 심각한 원인도 많기 때문에 소변에서 피가 나오는 증상이 한 번이라도 있었다면 꼭 비뇨의학과를 방문해 혈뇨의 원인에 대한 자세한 검진을 받고 원인을 치료하셔야 합니다.

09 전립선비대증이 심하면 전립선암으로 바뀔 수 있나요?

전립선암도 커지면 전립선비대증과 마찬가지로 요도를 압박하여 방광 출구의 막힘을 유발합니다. 따라서 전립선암의 초기 증상은 전립선비대증과 매우 비슷합니다. 즉 전립선암이 있으면 세뇨, 잔뇨, 절박뇨, 빈뇨, 야간뇨, 요점적 같은 전립선비대증과 매우 비슷한 소변 불편 증상을 보이는 경우가 많습니다.

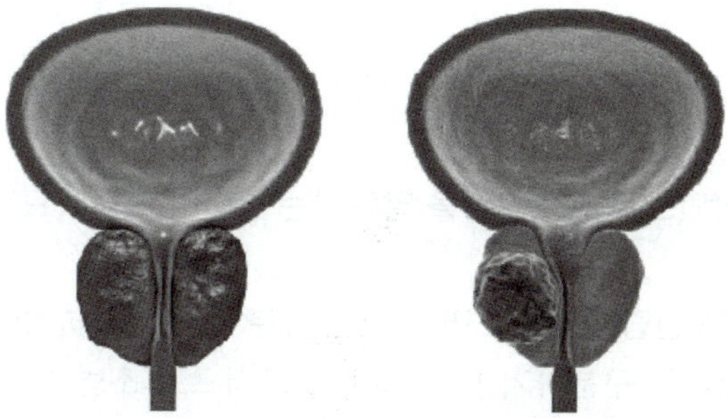

전립선비대증과 전립선암에 의한 소변 막힘

전립선암이 요도를 침범하는 경우에는 혈뇨가 생길 수 있습니다. 하지만 심한 전립선비대증 역시 앞에서 보았듯 혈뇨를 유발하는 경우가 있습니다. 그러므로 증상만으로 전립선암과 전립선비대증을 완전히 구분하는 것은 불가능합니다.

전립선암과 전립선비대증의 증상이 비슷하기 때문에 전립선비대증이 심해지면 전립선암으로 진행되는 것은 아닌지 걱정하시는 분들이 있습니다. 하지만 그렇지는 않습니다. 전립선비대증은 나이가 들면서 자연스럽게 전립선 조직이 비대해지는 노화의 진행 과정 중 하나로도 볼 수 있습니다. 하지만 전립선암은 정상적인 전립선 조직에 유전적 원인, 남성호르몬 노출, 육류 및 고지방 식이 등의 위험인자들이 영향을 주어 정상 선腺·gland 조직이 선암腺癌·adenocarcinoma 조직으로 변성을 일으키는 병적 상태입니다. 즉 단순히 전립선이 크다고 해서 전립선암이 발생하는 것은 아닙니다. 다시 말해 전립선비대증과 전립선암은 전혀 다른 질환으로, 전립선비대증이 전립선암으로 변하지는 않습니다.

하지만 전립선비대증과 전립선암의 증상이 매우 비슷하므로, 소변 불편 증상이 생겼을 때 전립선비대증 때문이라고 단정 짓는 것은 위험할 수 있습니다. 이전에 없던 소변 불편 증상이 생겼다면 꼭 병원에 나와 진료를 받아보시는 것이 좋습니다. 뒤에서 전립선비대증과 전립선암을 구분하기 위해 어떠한 검사를 해야 하는지 더 자세히 말씀드리겠습니다.

TIP

소변 불편 증상만으로 전립선암을 알아내는 방법이 있을까요?

전립선비대증과 전립선암의 소변 불편 증상은 매우 유사하기 때문에 증상만으로는 전립선암을 구분하기 어렵습니다. 그러므로 소변 불편 증상이 있는 중년 남성이라면 꼭 비뇨의학과를 방문하여 전립선 검진을 한번 받아보시는 것이 좋습니다.

3장

전립선비대증과 생활습관

10 전립선비대증에 도움이 되는 생활습관이 있나요?

진료 때 거의 모든 분이 전립선비대증으로 수술을 받게 되는 것을 굉장히 꺼리십니다. 왜 그렇게 싫어하시는지 물어보면 '아플 것 같다'는 분도 있고, '친구가 전에 수술을 받았는데 부작용이 아주 심하더라'는 분도 있습니다. 요즘은 수술이 많이 발전했기 때문에 환자들이 걱정하는 수술 후 통증이나 부작용 같은 문제들은 많이 줄었습니다. 하지만 아직도 어르신들이 걱정하는 그런 내용이 일부 있는 것은 사실이기도 합니다.

앞에서 전립선비대증 환자가 과음하면 소변을 보고 싶어도 방광 출구가 콱 막혀서 갑자기 전혀 소변을 볼 수 없는 '급성요폐'가 생길 수 있다고 말씀드렸습니다. 이런 급성요폐가 자주 생기면 결국은 수술을 받아야 할 확률이 높아집니다. 바꿔 말하면, 급성요폐만 피할 수 있어도 장차 수술을 받게 될 확률을 많이 줄일 수 있습니다. 전립선비대증이 있더라도 관리를 잘해서 이런 급성요폐까지는 안 생기게 한다면 수술을 받지 않아도 되는 경우가 더 많습니다.

전립선비대증을 막으려면 술만 조심하면 되나요?

술이 급성요폐를 일으키는 아주 흔한 원인이지만, 전립선비대증 환자라면 그 외에도 조심하셔야 하는 몇 가지 상황이 있습니다. 지금부터 말씀드리는 내용만 조심하셔도 전립선비대증 때문에 장차 수술을 받게 되는 경우를 많이 피할 수 있습니다.

① 감기약 조심하기: 급성요폐로 병원에 오시는 어르신 중 감기약을 드시고 갑자기 증상이 생기셨다는 분들이 아주 많습니다. 흔히 드시는 종합 감기약에는 항콜

린제Anticholinergics 성분이 많이 들어 있습니다. 항콜린제 성분은 전립선을 일시적으로 붓게 하고 방광의 수축력을 떨어트리는 부작용이 있습니다. 그래서 감기약을 드시고 소변 막힘이 심해지게 되는 경우가 흔한 것입니다. 그러므로 전립선비대증이 있으신 분들은 병원에서 감기약을 처방할 때 의사 선생님께 "제가 전립선이 좀 안 좋습니다"라고 미리 말씀하시고, 약을 좀 약하게 지으시는 게 안전합니다.

② 커피와 차 줄이기: 이뇨 작용이 심해지면 짧은 시간에 갑자기 소변이 많이 만들어져서 방광이 지나치게 늘어나는 경우가 많습니다. 요즘 어르신들도 많이 좋아하시는 커피나 차 역시 술과 마찬가지로 강한 이뇨 작용을 합니다. 그러므로 전립선비대증이 있으신 분들은 커피나 차의 섭취를 줄이는 것이 좋습니다. 커피나 차를 좋아하신다면 가능한 한 오전 시간대에 드시기를 추천해드립니다.

③ 소변 너무 오래 참지 않기: 전립선비대증이 있으신 분들 중 소변을 너무 오래 참으면 소변 줄기가 더 약해지는 경험을 해보신 경우 많으실 겁니다. 소변이 많이 차서 방광이 너무 늘어나게 되면 방광 근육층이 얇아져 소변 배출에 충분한 수축력이 생기지 않습니다. 이럴 때 소변이 더 안 나오게 되고 방광은 더욱 처지게 되는 악순환이 생길 수 있습니다. 그러므로 방광에 소변이 많이 차지 않도록 항상 조심해야 합니다. 즉 소변을 너무 오래 참지 말아야 합니다. 대표적인 경우가 차를 타고 먼 거리를 갈 때입니다. 장거리 운전으로 지방에 가실 때는 꼭 두 시간 이내에 휴게소에 들러 화장실을 미리 다녀오시는 것이 좋습니다.

④ 취침 전 배뇨하기: 앞에서 말씀드린 것과 같은 이유로, 주무시기 전에도 화장실을 꼭 다녀오시는 게 좋습니다. 하루 중에 소변을 가장 오래 참게 되는 시간이 바로 취침 시간입니다. 이때 방광에 소변이 너무 많이 차게 될 가능성이 높습니다. 전립선비대증이 있으신 분들 중 특히 아침 첫 소변 줄기가 약한 경우 많으시죠? 주무시기 전에 소변을 미리 보는 습관을 들이시면 이런 증상도 같이 좋아지실 겁니다.

11 | 자전거를 타면 전립선에 안 좋나요?

자전거를 타는 것은 대체로 전립선 건강에 좋지 않습니다. 자전거 안장이 전립선이 위치한 회음부를 압박해 전립선의 혈액순환을 떨어트립니다. 또한 장시간 자전거를 타면 회음부의 신경이 눌려 감각장애가 생길 수 있습니다. 이런 압박이 오래 지속되면 전립선 문제가 악화될 수 있지요. 하지만 자전거를 탄다고 해서 무조건 전립선이 나빠지는 것은 아닙니다. 압박의 영향을 크게 받지 않는 경우도 있습니다.

자전거를 많이 타면 전립선암이나 전립선비대증이 더 잘 생기나요?

자전거를 많이 타는 것이 전립선비대증이나 전립선암을 더 잘 생기게 하는지에 대한 확실한 연구 결과는 없습니다. 전립선비대증은 주로 나이가 들면서 발생하는 자연스러운 현상이며, 여러 요인이 복합적으로 작용합니다. 따라서 자전거 타기만이 전립선비대증을 악화시키는 주요 원인이라고 단정하기는 어렵습니다. 마찬가지로 전립선암도 여러 요인, 예를 들어 유전, 식습관, 환경, 연령 등의 영향을 받기 때문에 자전거를 많이 타는 것이 직접적으로 암 위험을 높인다는 명확한 증거는 없습니다.

하지만 전립선염prostatitis의 경우는 좀 다릅니다. 자전거 안장에 오래 앉아 있으면 회음부에 압박이 가해져 혈액순환이 저하되고 염증을 악화시킬 수 있습니다. 특히 자전거 안장이 부적절하거나 잘못된 자세로 타게 되면 더욱 문제가 될 수 있습니다.

자전거를 즐겨 탄다면 어떻게 해야 할까요?

만약 자전거를 자주 타시는 분이라면 안장 선택에 신경을 쓰시는 것이 좋습니다. 요즘에는 전립선 안장이라고 해서 중앙에 틈이 있거나, 젤 패드를 사용하여 회음부에 가해지는 압박을 줄이고 통풍을 개선한 다양한 디자인의 안장들이 나와 있습니다. 또한 자전거를 타실 때 안장의 높이나 각도 등을 적절히 조절하면 회음부에 불필요한 압박이 가해지는 것을 줄일 수 있습니다. 또한 장거리를 자전거로 여행할 때는 정기적으로 휴식을 취해 압박을 줄입니다.

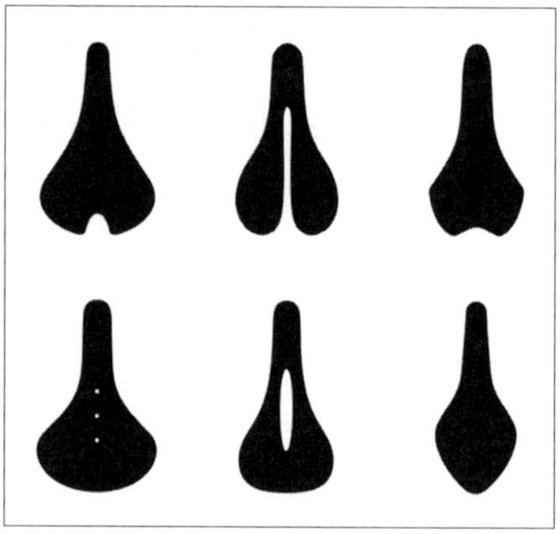

다양한 모양의 전립선 안장들

자전거를 타는 중에 회음부의 불편감이나 감각장애 등의 증상이 나타난다면 의사와 상담하시는 것이 좋습니다. 만약 이전에 전립선염 진단을 받았다면 자전거 타기와 관련된 증상에 더욱 주의를 기울여야 합니다.

특히 최근에 전립선비대증이나 전립선암으로 수술을 받으신 환자분들은 더 자전거 타는 것을 조심해야 합니다. 자전거를 타게 되면 수술한 부위를 직접 자극하게 되므로, 수술 후 너무 빨리 자전거를 탈 경우 지연성 출혈, 수술 부위 통증, 소변 불편 증상의 일시적 악화 등의 부작용이 생길 수 있습니다.

전립선 수술 후 다시 자전거를 타는 것에 대한 일반적인 조언은 다음과 같습니다.

① 수술 직후: 수술 직후에는 회복을 위해 안정이 필요하므로 운동은 최대한 삼가는 것이 좋습니다. 특히 수술 부위에 추가 압박을 주는 활동은 피해야 합니다.
② 수술 3개월 이내: 이 시기에는 일반적인 생활이 가능하며 가벼운 활동이나 운동을 시작할 수도 있지만, 여전히 자전거 타기에는 주의가 필요합니다.
③ 수술 3개월 이후: 이 시기에는 자전거 타기와 같은 활동도 다시 시작할 수 있습니다. 하지만 처음에는 가볍게 타시고, 차차 시간을 늘려가는 것이 좋습니다.

하지만 이러한 지침도 환자의 개별 상황과 수술 방법에 따라 다를 수 있으므로, 수술 후 자전거를 다시 타기 전에 수술해주신 의사 선생님과 꼭 먼저 상의해보세요.

12 | 쏘팔메토 같은 건강기능식품이 효과가 있나요? 부작용은 없나요?

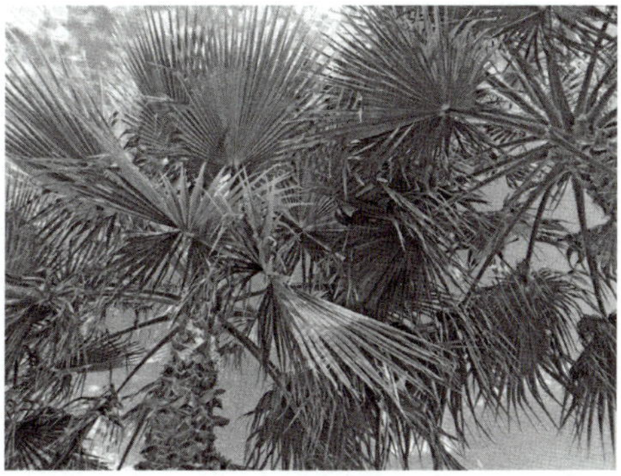

쏘팔메토

진료 때 어르신들이 많이 물어보시는 질문 중 하나가, "쏘팔메토, 효과가 있어?"입니다. 쏘팔메토Saw palmetto는 북아메리카의 남동부 지역에서 자생하는 야자수로, 잎의 모양이 톱saw처럼 생겼다 하여 이런 이름이 붙었다고 합니다. 북아메리카의 세미놀Seminole 부족은 쏘팔메토 열매를 음식과 약으로 사용해왔는데, 이 열매에 소화 기능 향상, 방광 문제 완화 및 생식기능 강화 효과가 있다고 믿었기 때문입니다.

19세기 말부터 20세기 초반에는 미국의 생약학生藥學·eclectic medicine 분야에서 쏘팔메토의 효능에 대한 관심이 높아졌습니다. 생약학자들은 쏘팔메토가 방광 및 전립선 문제, 호르몬 불균형과 기타 질병에 도움을 줄 수 있다고 믿었습니다. 쏘팔메토를 통해 기대되는 효과는, 테스토스테론의 활성을 줄여주고, 전립선의 염증 및 부종을 줄여주는 작용입니다. 이러한 이유로, 쏘팔메토는 전립선 건강과 관련된 여러 문제, 특히 전립선비대증의 증상을 관리하거나 완화하기 위해 많은 사람이 사용하는 허브입니다. 그러나 모든 사람에게 쏘팔메토가 효과적인 것은 아닙니다. 또한 그 효과에 대한 연구 결과 역시 충분하지 않으며, 쏘팔메토 만으로 전립선 문제를 완전히 치료할 수는 없습니다.

쏘팔메토, 정말 전립선비대증에 효과가 있나요?

과거 서구에서 쏘팔메토의 효과에 대한 연구를 많이 진행한 바 있지만, 결과는 대부분 안 좋았습니다. 쏘팔메토의 효능에 관한 가장 중요한 연구는 2006년 뉴잉글랜드 의학저널New England Journal of Medicine: NEJM에 보고된 것으로, 이 연구에서는 225명의 전립선비대증 환자에 대한 쏘팔메토의 효과를 무작위 대조 비교했습니다. 그리고 '쏘팔메토는 전립선비대증의 증상 및 검사 결과 개선에 전혀 효과가 없었다'고 명확하게 결론 지었습니다. 이 연구에서, 쏘팔메토를 하루 두 번씩 1년간 꾸준히 먹어도 전립선비대증의 증상이나 소변 흐름은 전혀 좋아지지 않았습니다. 다만 이 연구 결과에서 재미있는 점은 쏘팔메토를 먹어도 큰 부작용은 없다는 점입니다. 이러한 연구 결과들을 종합하면, '쏘팔메토를 먹는 것이 크게 몸에 해로울 것은 없으나 전립선비대증에는 전혀 효과가 없다'고 보는 것이 맞습니다.

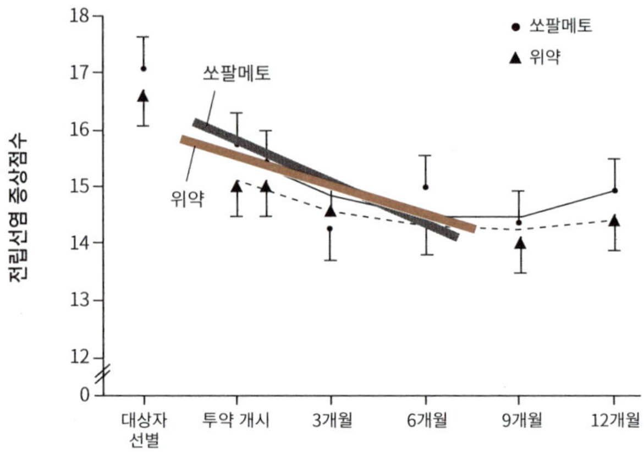

쏘팔메토 효과 연구(NEJM, 2006)

병원에서 쓰는 전립선비대증 약도 큰 효과는 없는 것 같던데요?

아닙니다. 의사들이 처방하는 전립선비대증 약들은 연구에서 확실한 효과가 증명된 약들입니다.

이미 많은 어르신이 친숙하게 알고 계시는 '하루날Tamsulocin' 같은 약제들의 예를 보면, 이미 무작위 연구에서 '전립선비대증의 증상 개선에 효과적이고 안전하다'고 결론이 나 있습니다. 해당 연구에서는, 하루날을 꾸준히 복용하면 전립선비대로 인한 소변 불편 증상과 소변 흐름이 좋아지는 것을 확인할 수 있습니다.

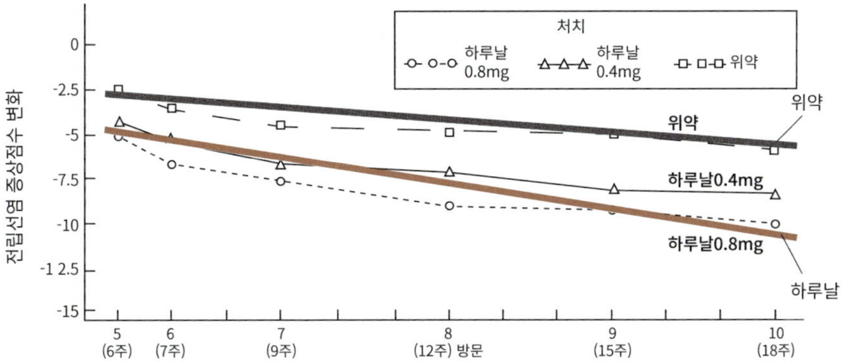

하루날 효과 연구(Urology, 1998)

병원에서 의사들이 처방하는 모든 전립선비대의 치료약은 이러한 무작위 연구에서 효과가 있다고 엄격하게 검증된 후 미국식품의약국Food and Drug Association: FDA과 우리나라 식품의약품안전처에서 허가를 받은 것들입니다. 그러므로 확실한 효과가 있고 안전합니다.

그래도 쏘팔메토를 꾸준히 먹으면 도움이 되지 않을까요?

물론 쏘팔메토를 먹어도 몸에 크게 해롭지는 않을 것입니다. 하지만 돈을 내고 먹는 것이니 가성비를 따져봐야 합니다. 현재 국내에서 시판되고 있는 쏘팔메토의 가격은 대략 한 알에 1000원 정도 하는 것 같습니다. 앞서 예로 든 하루날은 건강보험 적용을 받으면 한 알에 325원입니다. 전립선비대증에 효과가 있을지 확실하지 않은 쏘팔메토가 한 알에 1000원이고 효과가 증명된 약이 한 알에 325원이면, 어떤 선택을 하시는 게 더 현명할까요? 제게 진료를 보는 어르신들이 쏘팔메토가 어떤지 물어보시면 저는 항상 이렇게 대답합니다.

"쏘팔메토요? 누가 공짜로 주면 먹겠는데, 제 돈 주고는 안 사 먹습니다."

13 | 한방 치료에서 말하는 요도 세척이나 침술, 뜸 등이 전립선에 도움이 되나요?

일부 한의사가 요도 세척이나 침술, 뜸 등이 전립선 치료에 좋다고 주장합니다. 요도 세척은 도뇨관을 요도를 통해 삽입한 후 죽염, 알로에, 홍삼, 녹차 및 한약제들이 포함된 세척액을 주입하고, 약물이 요도와 전립선에 머무는 상태를 15분 정도 유지하는 방법이라고 합니다. 또 어떤 한의사들은 요도 세척을 통해 요로감염이나 염증을 예방 및 치료할 수 있다고 주장하기도 합니다.

하지만 이러한 치료법으로 전립선 상태가 좋아질 확률은 매우 낮습니다. 그 근거는 다음과 같습니다. 첫째, 앞서 말씀드렸듯이 전립선은 네 겹의 단단한 피막(전립선 피막, 전립선근막, Denonviller 근막, 항문거근막)으로 겹겹이 치밀하게 둘러싸여 있는 조직입니다. 그러므로 요도를 통해 주입한 약물이 전립선을 단단히 둘러싼 여러 겹의 피막을 통과하여 전립선 조직에 들어가는 것은 불가능합니다. 둘째, 한의사들이 사용한다는 죽염, 알로에, 홍삼 등의 성분이 전립선에 좋은 작용을 한다는 과학적인 근거가 전혀 없습니다. 셋째, 세척을 위해 요도에 도뇨관을 삽입하는 행위는 매우 위험합니다. 요도는 평소에 균이 없는 무균 공간입니다. 이 부위에 멸균 소독되지 않은 도뇨관을 삽입하게 되면 외부의 균을 요도로 끌고 들어와, 오히려 요도염, 전립선염, 방광염 같은 요로감염을 일으킬 수 있습니다.

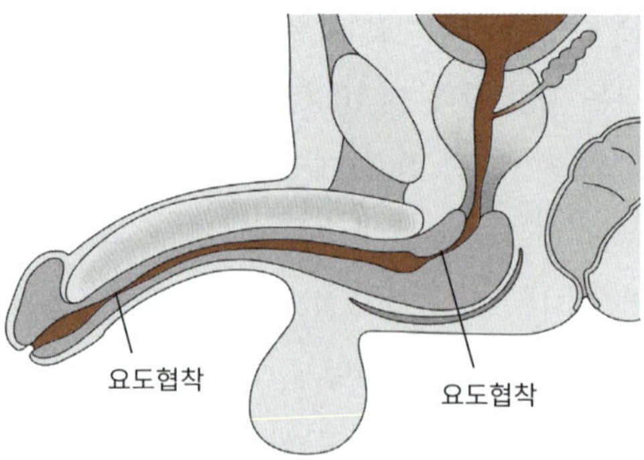

요도 상처로 생기는 요도협착들

또한 도뇨관을 삽입하면 요도에 상처가 생겨 영구적으로 요도가 좁아지는 요도협착이 발생할 위험성이 있습니다.

한방 치료에서 말하는 침술이나 뜸 역시 마찬가지입니다. 몇몇 환자에 대한 경험을 마치 모든 환자에게 효과가 있었던 것처럼 광고하기도 합니다. 침술은 특정 점을 자극하여 통증을 완화하거나 기능을 개선하려는 목적으로 사용됩니다. 침술이 만성 통증, 스트레스, 불안 등의 증상 완화에 도움이 될 수 있음을 보여주는 일부 연구도 있으나, 전립선 문제와의 직접적인 관련성은 명확히 밝혀진 바가 없습니다. 뜸은 피부 위에 가하는 진공 효과를 이용해 혈액순환을 개선하고 독소를 제거하는 데 도움을 주는 치료법입니다. 이 방법이 통증 완화나 염증 감소에 도움을 준다고 믿는 사람들이 있지만, 전립선 문제에 대한 뜸의 직접적인 효과를 밝힌 연구는 아직 제한적입니다. 이처럼 한방 치료에서 전립선비대증에 도움이 된다고 홍보하는 대부분의 치료는 그 효과와 안정성이 입증되어 있지 않습니다. 도움이 됐다고 하는 환자의 몇몇 증례를 토대로 효과가 있다고 홍보하지만, 환자들을 위험에 빠뜨릴 수도 있는 방법인 만큼 한방 치료에는 경각심을 가지고 접근해야 합니다.

다만 침술요법에 대해서는, 2013년 및 2017년에 발표된 연구들에 따르면 중등도 이상의 전립선비대증 환자에게 침술요법을 행한 경우, 그렇지 않은 경우에 비해 국제전립선증상점수International Prostate Symptom Score: IPSS의 개선 효과가 있었다는 보고는 있습니다. 하지만 배뇨 후 잔뇨량이나 소변 속도의 개선 효과에 대한 입증은 이루어지지 않았고, 대규모 임상연구 결과도 없어 더 많은 연구 데이터가 필요합니다.

한국에만 있는 한의학의 주된 근거 자료는 주로 『황제내경黃帝內經』, 『신농본초경神農本草經』, 『금궤요략金匱要略』, 『동의보감東醫寶鑑』입니다. 이 중 가장 최근인 1610년에 쓰인 『동의보감』에서조차도 현대 의학에서 말하는 '전립선'이라는 구체적인 개념이나 명칭 자체가 존재하지 않습니다. 즉 한의학에는 전립선 치료의 근거가 전혀 없다는 뜻입니다. 이러한 한의학으로 전립선을 치료한다는 개념 자체가 어불성설입니다.

일부 한의사가 자신만의 비방秘方으로 여러 의학적인 문제를 해결할 수 있다고 주장합니다. 이런 질환들은 공통점이 있습니다. 대부분 현대 의학으로도 치료가 까다로운 만성 질환이라는 것이지요. '아토피', '천식', '당뇨', '과민성 대장 증후군', '전립선 질환' 같은 문제들이 그러한 질환에 해당합니다. 전립선 문제로 고통받는 환자나 보호자의 경우 전립선에 도움이 되는 것이라면 검증이 되지 않았더라도 혹하는 마음을 가지게 됩니다. 제게 진료를 보시는 환자분들 중에도 이런 한방 치료를 경험하고 오시는 분들이 많습니다. 저도 진심으로 궁금해서 효과가 있었는지를 여쭤보지만, 모든 분이 '돈과 시간만 낭비했다'고 한결같이 이야기합니다. 이런 만성질환이 있으신 분들은 좀 더 마음을 편하게 가지시고, 진료를 보는 의사를 더 믿고 꾸준하게 치료받아보시기를 추천합니다. 이러한 문제들을 해결하는 데 있어서 비방이나 지름길은 없습니다.

TIP

한의원의 비밀

요즘 '아토피', '천식', '당뇨', '과민성 대장 증후군', '전립선 질환' 등 한 가지 질환만 전문으로 본다는 한의원들이 우후죽순 생겨나고 있습니다. 이러한 질환들의 공통점이 무엇일까요? 모두 병원에서 꾸준히 관리를 받아야 하는 만성 질환이라는 것입니다. 병원에 꾸준히 다녀도 호전이 더딘 환자들을, 마치 자기네는 더 효과가 좋고 편한 치료 비방이 있다는 듯 유혹합니다.
그럼 효과는 어떨까요? 만약 그러한 한의원들의 비방이 기존의 병원 치료에 비해 효과가 좋다면 아마 지금쯤 병원들은 다 없어지고 없겠죠? 하지만 그런 일은 전혀 일어나고 있지 않습니다. 여러분의 돈과 시간을 낭비하고 싶지 않다면 특정 질환 '전문'이라는 한의원을 찾는 일은 그만두시는 것이 좋습니다. 만성 질환을 치료하는 데 비방이나 지름길은 없습니다.

4장

전립선비대증의 약물치료

14 전립선비대증이 의심될 때는 어떤 검사를 하게 되나요?

전립선비대증LUTS/BPH은 전립선비대Benign Prostatic Hyperplasia: BPH와 소변 불편 증상Lower Urinary Tract Symptoms: LUTS이 같이 있는 경우에만 진단할 수 있으며, 전립선비대증이 있으신 분 중에서도 치료가 필요한 경우는 일부입니다. 전립선비대증 치료의 중요한 목적은 단순히 전립선이 커진 상황을 해소하는 것이 아닙니다. 그보다는 전립선비대로 인해 발생한 소변 불편 증상과 이로 인한 합병증을 해결하는 것이 전립선비대증 치료의 주요 목표입니다. 단순히 '전립선이 좀 크긴 하지만 이로 인한 불편 증상이 없는 경우'라면 대부분은 치료가 필요 없습니다. 즉 단순히 전립선이 크다고 해서 모든 분이 치료를 받으셔야 하는 것은 아닙니다.

전립선비대가 있는 분들이 병원에 오시면 치료가 필요한지를 판단하기 위해 다음과 같은 간단한 검사들을 받게 됩니다.

주관적인 검사

먼저 환자의 주관적인 소변 증상 정도를 평가하기 위해 소변 불편 증상에 대한 병력 청취history taking를 하고, 이어서 국제전립선증상점수IPSS표를 작성합니다.

• 국제전립선증상점수표

국제전립선증상점수표는 세계 공통으로 사용되는 자가기입식 증상점수표로, 전립선비대증에서 전형적으로 동반되는 소변 불편 증상(세뇨, 잔뇨, 절박뇨, 빈뇨, 야간뇨 등)을 점수화할 수 있는 표입니다. 대체로 증상점수 항목(질문 1~7)의 총합이 0~7점인 경우 경증, 8~19점인 경우 중등도 증상, 20~35점인 경우 중증으로 분류할 수 있습니다.

<table>
<tr><td colspan="7">국제전립선증상점수표
(International Prostate Symptom Score: IPSS)

이름 ____________ 나이 _________</td></tr>
<tr><td colspan="7">평소(지난 한 달간) 소변을 볼 때의 경우를 생각하셔서 대략 5번쯤 소변을 본다고 하면 몇 번이나 다음의 불편한 증상이 나타나는가를 생각하셔서 해당 칸에 V 표시를 해주십시오.</td></tr>
<tr><td colspan="7">국제전립선증상점수</td></tr>
<tr><td></td><td>전혀 없음</td><td>5번 중 한 번</td><td>5번 중 1~2번</td><td>5번 중 2~3번</td><td>5번 중 3~4번</td><td>거의 항상</td></tr>
<tr><td>1. 평소 소변을 볼 때 다 보았는데도 소변이 남아 있는 것 같이 느끼는 경우가 있습니까?</td><td>0</td><td>1</td><td>2</td><td>3</td><td>4</td><td>5</td></tr>
<tr><td>2. 평소 소변을 본 후 2시간 이내에 다시 소변을 보는 경우가 있습니까?</td><td>0</td><td>1</td><td>2</td><td>3</td><td>4</td><td>5</td></tr>
<tr><td>3. 평소 소변을 볼 때 소변 줄기가 끊어져서 다시 힘주어 소변을 보는 경우가 있습니까?</td><td>0</td><td>1</td><td>2</td><td>3</td><td>4</td><td>5</td></tr>
<tr><td>4. 평소 소변을 참기 어려운 경우가 있습니까?</td><td>0</td><td>1</td><td>2</td><td>3</td><td>4</td><td>5</td></tr>
<tr><td>5. 평소 소변 줄기가 약하다거나 가늘다고 생각한 경우가 있습니까?</td><td>0</td><td>1</td><td>2</td><td>3</td><td>4</td><td>5</td></tr>
<tr><td>6. 평소 소변을 볼 때 소변이 금방 나오지 않아서 아랫배에 힘을 주어야 하는 경우가 있습니까?</td><td>0</td><td>1</td><td>2</td><td>3</td><td>4</td><td>5</td></tr>
<tr><td>7. 평소 잠자다 일어나서 소변을 보는 경우가 하룻밤에 몇 번이나 있습니까?</td><td>0</td><td>1</td><td>2</td><td>3</td><td>4</td><td>5</td></tr>
<tr><td colspan="7">생활 만족도</td></tr>
<tr><td></td><td>아무 문제 없다</td><td>괜찮다</td><td>대체로 만족</td><td>만족, 불만족 반반</td><td>괴롭다</td><td>견딜 수 없다</td></tr>
<tr><td>지금 소변을 보는 상태로 평생을 보낸다면 당신은 어떻게 느끼겠습니까?</td><td>0</td><td>1</td><td>2</td><td>3</td><td>4</td><td>5</td></tr>
<tr><td colspan="7">총 증상점수 _____점 생활불편 점수 _____점</td></tr>
</table>

국제전립선증상점수표

치료의 시작 기준은 의사마다 다소 차이가 있지만 대체로 중등도 이상(IPSS 점수 8점 이상)인 경우에는 치료가 필요하다고 봅니다(물론 환자마다 개인적인 차이는 있습니다). 전립선비대증 치료를 받는 분들이 국제전립선증상점수표를 꾸준히 작성하면, 치료를 받으면서 증상이 어느 정도 호전되는지를 비교적 정확하게 파악할 수 있다는 추가적인 장점이 있습니다.

객관적인 검사

여기에 추가하여, 전립선비대증의 정도를 객관적으로 평가하기 위해 간단한 검사 몇 가지를 더 해볼 수 있습니다. 대표적인 검사들이 ① 소변 속도 및 잔뇨 검사, 그리고 ② 배뇨일지 작성입니다. 검사는 매우 간단하고 비용도 저렴합니다. 그럼에도 어쩌면 환자가 평생 먹어야 할지 모를 전립선비대증 약을 가장 적절하게 선택하는 데 유용한 정보를 제공하는 중요한 검사입니다. 그러므로 전립선비대증이 의심되어 병원에 방문했다면 이 검사를 꼭 해보시기를 추천합니다.

• 소변 속도 및 잔뇨 검사

소변 속도 및 잔뇨 검사는 외래에서 당일 검사가 가능한 매우 간편한 검사입니다. 검사실에서 직접 소변을 보며, 소변을 다 볼 때까지 걸리는 시간과 최대 소변 속도를 측정하고 배뇨 직후 방광에 남아 있는 소변량(잔뇨량)을 초음파로 평가합니다.

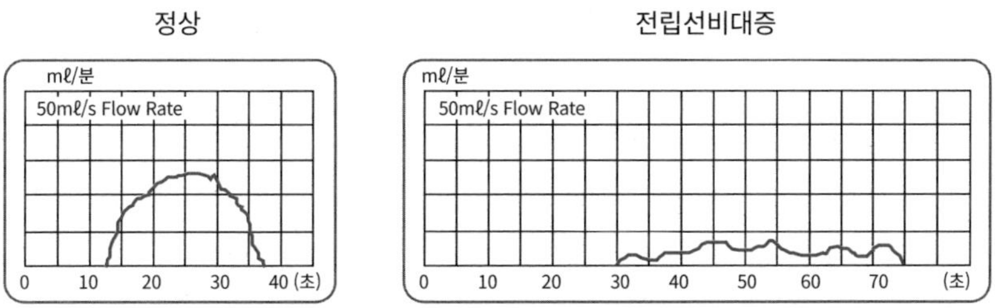

소변 속도 검사

이 검사를 하면 환자의 소변 상태가 주관적으로 느끼는 불편함에 부합하는지 확인할 수 있습니다. 일부 환자는 스스로 느끼는 소변 불편 증상이 없더라도 실제 검사에서 소변 속도가 많이 떨어져 있는 것을 확인하는 경우도 있습니다. 또한 이 검사를 통해 요도협착이나 다른 배뇨 이상 상태를 찾아내기도 합니다. 이 검사 역시 간단하여 반복적인 측정이 용이합니다. 따라서 이를 통해 전립선비대증을 치료받았을 때 효과가 어땠는지 객관적으로 판정할 수 있습니다.

• 배뇨일지

배뇨일지도 간단한 동시에 치료를 결정하기 전에 많은 정보를 얻을 수 있는 좋은 검사입니다.

배뇨일지 병원 방문 2일 전

날 짜	2022년 11월 2일				
기상 시간	6 시 25 분				
취침 시간	11 시 0 분				
시간	야간뇨	배뇨 횟수	배뇨량(㎖)	절박뇨 정도	요실금 횟수
오전 6시:25		V	600	①(V) ② ③ ④ ⑤	요절박 없음
7시				① ② ③ ④ ⑤	
8시				① ② ③ ④ ⑤	
9시				① ② ③ ④ ⑤	
10시:25		V	450	① ②(V) ③ ④ ⑤	V
11시				① ② ③ ④ ⑤	
정오 12시:15		V	300	①(V) ② ③ ④ ⑤	V
오후 1시				① ② ③ ④ ⑤	
2시				① ② ③ ④ ⑤	
3시:30		V	500	① ②(V) ③ ④ ⑤	V
4시				① ② ③ ④ ⑤	
5시		V	한컵가득	① ②(V) ③ ④ ⑤	V
6시				① ② ③ ④ ⑤	
7시		V	600	①(V) ② ③ ④ ⑤	V
8시				① ② ③ ④ ⑤	
9시:10		V	600	①(V) ② ③ ④ ⑤	V
10시				① ② ③ ④ ⑤	
11시		V	150	① ② ③ ④ ⑤	V
자정 12시				① ② ③ ④ ⑤	
새벽 1시				① ② ③ ④ ⑤	
새벽 2시		V	600	① ② ③ ④ ⑤	V
새벽 3시				① ② ③ ④ ⑤	
새벽 4시				① ② ③ ④ ⑤	
새벽 5시				① ② ③ ④ ⑤	

① **요절박 없음** : 소변이 마려운 느낌이 있어도 소변을 보기 전까지 참을 수 있다.
② **약간의 요절박** : 소변이 마려운 느낌이 있을 때, 소변을 지릴 걱정은 하지 않지만 가능한 한 빨리 화장실로 가야 한다.
③ **중간 정도의 요절박** : 소변이 마려운 느낌이 있을 때, 잠깐은 참을 수 있지만 소변을 지리지 않기 위해서 빨리 화장실로 가야 한다.
④ **심한 요절박** : 소변이 마려운 느낌이 있을 때, 소변을 지리지 않기 위해서 하던 일을 멈추고 즉시 화장실로 가야 한다.
⑤ **절박성 요실금** : 소변이 마려운 느낌이 있을 때, 소변을 보기도 전에 옷에 소변을 지린다.

배뇨일지

환자에게 배뇨일지를 나눠주고 다음번 병원 방문 3일 전부터 배뇨한 시간과 양, 배뇨 당시의 동반 증상들을 간단히 적어 오게 합니다. 배뇨일지 작성을 통해 환자의 증상이 치료가 필요한 빈뇨頻尿에 해당하는지, 빈뇨의 원인은 무엇 때문인지, 빈뇨인 경우 초기 치료 방법을 어떻게 할 것인지, 야간뇨의 원인은 무엇인지 등을 알아낼 수 있습니다. 즉 배뇨일지를 통해 얻은 정보는 소변 불편 증상이 있는 환자들에 대한 최초 치료 방향을 정할 때 매우 귀중한 단서가 됩니다. 그러므로 배뇨일지를 작성하는 것이 조금은 번거로우시더라도, 소변 문제를 해결하고 싶어 병원을 찾으신 분들이라면 의사의 조언에 따라 적어도 처음 한 번 정도는 배뇨일지를 공들여 작성해보시기를 추천합니다.

배뇨일지를 직접 작성해본 후 가벼운 빈뇨 정도라면 별다른 치료 없이 스스로 증상이 좋아지는 경우도 자주 있습니다. 배뇨일지를 작성하는 행위 자체가 일종의 인지치료cognitive therapy 기능을 하기 때문입니다. 이런 간단한 검사들의 결과를 조합하여 전립선비대증 치료를 시작할지, 치료를 한다면 어떤 방향으로 할지를 결정하게 됩니다.

그 밖의 검사들

앞에서 말씀드렸듯이 전립선암의 초기 증상도 전립선비대증과 매우 비슷합니다. 그러므로 전립선비대에 의한 소변 불편 증상이 의심되는 중년 남성의 경우 전립선암에 대한 선별검사도 꼭 같이 해보실 것을 추천합니다. 보통 전립선암을 선별해내기 위해서는, ① 직장수지검사, ② 전립선특이항원PSA, ③ 경직장 전립선 초음파Transrectal ultrasonogrphy: TRUS를 시행하게 됩니다. 이러한 검사들은 뒤의 전립선암을 다루는 부분에서 더 자세히 이야기하겠습니다.

15 | 전립선비대증을 꼭 치료해야 하나요? 치료하지 않으면 어떻게 되나요?

앞에서 보았듯이 모든 전립선비대증이 치료가 필요한 것은 아닙니다. 치료가 굳이 필요하지 않은 분들이 전립선 치료를 안 받는다고 해서 건강상의 큰 문제가 생기지는 않습니다. 하지만 전립선비대증의 치료가 필요한데도 방치한다면 나중에 문제가 될 수 있습니다.

어떤 사람들에게 전립선비대증 치료가 필요한가요?

전립선비대증이 있으신 분들 중에서 어떤 분에게 치료가 필요한지 판단하는 가장 중요한 기준은 바로 소변 불편 증상입니다. 즉 전립선비대증의 증상만 잘 확인해도 전립선 치료가 필요한지를 어느 정도는 판단할 수 있습니다. 대체로 다음과 같은 증상들이 있다면 치료가 필요하다고 봐야 합니다.

① 증상이 심한 경우: 세뇨, 절박뇨, 빈뇨, 야간뇨 등의 소변 불편 증상이 심하여 일상생활에 지장이 있는 경우

② 증상이 진행하는 경우: 시간이 지나면서 증상 정도가 점점 심해지거나 새로운 증상이 생긴 경우

③ 합병증이 생긴 경우: 급성요폐, 반복적인 요로감염, 혈뇨, 방광결석 같은 전립선비대증과 관련된 합병증이 생긴 경우

④ 장기적인 건강 위험이 예상되는 경우: 전립선비대증으로 방광이나 콩팥 기능이 나빠진 경우

⑤ 환자가 선호하는 경우: 일부 환자는 증상이 그리 심각하지 않더라도 삶의 질 향

상을 위해 치료를 원할 수 있습니다.

전립선비대증이 있으신 분 중에서 ⑤번 항목을 제외한 ①~④에 해당하는 증상이 있으신 분은 가능하면 빨리 치료를 받으시는 편이 좋습니다.

전립선비대증의 치료가 꼭 필요한지 검사로도 알 수 있나요?

물론입니다. 병원을 방문하여 전립선비대증에 대한 검사를 받아보시면 치료가 필요한지 여부를 더 정확하게 판단할 수 있습니다. 그러므로 소변 불편 증상이 있으신 분들은 병원에 한번 오셔서 전립선 검사를 받고, 치료 필요성을 정확하게 판정하는 것이 좋습니다. 다음의 검사 소견이 있으신 분들에게 치료가 필요합니다.

① 잔뇨 검사 결과 소변을 본 후 방광에 남아 있는 소변의 양이 많은 경우: 이 경우 방치하면 요로감염, 방광결석 및 다른 합병증의 위험이 증가합니다.

② 소변 속도 검사 결과 소변 속도가 느려진 경우: 이 경우는 전립선비대가 요로를 막고 있는 것이며, 향후 전립선비대증이 진행될 수 있음을 시사합니다.

③ 초음파 검사 결과 방광의 벽이 두꺼워져 있는 경우: 이 경우 소변을 제대로 배출하는 능력이 저하되어 방광이 오랜 시간 과도하게 노력하여 소변을 배출했음을 시사합니다.

④ 소변 검사 결과 반복적인 요로감염이나 혈뇨의 증거가 있는 경우

이러한 소견들이 있다면 당장 치료가 필요한 상황이며, 또 앞으로 더 나빠질 수 있는 상황입니다. 그러므로 이런 검사 중 하나 이상에 문제가 있다면 전립선비대증의 치료를 빨리 시작하는 것이 좋습니다.

전립선비대증을 치료하지 않으면 어떻게 되나요?

전립선비대증 치료가 필요한 분들의 경우 이를 내버려두면 나중에 문제가 더 커질 수 있습니다. '호미로 막을 것을 가래로 막는다'는 옛 속담처럼, 조기에 전립선 치료

를 시작했다면 간단하게 해결되었을 것이 나중에는 더 큰 문제로 발전하게 됩니다. 전립선비대증 치료를 방치하면 다음과 같은 상황들이 생길 수 있습니다.

① 소변 불편 증상이 더 심해집니다. 소변이 잘 안 나오고 끊기는 증상(세뇨), 소변이 자주 마렵고(빈뇨) 참기 어려운 증상(절박뇨), 밤에 소변 때문에 자꾸 깨는(야간뇨) 등의 증상이 악화될 수 있습니다. 증상이 심해지면 일상생활에도 지장이 생기고 삶의 질이 떨어집니다.

② 요로감염이 잘 생깁니다. 소변 배출이 원활하지 않아 잔뇨가 남을 경우 방광염이나 전립선염이 생길 수 있습니다. '고인 물이 썩는 것'과 같은 이치입니다.

③ 소변을 보고 싶어도 전혀 소변이 나오지 않는 급성요폐의 위험성이 높아집니다. 급성요폐가 생기면 즉각적으로 병원에 와서 소변줄을 차야 합니다.

④ 잔뇨가 지속적으로 남으면 방광에 결석이 생길 수 있습니다.

⑤ 지속적인 전립선의 자극이나 손상으로 혈뇨가 나타날 수 있습니다.

⑥ 전립선비대증을 오래 방치하면 소변이 뒤쪽 방향으로 향하는 소변 역류가 생깁니다. 이는 콩팥에 손상을 주어 콩팥 기능 장애를 초래할 수 있고, 일부는 신장투석을 받아야 하는 경우도 생깁니다.

⑦ 방광이 자꾸 늘어나서 방광 기능이 나빠집니다. 방광의 수축력이 떨어지면 스스로 소변을 볼 수 없어 영구적으로 소변줄을 차거나 자가도뇨를 해야 할 수도 있습니다.

따라서 전립선비대증 초기에 적절한 치료나 관리가 이루어져야 합니다. 이를 통해 건강 상태가 악화되는 것을 예방하고 삶의 질을 높일 수 있습니다.

16 | 전립선비대증의 약물치료는 어떻게 하나요? 치료 기간은 얼마나 걸리나요?

전립선비대증의 치료 방법은 다양하지만, 크게 보면 약물치료와 수술적 치료로 구분할 수 있습니다. 이 중에서 약물치료는 간단하고 비용도 저렴하면서 효과도 좋은 편입니다. 그래서 치료가 필요한 전립선비대증 환자들은 대부분 약물치료부터 시작합니다.

전립선비대증의 치료 약제

전립선비대증의 치료에 사용되는 약물들을 작용 기전에 따른 범주class로 분류하면 다음과 같습니다.

• 알파 차단제

전립선비대증 치료에 가장 대표적으로 사용되는 약제입니다. 전립선 용적의 약 40%를 차지하는 전립선 평활근을 이완시키는 작용을 하고, 그 결과로 방광 출구의 막힘을 풀어줍니다. 환자들이 흔히 사용하는 하루날Tamsulosin, 카두라Doxazocin, 자트랄Alfuzocin, 하이트린Terazocin, 트루페스Silodocin 등의 약제가 여기에 해당합니다.

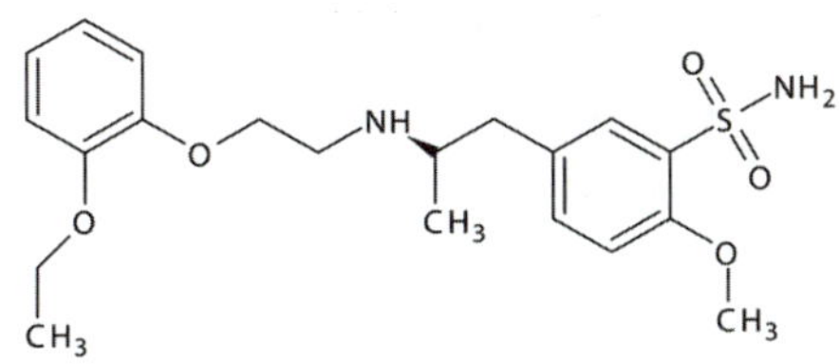

하루날의 분자 구조

복용할 때 주의점은 다음과 같습니다. 약물의 작용 부위인 교감신경 알파 수용체adrenergic α-receptor는 전립선뿐만 아니라 혈관에도 골고루 분포하므로 약을 드시면 혈압이 떨어질 수 있습니다. 일부는 앉았다 일어설 때 머리가 핑 돌고 어지러운 기립성 저혈압을 경험할 수도 있습니다. 이런 경우 연세가 많으신 어르신은 낙상 위험성이 증가하므로 세심한 주의가 필요합니다. 알파 차단제α-blocker를 복용하고 나서 어지럼증의 증상이 생긴다면 즉시 투약을 중단하고 담당 의사와 약을 계속 복용할 것인지 상의해야 합니다.

• 5알파-환원효소 억제제

전립선 증식에 영향을 미치는 활성형 남성호르몬인 디하이드로테스토스테론Dihydrotestosterone: DHT으로의 전환을 억제하는 5알파-환원효소 억제제5α-reductase inhibitor는, 장기간 복용하면 전립선 용적을 줄여주거나 전립선이 더 커지지 않도록 돕는 작용을 합니다. 아보다트Dutasteride 등이 대표적인 5알파-환원효소 억제제입니다. 다만 이러한 약제를 모든 전립선비대증에 사용하는 것은 아니고, ① 소변 불편 증상이 심한 경우 또는 ② 전립선 용적이 많이 큰 경우에 한해 추가적으로 사용할 수 있습니다.

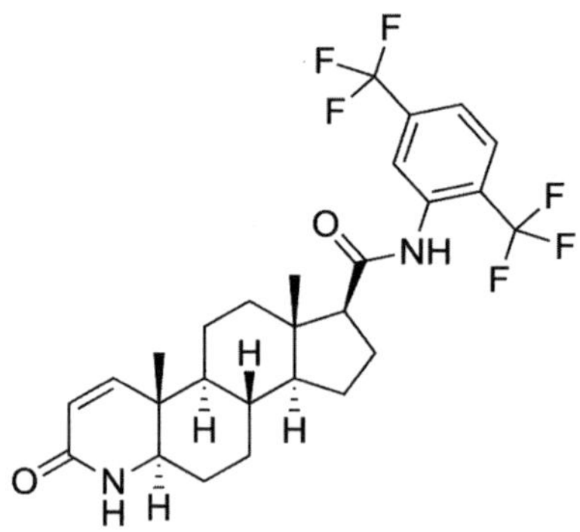

아보다트의 분자 구조

5알파-환원효소 억제제를 오래 먹으면 전립선 부피가 줄어들고 전립선으로 가는 혈류가 줄어듭니다. 이런 이유로 전립선암 선별검사인 PSA 수치가 약을 먹기 전의 절반 정도로 감소합니다. 그러므로 이 약을 복용하는 환자의 경우 전립선암을 놓치거나 늦게 찾아낼 위험성이 있습니다. 그렇기 때문에 5알파-환원효소 억제제를 복용하기 전에 PSA 수치를 미리 확인하여두고, 또 약을 먹으면서도 정기적으로 PSA 수치의 변동을 확인하는 것이 안전합니다. 또한 일부 발기부전, 성욕감퇴, 사정장애, 여성형 유방 등의 부작용이 발생하는 경우도 있습니다.

또 하나 매우 중요한 점은, 가임기 여성에게 해당 약제가 노출되면 태아 기형을 유발 가능성이 있다는 것입니다. 따라서 여성들은 이 약을 취급할 때 주의하여야 하며, 이 약의 부서지거나 깨진 조각을 만져서는 안 됩니다. 피부를 통한 흡수 가능성이 있기 때문입니다. 고령의 남성들이 주로 사용하는 약이어서 '젊은 가임기 여성에게 약이 노출될 위험성이 있겠냐' 하고 생각할 수 있습니다. 하지만 이 약은 남성형 탈모의 치료를 위해 젊은 남편들이 사용하는 경우도 가끔씩 있고, 고용량의 약을 쪼개서 복용하는 경우도 있기 때문에 특별한 주의가 필요합니다.

• 항콜린제

항콜린제Anticholinergics는 신경계 말단에서 분비되는 아세틸콜린Acetylcholine의 작용을 차단하여 부교감신경의 활동을 억제하는 약제입니다. 부교감신경이 억제되면 방광 근육의 수축을 늦추게 됩니다. 즉 방광을 안정시켜 빈뇨, 절박뇨, 야간뇨 등의 저장 증상을 완화하는 데 항콜린제가 도움이 됩니다. 흔히 처방되는 약으로는 베시케어Solifenacin, 비유피-4Propiverine, 유리토스Imidafenacin, 디투르시톨Tolterodine, 토비에즈Fesoterodine, 라이리넬Oxybutynin 등이 있습니다.

작용 기전이 조금 다른 약제로는 베타-3 작용제β-3 agonist가 있습니다. 이 약제는 교감신경 β 수용체에 직접 작용하여 방광을 이완시키고 방광 용적을 늘려주어 항콜린제와 유사한 작용을 하지만, 항콜린제의 부작용인 입마름, 변비 등이 드물다는 장점이 있습니다. 대표적인 약제로는 베트미가Mirabegron가 있습니다.

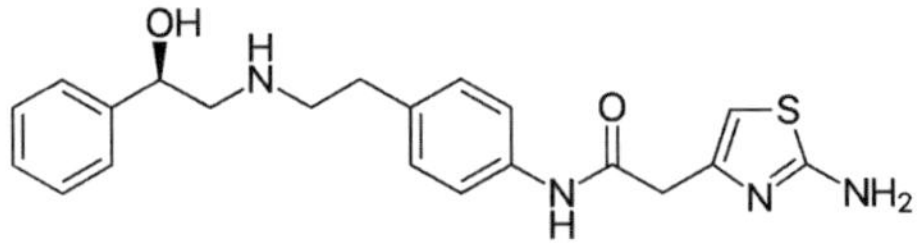

베트미가의 분자 구조

이 약제에 해당하는 모든 약이 방광의 수축력을 떨어트리는 작용을 하기 때문에, 약을 먹고 나서 소변이 막혀 안 나오는 급성요폐가 간혹 생길 수 있습니다. 따라서 이 약을 먹다가 요폐가 생기면 즉시 복용을 중단하고 의사와 투약에 대해 상담하십시오. 또한 최근 연구에서 항콜린제가 고령 환자에게 인지장애나 치매를 유발할 수 있다는 보고도 있으니, 고령이신 환자분들은 복용 시 주의가 필요합니다.

• 항이뇨호르몬

항이뇨호르몬Antidiuretic hormone: ADH은 밤사이 만들어지는 소변의 양이 많아지는 야간다뇨夜間多尿·nocturnal polyuria를 치료하는 약제입니다. 대표적인 약으로는 미니린Desmopressin이 있는데, 우리 몸에서 나오는 항이뇨호르몬인 바소프레신Vasopressin의 유사체입니다. 나이가 들면 특히 밤 시간의 바소프레신 분비가 줄어서 잘 때 생성되는 소변량이 늘어나는 야간다뇨가 생깁니다. 이 경우 밤에 요의를 느껴서 자꾸 깨는 야간뇨와 비슷한 증상이 생깁니다.

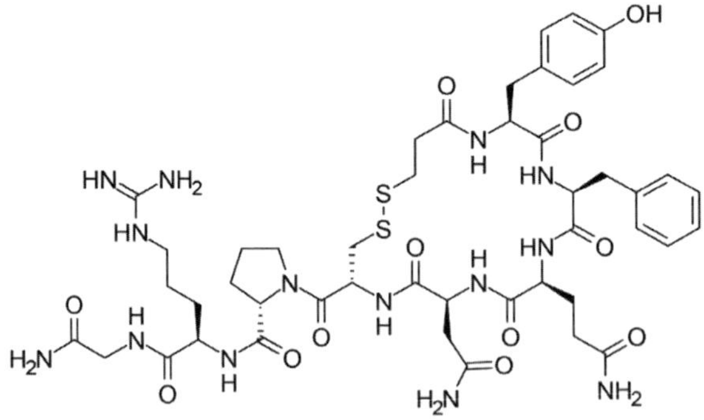

미니린의 분자 구조

야간다뇨는 야간뇨와 발생하는 기전이 달라 전립선비대증 치료제로는 그 증상이 잘 호전되지 않습니다. 이럴 때 부족한 항이뇨호르몬을 보충하여주면 증상이 극적으로 좋아질 수 있습니다. 증상이 비슷한 야간다뇨와 야간뇨를 잘 구별할 수 있는 간단한 방법은 배뇨일지를 작성해보는 것입니다. 배뇨일지를 보면 밤에 만들어지는 소변량을 정확하게 평가할 수 있기 때문입니다.

다만 항이뇨호르몬은 체내 수분량을 증가시켜 우리 몸의 전해질 농도의 불균형을 초래할 수 있습니다. 특히 체내 염분의 비중이 낮아지는 저나트륨혈증이 생기면 의식 저하 같은 심각한 부작용을 초래할 수 있으니, 약을 먹을 때 피검사를 자주해서 몸속 전해질 농도를 모니터링해야 합니다.

• 콜린제

콜린제Cholinergics는 앞에서 나온 항콜린제와 반대작용을 하는 약제입니다. 즉 부교감신경의 수용체에 작용하여 부교감신경을 활성화시킵니다. 부교감신경이 활성화되면 방광 근육의 수축을 촉진합니다. 따라서 이 약은 방광의 수축 기능이 떨어진 환자들에게 사용할 수 있습니다. 소변을 잘 보려면 소변이 배출되는 출구(전립선비대증)가 좋아야 하고, 소변을 짜주는 펌프 기능(방광의 수축력)도 좋아야 합니다. 콜린제는 방광의 펌프 기능이 떨어진 환자들에게 도움이 될 수 있는 약제로, 마이토닌Bethanechol이 대표적인 약입니다.

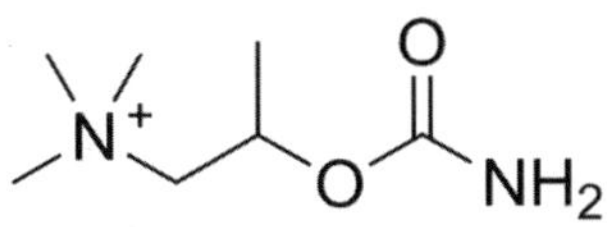

마이토닌의 분자 구조

콜린제의 단점은 약의 작용 시간이 짧은 편이라 효과를 유지하기 위해 하루 세 번 이상 복용해야 하는 번거로움이 있다는 점입니다. 또한 부교감신경이 활성화되면 기관지의 평활근도 같이 수축하므로 천식 환자에게는 이 약을 사용하는 것이 위험할 수 있습니다.

• **발기부전 치료제**

발기부전 치료제로는 PDE5 억제제가 가장 흔하게 사용됩니다. PDE5 억제제는 평활근을 이완시키는 작용을 하는 cGMPCyclic Guanosine Monophosphate라는 물질의 조직 내 농도를 높이는 작용을 합니다. 평활근 조직 내 cGMP가 높아지면 평활근은 이완하게 되고, 음경 혈관의 평활근이 이완되면 음경으로 가는 혈류가 늘어나서 발기를 유도하고 지속시킵니다. 우리가 잘 아는 비아그라Sildenafil나 시알리스Tadalafil 같은 약들이 PDE5 억제제에 해당합니다. 최신 연구에 따르면 PDE5 억제제가 전립선비대증의 증상 개선에도 효과가 있는 것으로 밝혀져, 이들 약제를 미국식품의약국FDA 및 국내 식약처에서 전립선비대증 치료에 사용할 수 있도록 허가하고 있습니다.

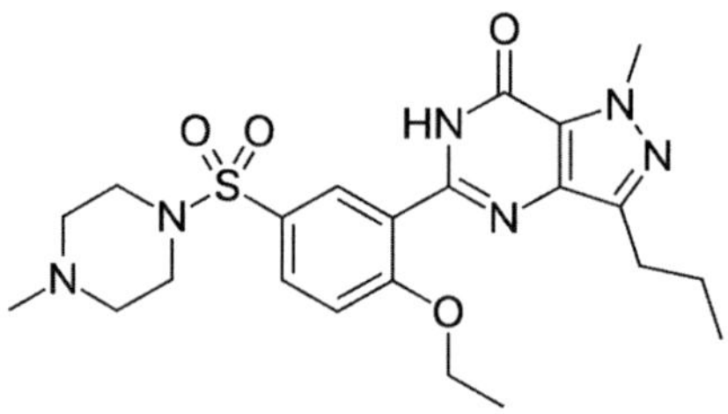

비아그라의 분자 구조

하지만 약 가격이 비싸서 전립선비대증의 치료 목적으로는 잘 사용되지 않습니다. 대신 PDE5 억제제와 알파 차단제가 합쳐진 복합제형 약들이 시중에 나와 있습니다. 이러한 복합제형 약의 특징은, 아직 그 기전이 명확하게 밝혀지지는 않았지만 기존의 전립선비대증 약으로는 잘 치료가 되지 않는 요점적尿點滴 · dribbling 증상을 좋아지게 할 수 있다는 점입니다. 요점적이란 일부 전립선비대증 환자에게서 나타나는 증상으로, 소변을 다 본 후 팬티에 소변이 한두 방울 묻어나오는 증상을 말합니다. 흔히 환자분들이 '소변 마무리가 잘 안 된다'라고 표현하는 경우로, 이 증상이 있으면 찝찝하고 간혹 냄새도 나기 때문에 매우 불편할 수 있습니다. 이런 분들에게 복합제형 약을 처방하면 요점적이 좋아지는 경우가 자주 있습니다.

하지만 PED5 억제제는 심장 기능에 무리를 줄 수 있으므로, 최근에 심근경색, 협심증, 심부전 등을 진단받은 환자분이시라면 가급적 복용을 피하는 것이 안전합니다.

이런 약들을 전립선비대증 치료에 어떻게 활용하나요?

전립선비대증이 있어서 병원에 가면 대체로 앞의 여섯 가지 범주 중 하나에 속하는 약을 처방받게 됩니다. 이 여섯 범주의 약들은 각각의 기전이 다르기 때문에 어떤 약이 가장 좋다고 말하기는 어렵습니다. 전립선비대증 치료에 가장 좋은 약은 환자분마다 다르다는 것입니다. 이 여섯 범주의 약제(알파 차단제, 5알파-환원효소 억제제, 항콜린제, 항이뇨호르몬, 콜린제, PDE5 억제제)만 활용하여도 처방 가능한 약제 조합의 수는 무궁무진합니다. 또한 각 범주의 약들 사이에서도 각각의 약의 세기나 부작용, 특성 등이 매우 다르므로, 어떤 약을 선택하고 조합하는지는 의사마다 조금씩 다를 수 있습니다.

제가 진료를 할 때는 주로 다음과 같은 순서로 환자분께 적합한 약을 찾아냅니다.

① 환자가 지금 가장 불편해하는 주증상과 전립선 검사 결과를 분석해서, 가장 적합할 것으로 판단되는 약 한 가지만 한 달 정도 처방합니다.

② 효과는 좋지만 부작용이 생긴다면: 같은 범주의 다른 약제로 변경 처방합니다.

③ 효과는 있지만 증상 개선 효과가 부족하다면: 약물 용량을 늘리거나 같은 범주의 더 강한 약으로 변경합니다.

④ 가장 불편한 증상은 좋아졌지만 부차적인 불편 증상이 남았다면: 부차적 불편 증상을 좋아지게 하기 위해 다른 범주 약의 추가 처방을 고려합니다. 이때 조합하는 약의 개수는 부작용을 고려해서 가급적 두 개를 넘지 않도록 합니다.

⑤ 약을 충분히 먹어도 효과가 없다면: 다른 범주의 약제로 변경을 고려합니다.

⑥ 여러 번 약을 변경·조합했으나 전혀 효과가 없다면: 약은 일단 중단하고, 수술 등의 다른 치료 방법이 도움이 될지 판단하기 위해 방광 기능 검사 등의 추가 검사를 고려합니다.

전립선비대증의 치료 기간은 보통 얼마나 걸리나요?

가끔씩 이런 방법으로 약을 처방하다 보면, 특히 다른 병원에 다니다 오신 분들은 "왜 증상이 빨리 좋아질 수 있게 약을 더 많이 처방해주지 않느냐"는 불만을 토로하기도 하십니다. 하지만 제가 약을 이렇게 처방하는 이유가 있습니다. 전립선비대증 환자분들은 일단 한번 치료가 시작되면 평생 약을 드셔야 하는 경우가 대부분이기 때문입니다. 혈압약과 비슷하다고 생각하시면 됩니다. 고혈압이 있으신 분들, 혈압약 드시면 대부분 혈압 조절이 잘 되시죠? 하지만 혈압이 떨어졌다고 해서 혈압약을 끊으신다면 어떻게 될까요? 다시 혈압이 올라가고 건강 상태는 나빠질 것입니다. 전립선비대증 치료도 똑같습니다. 전립선비대증 약을 드시면 소변 불편 증상도 좋아지고, 앞에서 말씀드린 치료를 방치했을 때 생길 수 있는 심각한 문제도 예방할 수 있습니다. 하지만 증상이 좋아졌다고 해서 약을 끊는다면 소변을 보는 게 다시 불편해지고, 나중에 전립선비대증의 합병증도 올 수 있습니다.

제가 전립선비대증 약을 한 가지부터 처방하여 차츰 조정해나가는 이유도 이 때문입니다. 환자분께 필요한 최소한의 약만을 사용할 수 있다는 장점이 있기 때문이지요. 효과가 있다면 평생 먹어야 할 약인데, 처음부터 서너 개의 약을 처방하면 어떤 약으로 증상이 좋아진 것인지 확인하기 어려워, 결국 나중에 약을 줄이기가 매우 어렵게 됩니다. 따라서 최소한의 약부터 시작하여 필요에 따라 약을 조합해가는 것이 증상 개선 효과는 더디더라도 더 합리적입니다. 또한 약으로 생기는 부작용도 최소화할 수 있습니다.

이런 식으로 약을 조정하면 한두 달 이내로 가장 적합한 약을 찾게 되는 분들도 있고, 수개월간 여러 방법을 조정해보아도 증상이 좀처럼 좋아지지 않는 분들도 있습니다. 세 가지 범주 이상의 약을 여러 방법으로 조합해보았는데도 적절한 약을 못 찾았다면, 약으로는 좋아지기 어렵다고 판단하여야 합니다. 이런 경우에는 수술 등의 다른 치료도 고민을 해봐야 할 것입니다.

17 전립선비대증 약 복용 후 사정이 안 됩니다. 약을 끊어야 하나요?

전립선비대증 치료를 받고 나서, 사정할 때 정액이 안 나오는 분들이 간혹 있습니다. 이를 역사정逆射精·retrograde ejaculation이라고 합니다. 이번에는 전립선 치료 시 생기는 역사정과 그 대처에 대해서 알아보겠습니다.

역사정이란 무엇인가요?

역사정은 사정할 때 정액精液·semen이 음경으로 사출되지 못하고 그 역방향인 방광으로 유출되는 증상을 말합니다.

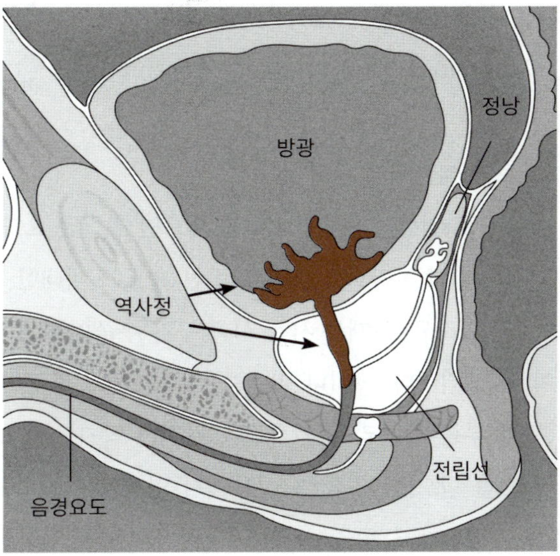

역사정

역사정이 있는 분들은 성관계 또는 자위 행위 시 절정감絶頂感·orgasm은 느끼지만, 배출되는 정액의 양이 감소하거나 전혀 나오지 않아 성관계의 만족도가 떨어지게 됩니다.

이런 분들이 진료를 볼 때 가장 걱정하시는 부분은 '정액이 배출되지 않으면 몸 안에 쌓이는 것은 아닌지'입니다. 하지만 역방향으로 배출된 정액은 방광 안에 머물러 있다가 나중에 소변에 섞여서 체외로 배출되니, 그런 걱정은 하지 않으셔도 됩니다.

다만 젊은 분들에게 역사정이 생기면 성관계 시 정액이 체외로 전혀 배출되지 못하는 상황이 생기므로, 이는 불임不姙·infertility의 원인이 될 수 있습니다.

전립선비대증 치료를 받을 때 왜 역사정이 생기나요?

전립선비대증 치료 시 왜 역사정이 생기는지 알기 위해서는, 먼저 우리 몸에서 정상적인 사정이 어떻게 이루어지는지를 알아야 합니다. 옆의 동영상을 봐주세요. 전립선 내부에는 정액이 배출되는 길이 있습니다. 이 부분이 요도로 살짝 돌출되어 있는데, '정액이 나오는 언덕'이라 하여 '정구精丘·verumontanum'라 불립니다. 동영상처럼 실제 사정을 할 때는 정구가 더 부풀어 올라서 요도를 막고, 정액이 정방향으로만 배출되게 만듭니다.

정상적인 사정 동영상

하지만 약물이나 수술로 전립선비대증 치료를 받으면 전립선 요도(정구가 이곳에 위치합니다)가 넓어집니다. 비대증 치료 전에는 전립선 요도가 비대한 전립선 조직에 눌려 요도 구경이 좁아져 있지요. 이때는 사정 시 정구가 부풀어 오르면 요도를 완전히 틀어막아 역사정이 안 생깁니다. 그러나 비대증 치료를 받으면 정구 주변의 요도 공간이 넓어져서 정구가 부풀어 올라도 역사정을 완전히 막기 어렵습니다. 따라서 보통 전립선비대증 수술을 받으면 70~80% 이상에서 역사정이 발생합니다. 또한 비대증을 약물로 치료하는 경우에도 20~30% 정도의 환자가 역사정을 경험합니다.

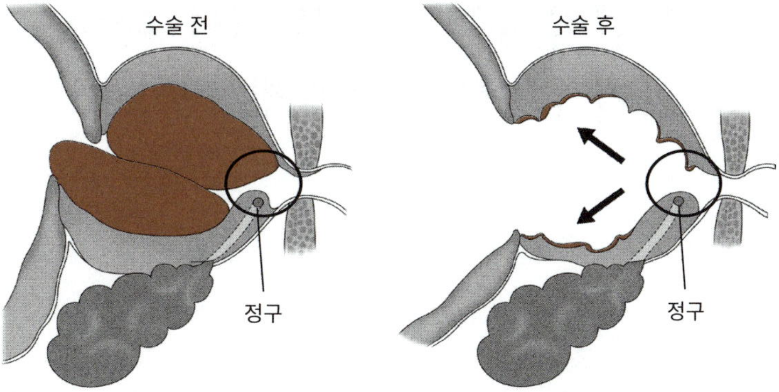

전립선 수술 전후 전립선 요도의 변화

역사정이 생기면 약을 끊어야 하나요?

진료 때 많은 분이 역사정 증상이 치료될 수 있는지를 매우 궁금해하십니다. 역사정의 회복 가능성은 그 원인에 따라 차이가 있습니다. 약물치료 때문에 역사정이 생겼으면 약을 끊으면 대부분 역사정이 회복됩니다. 그러니 약을 드시고 역사정이 생기신 분이라면 일단 약을 끊고 역사정이 회복되는지를 확인합니다. 역사정이 회복된 후 다른 종류의 약을 조심스럽게 써볼 수 있습니다. 하지만 약을 바꿔도 역사정이 자꾸 생긴다면, 약을 먹어서 소변 불편 증상이 나아지는 장점과 역사정이 생겨 불편해지는 단점 사이에서 어떤 것이 더 본인에게 유리한지를 판단해야 할 수도 있습니다. 전립선비대증 약을 드시는 가장 큰 목적은 증상을 편하게 하는 데에 있습니다. 약을 드시고 새로운 불편 증상이 생긴다면 투약 자체를 고민해봐야 합니다.

하지만 비대증 수술을 받고 역사정이 생겼다면 이는 해결이 간단하지 않습니다. 수술 때문에 생긴 역사정은 대부분 잘 회복되지 않습니다. 수술을 받으면 전립선 구조가 영구적으로 바뀌게 되므로 이를 되돌리기가 어렵기 때문입니다. 비대증 수술을 한 뒤 발생하는 역사정에 대처하려면 어떻게 해야 하는지는, 뒤에서 전립선비대증의 수술적 치료에 대해 알아볼 때 더 자세히 말씀드리도록 하겠습니다.

18 | 전립선비대증으로 병원을 다녀도 효과가 없어요. 어떻게 해야 하나요?

전립선비대증으로 병원을 꾸준히 다니지만 여전히 소변 증상이 불편한 분들이 많습니다. 그중에는 치료가 별 도움이 안 된다 생각하여 아예 중단해버리시는 분들도 있고요. 제게도 다른 병원에서 치료를 오래 받았지만 효과가 전혀 없었다며 찾아오시는 환자분들이 꽤 많습니다. 지금부터는 이런 경우 어떻게 하면 소변 불편 증상이 더 좋아질 수 있는지를 말씀드리겠습니다.

보통 소변 문제가 있으신 어르신들을 보면, 젊었을 때보다 오줌 줄기도 약해지고(세뇨), 소변도 좀 급해지고(절박뇨), 또 자주 보는(빈뇨) 증상들이 처음에 생깁니다. 하지만 이런 가벼운 증상으로는 병원에 잘 오시지 않고, 시간이 흘러 일상생활에 지장이 생기면, 예를 들면 다음 날 컨디션에 지장을 줄 정도로 밤에 자꾸 깨는 증상(야간뇨), 소변을 잘 못 참아 옷에 지리기 시작하는 증상(절박 요실금), 소변을 보고 싶은데 전혀 나오지 않는 증상(급성요폐) 같은 것들이 생기면 그때서야 병원을 찾아오십니다.

이런 이유로 가까운 병원을 찾으면 간단한 검사를 몇 가지 하고, "전립선 암은 괜찮고, 전립선비대증이니 약 드셔봅시다"라는 답을 듣고 한두 가지 약을 처방받습니다. 전립선비대증 약들은 대체로 효과가 좋은 편이라 한 70%의 경우는 효과를 봅니다. 하지만 나머지 30% 정도의 분들은 약을 꾸준히 먹어도 효과를 전혀 못 보는 경우가 있습니다. 어떤 경우에 그럴 수 있을까요?

약 용량이 부족한 경우

이런 분들은 약을 먹고 난 후 소변 불편 증상이 조금 좋아지긴 해도 효과가 여전히 미흡합니다. 약의 치료 방향은 맞는데 그 용량이 조금 부족한 분들입니다. 전립선비대증의 가장 중요한 치료 약은 알파 차단제α-blocker이고, 이런 알파 차단제를 너무 세게 처방하면 저혈압이나 어지럼증 같은 부작용이 생길 수 있다고도 말씀드렸습니다. 그래서 의사들은 부작용 때문에 약을 좀 약하게 처방하는 경향이 있습니다. 이런 상황에서는 약의 효과가 좀 떨어질 수 있습니다. 따라서 이럴 때는 부작용을 잘 관찰하며 약의 용량을 늘리면 증상이 많이 좋아질 수 있습니다.

야간다뇨가 있는 경우

소변을 보기 위해 밤에 여러 번 깨는 야간뇨는 숙면을 방해하여 다음 날 컨디션에도 지장을 줍니다. 그래서 많은 분이 아주 불편하게 느끼는 소변 증상입니다. 대부분의 야간뇨는 전립선비대증으로 생기는 것이므로 알파 차단제의 효과가 좋습니다. 하지만 야간다뇨는 야간뇨와 기전이 전혀 다릅니다. 야간다뇨는 밤에 만들어지는 소변량이 늘어나서 생기는 증상입니다. 젊을 때는 밤에 뇌하수체에서 항이뇨호르몬Anti-Diuretic Hormone: ADH이 잘 분비되어 수면 시 만들어지는 소변의 양을 줄여줍니다. 하지만 나이가 들면 항이뇨호르몬의 분비량이 줄어 밤에 소변이 많이 만들어지게 됩니다. 야간다뇨로 밤에 자꾸 깨시는 분들은 알파 차단제에 항이뇨호르몬제를 추가하여 복용하시면 증상이 극적으로 좋아지는 것을 느끼실 겁니다. 하지만 이 약은 우리 몸의 전해질 이상을 일으켜 의식저하 같은 심각한 부작용을 간혹 초래할 수도 있으니 꼭 전문의와 상의 후 처방을 받으셔야 합니다.

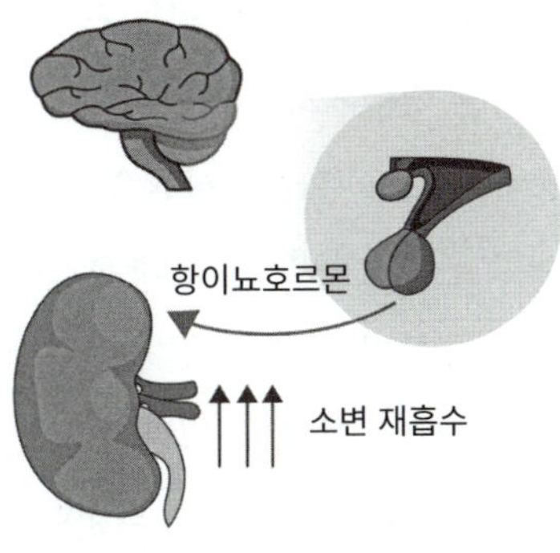

항이뇨호르몬의 작용

방광 기능에 문제가 있는 경우

우리가 소변을 잘 보려면 소변이 나가는 출구인 전립선이 당연히 좋아야 하고, 또 소변을 짜주는 펌프 기능을 하는 방광이 같이 좋아야 합니다. 대부분의 어르신이 소변을 잘 보지 못하면 소변이 배출되는 출구인 전립선에 문제가 있는 것이라고 생각하십니다. 하지만 소변을 짜는 펌프인 방광에 문제가 있는 경우도 이에 못지않게 꽤 많습니다. 당연히 이런 분들에게 전립선비대증 치료제의 효과는 떨어집니다. 당뇨를 오래 앓으신 분, 중풍·디스크·고령 환자들 중에 이런 분들이 특히 많습니다. 이런 분들의 경우 치료 방침을 정하기 위해 방광 기능 검사Urodynamic study: UDS 등의 추가 검사가 필요할 수 있습니다.

수술이 필요한 경우

전립선비대증이 아주 심하신 분들은 강한 약을 써도 별로 효과를 보지 못하기도 합니다. 이런 분들은 어쩔 수 없이 수술을 고민해봐야 합니다. 하지만 약이 안 듣는다고 해서 무조건 수술을 해야 하는 것은 아닙니다. 뒤에서 전립선비대증의 수술에 대해 알아볼 때 자주 말씀드리겠지만, 수술의 결과가 좋으려면 당연히 '수술 후 소변 불편 증상이 확실히 좋아질 것 같은 분들만' 잘 선택해서 수술을 해야 합니다. 그러기 위해서는 수술을 결정하기 전에 충분한 검사를 해보는 것이 매우 중요합니다.

다른 심각한 병이 있는 경우

다른 병원에서 전립선비대증 치료를 오래 받았지만 효과가 없어 제게 오시는 분들 중에는 처음부터 검사를 다시 해본 결과 전립선암이나 방광암 같은 심각한 질환을 새로 진단받는 분들도 꽤 있습니다. 앞에서도 말씀드렸지만, 전립선비대증과 전립선암은 증상이 매우 비슷해서 검사를 하지 않고 이 두 가지 질환을 감별하여 진단하는 것은 불가능합니다. 그래서 소변 문제가 있는 분들이 그 원인을 전립선비대증으로만 단정 짓는 것은 매우 위험합니다. 소변 불편 증상으로 처음 병원을 방문하셨다면, 비뇨기계 암은 괜찮은지도 철저하게 검사를 해보실 것을 추천합니다. 오래전에 이미 충분한 검사를 했음에도 불구하고 지금 치료가 잘 안 되는 분들도 처음부터 다시 한 번 검사를 받아보시는 것이 필요할 수 있습니다.

정리하면, 병원을 꾸준히 다녀도 소변 증상이 개선되지 않는 분들의 경우 그 증상의 원인을 따져보면 앞의 다섯 범주에 속하는 경우가 대부분입니다. 여기에 해당한다는 생각이 드신다면 다니는 병원이나 치료 방법을 한번 바꿔보시는 것이 현명합니다.

5장

전립선비대증의 수술치료

19 | 전립선비대증, 수술은 어떤 경우에 필요한가요?

이제부터는 전립선비대증 수술은 어떤 경우에 필요한지, 또 그 전에 필요한 검사들은 무엇인지에 대해 말씀드리겠습니다.

전립선비대증 수술은 어떤 경우 필요한가요?

이 질문에 한마디로 답하기는 좀 어렵습니다. 전립선을 보는 비뇨의학과 전문의들도 수술을 결정하는 기준에는 다들 차이가 있습니다. 전립선비대증 수술의 원리는 단순합니다. 다음 그림처럼 전립선비대증에 의한 방광 출구 막힘을 수술로 풀어주면 됩니다. 비유하면, 막힌 배수구를 뚫어주는 것과 비슷합니다. 그렇기 때문에 수술도 그다지 어렵지 않습니다. 따라서 전립선비대증의 수술 효과가 좋기 위해서는 수술을 얼마나 열심히 잘하는지가 별로 중요하지 않습니다. 그보다는 수술 후에 증상이 좋아질 것으로 예상되는 환자를 잘 찾아내서 수술을 하는 것이 훨씬 더 중요합니다.

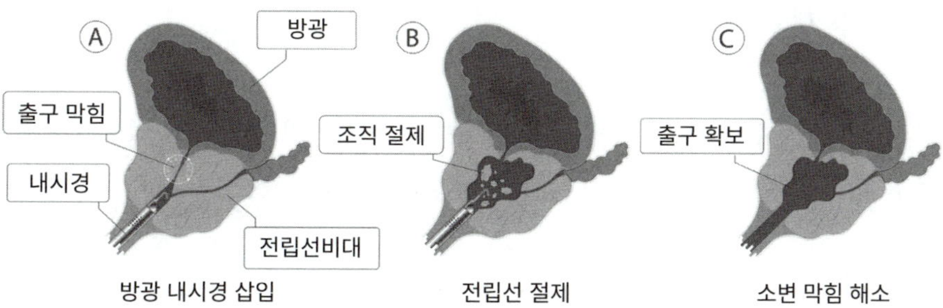

전립선비대증 수술의 원리

전립선비대증 수술이 꼭 필요한 경우 (절대적 적응증)

'전립선비대증 수술은 어떤 환자가 받아야 하나'는 매우 중요한 문제입니다. 교과서에서 수술이 꼭 필요하다고 추천되는 경우는 전립선비대증에 의한 다섯 가지 주요 합병증(① 혈뇨, ② 방광결석, ③ 급성요폐, ④ 감염, ⑤ 콩팥기 능 저하)이 동반될 때입니다. 이 상황들을 좀 더 자세히 설명하면 다음과 같습니다.

① 혈뇨: 전립선비대증이 진행되면 전립선조직들이 과충혈되어 혈뇨가 자꾸 생깁니다.

② 방광결석: 전립선비대증으로 방광 내에 소변이 저류되면 칼슘, 무기질 등이 결정화되어 방광 내에 돌이 만들어집니다. 방광에 돌이 있으면 소변을 볼 때 아프고 피도 자주 날 수 있습니다.

③ 급성요폐: 요폐는 앞에서도 말씀드렸습니다. 급성요폐를 방치하면 방광의 펌프 기능이 더 나빠져 소변 배출이 어렵게 되는 악순환이 일어납니다.

④ 감염: 요폐와 소변 저류가 반복되면 고여 있던 소변에서 균이 자라 요로감염이 생깁니다. 요로감염이 전립선을 침범하면 급성 전립선염으로 진행할 수 있으며, 이때는 전립선이 붓게 되어 소변을 배출하는 것이 더욱 힘들어집니다.

⑤ 콩팥 기능 저하: 소변의 막힘이 장기간 지속되면 소변을 볼 때마다 방광 내부의 압력이 콩팥으로 자꾸 전달됩니다. 이 상황이 오래되면 콩팥에 물이 차서 늘어지는 수신증水腎症·hydronephrosis이 생기면서 콩팥 기능이 나빠질 수 있습니다. 그중 일부는 만성 콩팥병으로까지 진행되어, 장차 투석이나 신장이식이 필요한 경우도 생길 수 있습니다.

그러므로 전립선비대증과 관련된 이런 주요한 다섯가지 합병증이 있으신 분들은 수술을 받아서 앞으로 더 나빠질 상황을 예방하시는 것이 중요합니다.

다른 경우에는 수술이 필요 없나요?

하지만 앞서와 같은 상황에만 수술을 하지는 않습니다. 제게 수술을 받으시는 분들 중 합병증 때문인 경우는 20% 정도에 불과합니다. 나머지 80%는 다른 이유로 수술을 받으시는데, 어떤 경우인지 좀 더 알아보겠습니다. 합병증이 있는 분들은 무조건 수술을 받아야 하지만, 약이 잘 안 듣는 분들이라면 수술 결정에 좀 더 신중해야 합니다. 전립선비대증을 약으로 치료하다가 수술을 고민하는 경우는 대체로 다음과 같을 겁니다. 각각의 경우에 따라 고민해야 할 부분이 있습니다.

- **약은 효과가 있지만 부작용이 심하거나, 약을 먹기 싫은 경우**

이럴 때는 대부분 수술을 받으면 증상이 좋아집니다. 대체로 약물치료에 효과가 좋았던 분들이 수술 효과도 더 좋습니다. 그러므로 이런 환자분들이 수술을 원하는 경우 추가적인 검사 없이 수술을 해드리는 편입니다. 전립선비대증에 대한 약물치료나 수술은 그 원리가 비슷합니다. 즉 전립선비대로 인한 소변 출구의 막힘을 풀어주는 것이 기본적인 치료 방향입니다. 이런 경우 약물과 수술의 효과를 비교하면, 당연히 수술이 더 효과가 좋고 오래갑니다. 또한 수술은 전립선비대증 약의 고질적인 부작용인 저혈압과 어지럼증 등도 없습니다.

또한 약을 매일 먹기 귀찮아 수술하는 분들도 종종 있습니다. 앞에서 전립선 약은 혈압약과 비슷하다고 말씀드렸습니다. 즉 혈압약처럼 약을 먹는 기간에는 증상이 좋아지지만, 약을 끊으면 원래대로 돌아갑니다. 만약 고혈압 환자들에게 '간단한 수술 한 번으로 평생 약 없이 지낼 수 있다'고 한다면 그 수술을 받겠다는 분들 아마 많을 겁니다. 아직까지 고혈압에는 그런 수술이 없지만, 전립선비대증은 그렇게 치료할 수 있습니다. 전립선비대증을 수술로 해결해버리면, 장차 전립선 치료로 들어가게 될 진료비나 약값을 줄일 수 있어 장기적으로는 더 경제적일 수 있습니다.

- **전립선비대증 약이 안 듣는 경우**

하지만 약이 잘 안 들으면 비대증 수술을 결정하기 전에 몇 가지 검사가 더 필요할 수 있습니다. 방광 기능 검사Urodynamic study: UDS가 이럴 때 큰 도움이 됩니다.

방광 기능 검사는 다음 그림에서 보듯이, 방광에 물을 채우면서 실제 소변이 모였다가 배출되는 전체 과정 동안의 방광 기능을 평가하는 검사입니다.

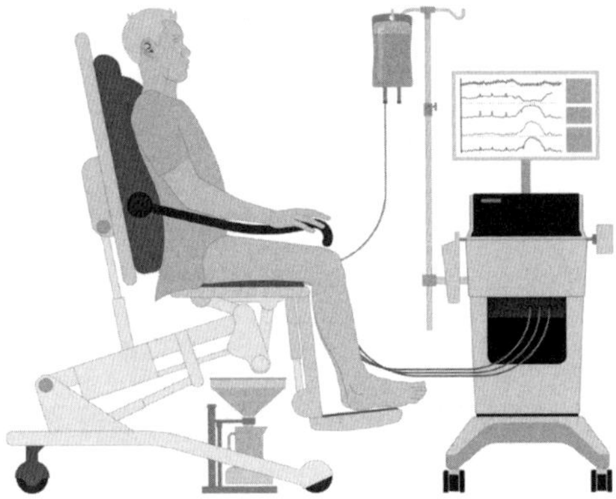

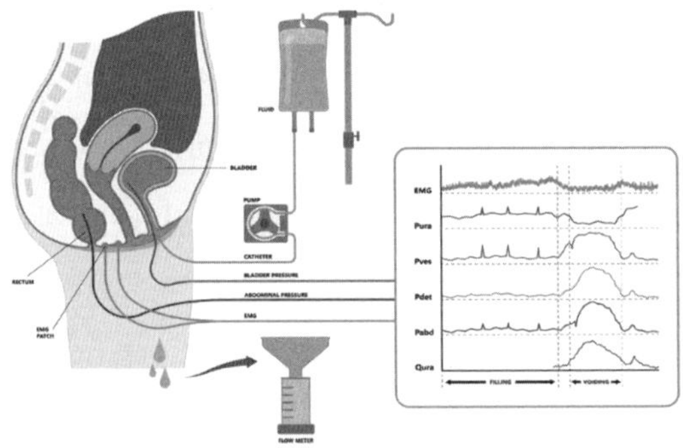

방광 기능 검사

검사 시간이 30~40분 걸리고, 또 요도에 카테터 삽관이 필요한 침습적 검사라 모든 전립선비대증 환자에게 하지는 않습니다. 하지만 전립선비대증 수술이 도움이 될지 판단하는 데는 매우 유용한 검사입니다. 이 검사를 통해, ① 환자의 방광 출구가 막혀 있는지, ② 소변을 짜주는 방광의 펌프 기능은 살아 있는지를 정확하게 측정할 수 있습니다.

앞에서 소변을 잘 보려면 출구와 펌프가 모두 좋아야 한다고 말씀드렸습니다. 이 검사를 했는데 펌프 기능은 살아 있지만 방광 출구가 막혀 있는 것으로 확인된다면, 이런 분들은 비대증 수술로 증상이 좋아질 확률이 매우 높습니다. 하지만 비뇨의학과 전문의들 중에도 이 검사는 별로 선호하지 않는 분들이 아직 있습니다. 검사에 시간도 많이 걸리고 좀 힘들기 때문입니다. 하지만 저는 이 검사가 필요할 때는 적극 활용합니다. 2019년 저는 "방광 기능 검사로 방광의 펌프 기능을 사전에 평가하면 전립선비대증의 수술 효과를 높일 수 있다Effect of preoperative urodynamic detrusor underactivity on transurethral surgery for benign prostatic hyperplasia."는 연구 결과를 『미국비뇨의학회지*Journal of Urology*』에 발표한 바 있습니다. 이 논문은 그해 미국비뇨의학회 학술대회American Urologic Association Annual Meeting 기조 강연plenary session에서 '올해의 최우수 연구 논문top paper'으로 소개되기도 했습니다.

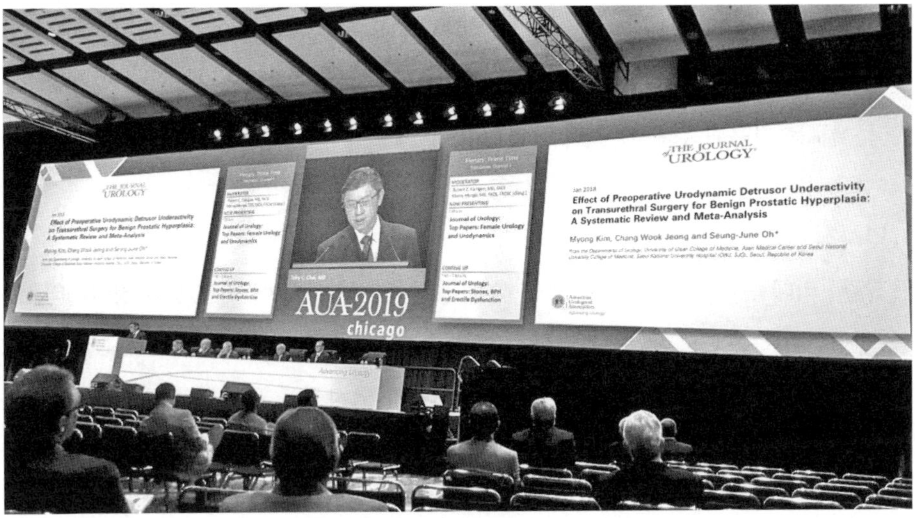

2019년 미국비뇨의학회 학술대회 최우수 연구 선정

물론 모든 전립선비대증 환자에게 수술이 필요하진 않습니다. 거듭 말씀드리지만, 비대증 수술은 그다지 어려운 수술이 아닙니다. 좋은 결과를 위해서는 수술을 잘하는 것도 중요하지만, 그보다는 정확한 검사를 통해 수술하고, 또 증상이 확실히 좋아질 분들만 잘 선별해서 수술을 해야 합니다.

20 전립선비대증 수술 후 생길 수 있는 부작용으로는 어떤 것들이 있나요?

전립선비대증 수술을 결정하기 전에 당연히 추가로 고려할 점들이 있습니다. 가장 중요한 것은 수술의 후유증입니다. 수술 기술이 발전하면서 많이 줄어들기는 했지만, 일부의 환자분들은 수술 후 후유증을 경험합니다. 전립선비대증 수술 후 생길 수 있는 문제로는 다음과 같은 것들이 있습니다.

역사정

전립선비대증 수술을 받고 가장 흔하게 경험하는 후유증이 바로 역사정입니다. 요즘 전립선비대증에 대한 가장 표준적인 수술 방법인 홀렙Holmium Laser Enucleation of the Prostate: HoLEP을 받을 경우 70~80%의 환자가 역사정을 경험하게 됩니다. 이렇게 생긴 역사정은 전립선의 구조가 수술로 변하여 생긴 문제이므로 나중에 회복되지 않는 경우가 더 많습니다. 물론 역사정된 정액이 몸 안에 쌓이지는 않고, 나중에 배뇨 시 소변에 섞여 몸 밖으로 배출되므로 큰 걱정은 안 하셔도 됩니다.

하지만 일부 환자의 경우 역사정으로 부부관계 시 만족도가 떨어질 수 있습니다. 따라서 부부관계를 중요하게 생각하시는 40~50대의 젊은 분들에게는 특별한 경우를 제외하면 그다지 수술을 권고하지 않습니다. 만약 약이 안 듣는 경우라면 상대적으로 역사정이 적게 생기는 수술이나 시술을 고려해볼 수 있습니다. 대표적인 방법으로 전립선 결찰술Urolift, 워터젯 로봇수술Aquablation, 수증기 이용 경요도 전립선 기화술Rezum, 전립선 동맥 색전술Prostatic arterial embolization: PAE 등이 있습니다. 각각의 치료 방법에 대해서는 뒤에서 좀 더 자세히 알아보겠습니다. 아무튼 비대증 수술을 고려하고 계신 분이라면 역사정의 후유증이 생길 수 있다는 점을 꼭 숙지하셔야 합니다.

발기부전

전립선비대증 수술을 받은 후 드물게 발기부전이 발생할 수 있습니다. 수술 후 발기부전은 단기간에 올 수도 있고, 시간이 좀 지나서 생기는 경우도 있습니다. 전립선비대증은 전통적인 경요도 전립선 절제술Transurethral Resection of the Prostate: TURP, 홀렙, 로봇 보조 단순 전립선 절제술Robot-assisted Simple Prostatectomy: RASP, 전립선 결찰술, 워터젯 로봇수술, 수증기 이용 경요도 전립선 기화술 등의 다양한 방법으로 수술이 가능합니다. 이들 수술 방법은 각각의 장단점이 있으며, 그에 따라 발기부전 발생의 위험도 서로 다르게 나타납니다.

경요도 전립선 절제술은 내시경 끝에 달린 전기 소작기로 전립선 조직을 깎아내는 가장 전통적인 전립선비대증 수술입니다. 전립선비대증 치료를 위해 오래전부터 널리 사용되어왔지만, 전기 소작기에서 나오는 열이 전립선 주변의 발기 신경 혹은 음경 혈관 등에 전달되어 조직의 손상을 유발할 수 있습니다. 그래서 경요도 전립선 절제술을 받은 후에는 발기부전이 생길 수 있습니다.

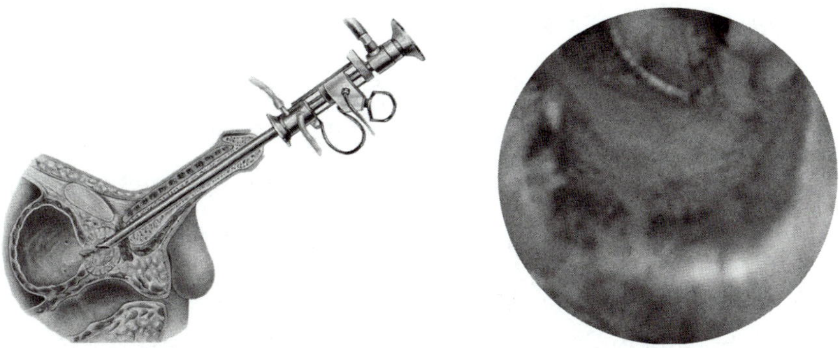

경요도 전립선 절제술

반면 좀 더 최신의 방법인 홀렙은 수술할 때 레이저를 사용하므로 주변 조직으로 전달되는 열에너지가 적고, 좀 더 정밀하게 전립선 조직을 제거할 수 있어 발기부전의 발생 확률이 상대적으로 낮습니다. 또한 가장 최신의 방법인 워터젯 로봇수술은 고속의 수압으로 전립선을 절제하므로 수술 도중에 열에너지를 사용하지 않습니다.

그렇기 때문에 수술 후 발기부전이 발생할 확률이 거의 없습니다. 성관계가 아직 중요하신 분들은 비대증의 수술 방법을 정하기 전에 각각의 방법에서 발기부전이 생길 잠재적 위험성도 고민하셔야 합니다.

요실금

전립선비대증 수술을 하고 나서 생길 수 있는 요실금은 크게, ① 복압성 요실금과 ② 절박 요실금 두 가지로 구분합니다. 이 두 가지의 요실금은 양상과 발생 원인에 큰 차이가 있습니다.

• 복압성 요실금

복압성 요실금stress incontinence은 기침, 재채기, 운동, 무거운 물건을 들어올리는 것과 같이 복부 압력이 증가하는 활동을 할 때 방광에서 소량의 소변이 무의식적으로 새어 나오는 상태를 말합니다. 이러한 상황은 방광을 지탱하는 골반 기저근이나 요도 괄약근에 손상이 생겨 발생합니다. 전립선비대증 수술을 할 때 요도 괄약근이 손상되면 복압성 요실금이 발생하며, 특히 경요도 전립선 절제술 같은 전통적인 방식으로 수술할 때 더 잘 생깁니다. 전통적인 수술들은 전립선 조직을 방광에서부터 요도 쪽으로 끌어당기며 깎아내기 때문에 수술 경험이 적은 미숙한 수술자의 경우 조직을 너무 끝까지 깎아 요도 괄약근을 손상시키는 경우가 종종 있었습니다. 하지만 더 최신의 방법들은 수술을 할 때 요도 괄약근이 다치지 않도록 하는 안전 장치들이 있어, 상대적으로 복압성 요실금이 덜 생깁니다. 그러므로 전립선비대증 수술 시 복압성 요실금을 피하고 싶다면 수술 경험이 풍부한 숙련된 수술자에게 좀 더 최신의 방법으로 수술을 받는 것이 좋습니다.

• 절박 요실금

절박 요실금urge incontinence은 갑작스러운 배뇨 충동이 발생하고, 이를 참지 못하면서 소변을 지리는 상태를 말합니다. 이러한 충동은 갑자기 나타나며, 환자가 화장실에 도착하기 전에 소변이 샐 수 있습니다. 전립선비대증 수술을 하고 난 후 절박 요실금은 꽤 흔하게 생깁니다. 전립선비대증이 오래되면 우리 몸은 어떻게든 몸 밖으로 소변을 내보내야 하기 때문에 이 상황에 적응하게 됩니다. 그 결과로 방광의 근육이 두꺼워지고 울퉁불퉁하게 되는 방광 변성이 일어납니다. 방광의 근육이 두꺼워지면 일시적으로는 방광의 수축력이 높아져서 소변 배출을 도와주지만, 소변을 자주 보고(빈뇨), 잘 못 참고(절박뇨), 밤에 자주 깨는(야간뇨) 증상은 심해집니다.

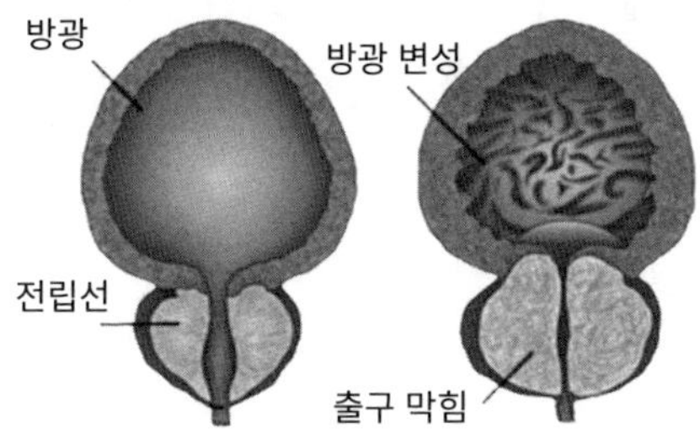

전립선비대증과 방광 변성

전립선비대증이 있는 분이라면 자신의 증상을 기억해보면 이해하기 쉬울 겁니다. 대부분은 소변 줄기가 약해지고(세뇨), 소변을 보고 나서도 시원하지 않은 증상(잔뇨)이 처음에 생겼다가, 시간이 지나면서 빈뇨, 절박뇨, 야간뇨 같은 저장 증상들이 추가로 생깁니다. 이 중에서 아주 심한 분들은 소변을 지리기도 합니다(절박 요실금). 전립선비대증이 있으면서 저장 증상이 동반되어 있다면 전립선비대증이 심한 상태이고, 약물치료나 수술이 필요한 상황이라고 판단하시면 거의 맞습니다.

대체로 이런 분들이 수술을 받는데, 수술로 전립선의 막힘을 갑자기 풀어준다면 어떻게 될까요? 네, 당연히 일시적으로 저장 증상은 더 심해집니다. 즉 수술하고 나서 절박 요실금이 통과의례처럼 생길 수 있습니다. 오히려 수술하고 일시적으로 절박 요실금이 생긴다면 '수술이 잘 되었다'고 봐도 무방합니다.

수술하면 증상이 더 나빠지는데 수술을 해야 하냐고요? 네, 당연히 하셔야 합니다. 방광 변성을 방치하면 소변 지리는 증상이 점점 심해지다 나중에는 방광의 수축력이 완전히 없어지는 방광 부전이 오기 때문입니다. 방광 부전이 오면 그 어떤 치료로도 완전한 회복은 불가능합니다. 비대증 수술을 하고 나서 일시적으로 생기는 절박 요실금은 대부분 시간이 지나면 회복되고, 방광을 안정화시키는 항콜린제 Anticholinergics 등을 수술 이후 짧게 쓰면 회복 기간을 더 줄일 수도 있습니다. 그러므로 비대증 수술을 한 후 절박 요실금이 왔다고 해서 크게 걱정하실 필요는 없고, 또 이런 걱정으로 수술을 피하시는 것도 현명하지 않습니다.

21 | 전립선비대증 수술, 홀렙이 좋다던데 어떤 수술인가요?

이번에는 전립선비대증의 가장 표준적인 수술인 홀렙Holmium Laser Enucleation of the Prostate: HoLEP에 대해 알아보겠습니다. 최근에 전립선 결찰술, 워터젯 로봇수술, 수증기 이용 경요도 전립선 기화술, 로봇 보조 단순 전립선 절제술 등 더 최신의 수술 방법들이 소개되고 있습니다. 그럼에도 불구하고 현재 전립선비대증의 가장 중요한 수술은 홀렙이므로, 다른 최신 수술에 대해 말씀드리기 전에 홀렙을 먼저 설명하겠습니다.

홀렙, 어떤 수술인가요?

홀렙을 우리말로 풀어서 말하면 '홀뮴 레이저를 이용한 전립선 탈핵술脫核術'입니다. 이 이름이 홀렙의 아주 중요한 특징 두 가지를 잘 나타냅니다.

- **홀렙은 레이저 수술입니다.**

기존의 경요도 전립선 절제술TURP은 내시경 끝에 달린 전기 소작기로 전립선 조직을 깎아내는 수술이었습니다. 전립선에는 혈관이 굉장히 많기 때문에 깎아내는 방식으로 수술하면 대량 출혈이 가끔씩 생깁니다. 하지만 홀렙은 레이저 수술이라 기존 수술에 비해 출혈이 적습니다. 소량의 출혈이 있더라도 바로 레이저로 지혈하면서 수술을 진행할 수 있습니다. 이처럼 홀렙은 기존 수술보다 안전하기 때문에 협심증이나 뇌경색 등으로 아스피린, 항응고제를 끊기 어려운 분들도 수술이 가능합니다.

- **홀렙은 탈핵술의 방법으로 조직을 제거합니다.**

기존의 깎아내는 수술로는 전립선 조직의 완전 제거가 어려워 조직 일부가 남습니다. 따라서 시간이 지나면 남아 있던 전립선 조직이 다시 자라 전립선비대증이 재발하기도 합니다. 실제로 경요도 전립선 절제술을 받으면 30~40%는 10년 안에 전립선비대증이 재발합니다.

예를 들면 다음 사진에 나타난 전립선비대증 환자는 저에게 오기 10년 전에 다른 병원에서 경요도 전립선 절제술을 받았습니다. 수술을 받고 한동안은 증상이 좋다가, 2년 전부터 소변 불편 증상이 다시 나타나 내원했습니다. 다음 전립선 초음파 사진을 보면 전립선 조직이 다시 자라서 이전에 수술한 흔적이 거의 남아 있지 않았고(왼쪽), 내시경 검사에서도 전립선이 요도를 콱 틀어막는 소견이 있었습니다(가운데). 이 환자분은 제게 홀렙을 시행받았고, 5년이 지난 시점에도 재발 없이 소변을 잘 보고 있으며, 수술 후 내시경 소견도 매우 좋은 것을 확인할 수 있습니다(오른쪽).

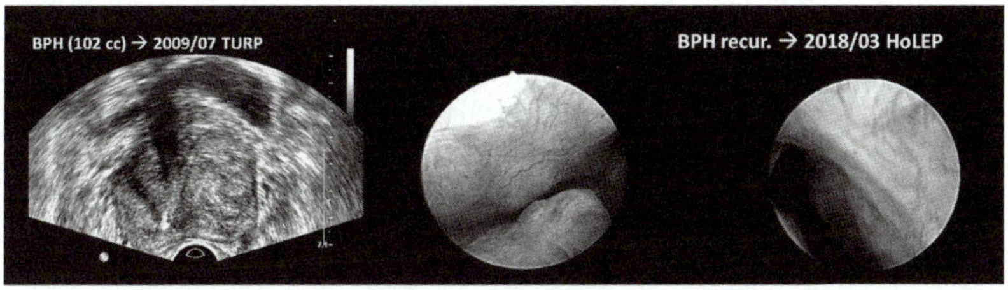

전립선 초음파 내시경(수술 전) 내시경(수술 후)

경요도 전립선 절제술 후 재발한 전립선비대증

홀렙은 귤껍질에서 알맹이를 쏙 파내듯이, 전립선 전체 조직을 피막에서 탈핵하는 방식으로 수술이 진행됩니다. 그래서 수술 후 남는 전립선 조직이 거의 없습니다. 이런 이유로 수술 효과가 매우 우수하고, 재발 가능성도 거의 없습니다. 홀렙의 경우 10년 내 재발할 확률은 1~3% 미만으로 알려져 있습니다(경요도 전립선 절제술은 30~40%).

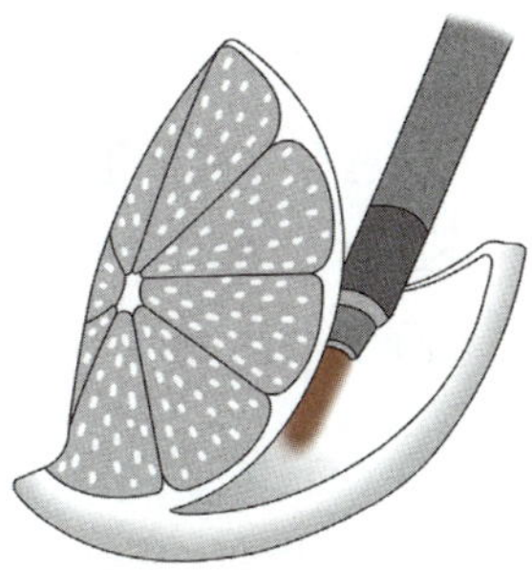

홀렙 모식도

홀렙만의 장점은 무엇인가요?

홀렙의 장점은 다음과 같습니다.

• 안전한 수술입니다.

홀렙은 레이저 수술이므로 기존의 깎아내는 수술에 비해 출혈이 매우 적습니다. 따라서 협심증이나 뇌경색으로 아스피린 같은 항혈소판제를 복용하시는 환자분들에게도 비교적 안전한 수술이 가능합니다. 또한 고열의 전기 소작기를 사용하지 않기 때문에 주변 조직으로의 열 전달이 적어 수술 후 발기부전이나 요실금이 생길 위험성이 현저히 낮습니다.

• 치료 효과가 우수합니다.

홀렙은 전립선 전체 조직을 탈핵하는 방식으로 수술하기 때문에 기존 수술보다 소변 증상의 개선 효과가 탁월합니다.

• 수술 후 재발률이 낮습니다.

모든 의사는 치료를 결정할 때 치료 방법의 내구도耐久度·durability를 고민합니다. 즉 치료를 하고 나서 그 효과가 얼마나 오래 가는지를 중요하게 생각합니다. 홀렙은 치료 내구도가 매우 우수합니다. 홀렙을 받으면 남는 전립선 조직이 거의 없어, 전립선비대증이 재발할 가능성도 현저히 낮습니다. 즉 홀렙은 반영구적인 전립선비대증의 치료 방법으로 볼 수 있습니다.

• 범용성이 매우 높은 수술입니다.

앞의 홀렙 재수술 사례가 좋은 예가 됩니다. 경요도 전립선 절제술을 받고 나서 비대증이 재발한 경우에도 용이하게 수술이 가능합니다. 또 재수술인 경우에도 수술 효과는 처음 수술하는 분과 마찬가지로 좋습니다.

요즈음 전립선 결찰술을 받고 문제가 생기는 분들이 아주 많습니다. 전립선 결찰술은 국소마취로도 가능한 간단한 수술이라는 특장점이 있지만, 묶어둔 전립선 조직이 다시 웃자라 들어오는 경우가 매우 흔합니다. 즉 수술의 내구도가 떨어집니다(전립선 결찰술에 대해서는 다음 장에서 더 말씀드리겠습니다). 이 문제를 해결하려면, ① 전립선에 묶어둔 결찰사를 제거하고, ② 웃자라 들어온 전립선을 절제해야 합니다. 홀렙을 하면 이 두 과정을 한 번에 해결할 수 있습니다. 제게도 전립선 결찰술을 잘못 받고 문제가 생겨 오시는 환자분들이 매우 많습니다. 이들 중 많은 분이 홀렙으로 문제를 해결합니다.

이렇듯 홀렙은 여러 상황에서 두루 쓰일 수 있는 범용성이 좋은 수술입니다. 다른 수술로 생긴 문제들도 해결할 수 있는 강력한 수술 방법이라는 점에서 홀렙은 전립선비대증을 치료하는 데 가장 근간이 되는 수술 방법이라고 할 수 있습니다.

- **치료 비용이 저렴합니다.**

홀렙은 국민건강보험이 적용되는 치료 방법입니다. 그래서 다른 최신 수술들보다 치료 비용이 훨씬 더 저렴합니다. 물론 최신의 수술들은 기존의 경요도 전립선 절제술이나 홀렙에 비해 더 장점들이 많습니다. 하지만 이런 최신 수술들은 '조금 더' 좋은 대신에, '많이 더' 비쌉니다. 그래서 개인 실손보험이 없는 분이라면 최신 수술들의 비용이 매우 부담이 될 수 있습니다. 하지만 홀렙은 '꽤 좋은' 수술 방법이면서, 동시에 비용은 '아주 저렴한' 치료 방법입니다. 즉 홀렙은 가성비가 매우 뛰어난 수술입니다.

홀렙, 단점은 없나요?

물론 홀렙은 좋은 수술이지만 완벽하지는 않습니다. 그렇기 때문에 홀렙 이후로도 더 최신의 수술들이 계속해서 나오고 있습니다.

- **홀렙은 아주 어려운 수술입니다.**

제게 홀렙을 가르쳐주신 스승님이 이런 말씀을 하신 적이 있습니다. "홀렙은 짬뽕과 같다." 무슨 뜻인지 여쭤보니, "짬뽕은 모든 중국집에서 다 하지만, 진짜 짬뽕 잘하는 중국집은 별로 없어!"라고 하시더군요. 많은 의사가 홀렙을 한다고 말하지만, 잘하는 의사를 만나기는 쉽지 않습니다. 다음 홀렙의 학습 곡선learning curve을 보시면(별색선), 홀렙을 어느 정도 잘하기 위해선 적어도 40건 이상의 수술 경험이 필요합니다. 이는 전립선비대증 수술 치고는 매우 어려운 수술에 해당합니다.

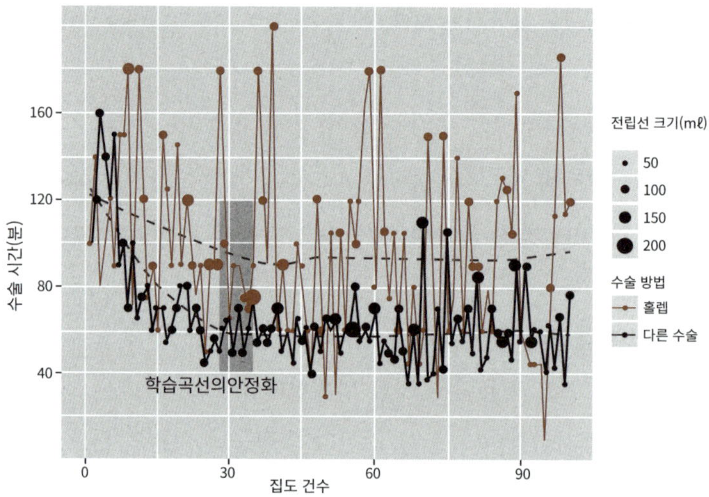

홀렙의 학습 곡선

그래서 홀렙은 좋은 수술이지만, 전 세계적으로 보급되는 데 시간이 많이 걸리고 있습니다. 홀렙은 1998년 뉴질랜드의 피터 길링Peter J. Gilling 선생님이 최초로 고안했습니다. 우리나라에는 2007년을 전후하여 수술이 도입되었음에도 5~6년이 지나도록 정확한 수술법에 대한 개념 정립이 부족했습니다. 이런 문제를 해결하기 위해 저와 제 스승님은 2013년에 홀렙의 기술적인 방법론을 정립한 종설 논문을 출판한 바 있습니다("Technical aspect of HoLEP for Benign Prostatic Hyperplasia", *Korean Journal of Urology*, 2013). 이 논문에서 수술의 준비, 수술에 대한 기술적인 조언, 수술 실력을 빨리 늘리는 방법, 주의해야 할 점 등을 총망라했습니다. 전 세계에서 큰 반향을 일으킨 이 논문은 지금도 홀렙을 처음 시작하는 전 세계의 비뇨의학과 의사들에게 지침서로 활용되고 있습니다. 국내 학회지에 실린 논문임에도 2023년 3월 기준 논문 인용 횟수가 96회에 달합니다.

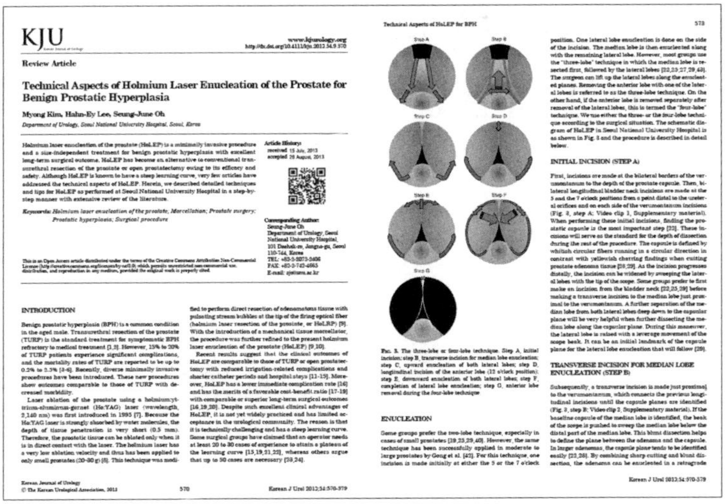
KJU

www.kjurology.org
http://dx.doi.org/10.4111/kju.2013.54.9.570

Review Article

Technical Aspects of Holmium Laser Enucleation of the Prostate for Benign Prostatic Hyperplasia

Myong Kim, Hahn-Ey Lee, Seung-June Oh

Department of Urology, Seoul National University Hospital, Seoul, Korea

Holmium laser enucleation of the prostate (HoLEP) is a minimally invasive procedure and a size-independent treatment for benign prostatic hyperplasia with excellent long-term surgical outcome. HoLEP has become an alternative to conventional transurethral resection of the prostate or open prostatectomy owing to its efficacy and safety. Although HoLEP is known to have a steep learning curve, very few articles have addressed the technical aspects of HoLEP. Herein, we described detailed techniques and tips for HoLEP as performed at Seoul National University Hospital in a step-by-step manner with extensive review of the literature.

Article History:
received 15 July, 2013
accepted 28 August, 2013

Keywords: Holmium laser enucleation of the prostate; Morcellation; Prostatic surgery;

홀렙의 기술적인 방법론을 다룬 논문

그럼에도 불구하고 아직 일부 숙련된 의사만이 홀렙을 전립선비대증 치료에 활용할 수 있습니다. 홀렙은 좋은 수술 방법이지만, 온전한 효과를 보기 위해서는 잘하는 의사에게 수술을 받아야 합니다. 어떤 의사가 수술을 잘하는지 알 수 있을까요? 사실 우리가 수술장에 들어가볼 수 없으니 어떤 의사가 수술을 잘하는지 알기는 어렵습니다. 하지만 짐작할 수는 있습니다. 그 수술을 한 병원에서 오래, 또 많이 한 의사는 그 수술을 잘할 확률이 높습니다.

- **수술 후 역사정이 잘 생깁니다.**

홀렙은 전립선 조직을 남김없이 제거하는 아주 효과적인 수술입니다. 하지만 수술을 받으면 사정 기능을 담당하는 정구 주변 조직의 모양도 크게 바뀌게 됩니다. 따라서 역사정이 발생할 확률도 매우 높지요(70~80%). 그러므로 아직 성관계가 중요한 40~50대의 젊은 분들은 홀렙을 좀 더 신중히 결정해야 합니다. 수술이 필요하지만 사정 기능의 보존을 원하는 분이라면 대안적으로 전립선 결찰술, 워터젯 로봇수술 aquablation, 전립선 동맥 색전술 같은 치료법을 선택하시는 것이 좋습니다.

22 | 각종 매체에서 홍보하는 전립선 결찰술이 좋은 치료법인가요?

이번에는 전립선 결찰술에 대해서 이야기를 좀 해보겠습니다. 이 책을 보시는 많은 분이 아마 '전립선 결찰술은 간단하고 부작용 없는 수술이다', '역사정도 안 생긴다', '효과도 빠르고 좋다'라는 소개를 많이 들어보셨을 겁니다. 또한 이런 생각을 하시는 분들도 꽤 많을 겁니다. '이왕 수술할 거면 대학병원에서 하는 게 더 좋지 않나?', '그런데, 전립선 결찰술을 대학병원에서도 하나?', '전립선 결찰술은 대학병원보다는 개원가에서 많이 하는 거 아냐?' 결론부터 말하면, 전립선 결찰술은 많은 대학병원에서도 하는 전립선비대증의 수술 방법입니다. 저도 비대증 수술의 한 방법으로 활용하고 있습니다. 하지만 이 수술을 별로 좋아하지는 않습니다. 좋아하지는 않지만, 필요해서 활용하고 있는 것이지요.

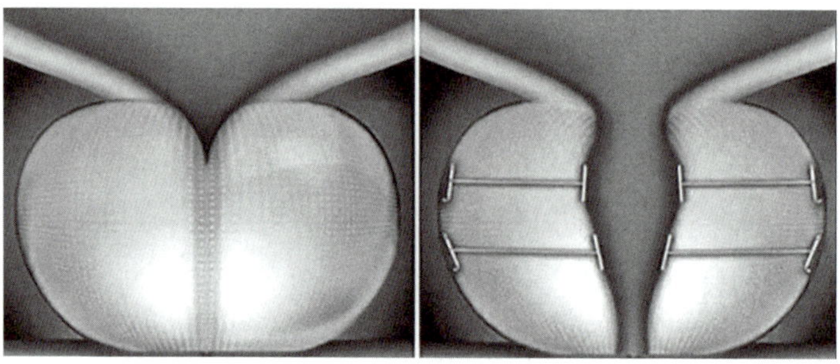

전립선 결찰술 개념도

미리 말씀드리지만, 지금부터 설명할 내용은 전립선 결찰술을 홍보하는 병원들의 홈페이지 글과는 많이 다를 겁니다. 아마 전립선 결찰술을 고려하고 계신 분들도 다

읽어보시면 결정이 바뀌실 수 있습니다. 일단 전립선 결찰술을 간단하게 설명하고, 제가 왜 이 수술을 추천하지 않는지, 그럼에도 왜 비대증 수술의 한 방법으로 활용하고 있는지를 말씀드리겠습니다.

전립선 결찰술은 어떤 수술인가요?

다음 동영상을 보시면 전립선 결찰술이 어떤 수술인지 이해하는 데 도움이 되실 겁니다. 영상을 설명하면, 소변이 나가는 출구를 막는 전립선 조직을 '묶어서' 출구를 확보하게 됩니다. 전립선 결찰술은 다음과 같은 장점들이 있습니다.

전립선 결찰술 동영상

- **시술이 간단하고 역사정 등의 후유증이 적습니다.**

동영상과 같이 요도를 통하여 내시경으로 시술하므로 절개를 하지 않습니다. 시술 중에 통증도 심하지 않아 전신마취가 필요 없습니다. 시술 시간도 15분 이내로 짧습니다. 그러므로 고령 환자나 건강 상태가 좋지 않아 전신마취가 어려운 분들이 비교적 안전하게 시술을 받으실 수 있습니다. 또한 대부분의 전립선비대증 수술에서 생기는 역사정이 전립선 결찰술 후에는 잘 생기지 않습니다.

- **효과를 보시는 분들은 그 효과가 즉각적입니다.**

전립선 결찰이 잘 되어 전립선의 견인이 충분히 이루어지면 그 순간부터 바로 소변 출구가 확보되므로 효과가 즉각적입니다. 그래서 대부분의 시술 후에 소변줄을 넣지 않고 바로 소변을 볼 수 있습니다.

- **적절한 환자가 수술을 받으면 약보다 효과가 더 좋습니다.**

전립선비대증 약으로 별 효과를 못 보신 분들, 약이 효과는 있지만 어지럼증 같은 부작용을 동반해 오래 못 드시는 분들 중 일부는 이 수술로 큰 효과를 보실 수 있습니다. 하지만 모든 분이 그렇게 되는 것은 아니기 때문에 수술 대상을 잘 선별해야 합니다.

전립선 결찰술, 단점은 없나요?

지금부터 말씀드리는 내용들이 더 중요합니다. 저는 '이 수술을 별로 좋아하지 않는다'고 했는데, 그 이유를 말씀드리겠습니다. 여기까지 읽으신 분들은, '수술도 간단해 보이고 장점도 많은 수술인데 왜 싫어하나?' 하고 의아해하실 겁니다. 하지만 전립선 결찰술은 단점도 매우 많은 수술입니다. 다음과 같은 단점들이 있습니다.

- **수술의 내구도가 충분히 검증되지 않았습니다.**

전립선 결찰술은 간단하고, 적절한 경우에 수술하면 효과도 좋은 편입니다. 하지만 이 효과가 얼마나 오래 지속될지에 대한 데이터는 아직 많지 않습니다. 수술하고 전립선이 '묶인' 상태가 변함없이 유지된다면 치료 효과가 오래 갈 수 있습니다. 하지만 전립선은 계속 자라나는 성질을 가진 살아 있는 조직입니다. 그래서 결찰된 주변부의 전립선 조직들이 다시 웃자라 들어와 결찰사를 덮어버리고, 그 위로 전립선이 다시 커지는 현상이 매우 흔하게 발생합니다.

다음 사진은 제게 오셨던 환자분의 초음파와 방광 내시경 사진입니다. 1년 전에 다른 병원에서 전립선 결찰술을 받았지만 소변 증상이 금방 다시 불편해졌고, 계속 참고 지내다가 너무 힘들어서 내원하셨습니다. 초음파에서 이식된 결찰사의 흔적은 보이지만(왼쪽), 내시경에서는 결찰사가 전혀 전립선을 견인하지 못하고 있으며 전립선 조직이 웃자라 들어와서 소변 출구가 완전히 막혀 있음이 확인됩니다(오른쪽).

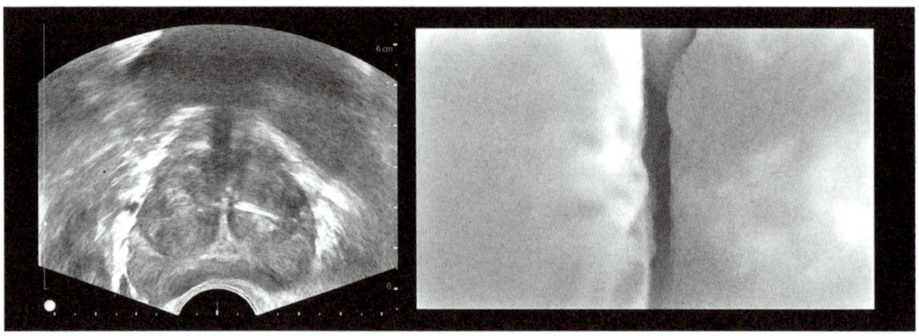

전립선 결찰술 실패 사례

이런 사례를 보면, 전립선 결찰술이 즉각적인 효과는 있으나 나중에 재발할 가능성이 매우 높은 것을 알 수 있습니다. 즉 소변의 막힘을 일시적으로는 해결하지만 근본적인 해결 방법은 아닌 것입니다.

• 치료 비용이 매우 비쌉니다.

전립선 결찰술에 대해 '수술이 매우 간단하니까 수술비도 저렴하지 않을까?'라고 오해하시는 분들도 많습니다. 하지만 전립선 결찰술은 국민건강보험의 적용을 받지 못하는 매우 고가의 수술입니다. 왜 이렇게 비쌀까요? 그 이유는 수술에 사용하는 전립선 결찰사의 비용이 고가로 책정되어 있기 때문입니다. 수술비가 얼마인지는 병원마다 차이가 있으므로 여기서 공개하기는 어렵습니다. 다만 국민건강보험의 적용을 받는 홀렙뿐만 아니라 최신 비보험 수술인 워터젯 로봇수술에 비해서도 더 비쌉니다. 또한 결찰사의 공급 가격은 물가 상승, 환율 상승, 독점 공급 체계의 문제 등으로 인해 장차 더 비싸질 가능성이 높아, 이에 연동된 수술 비용도 앞으로 더 높아질 것으로 예상됩니다. 이런 고가의 수술이 그 값어치를 하는지도 의문점이 많으므로 가성비는 그다지 좋지 않다고 할 수 있습니다.

• 금속 이물질인 결찰사를 전립선에 영구적으로 이식하는 수술입니다.

많은 분이 간과하는 사실이 '전립선 결찰술은 금속 이물질(결찰사)을 전립선에 영구적으로 이식하는 수술'이라는 점입니다. 물론 이식 결찰사가 전립선을 잘 견인하여 소변 증상을 좋아지게 하는 경우도 많습니다. 하지만 결찰사가 문제를 일으키는 경우도 종종 있습니다. 전립선 부위로 노출된 금속에 돌이 생겨서 통증이나 혈뇨를 유발할 수 있기 때문입니다. 또한 결찰사는 이물질이므로 감염이나 염증을 유발해, 결국 결찰사의 제거가 필요한 경우도 가끔 있습니다. 하지만

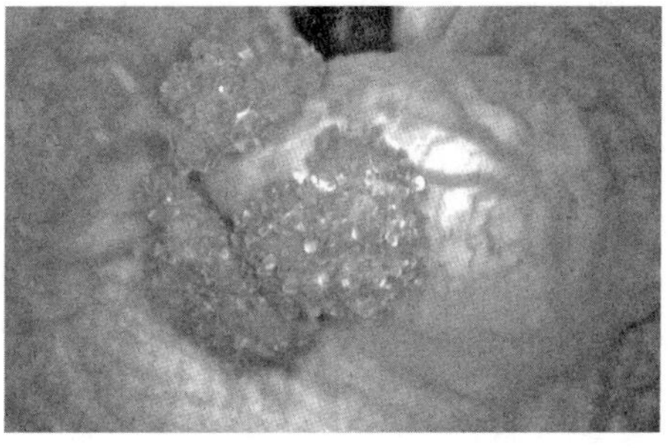

노출 결찰사에 생긴 결석

앞의 사진에서 보듯, 이런 경우 결찰사의 완전한 제거는 불가능합니다. 이식된 결찰사(다음 그림 왼쪽)가 문제가 되는 경우 방광 내시경과 레이저를 통해 끊어낼 순 있지만(가운데) 전립선 내에 깊이 박힌anchoring 부분은 완전한 제거가 불가능합니다(오른쪽).

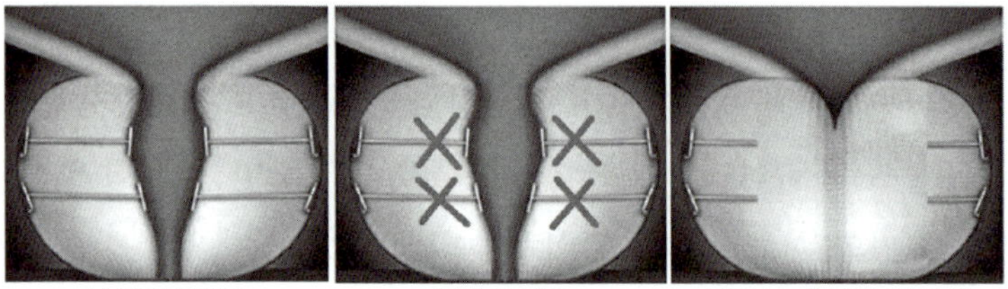

이식된 결찰사 결찰사 절단 전립선 내 잔존 결찰사

전립선 결찰사의 제거

이러한 점들로 판단할 때, 전립선 결찰술에 대해서는, '① 일부의 환자만 결찰술 효과를 볼 수 있다', '② 비싸고, ③ 부작용도 적지 않으므로 수술은 신중히 결정해야 한다'라고 생각하는 것이 합리적입니다. 이런 결론은 각종 매체에서 전립선 결찰술에 대해 홍보하는 내용들과는 많이 다릅니다. 최근 일부 병원에서 전립선 결찰술을 무리해서 시행받고 문제가 생기는 환자들이 매우 빠른 속도로 늘어나고 있습니다. 제 외래에도 이런 분들이 아주 많이 찾아옵니다. 최근 제게 전립선비대증 수술을 받으신 환자분들 중 7% 정도가 다른 병원에서 전립선 결찰술을 받고 문제가 생겨 재수술을 하신 경우입니다. 7%면 적다고 생각할 수도 있지만, 현재 국내에서 전립선 결찰술이 시행되는 건수, 그중에서 많은 의사 가운데 굳이 저를 찾아와 재수술을 받을 확률 등을 생각했을 때 저는 이 비중이 심각하게 높은 것이라고 판단하고 있습니다. 또한 앞으로도 비율은 더 높아질 것으로 예상됩니다. 이런 이유로 제가 이 수술을 별로 좋아하지 않는 것입니다.

전립선 결찰술, 문제가 있다면서 대학병원에서는 왜 하나요?

제가 전립선 결찰술을 별로 좋아하지 않음에도 전립선비대증 수술의 한 방법으로 활용하는 이유는, 가끔씩은 전립선 결찰술이 필요한 경우가 있기 때문입니다. 저는 다음과 같은 경우에만 아주 제한적으로 결찰술을 수술에 활용합니다.

- **비대증 수술이 필요하지만 고령이거나 기저질환이 많은 환자**

약이 전혀 안 들어 수술이 꼭 필요하지만, 나이가 너무 많거나 심장 및 폐 기능 등이 너무 떨어져 전신마취(또는 척수마취)가 불가능한 환자들이 가끔 있습니다. 이럴 때는 전립선 결찰술이 좋은 치료 옵션이 될 수 있습니다.

하지만 이런 분들 중에서도 고가의 수술 비용이 부담이 되는 분들이 있습니다. 고령에다 아픈데 실손보험도 없고, 경제 상황이 여의치 않은 분들입니다. 이런 분들께는 전립선 결찰술만이 꼭 방법은 아닙니다. 대안적인 방법으로 전립선 동맥 색전술을 생각해볼 수 있습니다. 이 시술은 효과가 더디다는 단점은 있지만, 국소마취로 시술이 가능하고 국민건강보험이 적용되므로 상대적으로 치료비가 저렴하다는 장점이 있습니다.

- **사정 기능의 보존을 강력히 원하는 젊은 환자**

전립선비대증 수술을 하면 역사정이 생길 확률이 높다고 여러 번 말씀드렸습니다. 전립선비대증 수술이 필요한 젊은 분들 중에는 사정 기능의 보존을 간절히 원하는 분들이 많습니다. 이런 분들은 전립선 결찰술을 임시로 하고, 추후에 나이가 더 들어서 홀렙 같은 근본적인 전립선비대증 수술을 받는 것도 방법이 됩니다.

하지만 이제는 워터젯 로봇수술 같이 사정 기능을 보존하면서도 전립선비대증의 근본 수술이 가능한 방법들이 나와 있으므로 사정 기능을 보존하기 위한 전립선 결찰술의 쓰임새는 점점 줄어들 것입니다. 저도 과거에는 이런 목적으로 젊은 환자들에게 전립선 결찰술을 활용한 적이 있습니다. 하지만 워터젯 로봇수술이 도입된 후로는 사정 기능의 보존을 위해 전립선 결찰술을 받으려는 분들은 거의 없어졌습니다. 하지만 모든 병원에 워터젯 로봇수술이 있는 것은 아니니, 이런 목적으로 전립선 결찰술을 활용하는 것은 어느 정도 타당성이 있다고 생각합니다. 그럼에도 전립선 결찰술이 근본적인 수술은 아니기 때문에 추후 홀렙 같은 근본 수술이 필요할 수 있음은 염두에 두셔야 합니다.

23 | 역사정을 피하려면 어떤 수술을 받는 것이 좋을까요?

전립선비대증 수술을 받는 분들이 가장 걱정하는 후유증이 바로 역사정입니다. 앞서 말씀드린 것 같이 홀렙을 받으면 70~80%의 환자가 역사정을 경험합니다. 물론 전립선비대증 약을 드셔도 30%의 환자분들에게는 역사정이 생깁니다. 수술하고 생긴 역사정은 나중에 회복되지 않는 경우가 더 많습니다. 그렇기 때문에 부부관계가 아직 중요한 40~50대의 젊은 분들은 수술을 좀 더 신중하게 결정하셔야 합니다. 하지만 이런 분들 중에서도 수술이 필요한 분들이 있습니다. 이런 경우 어떠한 치료를 선택하면 좋을지 알아보겠습니다.

전립선 결찰술의 효과와 한계는 무엇인가요?

전립선 결찰술Urolift은 소변이 나가는 출구를 막는 전립선 조직을 '묶어서' 출구를 확보하는 수술 방법이라고 설명했습니다. 전립선 결찰술을 받는 경우 정상적인 사정에 중요한 기능을 담당하는 정구와 그 주변 조직들을 보존할 수 있습니다. 그러므로 전립선 결찰술 후에도 사정 기능은 보존될 확률이 매우 높아, 전립선비대증 수술이 필요하지만 사정 기능의 보존을 강력히 원하시는 분들에게 좋은 치료 옵션이 될 수 있습니다.

하지만 다음과 같은 전립선 결찰술의 한계들을 꼭 염두에 두셔야 합니다.

- **근본적인 방법이 아닌 임시적인 방법입니다.**

전립선 결찰술은 치료의 내구도가 떨어지는 수술 방법입니다. 즉 즉각적으로는 소변 증상이 좋아지지만 시간이 지나면서 다시 불편해지는 경우가 매우 흔합니다. 따라서 전립선 결찰술을 전립선비대증 치료의 최종적인 솔루션으로 생각하는 것보다는, 일단 젊을 때 전립선 결찰술을 통해 소변 불편 증상을 임시로 해결해두고 좀 더 나이가 들어 부부관계가 덜 중요해졌을 때 홀렙 같은 근본적인 수술로 전립선 문제를 해결한다는 개념으로 접근하는 것이 합리적입니다.

- **치료 적응증의 범위가 매우 좁습니다.**

쉽게 설명드리면, 전립선 결찰술로 좋은 효과를 볼 수 있는 환자의 범위가 제한적입니다. 즉 의사가 환자를 잘 골라서 수술해야 합니다. 꼭 기억하셔야 하는 점은, 우리가 비대증 수술을 받는 목적이 '사정 기능의 보존'이 아닌 '소변 증상의 개선'이라는 사실입니다. 전립선 결찰술도 '사정 기능을 보존하기 위해' 받는 것이 아니고, '소변 증상이 좋아지기 위해' 받는 것입니다. 최근 전립선 결찰술이 사정 기능을 보존할 수 있다는 사실에 꽂혀 너도나도 무분별하게 이 수술을 받는 사태가 벌어지고 있습니다. 거듭 말씀드리지만 전립선 결찰술은 사정 기능의 보존을 원하는 분들이 받는 수술이 아니고, 이 방법으로 소변 증상이 확실히 좋아질 분들이 받는 수술입니다.

- **치료비가 비쌉니다.**

전립선 결찰술은 국민건강보험의 적용이 되지 않는 비보험 치료 방법입니다. 수술에 사용하는 결찰사의 가격이 고가로 책정되어 있어, 이에 연동된 수술 비용도 만만치 않습니다. 물론 시술이 간단하고 역사정 등의 부작용이 적다는 장점은 있습니다. 하지만 이 장점을 위해 장시간의 효과를 보장하기 어려운 치료 방법에 어느 정도의 비용을 부담하게 될 것인지, 그 가성비를 냉정하게 따져보시기를 추천합니다.

워터젯 로봇수술은 어떤 수술인가요?

워터젯 로봇수술Aquablation은 처음 들어보시는 분들이 많을 겁니다. 이 수술은 2016년 뉴질랜드의 피터 길링 선생님이 최초로 소개했습니다. 이 책을 꼼꼼히 읽으신 분들은 이름이 익숙하시죠? 맞습니다. 1998년 홀렙을 처음 소개하신 분이기도 합니다.

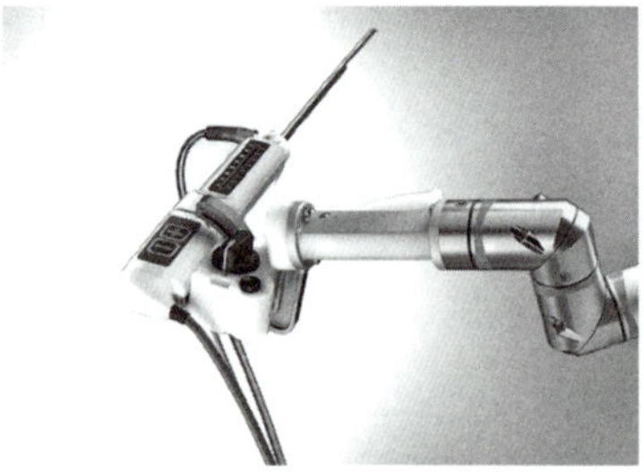

워터젯 로봇수술
출처: 리드헬스케어 홈페이지.

워터젯 로봇수술 동영상

워터젯 로봇수술은 2017년 미국식품의약국의 승인을 받아 선진국에서는 5년 이상 진료에 활용되어온 안전한 수술입니다. 국내에서는 2022년에 식품의약품안전처에서 수술의 안전성 및 유효성을 인정받아 신의료기술로서 사용이 승인되었습니다. 워터젯 로봇수술은 아쿠아블레이션aquablation, 아쿠아빔 로봇수술 등 여러 이름으로 불리는데, 공통적으로 이름에 물water·aqua이라는 단어가 들어갑니다. 맞습니다. 이 수술은 물로 하는 수술입니다. 이렇게만 말씀드리면 이해하기 어려울 수 있는데, 앞의 동영상을 보시면 이해하기 쉽습니다. 고속으로 분사되는 수압을 이용하여 전립선 조직을 제거하는 무열無熱·non-heating 방식의 수술입니다.

워터젯 로봇수술은 기존 수술에 비해 어떤 장점이 있나요?

워터젯 로봇수술은 기존 전립선 수술에 비해 다음과 같은 장점이 있습니다.

- **내시경과 초음파를 수술에 동시에 활용합니다.**

다음 사진처럼 워터젯 로봇수술을 할 때는 내시경(왼쪽)과 초음파(오른쪽)를 동시에 활용합니다. 그러면 기존의 내시경 시야에 들어오는 정보만을 가지고 수술을 진행하는 기존 수술들에 비해 유리한 점이 많습니다. 수술의 제1원칙은 적절한 시야 확보입니다. 즉 잘 보여야 수술이 잘됩니다. 수술할 때 실시간으로 초음파를 활용하면 내시경만으로는 파악이 어려운 전체 전립선을 조망眺望할 수 있어 더 안전하고 체계적으로 수술할 수 있습니다.

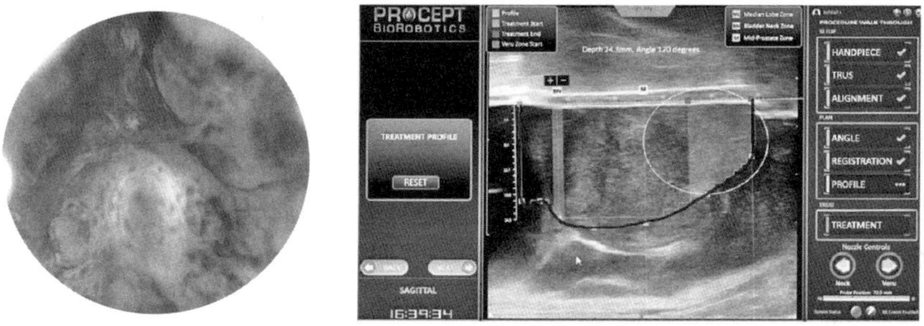

워터젯 로봇수술 실제 사례

- **환자의 전립선 특성에 따른 맞춤형**personalized **수술을 진행합니다.**

환자의 특성에 따른 맞춤형 치료는 현대 의학의 대세입니다. 전립선암, 방광암, 유방암 등에서 환자의 유전 특성에 따라 치료제를 다르게 선택하는 흐름이 이미 있습니다. 워터젯 로봇수술 역시 환자별 전립선 특성에 따른 맞춤형 수술이 가능합니다. 사람마다 키와 얼굴이 다르듯, 전립선도 환자마다 크기와 모양이 천차만별입니다. 다음 사진은 네 명의 전립선을 초음파 촬영한 것인데, 그 크기와 모양이 다 다릅니다.

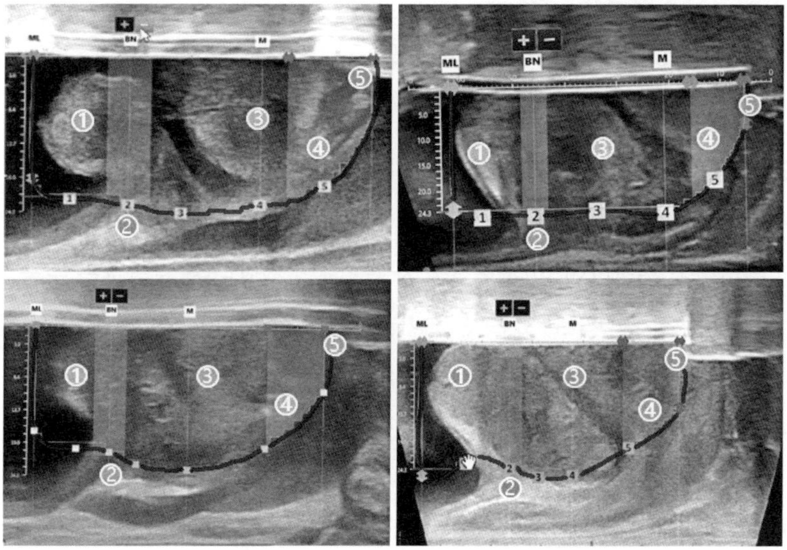

환자마다 다른 전립선 모양

전립선 수술의 효과가 좋기 위해서는 전립선 중엽(각 사진의 ①번)과 가측엽(③번) 조직은 남김없이 절제해야 합니다. 반면 수술 후 부작용을 줄이려면 방광 경부(②번), 정구 주변 조직(④번) 및 요도 괄약근(⑤번) 조직은 온전히 보존하여야 합니다. 이를 위해 워터젯 로봇수술에서는 수술 전에 전립선 조직을 어느 범위까지 제거할 것인지, 전립선의 모양에 따라 정밀한 수술 계획을 세웁니다(각 사진의 별색 선).

특히 수술 후 사정 기능을 보존하려면 정액이 배출되는 통로인 정구 주변 조직을 보존하는 것이 매우 중요합니다. 기존의 홀렙으로는 이 부위의 보존이 불가능합니다. 그렇기 때문에 홀렙 후에 역사정이 흔하게 생기는 것입니다(70~80%). 그러나 워터젯 로봇수술을 하면 다음 사진과 같이 정구 주변 조직을 중심으로 영역을 정해 양쪽의 가측 조직만 나비 모양으로 절제butterfly cut할 수가 있습니다(별색 표시 부분). 이러한 기술적인 장점 때문에 워터젯 로봇수술을 받은 95% 정도의 환자가 전립선 수술 후에도 사정 기능을 보존합니다. 그러므로 비대증 수술이 필요한 젊은 환자에게는 워터젯 로봇수술이 큰 도움이 될 수 있습니다.

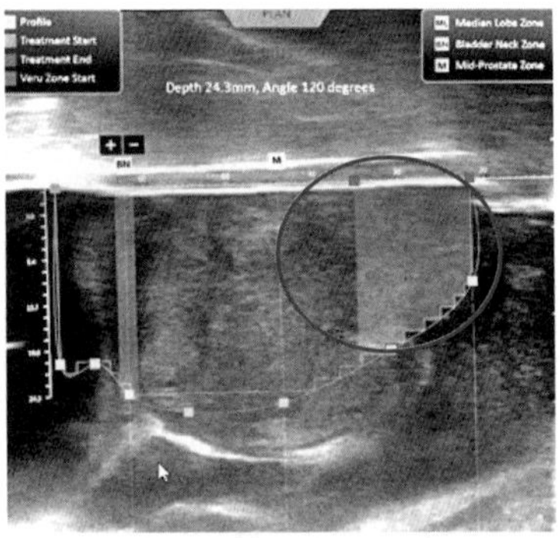

나비 모양 절제

- **인공지능artificial intelligence: AI을 활용하여 자동으로 수술합니다.**

의사가 전립선의 절제 범위를 정확하게 계획하면 인공지능이 탑재된 수술 장비가 고속의 워터젯을 분사하여 비대 조직을 자동으로 절제합니다. 수술자는 수술이 진행될 때 계획대로 잘 진행되고 있는지 모니터링하고, 절제 깊이를 미세 조정만 하면 됩니다. 이런 특성 때문에 워터젯 로봇수술은 전립선의 크기나 수술자의 숙련도와 상관없이 일관되고 안정적인 수술 결과를 얻을 수 있습니다.

- **무열無熱·non-heating 방식으로 절제합니다.**

기존의 전립선 수술들은 레이저나 전기칼 같은 열에너지를 사용하여 전립선을 절제합니다. 하지만 워터젯 로봇수술은 고압의 물로 조직을 제거하므로 조직에 열 손상이 없습니다. 이런 무열 방식의 절제는 어떤 점에서 유리할까요? 다음의 조직검사 사진처럼 수압으로 절제한 전립선 조직은 절제면 주변의 조직 손상이 거의 없습니다(위쪽). 반면에 열을 가하여 절제한 경우에는 절제면의 광범위한 열성 손상이 발생합니다(아래쪽, CZ층, TZ층). 이러한 열성 손상은 전립선비대증 수술 후에, ① 발기부전, 사정장애, 요실금 등의 부작용을 유발하고, ② 통증이나 방광자극 증상이 오래가게 만드는 주요한 원인이 됩니다. 쉽게 설명하면, 무열 수술은 기존의 수술들에 비해 부작용이 덜 생기고, 통증이 적으며, 수술 후 소변 증상 개선 효과도 더 빨리 나타납니다.

무열 절제 조직

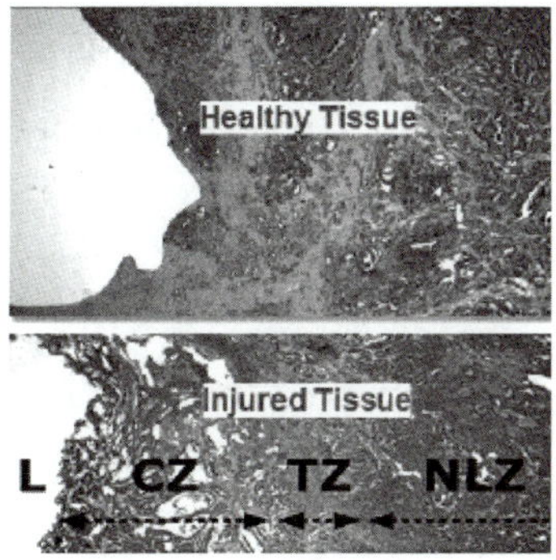

가열 절제 조직

전립선 절제면의 손상

워터젯 로봇수술, 단점은 없나요?

사실 워터젯 로봇수술은 수술 효과만 보면 거의 완벽에 가까운 치료 방법입니다.

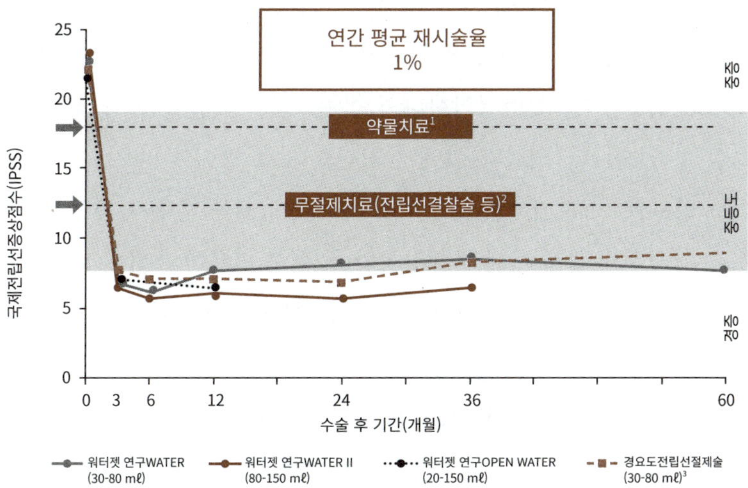

워터젯 로봇수술의 치료 내구도

수술 성적과 치료 내구도가 매우 좋습니다. 앞의 그래프는 워터젯 로봇수술의 장기 치료 성적에 대한 연구 결과를 보여줍니다. 이 자료를 보면 워터젯 로봇수술을 하고 나서 5년이 지나도 효과가 잘 유지되고 있으며, 5년 이내 전립선비대증의 재발률은 1%에 불과함을 확인할 수 있습니다.

게다가 워터젯 로봇수술은 수술 시간이 매우 짧고, 수술 후에 역사정이나 성기능 장애 또는 요실금 같은 부작용이 거의 생기지 않아 거의 완벽하다고 할 수 있습니다. 하지만 이 수술도 다음과 같은 두 가지 단점이 있습니다.

- **전신마취 또는 척수마취가 필요한 수술입니다.**

저는 이미 워터젯 로봇수술 경험이 충분히 누적되어, 일부 원하는 환자에 한해서 이 수술을 받는 날 하루만 병원에 체류하는 당일 수술day surgery로 진행하고 있습니다. 이런 점에서 수술은 간단한 편이지만, 그래도 수술 도중에 환자가 움직이면 안 되기 때문에 전신마취 또는 척수마취가 꼭 필요합니다. 그러므로 환자분이 매우 허약하여 전신마취 또는 척수마취가 불가능한 경우에는 이 수술을 받기가 어렵습니다.

- **수술 비용이 비싼 편입니다.**

워터젯 로봇수술은 2022년에 국내 사용이 승인된 최신의 수술입니다. 따라서 아직 국민건강보험의 적용을 받지 못해 치료 비용이 비싼 편입니다. 대신 실손의료보험에 가입하신 분들은 기준에만 부합한다면 실손보험의 적용을 받아 더 저렴하게 치료를 받으실 수 있습니다. 의료 분야에서 최신의 치료 방법이 나오면 기존의 치료에 비해 장점도 있지만, 치료 비용은 상당히 고가로 책정되는 경우가 자주 있습니다. 워터젯 로봇수술도 현재 그런 단계에 해당합니다. 수술 비용이 부담이 되는 분들은 국민건강보험 적용을 받을 수 있는 저렴한 치료 방법들이 대안이 될 수 있습니다.

워터젯 로봇수술, 어떤 경우에 특히 도움이 될까요?

워터젯 로봇수술이 어떤 전립선비대증 환자에게 특히 도움이 될지 그 기준은 아직 완전히 정립되지 않았습니다. 그래도 제 수술 경험으로 말씀드리면, 다음의 환자들에게 특히 워터젯 로봇수술이 도움이 될 수 있습니다.

• 비대증 수술이 필요한 젊은 환자

이들이 워터젯 로봇수술로 큰 이득을 보는 대표적인 환자들일 것입니다. 젊은 분들 중에도 전립선비대증 수술이 필요한 분들이 있습니다만, 아직 성생활이 상대적으로 중요한 나이대이기 때문에 수술하고 생기는 역사정 등의 부작용이 걱정되어 수술을 가능하면 미루는 경향이 있습니다. 요즘에는 만혼晩婚 또는 재혼再婚이 느는 추세이므로, 이는 성적 만족도뿐만 아니라 가임력 보존을 위해서도 중요한 문제입니다. 실제 제 환자분들 중에서도 40~50대의 미혼으로, 비대증 수술은 필요하지만 가임력 보존을 원해서 워터젯 로봇수술을 받았고 사정 기능이 잘 보존되어 만족한 사례들이 있습니다.

• 전립선이 큰(100g 이상) 환자

물론 경험이 많은 의사들은 홀렙으로도 큰 전립선을 비교적 안전하게 수술할 수 있습니다. 하지만 전립선이 커질수록 수술은 점점 더 어려워집니다. 수술 시간과 합병증의 위험성도 이에 비례하여 늘어나기 때문에 주의가 필요합니다. 반면에 워터젯 로봇수술은 전립선이 아무리 커도 절제 시간이 10분 이내로 짧고 수술 결과도 안정적이므로 큰 전립선에 대해 홀렙보다 더 안전하고 효과적인 수술을 할 수 있습니다.

• 수술 시간을 줄여야 하는 환자

기존 수술들은 전립선 크기가 클수록 수술 시간도 길어지는 단점이 있습니다. 나이가 많거나 기저질환으로 몸이 허약한 환자분들은 수술 시간이 길어질수록 이에 따른 합병증의 위험도가 증가합니다. 따라서 수술을 가급적 빨리 끝내야 하는 고령 또는 허약한 환자분들은 워터젯 로봇수술이 큰 도움이 될 수 있습니다. 물론 짧은 시간의 마취조차도 하기 어려운 상태라면 마취가 필요 없는 또 다른 수술 방법들을 고민해봐야 합니다.

• **약이 안 듣는 만성 전립선염 환자**

만성 전립선염 환자분들 중에도 비교적 젊은 분들이 많습니다. 이런 분들 중 배뇨 증상이 심하고 약물치료에 전혀 반응이 없는 분이라면 역사정이 잘 안 생기는 수술인 전립선 결찰술이나 워터젯 로봇수술을 고려해보셔도 좋습니다. 그중 저는 개인적으로 워터젯 로봇수술이 전립선 결찰술보다 좋을 것이라고 생각합니다. 전립선 결찰술은 전립선에 이물질인 결찰사를 이식하므로 염증이나 감염을 더 조장할 수 있기 때문입니다.

전립선 결찰술이나 워터젯 로봇수술 말고 다른 방법은 없나요?

앞서 소개한 두 가지 수술 방법 외에 사정 기능을 보존할 수 있는 다른 방법의 전립선비대증 수술로는 수증기 이용 경요도 전립선 기화술rezūm과 전립선 동맥 색전술prostatic arterial embolization: PAE이 있습니다. 해당 수술에 대해서는 뒤에서 더 자세히 설명하겠습니다.

NOTE

사정 기능을 보존할 수 있는 전립선비대증 치료법

- 전립선 결찰술
- 워터젯 로봇수술
- 수증기 이용 경요도 전립선 기화술
- 전립선 동맥 색전술

24 | 전립선이 매우 크다고 들었습니다. 어떤 수술을 받는 것이 좋을까요?

보통 전립선 무게가 100g이 넘어가면 거대 전립선으로 분류합니다. 이렇게 환자들을 따로 분류하는 이유는 이와 같은 거대 전립선에서는 비대증 수술이 더 어려워지기 때문입니다. 지금부터는 거대 전립선 환자들에게 어떤 방법으로 수술이 가능한지 알아보도록 하겠습니다.

홀렙

물론 숙련된 전문가는 100g 이상의 거대 전립선에 대해서도 홀렙HoLEP을 할 수 있습니다. 저는 260g의 초거대 전립선에도 홀렙을 안전하게 한 경험이 있습니다. 물론 탈핵 시간이 오래 걸리고, 탈핵된 조직을 체외로 빼내는 데에도 아주 많은 시간이 걸려, 별로 자주 하고 싶지는 않습니다. 저는 2015년에 100g 이상의 거대 전립선 환자들에게 홀렙을 시행한 경험을 논문으로 출간하기도 했습니다("Efficacy and safety of HoLEP for extremely large prostatic adenoma in patients with Benign Prostatic Hyperplasia", *Korean Journal of Urology*, 2015).

이 논문에서 저는 "100g 이상의 거대 전립선에 대해서도 경험이 많은 의사들은 홀렙을 안전하게 할 수 있으며, 효과도 좋은 편이다"라고 언급했습니다. 하지만 "거대 전립선에서 홀렙을 할 때는, ① 내시경이 전립선 끝까지 도달하지 않는 경우가 있고, ② 방광으로 돌출된 전립선은 요관 출구를 수술 시야에서 확보할 수 없는 경우가 자주 생기며, ③ 방광벽의 위치를 확인할 수 있는 공간이 매우 좁고, ④ 내시경이 움직일 수 있는 공간이 매우 협소하고, ⑤ 전립선 탈핵을 위한 적절한 박리면plane을 찾기가 어렵고, ⑥ 혈관이 더 많아 출혈의 위험성이 매우 높으며, ⑦ 탈핵된 전립선이 방광 경부에 끼어 방광으로 밀어 넣기가 매우 어렵기 때문에 주의해야 한다"고 거듭 강조하기도 했지요.

거대 전립선에 대해서도 홀렙은 가능하지만, 특히 주의할 점은 홀렙을 아주 잘하는 의사에게 수술을 받아야 한다는 점입니다. 물론 어떤 의사가 수술을 잘하는지 환자분들이 알아내기는 어렵습니다. 하지만 짐작은 가능합니다. 홀렙을 한 병원에서 오랫동안 문제없이 한 의사는 홀렙을 잘할 확률이 높습니다.

의사가 경험이 많다면 거대 전립선에도 홀렙을 무난하게 할 수는 있지만, 이런 경우 더 안전한 워터젯 로봇수술Aquablation이나 로봇 보조 단순 전립선 절제술RASP 같은 최신의 수술을 받는 것이 더 현명할 수 있습니다. 저도 요즘은 거대 전립선에 대해서는 이런 최신의 수술들을 더 추천하는 편입니다.

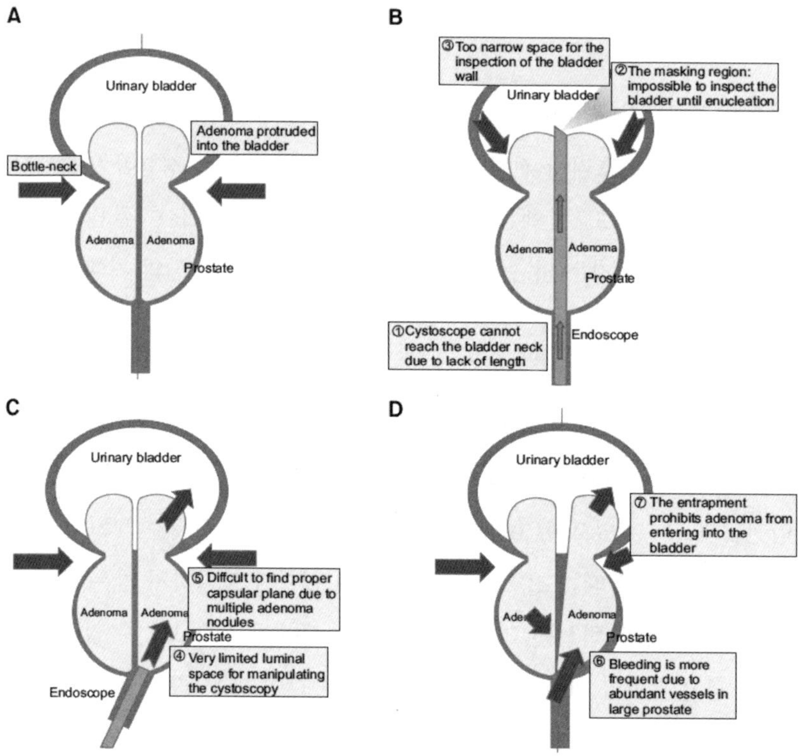

거대 전립선에서의 홀렙

워터젯 로봇수술

워터젯 로봇수술Aquablation 장비에는 인공지능이 탑재되어 있어, 전립선 비대 조직을 자동적으로 절제한다고 설명드렸습니다. 이런 특성 때문에 워터젯 로봇수술은 전립선의 크기에 상관없이 일관되고 안정적인 수술 결과를 낼 수 있습니다. 다음 그래프를 보시면 좀 더 이해가 쉽습니다. 기존 경요도 전립선 절제술은 전립선이 클수록 수술 시간은 그에 비례해서 늘어납니다(검은색 선 부분). 반면에 워터젯 로봇수술은 전립선의 크기와 상관없이 수술에 소요되는 시간이 일정합니다(평균 5.8분, 별색 선 부분). 즉 큰 전립선에 대해서도 워터젯 로봇수술은 쉽고 안전하게 이루어질 수 있습니다. 이런 점에서 거대 전립선의 경우 홀렙을 무리해서 하는 것보다 워터젯 로봇수술을 받는 것이 더 안전합니다.

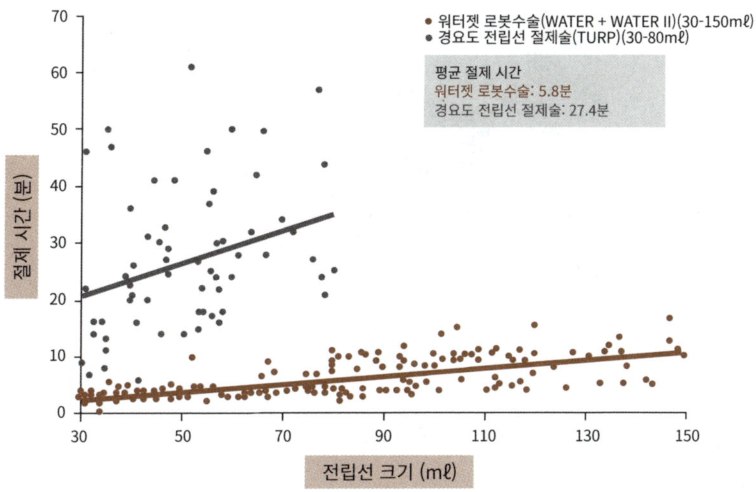

워터젯 로봇수술의 안정적인 결과

로봇 보조 단순 전립선 절제술

로봇 보조 단순 전립선 절제술Robot-assisted simple prostatectomy: RASP이라는 수술 방법은 생소하신 분들이 많을 것입니다. 요즘은 전립선비대증 수술을 할 때 내시경을 사용하여 요도 쪽으로 접근하며 시행합니다. 경요도 전립선 절제술, 홀렙, 워터젯 로봇수술, 전립선 결찰술 모두 마찬가지입니다. 하지만 더 옛날에는 전립선비대증도 개복을 하여 수술했습니다. 이를 단순 전립선 절제술simple prostatectomy이라고 합니다. 단순 전립선 절제술은 소변을 볼 때 문제를 일으키는 비대 조직을 완전하게 제거할 수 있는 좋은 수술 방법이지만, ① 하복부를 20cm 정도 절개해야 하고, ② 수술 시 대량 출혈의 위험성이 크다는 단점이 있었습니다. 이러한 치명적인 단점 때문에 현재는 단순 전립선 절제술을 거의 시행하지 않고, 그 자리를 내시경을 이용한 경요도 수술들이 대체해오고 있습니다.

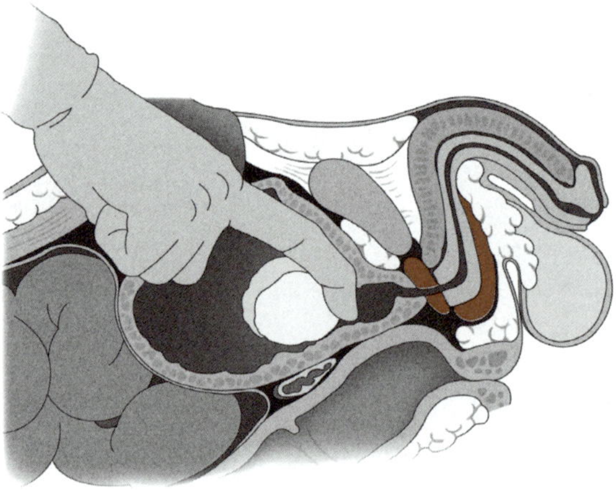

단순 전립선 절제술

하지만 요도를 통해 수술하지 않는 단순 전립선 절제술은 다음과 같은 숨겨진 장점들이 있습니다.

• 수술 가능한 전립선의 크기에 제한이 없습니다.

홀렙 같은 내시경을 이용한 수술은 전립선이 클수록 수술 시야를 확보하기가 어려워 매우 어려운 수술이 된다고 설명 드렸습니다. 또한 좁은 요도를 통해 삽입한 내시경의 가동 범위에는 한계가 있으므로, 전립선 조직을 제거하기 위한 가동 범위에도 역시 제한이 있습니다. 이러한 근본적인 한계 때문에 대부분의 경요도 전립선 수술은 전립선이 커질수록 극단적으로 어려워지게 됩니다. 하지만 손을 이용하는 단순 전립선 절제술은 이와 같은 제한이 없어 수술 가능한 전립선 크기에도 한계가 없습니다. 즉 거대 전립선에 대해서는 단순 전립선 절제술이 오히려 더 안전한 수술이 됩니다.

• **요도에 무리가 가지 않습니다.**

거대 전립선에 대해 경요도 수술을 하는 경우 요도에 무리가 갈 수 있습니다. 우선, 큰 전립선을 수술할 경우 수술 시간이 길어집니다. 요도 내시경을 요도에 장시간 삽입하여 조작하면 요도에 미세한 상처들이 생길 가능성이 더 커집니다. 또한 좁은 요도를 통해 내시경을 넣어서 큰 전립선 전체를 다 보며 수술하려면 요도 내시경이 움직이는 범위가 매우 커질 수밖에 없습니다. 이 역시 요도에 큰 무리를 줄 수 있습니다. 경요도 수술 시 요도에 상처가 생기면 이 부위가 좁아지는 요도협착이 흔하게 발생합니다. 요도협착이 생기면 전립선 수술로 소변 출구를 넓혔어도 요도가 좁아져 있기 때문에 수술 후 큰 호전이 없을 수 있고, 또한 재발도 잘 되므로 치료가 까다롭습니다.

로봇 보조 단순 전립선 절제술 동영상

그렇기 때문에 거대 전립선에 대해서는 경요도 수술보다 단순 전립선 절제술을 시행하는 것이 더 안전하고 근본적인 해결 방법이 될 수 있습니다. 하지만 배를 열고 수술해야 한다는 점이 큰 허들이 되어왔지요.

최근에는 주로 전립선암 수술에 많이 사용하던 다빈치 로봇 시스템을 통해 배에 작은 구멍 몇 개만 내서 단순 전립선 절제술을 할 수 있습니다. 이를 로봇 보조 단순 전립선 절제술Robot-assisted simple prostatectomy: RASP이라고 합니다. 수술이 어떻게 진행되는지는 다음 동영상을 보시면 이해하기 쉽습니다. 로봇 팔이 방광을 통하여 전립선의 후방으로 접근해서 소변 출구를 막고 있는 전립선 조직을 제거하게 됩니다. 수술 방법이 개복으로 하는 단순 전립선 절제술과 동일하므로, ① 수술 가능한 전립선 크기에 제한이 없으며, ② 수술 중에 요도를 전혀 건드리지 않는다는 장점이 있습니다. 이런 이유로 거대 전립선에 대해서 로봇 단순 전립선 절제술이 더 안전한 수술 방법이 될 수 있습니다. 이러한 권고는 제가 2019년에 발표한 논문에서도 확인하실 수 있습니다("It's time to take advantage of robotic assisted simple prostatectomy in large benign prostatic hyperplasia", *The World Journal of Men's Health*, 2019).

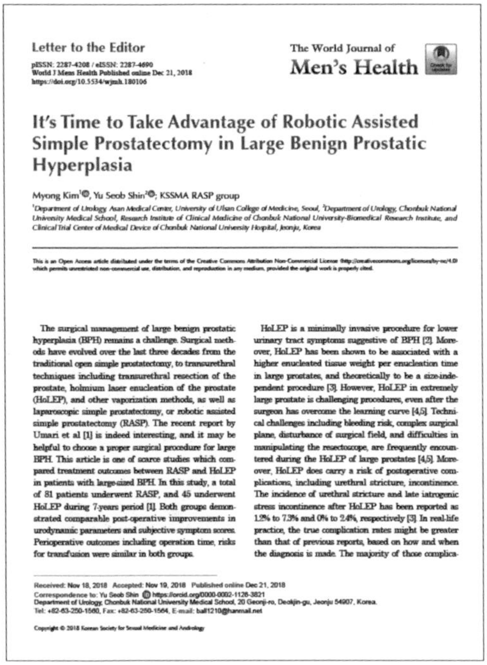

Letter to the Editor
pISSN: 2287-4208 / eISSN: 2287-4690
World J Mens Health Published online Dec 21, 2018
https://doi.org/10.5534/wjmh.180106

The World Journal of Men's Health

It's Time to Take Advantage of Robotic Assisted Simple Prostatectomy in Large Benign Prostatic Hyperplasia

Myong Kim[1], Yu Seob Shin[2]; KSSMA RASP group
[1]Department of Urology Asan Medical Center, University of Ulsan College of Medicine, Seoul, [2]Department of Urology, Chonbuk National University Medical School, Research Institute of Clinical Medicine of Chonbuk National University-Biomedical Research Institute, and Clinical Trial Center of Medical Device of Chonbuk National University Hospital, Jeonju, Korea

The surgical management of large benign prostatic hyperplasia (BPH) remains a challenge. Surgical methods have evolved over the last three decades from the traditional open simple prostatectomy, to transurethral techniques including transurethral resection of the prostate, holmium laser enucleation of the prostate (HoLEP), and other vaporization methods, as well as laparoscopic simple prostatectomy, or robotic assisted simple prostatectomy (RASP). The recent report by Umari et al [1] is indeed interesting, and it may be helpful to choose a proper surgical procedure for large BPH. This article is one of scarce studies which compared treatment outcomes between RASP and HoLEP in patients with large-sized BPH. In this study, a total of 81 patients underwent RASP, and 45 underwent HoLEP during 7-years period [1]. Both groups demonstrated comparable post-operative improvements in urodynamic parameters and subjective symptom scores. Perioperative outcomes including operation time, risks for transfusion were similar in both groups.

HoLEP is a minimally invasive procedure for lower urinary tract symptoms suggestive of BPH [2]. Moreover, HoLEP has been shown to be associated with a higher enucleated tissue weight per enucleation time in large prostates, and theoretically to be a size-independent procedure [3]. However, HoLEP in extremely large prostate is challenging procedures, even after the surgeon has overcome the learning curve [4,5]. Technical challenges including bleeding risk, complex surgical plane, disturbance of surgical field, and difficulties in manipulating the resectoscope, are frequently encountered during the HoLEP of large prostates [4,5]. Moreover, HoLEP does carry a risk of postoperative complications, including urethral stricture, incontinence. The incidence of urethral stricture and late iatrogenic stress incontinence after HoLEP has been reported as 1.2% to 7.3% and 0% to 2.4%, respectively [3]. In real-life practice, the true complication rates might be greater than that of previous reports, based on how and when the diagnosis is made. The majority of those complica-

Received: Nov 18, 2018 Accepted: Nov 19, 2018 Published online Dec 21, 2018
Correspondence to: Yu Seob Shin https://orcid.org/0000-0002-1126-3821
Department of Urology, Chonbuk National University Medical School, 20 Geonji-ro, Deokjin-gu, Jeonju 54907, Korea.
Tel: +82-63-250-1560, Fax: +82-63-250-1564, E-mail: ball1210@hanmail.net

로봇 보조 단순 전립선 절제술을 다룬 논문

물론 로봇 보조 단순 전립선 절제술도 완벽한 수술은 아닙니다. 다음과 같은 단점들이 있으므로 이 수술도 해당하는 분들만 받으실 필요가 있습니다.

- **수술하고 소변줄을 오래 달고 있습니다.**

기존의 경요도 전립선 수술은 수술 후 1~2일이 경과하면 소변줄을 뺄 수 있습니다. 하지만 로봇 보조 단순 전립선 절제술은 방광을 열고 전립선을 제거한 후 방광을 다시 봉합하는 과정이 있어, 방광이 완전히 아물 때까지 소변줄을 가지고 있어야 하는데 그 기간으로 통상 5~7일이 소요됩니다.

- **배에 구멍을 여러 개 뚫게 됩니다.**

물론 개복 단순 전립선 절제술에 비해서는 수술 상처가 많이 줄어들었지만, 그럼에도 수술을 위해 배 안에 로봇 팔이 들어갈 작은 구멍을 네다섯 개 정도 뚫어야 합니다. 경요도 전립선 수술이 눈에 보이는 상처를 하나도 남기지 않는다는 점에 비해서는 불리합니다. 물론 이대서울병원을 비롯한 4세대 단일공 다빈치 로봇을 보유한 병원에서는 배에 구멍을 하나만 내고도 이 수술을 할 수 있습니다. 그렇다 하더라도 구멍을 하나는 뚫어야 수술이 가능합니다.

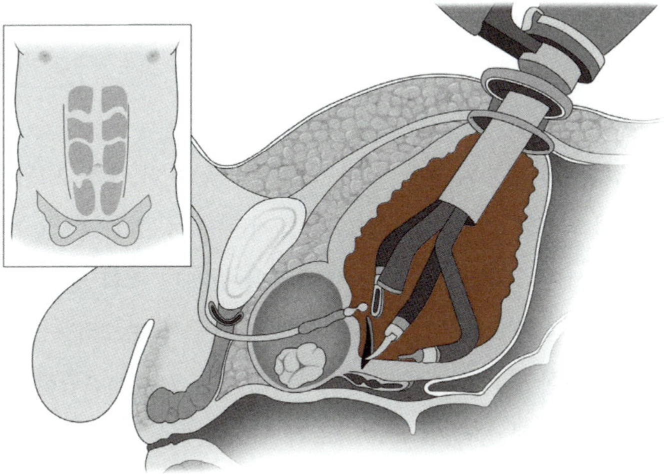

단일공 로봇 보조 단순 전립선 절제술

- **치료 비용이 고가입니다.**

로봇수술 역시 현재는 국민건강보험의 적용을 받을 수 없습니다. 그렇기 때문에 수술 비용이 비싼 편입니다. 물론 실손의료보험에 가입하신 분들이라면 기준에만 부합할 경우 실손보험의 적용을 받아 치료하실 수 있습니다. 하지만 실손보험이 없으신 분들은 고가의 치료 비용이 부담이 될 수 있습니다.

따라서 100g 이상의 거대 전립선이 있으신 분들은 앞서 말씀드린 세 가지 수술 방법(홀렙, 워터젯 로봇수술, 로봇 보조 단순 전립선 절제술) 중 상황에 따라 적절한 치료 방법을 선택하시는 것이 합리적입니다.

25 전립선비대증 수술은 어느 병원에서 받는 것이 좋나요?

지금부터는 전립선비대증 수술을 고민 중인 분들을 위해, 어느 병원에서 수술을 받는 것이 좋은지 의견을 말씀드리겠습니다. 하지만 '×× 병원의 ○○ 선생님이 수술을 잘하니 거기서 받으세요' 혹은 '제가 수술을 잘하니 저희 병원에서 받으세요' 하는 내용은 아닙니다. 제 경험에 의한, 상식적인 내용을 말씀드리겠습니다.

사실 이 질문에 대한 답은 한마디로 말씀드리기 어렵습니다. 전립선비대증 환자마다 처한 상황이나 전립선 상태가 모두 다르기 때문입니다. 다만 모두에게 보편적으로 적용되는 일반론은 있습니다.

전립선비대증 수술을 피해야 할 병원

① 수술적 치료만 추천하는 병원: 말씀드렸다시피, 70~80%의 전립선비대증 환자는 약물치료로 문제가 해결됩니다. 즉 전립선비대증 환자 중 수술이 필요한 분은 20~30%에 불과합니다. 제 경우 최근 저에게 수술을 받고 싶어서 찾아오시는 분들이 늘어 수술 비율이 좀 더 높기는 하지만, 그래도 50%를 넘어가지는 않습니다. 전립선비대증이 있는 모든 환자에게 치료 방법으로 수술만을 추천하는 병원이 있다면 그 병원은 수술을 지나치게 많이 하는 병원일 수 있습니다.

② 한 가지 방법의 수술만 추천하는 병원: 현재까지는 모든 경우에 적용 가능한 완벽한 전립선비대증 수술 방법은 없습니다. 그렇기 때문에 지금도 계속해서 새로운 수술 방법이 나오고 있습니다. 각각의 수술 방법은 다 장단점이 있습니다. 저 역시 전립선비대증 치료를 위해 이 책에서 말씀드리는 다양한 방법들을 상황에 따라 활용합니다. 의사가 전립선비대증 수술로 한 가지 방법만 고집한다면, 상

식적으로 다음과 같은 경우가 아닌지 의심해보아야 합니다. 첫째, 의사가 그 수술만 할 줄 안다. 둘째, 그 수술을 했을 때 의사에게 경제적 이득이 가장 크다. 그러므로 이런 병원들은 피하는 것이 좋습니다.

전립선비대증 수술을 받기 좋은 병원

① 전립선비대증 수술 경험이 많은 병원: 당연히 수술을 많이 해본 의사가 그 수술을 더 잘할 확률이 높습니다. 또한 그 수술을 어떤 의사가 한 병원에서 오래 해오고 있었다면, '그 수술과 관련된 문제가 별로 없었다' 혹은 '문제가 생겼어도 해당 의사가 그 문제를 잘 해결했다'고 상식적으로 추론해볼 수 있습니다. 하지만 주의할 점은 해당 의사의 전립선비대증 수술의 실제 경험이 어느 정도였는지를 꼼꼼히 체크해야 한다는 것입니다. '큰 병원의 의사라면 당연히 모든 수술을 많이 해봤겠지!'라고 생각할 수도 있지만, 요즘은 세부 전문 진료 분야가 나뉘어 있어 수술을 많이 했어도 특정 수술에만 경험이 편중되어 있을 수 있습니다.

② 홀렙이 가능한 병원: '홀렙이 가장 좋은 수술이니 홀렙만 받아라.' 이런 내용은 절대 아닙니다. 제가 이런 병원을 추천하는 이유는 다음과 같습니다. 첫째, 홀렙이 전립선비대증 수술 중에서는 가장 어렵습니다. 그러므로 홀렙을 잘하는 의사라면 다른 전립선비대증 수술도 쉽게 잘할 확률이 아주 높습니다. 둘째, 홀렙은 범용성이 매우 높은 수술입니다. 이것도 앞에서 말씀드렸습니다. 홀렙은 그 적응증의 범위가 매우 넓습니다. 또한 다른 전립선비대증 수술 후에 혹시 문제가 생겼을 때 그 문제를 근본적으로 해결할 수 있는 수술입니다. 즉 다른 수술의 문제를 해결할 수 있는 강력한 방법입니다. 또한 건강보험적용이 가능하여 가성비가 매우 좋은 수술이기도 합니다. 이런 의미에서 홀렙이 가능한 병원에서 전립선비대증 수술을 받으면 치료 만족도가 더 높을 수 있습니다.

물론 환자가 처한 상황은 제각기 다를 것입니다. 하지만 제가 일반적으로 말씀드린 앞의 조건을 갖춘 병원 중 가까운 곳을 정하시고, 전립선비대증 치료 계획을 세우신다면 충분히 만족스러운 치료 효과를 기대해보실 수 있을 것입니다.

26 | 전립선비대증, 수술은 받기 싫은데 대안적인 치료 방법은 없나요?

전립선비대증에서 약이 잘 듣지 않는다면 다음 단계로 수술을 고려해야 합니다. 하지만 수술을 싫어하고 두려워하는 분들이 많습니다. 수술을 위해서는 입원과 전신마취(또는 척수마취) 등이 필요하기 때문에 절차가 번거롭습니다. 또한 주변에서 비대증 수술을 받았는데 효과가 만족스럽지 않다고 수술을 말리는 경우도 있습니다. 그래서 수술보다 좀 더 간단한 치료 방법이 있다면 그 방법으로 치료를 받겠다고 말씀하시는 것이지요. 이런 분들을 위한 대안적인 방법들을 알아보겠습니다. 여기서는 그런 의미에서 ① 전신마취가 필요 없고, ② 입원 없이 당일 치료가 가능한 방법들만 소개하도록 하겠습니다.

전립선 결찰술

앞에서 여러 번 말씀드린 전립선 결찰술Urolift도 당연히 이런 치료에 해당됩니다. 앞서 소개한 장점 때문에 많은 분들이 전립선 결찰술 치료에 매력을 느낍니다. 또, 너무 나이가 많거나 건강 상태가 나빠서 전신마취가 어려운 분들에게 요긴한 치료 수단인 것도 사실입니다. 하지만, ① 전립선 결찰술로 충분한 효과를 볼 수 있는 환자는 제한적이고, ② 치료 내구도가 떨어질 수 있으며, ③ 이에 비해 치료 비용은 매우 높은 편이라는 사실을 충분히 인지하고 치료를 결정하시는 것이 좋습니다. 전립선 치료를 결정하는 목적은 '간단한 수술을 받는 것'이 아닙니다. '소변 증상이 편해지는 것'을 목적으로 치료를 결정해야 합니다. 아무리 간단한 치료라도 그 치료가 소변 증상이 좋아지는 데에 별 도움이 안 된다면 무가치한 치료가 됩니다.

전립선 동맥 색전술

전립선 동맥 색전술Prostatic arterial embolization: PAE은 팔목이나 대퇴부 동맥을 통해 전립선 동맥에 카테터를 접근시킨 후 폐색제를 주입하여 양측 동맥의 혈류를 차단하는 시술입니다. 전립선에 혈액 공급이 차단되면 전립선 허혈에 의한 괴사가 진행되어 전립선 크기가 감소하며, 소변 출구의 저항이 줄어드는 효과가 나타납니다. 이를 통해 소변 증상의 호전을 기대해볼 수 있습니다. 국내에서는 2016년에 식품의약품안전처에서 신의료기술로 국내 사용이 승인된 비교적 최신의 시술입니다. 전립선 동맥 색전술의 장단점은 다음과 같습니다.

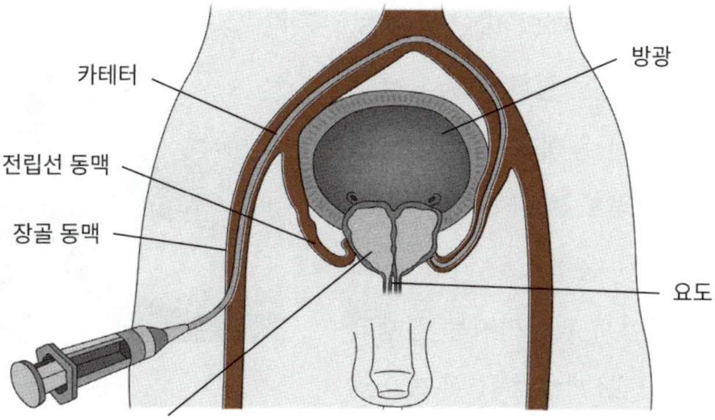

전립선 동맥 색전술

- **전립선 동맥 색전술의 장점**

① 전신마취와 입원이 필요 없음: 국소마취하에 시술이 가능하여 입원이 필요 없다는 큰 장점이 있습니다. 시술 시간은 시술자의 숙련도에 따라 1시간~1시간 30분 정도가 소요됩니다. 따라서 수술적 치료를 선호하지 않는 환자들에게는 좋은 대안이 될 수 있습니다. 또한 건강 상태가 좋지 않아 전신마취가 어려운 환자들에게도 좋은 치료 옵션이 됩니다.

② 비용이 상대적으로 경제적임: 이 시술은 2019년부터 국민건강보험의 적용을 받을 수 있게 되어 다른 최신의 수술들에 비해 상대적으로 비용이 저렴합니다.

- **전립선 동맥 색전술의 단점**

① 수술보다 효과가 떨어지고 효과가 더디게 나타남: 문제가 되는 전립선 조직을 확실하게 제거하는 수술과는 달리, 전립선 조직의 허혈 효과를 통해 전립선이 줄어들기를 기대하는 시술이므로 효과가 더딥니다. 보통 시술을 받고 나서 3개월이 지나야 소변 증상이 좋아지는 것을 느낄 수 있습니다. 치료 성공률도 수술보다는 좀 떨어집니다. 또한 치료 내구도에 대한 데이터 역시 아직은 부족합니다. 일부 환자의 경우 전립선 동맥 색전술을 받고 나서도 효과가 전혀 없어 결국 수술을 받아야 할 수 있으므로 치료 비용이 이중으로 들게 됩니다.

② 음경 괴사 같은 중대 합병증이 간혹 발생함: 전립선 동맥의 말단의 분지는 음경으로 가는 혈류를 공급합니다. 양측 전립선 동맥을 색전하면 음경 동맥의 혈류도 차단됩니다. 대부분의 경우에는 음경으로 가는 우회 혈관들이 있어서 괴사까지는 진행되지 않지만, 드물게(1~3%) 음경으로 가는 우회 혈관이 잘 발달되지 않은 환자들에게는 음경 괴사가 발생할 수 있습니다. 이런 경우 음경으로 가는 혈류를 수술적으로 다시 살리는 방법은 없기 때문에 손상을 되돌리기 어렵습니다.

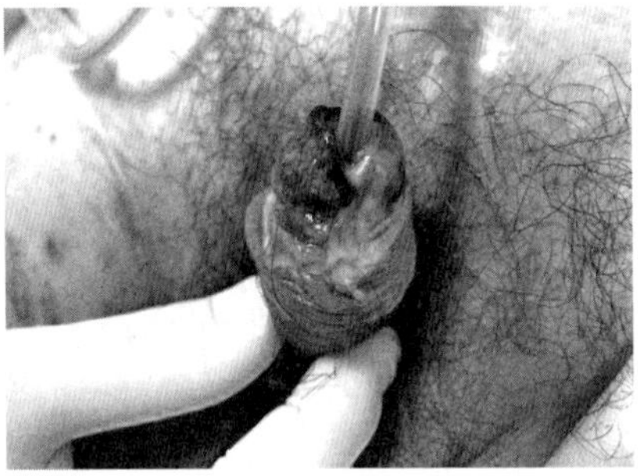

음경 괴사 사례

③ 치료 결정을 비뇨의학과 의사가 안 하는 경우가 많음: 전립선 동맥 색전술의 시술은 대부분 인터벤션 전문의가 담당합니다. 인터벤션 전문의들은 혈관 시술에 대해서는 전문가이지만 전립선비대증과 관련된 병태생리를 완전히 이해하지는 못합니다. 따라서 이러한 치료 결정을 비전문가가 하게 된다면 부적합한 환자들이 시술을 받는 경우가 발생할 수 있고, 또 이로 인한 문제가 생겼을 때 자체적으로 해결하지 못하는 경우도 흔합니다. 따라서 전립선 동맥 색전술은 그 치료를 결정하기 전에 본인의 소변 증상 개선에 도움이 될 것인지를 꼭 비뇨의학과 전문의와 먼저 상담해보시기 바랍니다.

수증기 이용 경요도 전립선 기화술

수증기 이용 경요도 전립선 기화술Transurethral water vapor ablation of prostate: Rezum은 절개, 체내 임플란트, 약물 관련 부작용 없이 전립선비대증을 치료하는 최소 침습 치료법입니다. 다음 동영상을 보시면 치료 방법을 이해하기 쉽습니다. 요도를 따라 삽입된 전달 장치를 통해 전립선 조직에 수증기를 방출해서 그 수증기 에너지로 전립선 조직을 제거합니다. 매우 간단하여 10분 이내에 대부분 시술이 끝나고, 따라서 마취나 입원이 필요 없는 치료입니다. 국내에는 2023년에 식품의약품안전처에서 신의료기술로 국내 사용이 승인된 가장 최신의 치료 방법이기도 합니다. 2023년 하반기 기준 아직 국내 병원에서 활발히 사용되지는 못하고 있지만, 우리보다 치료가 앞선 미국 등 서구권에서는 선풍적인 관심을 끌고 있는 치료 방법입니다. 앞으로 국내에서도 사용이 크게 늘 것으로 기대되는 차세대 치료 방법으로, 이 치료법은 다음과 같은 장단점이 있습니다.

수증기 이용 경요도 전립선 기화술 동영상

- **수증기 이용 경요도 전립선 기화술의 장점**

① 시술이 간단하고 효과도 좋은 편임: 내시경을 통하여 수증기 전달 장치를 전립선에 삽입한 후 수증기를 2~6회 방출하는 과정만으로 시술이 끝나기 때문에 시술 시간이 10분 이내인 아주 간단한 방법입니다. 또한 우리보다 먼저 치료를 시작한 선진국의 연구 결과를 보면 치료 효과도 기존의 경요도 전립선 절제술과 대등하고, 치료 내구도 역시 만족할 만합니다. 따라서 수술을 선호하지 않는 환자나 마취가 어려운 환자에게 좋은 치료 방법이 될 것으로 기대하고 있습니다.

② 역사정, 성기능 장애, 출혈, 요실금 등의 부작용이 매우 적음: 시술이 간단하므로 출혈 위험성이 거의 없고, 사정과 관련된 정구 주변 조직을 보존할 수 있어 역사정이나 성기능 장애도 거의 발생하지 않습니다. 또한 요도 괄약근이 온전히 보존되어 복압성 요실금 등의 부작용도 거의 없는 것으로 알려져 있습니다.

- **수증기 이용 경요도 전립선 기화술의 단점**

① 치료 비용이 비쌀 것으로 예상됨: 여러 번 말씀드린 내용이지만, 국민건강보험의 적용이 되지 않는 최신의 치료 방법들은 대체로 치료 비용이 높게 책정됩니다. 특히 이 수술에 필요한 수증기 전달 장치는 일회용 소모품이라, 해당 장비의 비용이 치료 비용에 반영될 확률이 높습니다.

② 효과가 다소 더디게 나타남: 치료 후 증상이 좋아지는 것을 느끼는 데 3개월이 걸리는 전립선 동맥 색전술만큼은 아니지만, 수증기 이용 경요도 전립선 기화술도 기화된 전립선 조직의 크기가 줄어 소변 증상이 확연히 좋아짐을 느낄 때까지 다소 시간이 걸립니다. 외국 데이터를 보면 증상이 좋아지는 것을 느끼는 데 평균 2주는 걸리는 것으로 알려져 있습니다. 또한 수증기를 전립선 조직에 주입하면 일시적으로 전립선 부종이 생겨, 시술 직후 며칠 동안은 소변 증상이 더 불편해지기도 합니다. 그래서 이 치료를 받고 나서도 일부의 환자분은 소변줄을 수일간 가지고 있어야 할 수 있습니다.

정리하면 전립선비대증의 수술을 선호하지 않는 분들은 결찰술, 전립선 동맥 색전술 또는 수증기 이용 경요도 전립선 기화술을 생각해볼 수 있습니다. 이런 치료 방법들은 마취나 입원 등이 필요하지 않다는 점이 아주 매력적입니다. 하지만 각각의 치료가 지닌 단점들도 있기 때문에 실제 본인의 전립선비대증 치료에 적합할지는 꼭 비뇨의학과 전문의와 충분히 상담해보실 것을 권합니다.

27 | 복용 중인 항응고제를 끊기 어렵다면 어떤 치료를 선택하는 것이 좋을까요?

여러 가지 이유로 아스피린aspirin이나 와파린warfarin 같은 약을 드시는 분들이 있습니다. 아스피린은 대표적인 항혈소판제인데, 혈소판의 응집을 방해하여 혈전이 만들어지는 것을 막아주는 약입니다. 반면에 와파린은 항응고제의 일종입니다. 항응고제는 혈액의 응고 능력 자체를 감소시켜 비정상적인 혈전 형성을 방지합니다. 이런 약들은 협심증, 심근경색, 뇌경색 등의 재발을 예방하고, 심혈관 질환과 관련된 시술 후 혈전 생성을 억제하기 위해 사용합니다.

항혈소판제나 항응고제는 지혈을 더디게 할 수 있으므로 수술을 할 경우 미리 복용을 중단해야 합니다. 원칙적으로 모든 전립선비대증 수술은 항혈소판제나 항응고제를 중단한 상태로 수술을 받는 것이 안전합니다. 항혈소판제나 항응고제를 드시는 분이라면 전립선비대증 치료를 받기 3~4일 전부터 약을 중단해도 안전한지, 약을 처방해준 내과나 신경과 의사와 상의해야 합니다.

하지만 협심증이나 뇌경색이 재발할 위험성이 매우 높고, 재발할 경우 치명적인 분들이라면 수술을 위해 항혈소판제나 항응고제를 단 며칠간 중단하는 것도 위험할 수 있습니다. 이런 분들은 항응고제 복용을 유지한 상태에서 받을 수 있는 치료를 선택해야 합니다. 그럼 지금부터는 이런 분들이 어떤 치료를 선택할 수 있는지를 설명해드리겠습니다.

경요도 전립선 절제술, 로봇 보조 단순 전립선 절제술

이 두 수술은 수술 시 출혈량이 많은 편에 속합니다. 따라서 수술 중 철저한 지혈이 매우 중요합니다. 당연히 항혈소판제나 항응고제 복용을 유지한 상태로 받기에는 위험성이 있습니다. 이 약들을 끊기 어렵다면 이 두 수술은 적합한 치료 방법이 아니니, 대신 다른 치료들을 고민해봐야 합니다.

홀렙, 워터젯 로봇수술

이 방법들은 앞의 경요도 전립선 절제술이나 로봇 보조 단순 전립선 절제술보다는 출혈 위험성이 덜한 수술입니다. 홀렙은 레이저를 사용하여 수술해서 출혈이 적고, 워터젯 로봇수술은 수압을 사용하여 최소 범위의 조직만을 단시간에 절제하기 때문입니다. 아스피린 같은 항혈소판제를 드시는 분들은 약 복용을 유지하면서도 비교적 안전하게 이 수술들을 받으실 수 있습니다. 물론 수술자들은 이런 환자들의 경우 지혈을 더욱 꼼꼼히 해야 합니다. 하지만 와파린 같은 더 강력한 항응고제를 끊을 수 없는 분들이라면 홀렙이나 워터젯 로봇수술도 지연성 출혈의 위험 때문에 별로 추천할 만한 치료가 되지 못합니다. 와파린을 끊지 못하는 분들이 굳이 치료를 하셔야 한다면, 효과가 좀 떨어지더라도 출혈 위험성이 더 적은 치료를 선택해야 합니다.

전립선 결찰술, 전립선 동맥 색전술, 수증기 이용 경요도 전립선 기화술

앞 장에서 말씀드린 전신마취 없이 가능한 치료법들입니다. 더 간단한 치료법이므로 출혈의 위험성도 더 낮습니다. 와파린 같은 항응고제를 끊을 수 없는데 전립선비대증 치료가 필요하다면 효과가 좀 떨어지더라도 이런 치료법들을 선택하는 것이 더 안전할 수 있습니다. 하지만 이런 치료들도 100% 출혈이 없는 것은 아닙니다. 출혈 경향이 심해 지혈이 매우 어려울 것으로 예상된다면 이런 간단한 치료조차 위험할 수 있습니다. 그러므로 치료 방법을 결정하기 전에는 꼭 해당 치료의 경험이 많은 의사와 충분히 상담을 하시는 것이 좋습니다.

28 새로운 방법으로 치료를 받았는데 재발하거나 효과를 보지 못했다면 그 치료법이 잘못된 것이 아닐까요?

먼저 실제 사례를 들어보겠습니다. 다른 병원에서 전립선 결찰술을 받고 문제가 생겨 제게 오셨고, 문제를 해결해드린 경우입니다. 앞에서 말씀드렸듯이 최근 일부 병원에서 전립선 결찰술이 무분별하게 시행되고 있습니다. 전립선 결찰술을 굳이 받을 필요가 없는 분, 받아도 좋은 효과가 기대되지 않는 분, 또 받으면 안 되는 분들이 수술을 받는 경우가 매우 많이 늘고 있습니다. 당연히 문제가 생기는 분들이 늘고 있고, 이런 분들이 저희 병원에도 많이 찾아오십니다. 지금부터 설명해드릴 내용을 보시기 전에 전립선 결찰술에 대한 설명(5장 '22. 각종 매체에서 홍보하는 전립선 결찰술이 좋은 치료 방법인가요?')과, 수술을 어느 병원에서 받는 것이 좋을지에 대한 설명(5장 '25. 전립선비대증 수술은 어느 병원에서 받는 것이 좋나요?')을 다시 한 번 보실 것을 추천합니다. 특히 전립선 결찰술 치료를 생각하고 계신 분들은 귀중한 시간과 돈을 허비하고 싶지 않으시다면 이번 장을 꼼꼼히 읽어보세요.

만약 전립선비대증 치료 목적으로 전립선 결찰술을 받았는데 다음 기준들 중 한 가지 이상에 해당하신다면 치료가 실패한 것으로 봐야 합니다.

① 전립선 결찰술을 받았는데도 전혀 증상이 좋아지지 않았다.
② 전립선 결찰술을 받고도 여전히 약을 먹는다.
③ 전립선 결찰술을 받았는데 오히려 소변 증상이 더 불편하다.
④ 전립선 결찰술을 받고 혈뇨, 방광결석, 염증 등의 부작용이 생겼다.

사실 전립선 결찰술을 시행한 병원에서 "이번 수술 결과는 실패입니다"라고 말하기는 참 어렵습니다. 대신에 이런 식으로 이야기할 겁니다. “시간이 지나면 좋아질 테니 좀 기다려봅시다”, “일단 약을 다시 먹어봅시다.” 앞의 기준들 중 ①, ②번에 해당하는 경우입니다. 전립선 결찰술을 받고 3개월이 지났는데도 증상이 좋아지지 않거나(①번) 약을 계속 먹는다면(②번) 그 치료는 실패한 것입니다. 이런 경우 무조건 재수술을 해야 할까요? 저는 그렇게 생각하지는 않습니다. 이럴 때, 약을 먹어보고 소변 불편 증상이 어느 정도 좋아진다면 굳이 재수술이 필요하지는 않습니다. 하지만 이런 분들이라면 애초에 굳이 전립선 결찰술을 받을 필요도 없었습니다. 약만 먹고도 충분히 증상이 좋아졌을 것이기 때문입니다.

다른 병원에서 전립선 결찰술을 받았는데 저를 찾아오시는 분들은 주로 전립선 결찰술을 받고 오히려 증상이 더 불편해졌거나(③번), 수술하고 부작용이 생긴(④번) 경우가 많습니다. 이번에 소개해드리는 사례도 ③, ④번에 동시에 해당하신 경우입니다.

내원 당시 환자의 상태

61세 남성 환자분이 2023년 5월에 제 외래를 방문하셨습니다. 환자는 10개월 전에 다른 병원에서 전립선 결찰술을 다섯 군데(왼쪽 세 군데, 오른쪽 두 군데) 받았습니다. 이전 병원의 진료 기록에 의하면 전립선 결찰술 당시 전립선 크기는 45g이었고, 국제전립선증상점수는 19점(0~7점은 경증, 8~19점은 중등도, 20~35점은 중증), 삶의 질 점수는 4점(대체로 불편함)이었습니다.

외래 초진　작성과: 비뇨의학과 (2023-05-26)

Chief Complaint
1. hematuria, gross

Present Illness
s/p Urolift 2022/07 (5개, Lt3 Rt2), □□비뇨의학과의원 ○○○ 원장님

시술 이후에 혈뇨 +
소변 증상은 다소 호전 20%

당시 IPSS 19/4
TRUS 45g

시술 후에도 알푸조신/베시케어/BUP4 복용 중
혈뇨 간헐적으로 (운동할 때)

LUTS
WS +
Nocturia 1/n
U/UUI +/-
Freq +

증례 환자 초진 기록

환자분은 전립선 결찰술 이후에도 소변 불편 증상이 전혀 좋아지지 않았습니다. 우리 병원에 왔을 때 국제전립선증상점수는 16점, 삶의 질 점수는 4점이었습니다. 수술을 했던 병원에서는 전립선 약 세

가지(알파 차단제 1정, 항콜린제 2정)의 복용을 추천했습니다. 환자분은 약 복용 시 증상이 20% 정도 호전되었습니다(수술 후 증상 호전이 없고, 약을 계속 복용하고 계시므로 치료 실패 기준 ①, ②에 해당). 이 상태로 그런대로 지내오시다가 언젠가부터 소변을 볼 때 아프고, 소변에 피가 자주 섞여 나오는 증상이 새로 생겼습니다. 이 문제를 해결하고 싶어 제게 찾아오신 경우입니다(수술 후 증상이 더 불편해지고, 혈뇨 부작용이 생겼으므로 치료 실패 기준 ③, ④에 해당).

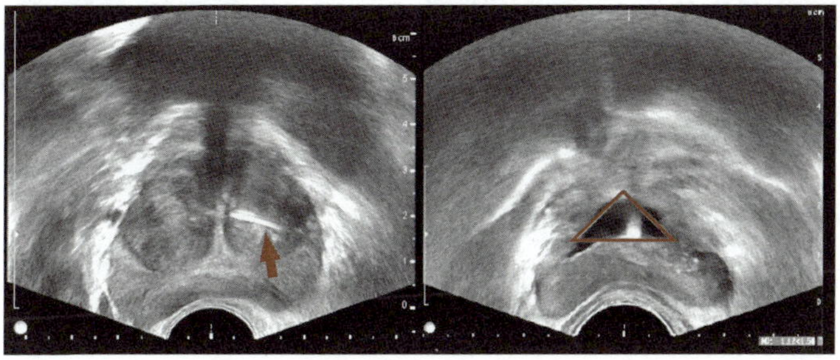

전립선 결찰술을 받은 환자의 초음파 소견들

환자분의 상태를 평가하기 위해 진료 당일 경직장 전립선 초음파와 방광 내시경을 시행했습니다(위의 초음파 사진 왼쪽). 초음파에서 전립선 결찰사가 이식된 흔적(별색 화살표)은 확인되지만, 결찰사가 전립선을 충분히 견인하지는 못하고 있습니다. 오른쪽 사진과 비교해보면 확실히 알 수 있습니다. 오른쪽의 환자분은 저에게 4년 전 전립선 결찰술을 받고, 지금도 소변 증상이 아주 좋게 유지되고 계신 분입니다. 최근 중간 점검을 위해 초음파를 보았고, 결찰사가 전립선을 잘 견인해서 지금도 소변이 배출되는 출구 공간(별색 삼각형)이 잘 유지되고 있습니다. 왼쪽의 실패 사례와 확실한 차이가 보입니다.

하지만 이 초음파 소견만으로 환자의 불편 증상인 혈뇨를 설명하기는 어렵다고 판단해서 방광 내시경을 추가로 시행했습니다. 방광 내시경을 보니 전립선 결찰사가 방광으로 돌출된 전립선에 잘못 결찰되어 있었습니다. 전립선에 파묻혀야 하는 결찰사 고정부anchor가 방광 내부로 노출되었고, 그 위에 돌이 붙어 있었습니다(다음 왼쪽 사진). 사진만으로는 이해가 어려울 것 같아 제가 모식도를 그려봤습니다(다음 오른쪽 그림). 전립선 결찰사가 지나치게 안쪽(방광 내부로 돌출한 부위)에 이식되어 있습니다. 이렇게 이식되면 전립선 견인이 잘 안 되고, 결찰사 고정부가 방광 내부로 노출되어 여기에 돌이 생기는 경우가 흔합니다.

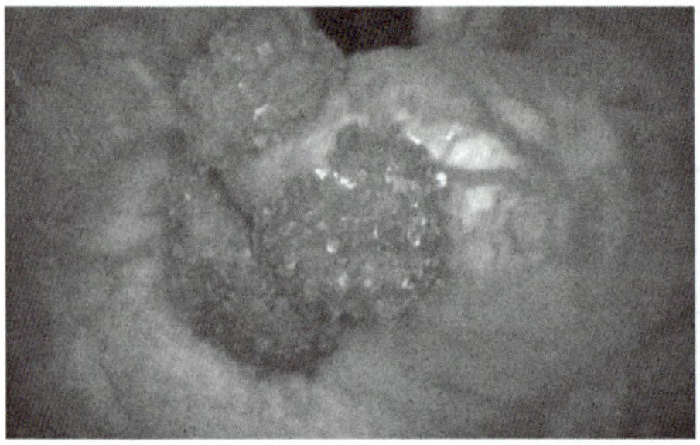

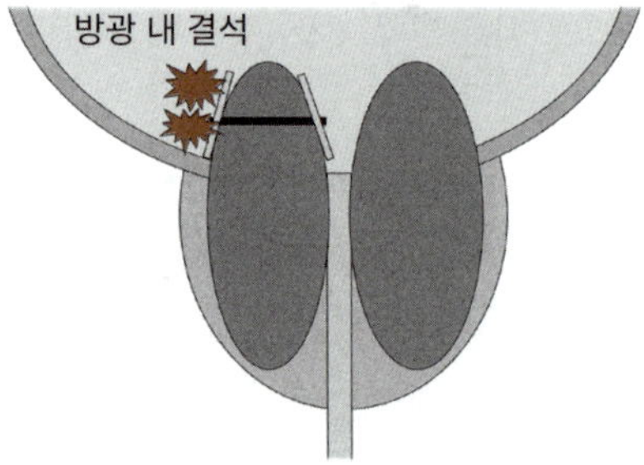

전립선 결찰술 후 생긴 결석

치료 방법의 결정

환자의 혈뇨는 방광에 생긴 결석 때문인 것으로 판단됩니다. 이식된 전립선 결찰사가 전립선을 효과적으로 견인하고 있지도 않아서 재수술을 추천했습니다. 재수술로 ① 방광 내 결석을 제거하고, ② 결석의 원인이 된 결찰사도 최대한 제거(완전 제거는 불가능)하면서, ③ 전립선비대의 근본적인 교정이 필요함을 알려드렸습니다. 이 세 가지 목적을 위한 가장 효과적인 방법으로 범용성이 높은 홀렙을 환자분께 추천했습니다. 하지만 홀렙을 받으면 역사정이 생길 확률이 높다는 점도 같이 설명했습니다. 이 환자분은 역사정을 우려하여 이전에 전립선 결찰술을 받았고, 재수술 후에도 사정 기능을 계속 보존하기를 강력히 원했습니다. 이에 워터젯 로봇수술로 재수술을 하기로 결정했습니다.

재수술 과정

다음 동영상은 이 환자의 워터젯 로봇수술 재수술 영상입니다(8~16배속). 먼저 전립선 조직의 절제 범위를 계획하고, 고속의 수압을 분사하여 전립선 조직을 자동화된 방법으로 절제합니다. 절제 범위를 계획할 때 가장 중요한 점은, 환자의 사정 기능을 보존하는 데 가장 중요한 구조물인 정구 주변 조직을 잘 보존할 수 있는 방향으로 계획해야 한다는 점입니다. 이 환자는 특히 사정 기능의 보존을 강력히 원했기 때문에 더 신경 쓰면서 절제 범위를 정했습니다.

워터젯 로봇수술
재수술 동영상

워터젯 로봇수술로 전립선비대 조직을 충분히 제거한 후 방광 내시경으로 결석과 전립선 결찰사를 제거했습니다. 다음의 왼쪽 사진은 이 환자의 결석을 홀뮴Holmium 레이저를 사용해서 분쇄하는 장면입니다. 돌을 잘게 부숴서 내시경을 통해 몸 밖으로 꺼내는 작업을 먼저 진행했습니다.

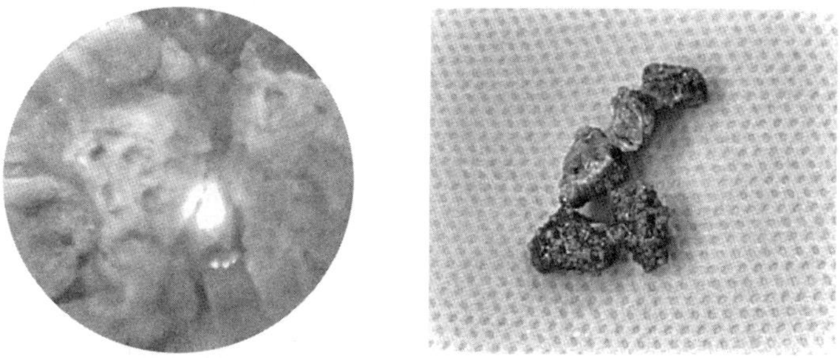

전립선 결찰술을 하고 생긴 결석의 제거

결석을 제거한 후에는 결석의 원인이 되는, 방광으로 노출된 전립선 결찰사를 제거했습니다. 돌을 완전히 제거해도 방광에 노출된 결찰사를 남겨 놓는다면 결석은 또 재발합니다. 따라서 노출된 클립은 최대한 제거해야 합니다. 하지만 앞서 말씀드린 대로 전립선 심층부에 박힌 결찰사의 고정부는 영원히 제거하지 못하고 몸 안에 남겨둬야 하는 경우가 많습니다. 이 환자의 이전 병원 기록을 보면 전립선 결찰사를 왼쪽에 세 개, 오른쪽에 두 개 이식한 것으로 적혀 있어서, 수술을 하며 결찰사 클립 다섯 개와 잘못 이식된 방광 노출 결찰사 고정부 한 개를 제거하는 것이 최선이라고 판단했습니다. 다행히 이 환자분의 경우 모두 완전히 제거할 수 있었습니다.

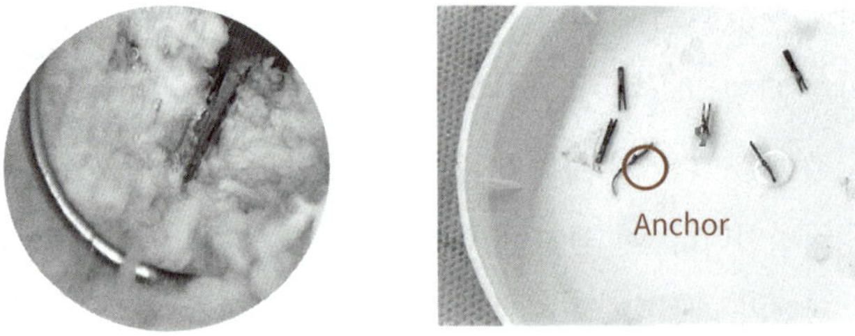

전립선 결찰사의 제거

가끔은 저도 이전 병원에서 이식한 결찰사를 모두 제거하지 못하는 경우가 있습니다. 가령 환자는 전립선 결찰사를 여섯 개 심었던 것으로 기억하지만, 재수술로 제거하는 것은 네다섯 개인 경우입니다. 이는 전립선 조직이 너무 자라 들어와 클립까지 완전히 덮어버리면 내시경 시야에 해당 클립이 전혀 보이지 않기 때문입니다. 또한 환자의 기억이나 기록이 부정확하기 때문일 수도 있습니다.

전체 수술 시간은 60분 걸렸습니다. 워터젯 로봇수술만 하면 평균 30분 정도인데, 결석과 결찰사를 제거하는 데 시간이 좀 더 필요했습니다. 환자분은 별 문제 없이 수술 다음 날 퇴원했습니다.

재수술 전후 결과 비교

다음은 이 환자분의 수술 6주 후 진료 기록입니다. 수술 후에 다음과 같은 호전이 있었습니다.

외래 경과　작성과: 비뇨의학과 (2023-07-14)

소견 및 계획

Subjective information

BPH (45g)
s/p Urolift 2022/07 (5개, Lt3 Rt2), ㅁㅁ비뇨의학과의원 ○○○ 원장님
s/p Aqua+cytolitholapaxy, 2023/06/02, Pathol: BPH

소변 좋다.
혈뇨 -

사정 good

Objective information

IPSS: 5/1
UFM: 11/112/16

증례 환자 수술 후 진료 기록

① 혈뇨와 통증이 사라짐: 환자분이 가장 불편하게 느낀 증상인 혈뇨와 통증이 수술 후 완전히 사라졌습니다.

<국제전립선증상점수>

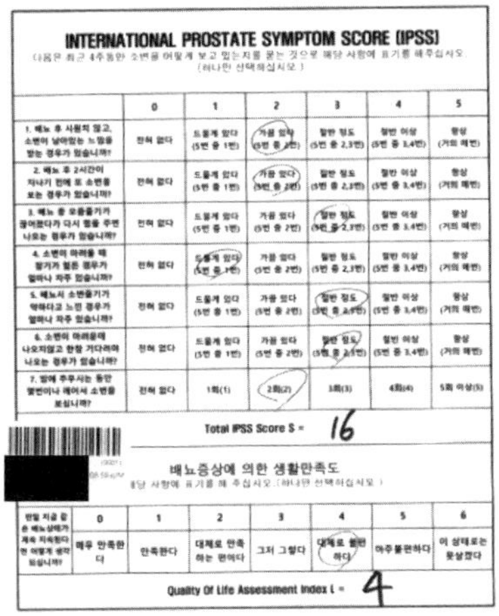
INTERNATIONAL PROSTATE SYMPTOM SCORE (IPSS)

Total IPSS Score S = 16

배뇨증상에 의한 생활만족도

Quality Of Life Assessment Index L = 4

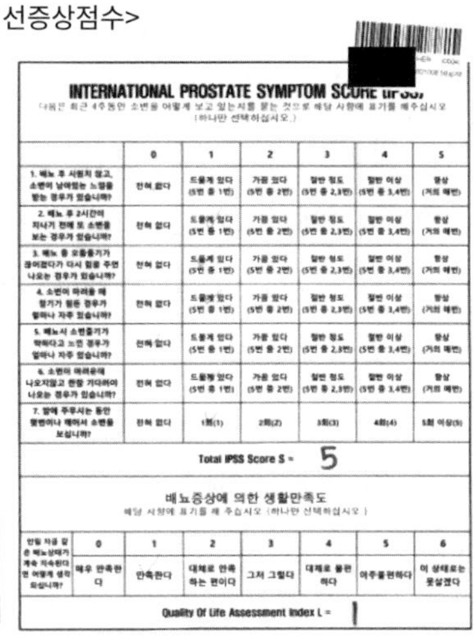
INTERNATIONAL PROSTATE SYMPTOM SCORE (IPSS)

Total IPSS Score S = 5

배뇨증상에 의한 생활만족도

Quality Of Life Assessment Index L = 1

수술 전　　　　　　수술 후

<요속검사>

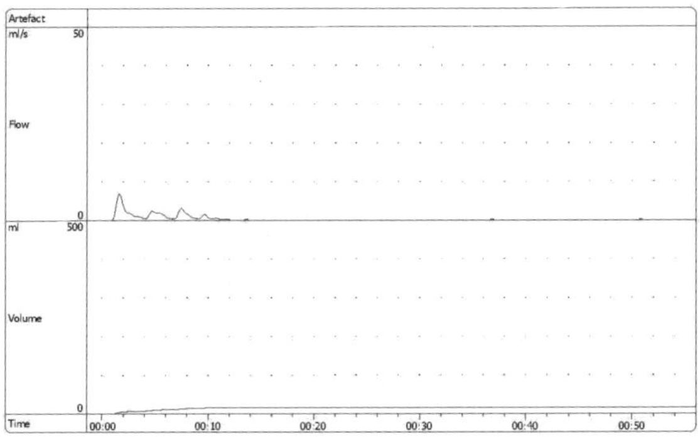

수술 전

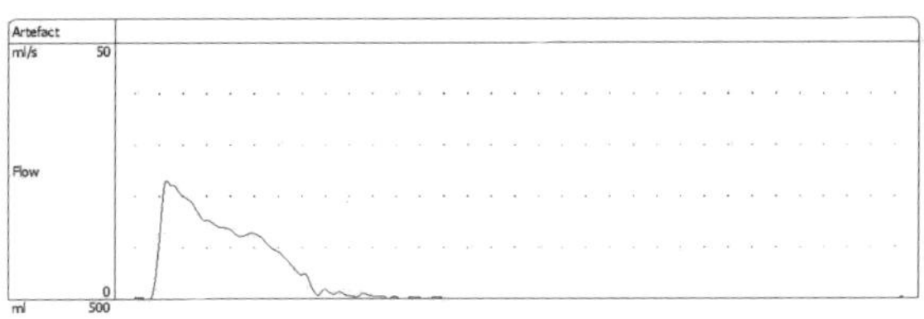

수술 후

증례 환자 수술 전후 검사 소견

② 사정 기능 유지: 수술 후에도 환자의 사정 기능은 잘 유지되었습니다.

③ 증상점수 상승: 소변 불편 증상이 극적으로 좋아졌습니다. 환자분이 우리 병원에 처음 왔을 때 국제전립선증상점수는 16점이었는데 수술 후 5점으로, 삶의 질 점수는 4점에서 1점(만족)으로 많이 높아졌습니다.

④ 소변 속도 개선: 재수술 후에 최대 소변 속도 역시 아주 좋아진 것을 확인할 수 있었습니다.

환자분은 치료 결과에 매우 만족하셨으며, 전립선 결찰술을 받고 생겼던 문제도 잘 해결되었습니다. 이 환자분은 운이 좋은 편입니다. 문제가 생겼을 때 빨리 저를 찾아오셨고, 적절한 방법으로 그 문제를 해결할 수 있었기 때문입니다. 하지만 저에게 오신 모든 분이 다 이렇게 결과가 좋지는 않습니다.

거듭 말씀드리지만, 전립선비대증 수술로 좋은 효과를 보기 위해선 처음부터 결과가 좋을 것으로 기대되는 분들만 잘 선택해 수술해야 합니다. 하지만 요즘 들어 전립선 결찰술 같은 최신 치료들이 '간단하고 병원 수익에 도움이 된다'는 이유로 일부 병원에서 무분별하게 시행되고 있습니다. 아무에게나 마구잡이로 전립선비대증 수술을 권한다면 당연히 치료 성적은 나빠지고, 수술과 관련된 문제도 더 많아질 것입니다. 제가 앞에서, ① 무조건 수술만 권유하는 병원, ② 한 가지 방법의 수술만 고집하는 병원에서의 수술은 피하는 것이 좋다고 말씀드렸습니다. 이런 병원은 경제적인 이유 등으로 그 수술만 필요 이상으로 많이 하는 병원일 가능성이 있습니다. 이런 경우 당연히 치료 효과도 떨어지고, 문제가 생기면 그 병원에서는 해결하지 못해 다른 병원을 전전해야 할 가능성이 높습니다.

6장

전립선암 이해하기

29 전립선암은 왜 생기나요?

전립선암의 발생 원인은 아직 다 밝혀지지 않았습니다. 전립선암 발병에는 환경과 유전 두 가지 요인이 모두 영향을 미칩니다. 두 요인 중 어느 것이 전립선암에 더 중요한 영향을 미치는지 단정적으로 말하기는 어렵습니다. 이는 전립선암의 발병 원인이 개인마다 다르며, 여러 요인이 복합적으로 작용하기 때문입니다. 유전과 환경은 상호작용하여 전립선암의 위험 정도를 결정합니다. 예를 들어 유전적으로 전립선암이 생길 요인이 있는 분이 생활습관도 건강하지 않다면, 전립선암의 위험은 더욱 증가합니다.

전립선암과 환경

전립선암에 대한 환경 요인이 중요하다는 연구 결과는 많습니다. 가장 먼저, 전립선암 발병률은 지역 및 국가에 따라 큰 차이를 보입니다. 예를 들어 북미, 유럽, 호주에서는 전립선암 발병률이 높은 반면, 아시아에서는 상대적으로 낮습니다. 이러한 차이로 보았을 때 환경이나 생활습관이 전립선암의 발생에 영향을 준다는 사실을 알 수 있습니다.

특히 전립선암 발병과 관련해 이민자를 대상으로 한 연구 결과는 매우 흥미롭습니다. 아시아 국가에서 미국으로 이민을 간 남성들은 미국에 사는 동안 전립선암 발병률이 증가합니다. 환경적 요인, 특히 식습관과 생활방식의 변화가 전립선암 발생에 중요한 역할을 하기 때문입니다.

또한 전립선암은 단독 사건이 아닌 여러 단계의 과정을 거쳐서 발생하며, 이를 '전립선암 발생의 다단계성'이라고 합니다. 즉 전립선암의 발병은 점진적인 변화의 연속으로 이루어지며, 각 단계에서 다양한 환경 요인이 영향을 준다는 것입니다. 전립선암 발생의 다단계성은 전립선암을 예방하고 치료하는 데 중요한 단서를 제공합니다. 각 단계의 위험 요인을 조절할 수만 있으면 전립선암의 발생을 줄일 수 있기 때문입니다.

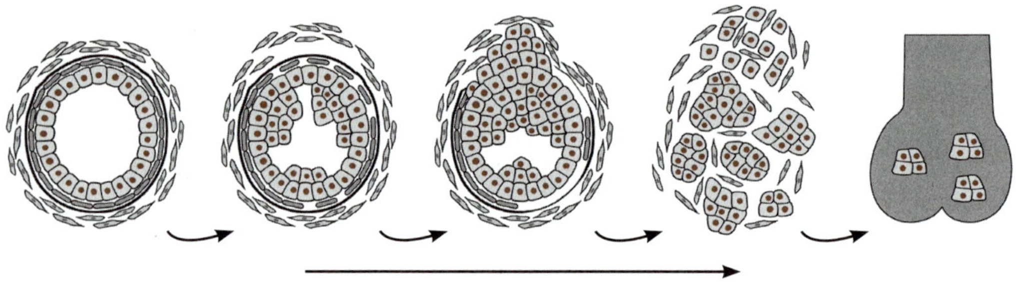

전립선암 발생의 다단계성

전립선암의 환경적 원인

전립선암의 유전 요인은 우리가 통제할 수 없지만, 환경 요인은 생활습관을 통해 어느 정도 관리가 가능합니다. 이런 환경 요인을 잘 관리한다면 전립선암을 예방하는 데 도움이 됩니다. 잘 알려진 전립선암의 환경적 원인들은 다음과 같습니다.

① 불균형한 식이습관: 동물성 지방이 많은 고지방 식단은 전립선암 위험을 증가시킵니다. 반면, 항산화물질과 비타민이 풍부한 채소 및 과일의 섭취는 암 예방에 도움이 됩니다.

② 운동 부족: 규칙적인 운동은 전립선암을 포함한 여러 암의 발병 위험을 감소시킵니다. 반대로 운동 부족은 위험을 증가시킬 수 있습니다.

③ 비만: 체중과 체지방의 증가는 전립선암의 발병 및 진행에 영향을 줍니다.

④ 흡연: 흡연은 전립선암의 발병 위험을 증가시키며, 암의 진행과도 관련이 있습니다.

⑤ 유해물질 노출: 카드뮴, 염화비닐, 페놀, 농약 및 제초제에 직업적으로 노출되는 경우 전립선암의 발병 위험이 증가할 수 있습니다.

⑥ 스트레스: 장기적인 스트레스도 전반적인 건강에 영향을 주며, 간접적으로 암 발병 위험을 증가시킬 수 있습니다.

이러한 환경 요인들은 개인의 생활습관과 밀접하게 관련되어 있기 때문에 건강한 식습관, 규칙적인 운동, 체중 관리, 금연, 유해물질 노출 위험 관리 등을 통해 전립선암 발병의 위험을 줄여야 합니다. 이와 함께 정기적인 건강검진을 통해 전립선 건강을 유지하는 것 역시 매우 중요합니다.

30 | 전립선암의 초기 증상은 무엇인가요?

요즘 전립선암 환자가 많이 늘어나면서, 본인도 혹시 전립선암이 아닌지를 걱정하시는 분들이 많아졌습니다. 이런 분들이 가장 많이 궁금해하시는 것이 '전립선암의 특징적인 초기 증상은 무엇인가?'입니다. 하지만 초기 전립선암의 경우 증상이 미묘하거나 전혀 나타나지 않는 경우가 대부분입니다. 전립선암 초기에 불편함을 느끼는 일부의 분에게는 배뇨 관련 문제가 가장 흔한 초기 증상으로 나타납니다. 전립선암도 커지면 전립선비대증과 마찬가지로 요도를 압박하여 방광 출구의 막힘을 유발합니다. 따라서 세뇨, 잔뇨, 절박뇨, 빈뇨, 야간뇨, 요점적 같은 전립선비대증과 비슷한 소변 불편 증상이 가끔씩 발생합니다.

전립선암 초기에 증상이 나타나지 않는 이유는 주로 암의 성장 속도와 위치 때문입니다. 전립선암은 다음과 같은 이유들로 초기에 무증상일 수 있습니다.

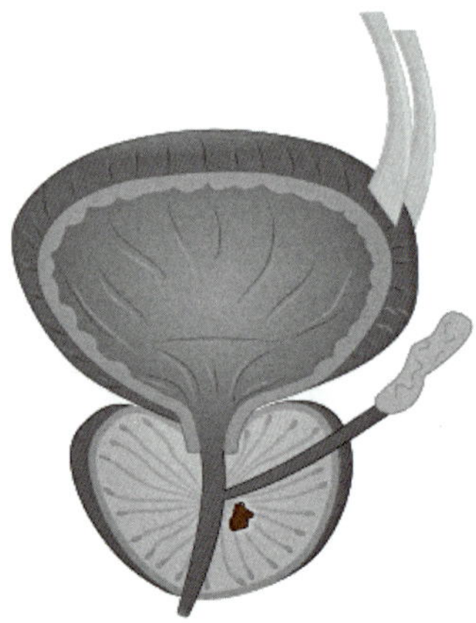
초기 전립선암

① 느린 성장 속도: 전립선암은 다른 암에 비해 성장 속도가 느린 편입니다. 이 때문에 암이 상당 기간 몸에 있어도 명확한 증상이 없을 때가 많습니다.

② 전립선의 위치: 전립선은 방광 바로 아래에 요도를 둘러싸고 위치합니다. 초기의 전립선암은 주로 전립선 내부에서 성장하며, 이때는 방광이나 요도에 직접적인 압박을 가하지 않아 증상이 없을 수 있습

니다.

③ 비특이적 증상: 초기 단계에서 나타날 수 있는 증상들(예: 배뇨 문제)은 전립선비대증이나 기타 비암성 전립선 질환에서도 흔히 나타나기 때문에 이러한 증상들이 전립선암의 초기 신호라고 인식되지 않을 수 있습니다.

④ 감지하기 어려운 성장 위치: 암이 전립선의 바깥 층보다는 내부에서 성장하는 경우, 초기에는 외부로 뚜렷하게 나타나는 증상이 없을 수 있습니다.

소변 증상만으로 초기 전립선암과 전립선비대증을 구분할 수 있나요?

두 경우의 소변 증상은 대체로 비슷하지만 다음과 같은 차이점들이 있습니다.

① 증상의 발현 속도: 전립선암은 소변 증상이 갑자기 나타나고 빠르게 진행될 수 있습니다. 반면 전립선비대증에 의한 소변 증상은 대체로 점진적으로 나타나며 서서히 악화됩니다.

② 혈뇨: 혈뇨는 전립선암의 초기 증상일 수 있으며, 전립선비대증에서는 드문 편입니다.

③ 통증: 전립선암은 진행된 단계에서 골반이나 허리에 통증이 생길 수 있습니다만 전립선비대증은 일반적으로 통증을 동반하지 않습니다.

④ 기타 동반 증상: 전립선암은 성기능 장애, 체중 감소 등의 증상을 동반할 수 있지만 전립선비대증에서 이런 증상들은 흔하지 않습니다.

그러나 이 증상들 모두 전립선비대증에서 역시 가끔씩은 생길 수 있으므로 초기 단계에서 전립선암과 전립선비대증을 증상만으로 명확히 구별하기란 매우 어렵습니다. 따라서 배뇨 문제나 기타 전립선 관련 증상이 나타난다면 병원을 방문하여 의사와 상의 후 적절한 진단을 받는 것이 중요합니다.

전립선암을 조기진단 하려면 어떻게 해야 하나요?

전립선암은 초기 증상이 없는 경우가 대부분이고, 증상이 있는 분들도 전립선비대증의 소변 증상과 비슷하기 때문에 조기 진단이 어려운 암에 해당합니다. 따라서 전립선암의 조기 진단을 위해서는 다음과 같은 방법들이 권장됩니다.

① 정기적인 검진: 50대 이후의 남성이면서 전립선암의 가족력 또는 다른 전립선암의 위험인자가 있는 분들은 소변 증상이 전혀 없더라도 전립선에 대한 정기적인 검진이 추천됩니다.

② 전립선특이항원PSA: PSA는 전립선에서 나오는 특정 항원의 혈액 내 수치를 측정하는 검사입니다. PSA 수치가 높으면 전립선암일 가능성이 있으므로 전립선암의 조기 발견에 유용합니다.

③ 직장수지검사: 의사가 직장을 통해 전립선을 직접 만져보는 검사 방법입니다. 숙련된 전문의의 직장수지검사는 전립선의 크기, 질감, 그리고 다른 병적인 비정상적 변화를 감지하는 데 도움이 됩니다.

④ 전문의 상담: 개인의 건강 상태, 가족력, 연령 등에 따라 적절한 조기진단 방법은 달라질 수 있습니다. 전문의와 상담하여 개인에게 적합한 검사 방법과 일정을 결정하는 것이 중요합니다.

조기진단은 전립선암의 예후에 크게 영향을 미치므로 의심스러운 초기 증상이 있을 때는 즉시 의사와 상의하는 것이 중요합니다. 이를 통해 적절한 치료 계획을 세우고 전립선 건강을 유지하는 데 도움을 받을 수 있습니다.

31 | 비만이 전립선암의 원인이 되나요?

요즘 비만과 전립선암의 관련성에 대한 관심이 늘고 있습니다. 비만이 전 세계적으로 증가하는 추세이기 때문입니다. 미국의 한 연구에 따르면, 1980년대 이후 비만률의 증가가 전립선암 발병률 증가와 전립선암 사망률에 큰 영향을 미쳤다고 합니다. 지금부터는 비만이 전립선암의 원인이 될 수 있는지, 그리고 그 이유는 무엇인지에 대해 알아보겠습니다.

비만과 전립선암의 관계

비만이 전립선암의 원인이 될 수 있다는 연구 결과들은 많습니다. 그 주요 요인으로는 호르몬 변화, 염증 증가, 세포 신호 경로의 변화 등이 있습니다.

① 호르몬 변화: 비만은 인슐린 저항성을 유발합니다. 인슐린 저항성이 생기면 체내의 인슐린과 전립선암세포의 성장을 촉진하는 인슐린유사성장인자Insulin-like growth factor: IGF의 수치가 높아집니다.

② 염증 증가: 비만은 우리 몸의 만성적인 염증 상태를 유발합니다. 이렇게 유발된 염증은 DNA 손상을 일으키고, 전립선암세포의 성장과 전이를 촉진할 수 있습니다.

③ 세포 신호 경로의 변화: 비만은 세포의 성장 및 사멸을 조절하는 다양한 신호 경로에 영향을 미칩니다. 이러한 변화는 전립선암세포의 생존과 성장을 촉진합니다.

하지만 비만과 전립선암의 관계는 아직도 활발히 연구되고 있는 분야이며, 모든 비만인이 다 전립선암에 걸리는 것은 아닙니다. 확실한 것은 건강한 체중을 유지하면 전립선암을 포함한 여러 건강 문제의 위험을 감소시킬 수 있다는 사실입니다.

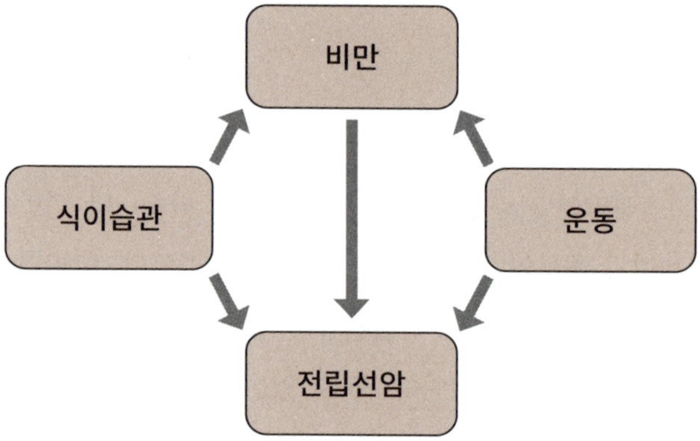

식이습관, 운동 그리고 비만과 전립선암

식이습관, 운동 그리고 비만

앞서 육식이나 고지방식을 선호하는 식이습관과 운동 부족은 전립선암의 환경적 요인이 된다고 말씀드렸습니다. 이러한 생활습관은 비만도 유발합니다. 그러므로 비만이 전립선암의 위험을 증가시키는 것은 비만 그 자체와 비만을 유발하는 생활습관 모두의 결과일 수 있습니다. 비만은 여러 생리적인 변화를 초래하여 전립선암 발병률을 증가시킵니다. 또한 불균형한 식이습관과 운동 부족도 독립적으로 전립선암 위험을 증가시킬 수 있습니다. 그러므로 건강한 체중을 유지하고 균형 잡힌 식단 관리를 하며 규칙적인 운동을 하는 것은 전립선암 예방에 중요한 역할을 합니다.

그럼 비만이면서 생활습관이 나쁜 사람은 그렇지 않은 사람보다 전립선암이 더 잘 생길까요? 네, 비만한 사람이 식습관이나 운동 습관이 좋지 않은 경우 날씬한 사람에 비해 전립선암 발병 위험이 더 높아질 수 있습니다. 반대로, 비만한 사람이 체중 감량에 성공한다면 다음과 같은 이유로 전립선암의 위험을 많이 줄일 수 있습니다.

① 체중 감소를 통한 위험 감소: 체중 감소 자체가 전립선암의 위험을 줄이는 데 도움이 됩니다. 체중을 줄이면 호르몬 불균형, 만성 염증, 세포 신호 경로 변화 등의 나쁜 생리적 변화를 줄여, 결과적으로 전립선암의 발생을 줄입니다.

② 생활습관 개선을 통한 위험 감소: 건강한 식단과 규칙적인 운동은 전립선암의 위험을 직접적으로 감소시킵니다. 건강한 식단은 전립선 건강에 유익한 영양소를 제공하고 과도한 칼로리 섭취를 줄여줍니다. 또한 규칙적인 운동 또한 호르몬 균형, 염증 감소, 면역 체계 강화 등을 통해 암 위험을 감소시키는 데 도움이 됩니다.

그러므로 비만은 전립선암의 중요한 원인 중 하나이며, 비만에서 벗어나면 전립선암의 위험을 줄일 수 있습니다.

32 | 정관수술을 받은 사람에게 전립선암이 더 잘 생기나요?

정관수술은 남성 피임 수술 방법으로, 정관을 절단하고 묶어서 정자가 정액에 들어가는 것을 막는 시술입니다. 수술이 매우 간단하고 피임 효과도 좋아서 장기 피임을 위해 널리 사용되는 방법이지요. 이 수술은 일반적으로 안전하고 합병증도 적습니다.

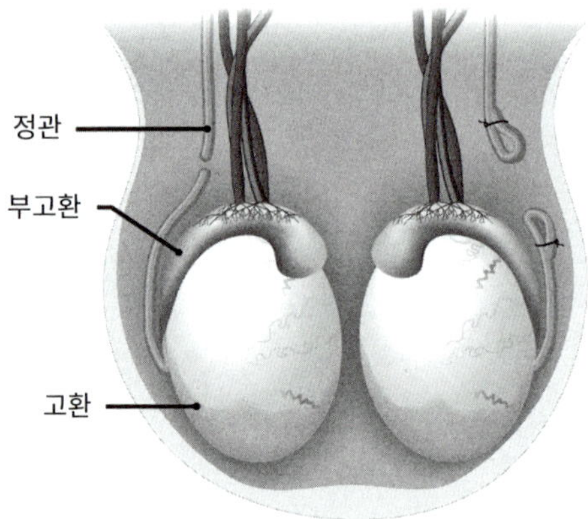

정관수술

정관수술과 전립선암 발병의 관련성에 대한 초기 연구

과거에는 정관수술을 받으면 전립선암의 위험성이 증가한다는 주장이 지배적이었습니다. 이러한 주장은 1980~1990년대 정관수술과 전립선암 발병에 관한 초기 연구들에 근거합니다. 덴마크의 한 역학 연구는 정관수술을 받은 남성을 38년간 관찰한 결과 전립선암 발병률이 15% 정도 증가했다고 보고하기도 했습니다.

초기 메타분석 연구 역시 이와 유사하게 정관수술을 받은 경우 전립선암 위험성이 18% 증가한다고 보고한 바 있습니다.

이러한 초기 연구들은 정관수술과 전립선암 발병의 관련성에 대한 가설로, ① 정관수술 후 호르몬 변화, ② 체내에 흡수된 정자에 대한 면역 반응, ③ 전립선 자극의 변화 등을 들었습니다. 이 연구 결과들에 근거하여, 정관수술을 하기 전 환자들에게 전립선암의 잠재적인 위험성에 대해서 사전에 설명해야 한다고 권고하는 의사들도 있었습니다.

정관수술과 전립선암 발병의 관련성에 대한 더 최신의 연구 결과

더 최근에 발표된 대규모 메타분석 및 코호트 연구들은 정관수술과 전립선암 발생 간에 연관성이 별로 없다는 결과를 더 많이 발표합니다. 예를 들면 미국내과학회지JAMA Internal Medicine에 발표된 한 메타분석 연구는 거의 300만 명의 환자를 분석하여, 정관수술이 전립선암 위험을 증가시키지 않았다고 결론을 내렸습니다. 이런 최신 연구 결과들의 추세로 판단할 때, 정관수술과 전립선암 발생 사이에는 관련성이 없다는 결론이 점차 대세가 되고 있습니다.

초기와 최근 연구들의 결과가 다른 이유는, ① 연구 방법론의 발전, ② 향상된 통계 분석 방법, ③ 더 크고 다양한 연구 대상 집단, ④ 향상된 진단 기술 때문일 것으로 생각됩니다. 또한 전립선암의 유전 및 환경 요인에 대한 이해가 발전하면서 질병의 병인을 더 잘 판단할 수도 있게 되었습니다. 그러므로 정관수술과 전립선암의 발병은 무관하다는 최근의 연구 결과들이 더 믿을만한 것으로 판단됩니다.

정리하면, 최근 연구 결과들을 폭넓게 고려할 때 정관수술은 전립선암 발병의 위험과 관련해 일반적으로 안전하다고 판단됩니다. 정관수술을 받으면 전립선암이 더 잘 생긴다는 믿음은 옛날에 발표된 연구 결과에 근거한 주장입니다. 보다 최신의 연구 결과들은 정관수술과 전립선암의 발병이 무관하다는 결론을 더 지지합니다. 그러므로 장기 피임을 위해 정관수술을 고려하시는 분들은 전립선암에 대한 걱정 없이 수술을 받으셔도 좋습니다.

33 | 전립선암은 가족력이 중요한가요? 그렇다면 전립선암은 유전되나요?

가족력이 전립선암 발병에 영향을 미치나요?

전립선암의 발병에 있어 가족력은 중요한 요소 중 하나입니다. 전립선암이 남성 가족 중 한 명에게 생겼다면 개인의 전립선암 발병 위험이 증가합니다. 특히 직계가족인 아버지나 형제가 전립선암을 앓았다면 본인의 전립선암 발병 위험은 일반 인구에 비해 상당히 높아집니다. 여러 연구에 따르면, 전립선암을 앓은 직계가족이 있는 남성의 경우 전립선암 발병 위험은 대략 2~4배 높아진다고 보고되고 있습니다. 이러한 데이터는 가족력과 전립선암 발병률의 상관관계를 분명하게 보여줍니다.

아버지가 전립선암으로 치료를 받았는데 그 아들이 비교적 젊은 나이에 전립선암을 진단받는 경우처럼, 한 가족 내에서 전립선암이 비교적 더 자주 발생하는 현상을 두고 가족성 전립선암이라고 합니다(다음 그림 참조). 가족성 전립선암은, ① 직계가족 2세대 중 세 명 이상에게서 전립선암이 발생하는 경우(왼쪽), ② 3세대 연속으로 전립선암이 발생하는 경우(가운데), ③ 방계 친척들 중 두 명 이상에게서 55세 이전에 전립선암이 발생하는 경우(오른쪽) 중 하나 이상에 해당하면 진단됩니다.

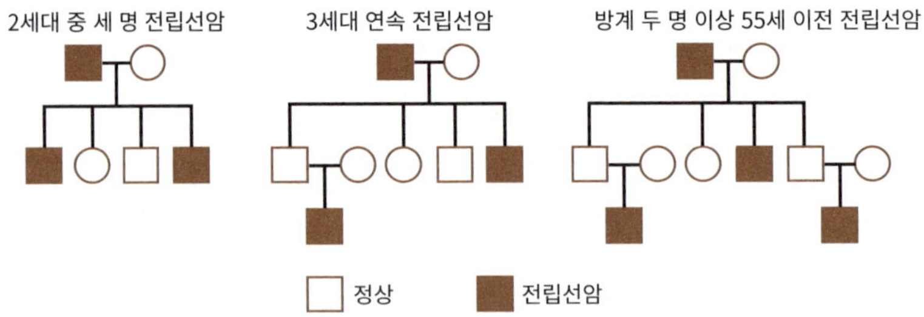

가족성 전립선암

가족성 전립선암 환자의 비율은 서양의 경우 9~13%인 것으로 보고되었지만, 우리나라에서는 최근까지도 환자가 얼마나 많은지에 대한 자료가 부족했습니다. 이에 저를 포함한 연구팀은 한국인의 가족성 전립선암 환자 비율을 조사했고, 그 결과 서양인의 비율과 맞먹는 8.4%라는 연구 결과를 도출하여 2019년 발표한 바 있습니다.

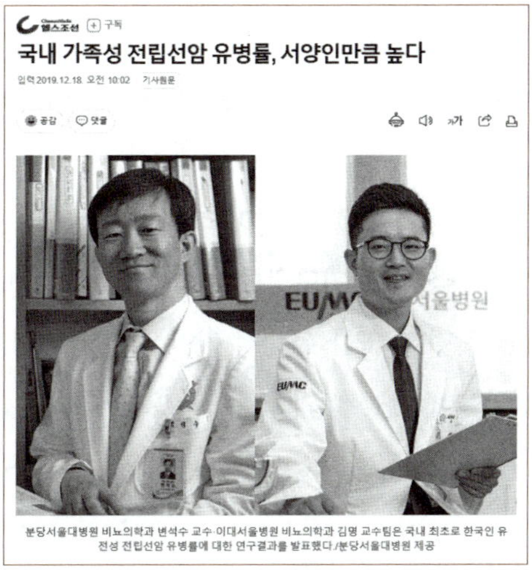
헬스조선 구독

국내 가족성 전립선암 유병률, 서양인만큼 높다

입력 2019.12.18. 오전 10:02 기사원문

공감 댓글

분당서울대병원 비뇨의학과 변석수 교수·이대서울병원 비뇨의학과 김명 교수팀은 국내 최초로 한국인 유전성 전립선암 유병률에 대한 연구결과를 발표했다./분당서울대병원 제공

국내 가족성 전립선암 유병률 관련 보도
출처: 헬스조선.

그럼 전립선암은 유전되는 질환인가요?

전립선암 자체가 직접적으로 유전되는 것은 아닙니다. 전립선암의 가족력이 있다고 해서 자녀들이 반드시 전립선암에 걸리는 것은 아니며, 가족력이 없는 사람들도 전립선암에 걸릴 수 있습니다. 하지만 전립선암 발병 위험을 증가시키는 유전적 요인들은 부모로부터 자녀에게 전달될 수 있습니다. 예를 들어 BRCA1과 BRCA2 유전자 변이는 유방암과 전립선암의 위험을 증가시킵니다. 그리고 이러한 유전자 변이를 물려받은 가족 구성원 역시 전립선암 발병 가능성이 더 높아집니다.

이에 더하여 가족은 유사한 생활습관을 공유할 가능성이 높습니다. 이러한 요인에는 식습관, 체중, 운동, 연령, 인종, 지리적 요인 등이 포함됩니다. 이는 앞에서도 말씀드린 전립선암 발병의 중요한 환경 요인들입니다. 즉 가족은 유전적 요인도 전달할 가능성이 높고, 전립선암 발병의 위험인자인 환경적 요인도 유사하기 때문에, 부친이 전립선암을 앓았다면 그 아들도 전립선암을 진단받을 확률이 높아지는 것입니다.

그럼 유전과 환경 요인 중 더 중요한 것은 무엇일까요? 전체 전립선암 인구 가운데 유전적 요인으로만 발병한 비율은 5~10%에 불과합니다. 이는 대부분의 전립선암 발병에 환경 및 생활습관 요인이 더 중요함을 시사합니다. 그럼에도 유전적 요인의 역할은 여전히 중요합니다. 유전적 요인에 주로 영향을 받은 전립선암 환자들은 대체로 젊은 연령에 발병하고, 전립선암의 예후도 나쁜 경향을 보이기 때문입니다.

전립선암의 가족력이 있다면 어떻게 해야 하나요?

직계가족 중 한 명이 전립선암을 진단받았다면 전립선암 발병 가능성은 가족력이 없는 일반인에 비해 높아집니다. 또한 유전적 원인에 의해 전립선암이 생긴 경우라면 더 젊은 나이에 전립선암을 진단받게 되고, 그 예후도 좋지 않습니다. 따라서 전립선암의 가족력이 있다면 다음의 조언들을 따르는 것이 합리적입니다.

① 전문의 상담: 전립선암의 가족력이 있다면 의사와 상담하여 전립선암 발병 위험 정도를 평가하고 적절한 검진 계획을 수립하는 것이 중요합니다.

② 조기 검진: 전립선암을 조기 발견하면 치료 성공률을 높일 수 있습니다. 직장수지검사와 PSA 검사를 포함한 전립선암 선별검사를 통상적으로 추천하는 연령대인 50대 이전부터 받아보는 것이 좋습니다. 미국암학회는 PSA 검사를 통상적으로 50대부터 받을 것을 권고하지만, 전립선암 가족력이 있는 경우라면 40대부터 검사하기를 추천합니다.

③ 생활습관 개선: 건강한 식습관, 규칙적인 운동, 체중 관리 등은 노력을 통해 전립선암 발병 위험을 줄일 수 있는 요소들이므로 철저한 관리가 필요합니다.

④ 유전자 검사: 특정 유전자 변이가 전립선암의 발병 위험을 높일 수 있으므로, 가족력이 있다면 BRCA1과 BRCA2 등을 포함한 유전자 검사를 고려할 수 있습니다. 하지만 검사의 필요성에 대해서는 먼저 의사와 상의하는 것이 좋습니다.

34 | 젊은 사람도 전립선암에 걸릴 수 있나요?

전립선암과 나이는 상관관계가 있나요?

주변에 전립선암을 진단받으신 분들을 보면 나이가 지긋하신 분들이 많으시죠? 나이는 전립선암의 중요한 위험인자 중 하나입니다. 즉 전립선암의 조발생률(인구 10만 명당 발생률)은 나이가 들수록 급격히 증가합니다.

실제 전립선암 환자들 중 60% 이상이 65세 이후에 전립선암을 진단받습니다. 이런 특징은 다른 암들과 차이가 있습니다. 예를 들면 골암骨癌은 20세 이전에 가장 흔하게 진단되며, 약 25%의 사례가 이 나이대에서 발병합니다. 뇌종양도 12% 이상의 환자가 20세 이전에 진단됩니다. 이런 점에서 전립선암은 노인에게 주로 생기는 암으로 볼 수 있습니다.

그러면 젊은 사람에게는 전립선암이 생기지 않나요?

그렇지 않습니다. 전립선암이 65세 이후에 주로 진단되는 암이기는 하지만, 그보다 젊은 분들에게 확률이 낮긴 해도 전립선암이 발생하는 경우가 간혹 있습니다. 2019년 미국의 한 연구 결과를 보면, 70세 이상의 남성 11명을 검사

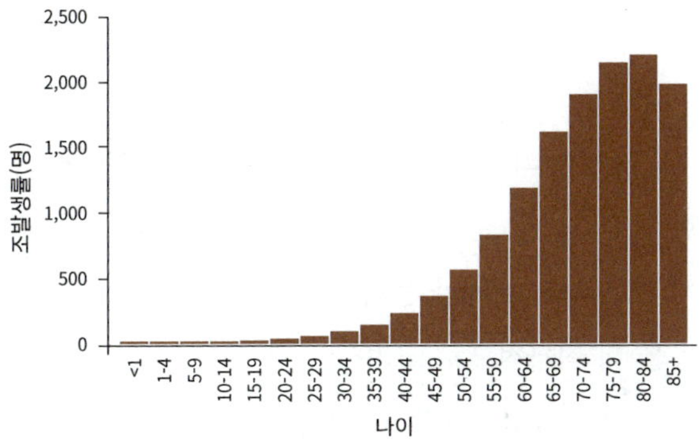

나이에 따른 전립선암 조발생률 추이

하면 그중 한 명꼴로 전립선암을 찾아낸다고 합니다. 이 확률은 환자의 나이가 젊을수록 급격하게 낮아집니다. 60~69세에서는 19명 중 한 명, 50~59세에서는 54명 중 한 명, 50세 미만에서는 456명 중 한 명에게서 전립선암을 찾아낼 수 있다고 하지요.

제게도 이따금, 우연히 해본 PSA 수치가 높게 나왔다며 찾아오시는 30~40대의 젊은 환자분들이 계십니다. 이런 분들에게 실제로 전립선암이 있을 확률이 높을까요? 그렇지 않습니다. 만약 젊은 분들이 PSA 수치가 높다면, 65세 이상인 분들이 PSA 수치가 높은 경우와는 다르게 해석해야 합니다. 그러므로 이런 젊은 분들에게는 전립선 조직검사도 좀 더 신중하게 결정해야 합니다.

젊은 사람 중에서 전립선암일 확률이 높은 경우는 어떤 경우인가요?

젊은 분들에게 전립선암이 잘 생길 수 있는 경우는 다음과 같습니다.

① 전립선암의 가족력: 앞에서 설명했듯이, 아버지나 형제가 전립선암을 진단받았다면 본인도 전립선암을 진단받을 위험성이 높아집니다. 특히 가족성 전립선암은 젊은 나이에 발병하는 경우가 흔합니다.

② 유전적 변이: 특정 유전적 변이, 예를 들어 BRCA1 또는 BRCA2 같은 유전적 요인은 전립선암 발병 위험을 증가시킵니다. 이런 유전 소인을 가지고 있는 경우 전립선암이 더 젊은 나이에 진단되는 경향이 있습니다.

③ 인종적 특이성: 아프리카계 미국 남성은 다른 인종의 남성에 비해 전립선암 발병률이 더 높으며, 더 젊은 나이에 전립선암이 발생하는 경향이 있습니다.

따라서 이러한 위험 요인들이 있는 젊은 분이라면 직장수지검사와 PSA 검사를 포함한 전립선암 선별검사를 더 일찍 시작하시는 것이 좋습니다. 또한 이런 분들 중에서 PSA 검사 수치가 높다면 실제 전립선암이 진단될 확률이 더 높으므로, 조직검사 등을 더 적극적으로 고려해야 할 수도 있습니다. 이러한 결정을 위해서는 꼭 비뇨의학과 전문의와의 상담이 필요합니다.

35 | 전립선암 예방에 도움이 되는 식이습관이나 운동이 있나요?

전립선암 예방을 위해 피해야 할 음식들

전립선암 예방을 위해 피해야 할 음식들은 다음과 같습니다.

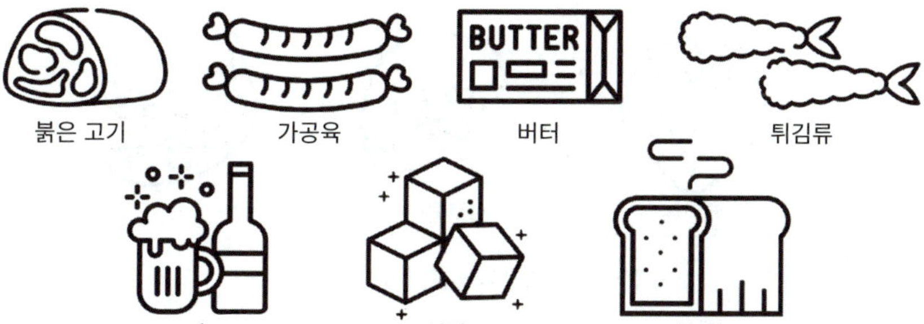

전립선암 예방을 위해 피해야 할 음식들

① 붉은 고기 및 가공육: 붉은 고기나 햄, 소시지, 베이컨 같은 가공육을 과도하게 섭취하면 전립선암 위험이 증가합니다. 특히 가공육은 보존과 맛을 위해 질산염, 아질산염 등의 화학물질이 포함되어 있으며, 이런 물질들은 발암성을 지니고 있습니다. 또한 육류를 고온으로 굽는 조리법은 헤테로사이클릭 아민 Heterocyclic amine과 폴리사이클릭 방향족 탄화수소Polycyclic aromatic hydrocarbons 같은 발암 물질을 생성할 수 있습니다. 이러한 화합물은 DNA 손상을 일으켜 전립선암 발병의 위험을 증가시킬 수 있습니다.

② 트랜스 지방: 버터, 유제품, 튀김, 간편식 등의 고지방 식품은 피하는 것이 좋습니다. 이들은 체중을 증가시키고 전립선암의 위험을 높입니다.

③ 술: 과도한 알코올 섭취는 전반적인 암 발생 위험을 증가시킵니다.

④ 설탕 및 정제 탄수화물: 설탕, 가당 음료, 과자, 흰 빵 등은 인슐린 저항성을 유발하고 체중 증가를 초래하여 전립선암 위험을 높입니다.

전립선암 예방에 도움이 되는 음식

꾸준히 챙겨 드시면 전립선암을 예방하는 데 도움이 되는 음식들도 있습니다.

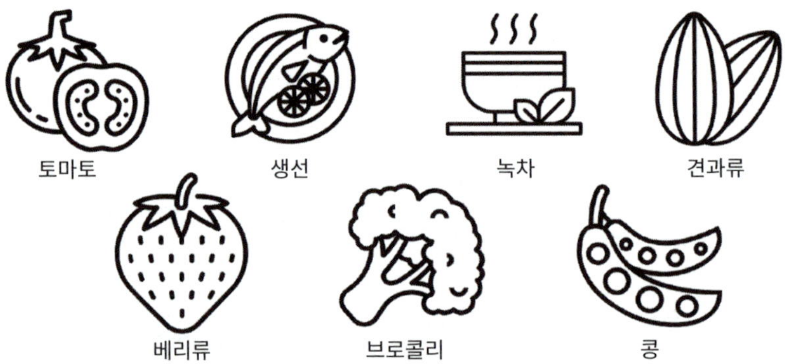

전립선암 예방에 도움이 되는 음식들

① 토마토: 토마토에는 라이코펜Lycopene이 풍부하게 들어 있습니다. 라이코펜은 빨갛게 잘 익은 토마토의 색소 성분으로, 강력한 항산화 효과가 있어서 전립선 세포가 활성산소에 의해 손상되는 것을 막아줍니다. 라이코펜은 전립선암세포의 성장을 억제하고, 암세포 사멸을 촉진하는 효과를 냅니다. 여러 연구 결과에서도 토마토가 전립선암의 위험을 줄인다고 보고하고 있습니다.

② 생선: 생선에는 오메가-3 지방산Omega-3 fatty acid이 많이 들어 있습니다. 특히 고등어, 연어, 정어리 같은 생선들에 오메가-3가 풍부합니다. 오메가-3는 우리 몸의 염증을 줄여주고, 전립선암과 관련된 세포 내 신호전달경로를 조절하는 중요한 역할을 하여 전립선암 발병 위험을 줄여줍니다.

③ 녹차: 녹차에는 항산화 물질인 폴리페놀Polyphenol이 많이 들어 있습니다. 특히 카테킨Catechin이라는 성분도 들어 있는데, 이 성분은 전립선암세포의 성장을 억

제하는 데 중요한 역할을 합니다. 또한 녹차는 염증을 줄여주고, 암세포 확산을 막는 데도 도움이 됩니다.

④ 견과류: 견과류, 특히 호두와 아몬드에는 전립선에 좋은 영양소가 많이 들어 있습니다. 견과류는 건강한 불포화 지방산, 비타민 E, 아연 등을 함유하며, 이런 성분들이 전립선 세포의 손상을 막아주고, 전립선암 발병 위험을 줄여줍니다. 또 연구에 따르면 아연은 전립선의 기능을 유지하는 데 중요한 성분이기도 한 것으로 밝혀졌습니다.

⑤ 베리류 과일: 딸기, 블루베리, 라즈베리 등의 베리류 과일들에는 비타민 C와 플라보노이드Flavonoid 같은 항산화제가 풍부합니다. 이런 성분들이 세포 손상을 줄이고 전립선 건강을 유지하는 데 중요한 역할을 합니다. 연구에 따르면 이런 항산화제들은 활성산소에 의한 전립선 손상을 막아주고, 전립선암 발병 위험도 줄여줍니다.

⑥ 십자화과 채소: 브로콜리나 배추 같은 십자화과 채소도 전립선 건강에 아주 좋습니다. 브로콜리에는 글루코시놀레이트Glucosinolate가 많이 함유되어 있는데, 이 성분은 소화가 되면서 항암 효과를 지닌 화합물로 바뀝니다. 이 화합물은 전립선암세포의 성장을 억제하고, 전립선 건강을 개선하는 데 도움을 주는 것으로 알려져 있습니다.

⑦ 콩: 콩과 콩 제품 또한 전립선 건강에 매우 중요한 역할을 합니다. 콩에는 이소플라본Isoflavone이라는 물질이 많이 들어 있습니다. 이 이소플라본은 에스트로겐Estrogen 호르몬과 비슷한 작용을 하기 때문에 우리 몸의 호르몬 균형을 유지하는 데 도움이 됩니다. 또, 이소플라본은 암 성장을 억제하기도 해 전립선암 발병의 위험을 줄여주는 잠재력을 지닙니다.

이 식품들을 골고루 섭취하면 전립선 건강을 유지하고 전립선암을 예방하는 데 큰 도움이 됩니다. 우리가 조금만 관심을 가지면 다 쉽게 접할 수 있는 음식들입니다. 보일 때마다 자주 드시면 전립선 건강을 지키는 데 큰 도움을 받으실 수 있을 것입니다.

전립선암 예방에 도움이 되는 운동

운동 부족이 전립선암 발병의 중요한 환경 인자라는 점은 앞에서 말씀드렸습니다. 당연히 규칙적인 운동은 전립선암의 위험을 줄여줍니다. 전립선암 예방에 도움이 되는 운동들은 다음과 같습니다.

① 유산소 운동: 걷기, 조깅, 수영, 자전거 타기 등의 유산소 운동은 전립선암 발병의 위험을 줄여줍니다. 유산소 운동이 체중 관리, 호르몬 수준 조절, 면역 시스템 강화에 도움을 주고, 전반적인 건강 상태를 개선해주기 때문입니다.

② 근력 운동: 웨이트 트레이닝은 우리 몸의 근육량을 증가시키고 체지방을 줄여줍니다. 이런 효과로 인해 전립선암을 포함한 여러 암 예방에 도움을 줄 수 있습니다.

③ 스트레칭: 요가나 필라테스 같은 운동은 유연성을 증가시키고 스트레스를 감소시켜, 암에 대한 저항성을 높이고 전체적인 신체 건강을 향상시킵니다.

④ 고강도 인터벌 트레이닝High intensity interval training: HIIT: 짧은 시간에 고강도 운동과 저강도 회복 운동을 번갈아 하는 트레이닝 방법입니다. 고강도 인터벌 트레이닝은 체력 향상, 체중 관리, 대사 건강 개선에 효과적이므로 전립선암 발병의 위험을 줄이는 데 도움이 될 수 있습니다.

⑤ 일상 활동: 엘리베이터 대신 계단을 이용하거나 짧은 거리는 걸어서 이동하는 것 같은 일상 활동도 전립선 건강에 긍정적인 영향을 미칠 수 있습니다.

전립선암 예방을 위해서는 일주일에 적어도 2~3시간의 유산소 운동이나 1시간 반 이상의 고강도 운동을 규칙적으로 하는 것이 필요합니다. 또한 한 가지 운동만 고집하기보다는 유산소 운동, 근력 운동, 스트레칭 등을 골고루 조합해서 하는 것이 좋습니다. 운동 강도 및 횟수는 개인의 건강 상태와 체력 수준에 맞게 조절해야 합니다. 운동은 전립선암의 발병 위험을 줄여줄 뿐만 아니라 전신의 건강 상태도 좋아지게 하므로 틈틈이 하시는 것이 좋습니다. 본인에게 적절한 운동 방법 및 강도를 정하는 데 있어 운동 전문가의 도움을 받는 것도 좋습니다.

36 | 전립선암을 예방할 수 있는 약이나 주사는 없나요?

앞에서 전립선암은 단독 사건으로서 일어나는 것이 아니며, 여러 단계의 과정을 거쳐서 발생한다고 설명했습니다(전립선암 발생의 다단계성). 정상 전립선 조직이 전립선암으로 변화하는 데에는 오랜 시간이 걸리므로, 각 단계의 위험 요인을 조절할 수만 있으면 전립선암의 발생 위험을 줄일 수 있을 것으로 기대합니다. 전립선암 예방에 효과적인 약물의 연구는 지금도 계속되고 있으며, 이를 전립선암의 화학예방chemoprevention이라고 합니다. 지금부터는 전립선암 화학예방 분야에서 최근까지 논의된 내용들을 소개하겠습니다.

전립선암을 약물로 예방할 수 있나요?

• 5알파-환원효소 억제제

5알파-환원효소 억제제5α-reductase inhibitor는 전립선의 크기를 줄이고, 전립선비대증의 증상을 완화하며, PSA 수치를 낮추는 데 도움을 주는 약물입니다. 5알파-환원효소 억제제가 전립선암 발병의 위험을 줄이는 데에도 효과가 있을지 알아본 연구들이 있습니다.

가장 중요한 연구는 전립선암 예방연구Prostate Cancer Prevention Trial: PCPT입니다. 이 연구의 목적은 5알파-환원효소 억제제의 대표적인 약인 프로스카Finasteride가 전립선암 발생을 예방할 수 있는지 평가하는 것이었으며, 이를 위해 1993~2003년 미국에서 55세 이상의 남성 1만 8,000명을 대상으로 대규모 연구를 진행했습니다. 연구팀은 실험 대상자들에게 무작위로 프로스카 또는 위약placebo를 복용하게 했습니다.

이 연구의 결과는 흥미롭지만 큰 논란이 되었습니다. 프로스카를 복용한 남성들에게서 전립선암의 발생률은 약 25% 감소했지만, 프로스카를 복용한 그룹에서 진단된 전립선암이 위약 그룹에 비해 더 악성도가 높고 공격적인 경향을 지닌 것으로 나타났기 때문입니다. 즉 프로스카를 장기 복용하면 전립선암의 발생 건수 자체는 줄지만, 전립선암이 발생할 경우 더 예후가 나쁜 암이 발생한다는 뜻입니다. 이 연구 결과에 근거하여, 프로스카를 전립선암의 예방 목적으로 복용하는 것은 국제적으로 권고되지 않습니다. 지금도 프로스카를 복용하면 왜 고등급의 전립선암이 더 많이 발생하는지, 프로스카를 복용해서 전립선암의 이득을 볼 수 있는 사람들은 없는지에 대한 추가 연구들이 많이 진행되고 있습니다.

• 스타틴

5알파-환원효소 억제제에 이어, 콜레스테롤 감소 효과가 있는 것으로 알려진 스타틴statin이 전립선암 예방에 탁월한 효과가 있는 약물로 부상했습니다. 스타틴은 HMG-CoA 환원효소 억제제로도 알려져 있으며, 약물의 이름이 '-스타틴(-statin)'으로 끝나는 고지혈증 치료제로서 우리에게 친숙한 약으로는 리피토Atorvastatin, 메바코Lovastatin, 조코르Simvastatin 등이 있습니다. 특히 스타틴은 고지혈증에 널리 사용되는 약으로, 고지혈증에 의한 심혈관계 관련 사망률을 크게 줄여줍니다. 전립선암의 발병에 있어 혈중 콜레스테롤의 축적과 지질 신호 전달의 이상이 중요하게 작용하는 것으로 알려져 있는데, 스타틴을 복용하면 혈중 콜레스테롤 농도를 낮춰주어 전립선암 위험을 줄일 수 있습니다.

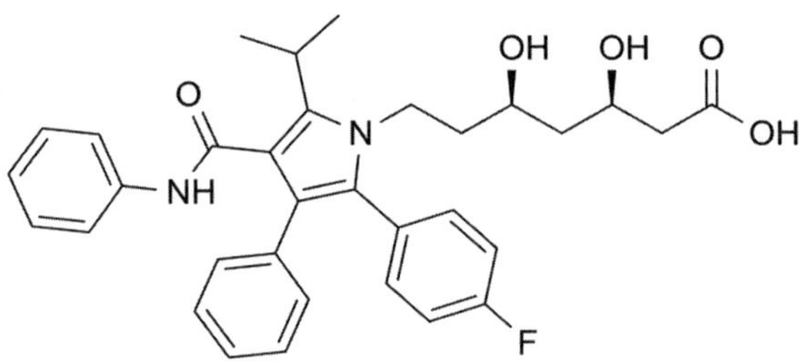

리피토

스타틴의 전립선암 예방에 대한 초기 연구는 1990년대에 시작되었습니다. 초기 연구들은 스타틴 복용과 전립선암 발병 위험의 감소 사이에 연관성이 있음을 제시했지만, 대부분의 연구가 규모도 작고 관찰 연구라는 점이 제한점으로 작용했습니다. 2010년대 이후로는 더 체계적이고 규모가 큰 연구로 발전했습니다. 이런 연구들도 스타틴 복용이 전립선암, 특히 고등급의 전립선암 발병 위험을 6~65%까지 감소시킬 수 있다는 결과를 보여주었습니다. 그러나 일부 논란이 있기 때문에 보편적인 전립선암 예방 지침으로 추천하기에는 아직 추가적인 연구 결과가 필요합니다. 스타틴을 장기 복용했을 때 기대되는 암 예방 효과가, 잠재적인 부작용이나 비용적인 면을 고려했을 때 더 득이 될지 여부에 대한 결론이 아직 나지 않았습니다.

저는 개인적으로, 전립선암 예방 목적으로 스타틴을 사용하는 것의 장래성이 유망하다고 판단합니다. 스타틴은 원래 심근경색을 앓았던 고지혈증 환자에 대한 심근경색과 뇌졸중 재발을 예방하는 목적으로만 사용되었습니다. 하지만 최근 미국에서는 협심증의 위험인자(가족력, 흡연, 고혈압, 당뇨, 고지혈증) 중 한 가지 이상을 지닌 40~75세 일반인의 경우 스타틴이 유용하다고 추천한 바 있습니다. 이 권고대로라면 웬만한 중노년층은 스타틴을 복용하는 편이 협심증과 뇌경색을 예방하는 데 도움이 된다는 뜻입니다. 미국에서는 매우 많은 사람들이 스타틴을 상시 복용하며, 2010년대에 이미 2천 400만 명 이상이 장기 복용하고 있는 것으로 조사되었습니다. 한국에서도 이런 상황이 보편화된다면 거의 웬만한 분들은 심혈관계질환의 예방을 위해 스타틴을 드시게 될 겁니다. 이에 더하여 전립선암의 예방 효과까지 있다면, 굳이 이 약을 안 드실 이유가 없을 것 같습니다.

전립선암 예방주사가 있나요?

한 번의 주사로 전립선암을 예방할 수 있다면, 이보다 더 좋은 치료 방법은 없을 것입니다. '무슨 암을 예방접종으로 막을 수 있겠냐?'고 의심하는 분들도 계실 겁니다. 하지만 다른 암에서는 실제 예방접종으로 암 발생률을 줄이는 사례가 이미 있습니다. 예를 들면 전 세계 여성암 중에서 세 번째로 흔한 암인 자궁경부암 예방접종이 있지요. 자궁경부암의 원인은 70% 이상이 성접촉에 의해 전파되는 인유두종바이러스Human Papilloma Virus: HPV입니다. 그러므로 인유두종바이러스 예방접종을 하면 자궁경부암의 발생을 예방하는 효과도 있습니다. 우리나라 질병관리청에서도 2024년 기준 17세 이하의 여성 청소년과 18~26세의 저소득층 여성들에게 무상으로 예방접종을 지원하고 있습니다. 전립선암 역시 효과적인 예방주사가 나온다면 이런 비슷한 정책이 시행될 수 있을 것입니다.

하지만 유감스럽게도 아직 전립선암 예방의 효과가 있는 것으로 증명된 주사 치료는 없습니다. 그러나 전립선암 예방을 위한 다양한 연구와 임상 시험들이 진행 중입니다. 이렇게 연구 중인 예방주사 치료법에는 다음과 같은 것들이 있습니다.

① 전립선암 백신: 전립선암 백신은 체내 면역계를 전립선암세포에 대항하도록 훈련시키는 데 목적이 있습니다. 이러한 백신은 전립선암의 특정 마커를 목표로 정할 수 있으며, 예방 및 치료 목적으로 연구되고 있습니다. 전립선암 치료에 있어 면역요법은 아직 초기 단계이지만, 전립선암에 대한 잠재적 예방법으로 연구되고 있습니다.

② 유전자 치료: 유전자 치료는 암세포의 유전자 변화를 직접 표적 치료하는 방법입니다. 하지만 이 치료는 여전히 실험적 단계에 있으며, 전립선암의 예방이나 치료에 사용되기까지는 더 많은 연구와 임상 시험을 거쳐야 합니다.

③ 호르몬 차단 치료: 이미 전립선암 치료에 사용되고 있는 호르몬 차단 치료는 암세포 성장을 촉진하는 호르몬의 영향을 차단하는 방법입니다. 최근에는 이러한 치료법이 예방 목적으로도 활용될 수 있는지에 대한 연구가 진행 중입니다.

이러한 치료법들은 대부분 아직 개발 중이거나 임상 시험 단계에 있어, 전립선암 예방을 위한 표준 치료법으로 널리 사용되고 있지는 않습니다. 하지만 의학 분야에서 지속적인 연구와 발전이 이루어지고 있으므로, 장차 전립선암을 완전히 예방할 수 있는 날이 올 것으로 기대하고 있습니다.

7장

전립선암의 진단

37 전립선암 검사는 언제 하는 것이 좋나요?

전립선암 기본 검사

전립선암 기본 검사는 선별검사screening test라고도 하는데, 전립선암을 조기에 찾아내기 위해서 시행합니다. 보통 다음 두 가지의 검사를 주로 합니다.

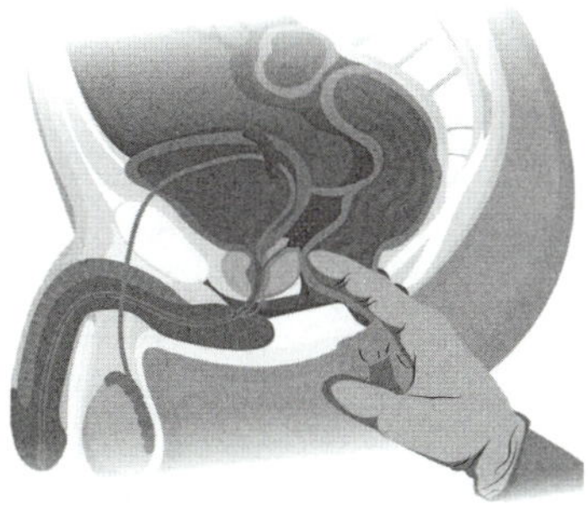

직장수지검사

① 직장수지검사: 의사가 직장에 손가락을 넣어 전립선을 직접 만져보는 검사 방법입니다. 숙련된 전문의의 직장수지검사는 전립선의 크기, 질감, 그리고 다른 병적인 비정상적 변화를 감지하는 데 도움이 됩니다. 특히 경험이 많은 의사들은 초음파보다 정확하게 아주 작은 크기의 전립선암을 찾아내기도 합니다.

② 전립선특이항원PSA 검사: PSA 검사는 전립선에서 나오는 특정 항원의 혈액 내 수치를 측정하는 검사입니다. PSA 수치가 높으면 전립선암일 가능성이 있기 때문에 전립선암의 조기 발견에 유용합니다.

물론 직장수지검사와 전립선특이항원PSA 검사에서 이상이 발견된 모든 분에게 전립선암이 있는 것은 아닙니다. 하지만 전립선암이 있을 가능성은 높아지기 때문에 추가 검사가 필요합니다.

기본 검사는 언제부터 해야 하나요?

전립선암에 대한 기본 검사를 언제부터 해야 하는지는 증상의 유무에 따라 차이가 있습니다. 여기서 말씀드리는 증상은 당연히 소변 불편 증상입니다. 앞에서 여러 차례, 초기 전립선암의 증상이 전립선비대증의 소변 증상과 유사하다고 말씀드렸지요. 이런 소변 증상에는 세뇨, 잔뇨, 절박뇨, 빈뇨, 야간뇨, 요점적, 혈뇨 등이 있습니다.

소변 불편 증상이 전혀 없는 경우

이런 분들 중에서도 전립선암이 발견되는 경우는 흔합니다. 따라서 특정 나이대가 되면 증상 여부에 관계없이 정기적인 전립선암 기본 검사를 하는 것이 좋습니다. 재미있는 자료를 하나 보여드리겠습니다.

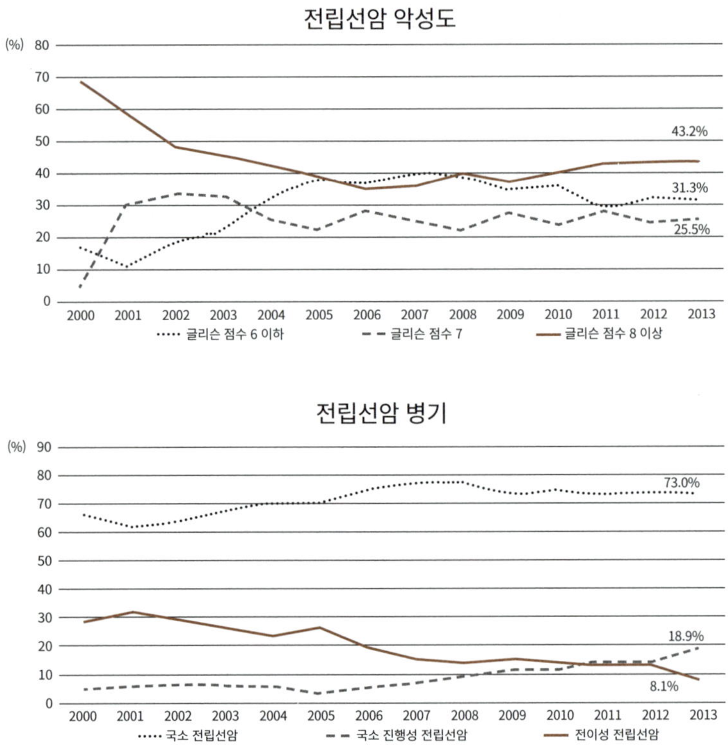

국내 전립선암 특성 변화 추이

앞의 두 그래프는 국내의 한 병원에서 진단된 전립선암의 특성을 2000년부터 2013년까지 매년 분석한 자료입니다. 이 자료를 보면, 고등급 전립선(글리슨 점수 8 이상)암(상단 그래프의 별색 실선)과 전이성 전립선암(하단 그래프의 별색 실선)의 비율이 매년 꾸준히 줄어들고 있습니다. 이는 선별검사가 전립선암 진단에 얼마나 큰 도움이 되는지를 보여줍니다. 따라서 증상이 전혀 없더라도 정기적인 전립선암 검사를 받는 것은 필수적입니다. 전립선암을 빨리 찾아내면 치료도 더 쉽고 예후도 더 좋습니다.

이런 기본 검사를 언제부터 할지에 대해서는 국가나 단체에 따라 의견이 조금씩 차이가 있습니다.

미국비뇨의학회 American Urological Association: AUA	미국 예방 서비스 테스크포스 United States Preventive Services Task Force: USPSTF	미국암협회 American Cancer Society: ACS	유럽비뇨의학회 European Association of Urology: EAU	일본비뇨의학회 Japanese Urological Association: JUA	대한비뇨의학회 Korean Urological Association: KUA
• 55~69세 남성 • * 고위험군인 경우 더 일찍 시작할 수 있음	• 55~69세 남성: "*C등급" 권고 • 70세 이상: 일반적으로 권장하지 않음	• 50세 이상 남성 • * 고위험군: 45세부터 검사 • ** 초고위험군: 40세부터 검사	• 50~69세 남성 • 45~50세 남성: 기저 PSA 측정을 고려	• 50세 이상 남성 • * 고위험군인 경우 더 일찍 시작할 수 있음	• 50세 이상 남성 • * 고위험군인 경우 더 일찍 시작할 수 있음
* 고위험군: 전립선암 가족력, 아프리카계 미국인	* C등급: 개인의 상황에 따라 결정	* 고위험군: 아프리카계 미국인, 한 명 이상의 직계가족이 전립선암 진단 ** 초고위험군: 두 명 이상의 직계가족이 전립선암 진단		* 고위험군: 정의 없음	* 고위험군: 가족력 또는 다른 위험 요소가 있는 남성

국가별 전립선암 기본 검사에 대한 권고 사항들

국가별 전립선암 기본 검사에 대한 권고들의 공통되는 내용은 다음과 같습니다.

① 적어도 50~55세부터는 정기적인 검사를 시작해야 한다.

② 흑인, 전립선암 가족력 등의 고위험군은 검사를 더 빨리 시작하는 것이 좋다.

우리나라 비뇨의학회의 권고도 이와 크게 다르지 않습니다. 그러므로 소변 증상이 전혀 없더라도 50대가 되면 정기적인 검사를 받는 것이 필요합니다. 건강보험공단에서 시행하는 국가암검진사업에서는 위암, 간암, 대장암, 유방암, 자궁경부암의 다섯 가지 암만 검진하고 있습니다. 그러므로 전립선암 기본 검사는 나이가 되면 본인이 스스로 챙겨야 합니다.

소변 불편 증상이 있는 경우

소변 불편 증상을 겪고 계신 남성분이시라면 50대까지 기다리지 마시고, 일단 전립선암 기본 검사를 받아보시는 것이 좋습니다. 전립선암의 초기 증상과 전립선비대증의 증상은 매우 비슷하므로, 증상만으로 이를 구별하기는 어렵다고 앞에서 여러 번 설명드렸지요. 소변 불편 증상이 있는 남성이 비뇨의학과에 가서 검사를 하면, 전립선암 기본 검사는 처음에 한 번씩은 다 하게 됩니다. 이런 분들은 별 문제가 없습니다.

문제는 소변 불편 증상이 조금 있긴 한데 크게 불편하지는 않아서 병원을 찾지 않는 분들입니다. 확률이 낮긴 하지만 이런 분에게 전립선암이 숨어 있을 수 있습니다. 따라서 세뇨, 잔뇨, 절박뇨, 빈뇨, 야간뇨, 요점적, 혈뇨 등의 증상 중에서 한두 가지 이상이 나타난다면 크게 불편하지 않더라도 병원에 나와 한번 점검을 받아보시는 것이 안전합니다.

38 | PSA 수치가 높으면 어떻게 해야 하나요?

지금부터는 중요한 전립선암 선별검사인 전립선특이항원PSA에 대해 좀 더 자세히 알아보겠습니다.

PSA가 무엇인가요?

PSA는 전립선의 상피세포에서 합성되는 단백분해 효소입니다. PSA의 원래 기능은 정액이 엉겨 있는 덩어리를 용해하는 작용을 하는 것입니다. 하지만 우리가 PSA를 더 중요하게 생각하는 이유는, PSA가 전립선 외의 조직에서는 거의 나오지 않는다는 고유한 특징 때문입니다. 전립선 세포가 파괴될 때 PSA의 혈중 농도가 증가하며, 이는 비교적 간단하게 혈액검사를 통해 측정할 수 있습니다.

이런 특성으로, 전립선암이 있어서 정상 전립선 세포가 파괴될 경우 PSA의 혈중 농도는 높아집니다. 즉 PSA가 높으면 전립선암이 있을 가능성이 높다는 뜻이 됩니다. PSA는 1980년대 중반부터 전립선암 선별검사로 임상에서 사용되기 시작했습니다. 1986년에 미국식품의약국FDA은 전립선암 진단을 위한 보조 검사로 PSA 검사를 승인했으며, 이후 전 세계적으로 널리 사용되기 시작했습니다. PSA는 전립선암의 조

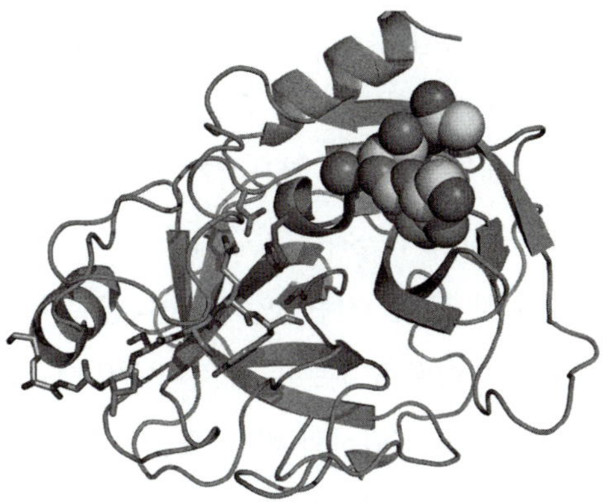

전립선특이항원PSA

기 발견 및 완치 확률을 높이는 데 아주 큰 기여를 한 매우 중요한 검사입니다. 예를 들면 저의 선배 선생님들이 전공의를 할 때 전립선암은 수술하는 암이 아닌, 약물로 치료하는 암이었습니다. 대한민국에서 최초로 전립선암의 근치 수술이 시행된 해가 1988년 서울 올림픽 이후라고 하면 놀라시는 분들이 꽤 많습니다.

PSA 수치가 높다고 들었습니다. PSA 수치의 정상 범위는 얼마인가요?

PSA 수치를 정상으로 판단하는 기준은 국가, 병원, 의사마다 다소 차이가 있습니다. 고전적으로는 PSA 수치가 4ng/mℓ 이상이면 전립선암의 위험성이 증가한다고 봐서 추가적인 검사를 추천했습니다. 한편 더 최근의 연구들은 PSA 수치가 이보다 더 낮은 3~4ng/mℓ인 남성들도 4~10ng/mℓ인 남성들과 비슷한 확률로 전립선암 진단을 받게 된다는 결과들을 일관되게 발표했습니다. 또한 PSA 수치가 3~4ng/mℓ 구간에서 전립선암 진단을 받은 한국 남성들 중 절반 이상(50.5%)은 예후가 나쁜 고등급의 전립선암을 지닌 것으로 밝혀졌습니다. 그러므로 한국인의 경우 연령과 상관없이 PSA 수치가 3.0ng/mℓ 이상이면 전립선암에 대한 추가 검사를 받아보시는 것이 추천됩니다.

PSA 수치가 높으면 무조건 전립선암인가요?

그렇지는 않습니다. PSA는 앞에서 말씀드렸듯이 정상 전립선의 상피세포에서 분비되는 효소입니다. 그러므로 정상 전립선 세포가 파괴되는 상황이면 전립선암이 아니더라도 수치가 올라갈 수 있습니다. 즉 PSA는 전립선암을 빨리 찾아낼 수 있는 민감도sensitivity가 높은 검사이지만, 수치가 높다고 해서 전립선암을 특정할 수 있는 특이도specificity가 높지는 않습니다.

쉽게 설명하면 전립선암 말고 다른 문제가 있는 경우에도 PSA 수치가 올라갈 수 있습니다. 이런 경우로는, ① 전립선비대증, ② 전립선염, ③ 전립선 허혈 손상, ② 요로감염 등의 전립선의 양성 질환들이 있습니다. 또한 ① 자전거 타기, ② 직장수지 검사, ③ 도뇨관 삽입, ④ 급성요폐, ⑤ 성관계 등으로 회음부가 자극되는 경우에도 PSA 수치가 일시적으로 상승할 수 있습니다.

따라서 PSA 수치가 높다면 지나치게 걱정하는 것보다 일단은 빨리 병원에 내원하여 비뇨의학과 전문의의 검진을 받는 것을 추천합니다. 전립선암의 위험도가 일정 기준 이상 높을 때는 전립선암의 확진을 위한 조직검사가 필요할 수도 있습니다.

PSA 수치가 높아 병원에 가면 어떤 검사를 하나요?

• 병력 확인

PSA 수치가 높아 병원에 가면 가장 먼저 PSA 수치에 영향을 끼칠 만한 병력들을 확인합니다. 전립선비대증 등의 전립선 문제를 시사할 만한 소변 증상이 있는지, 최근에 회음부에 자극이 있었는지, PSA 수치에 영향을 주는 약(예: 5알파-환원효소 억제제)을 복용하고 있는지 등을 확인합니다.

• 직장수지검사

직장수지검사는 의사가 직장에 손가락을 넣어 전립선을 직접 만져보는 검사 방법입니다. 일부 대학병원에서는 환자가 많아 바쁘다는 핑계로 종종 생략하기도 하지만, 경험이 많은 의사들은 초음파보다 정확하게 아주 작은 크기의 전립선암을 찾아냅니다. 검사가 간단하고, 숙련된 의사가 하면 얻을 수 있는 정보가 많아 PSA 수치가 높다면 직장수지검사를 하는 것을 교과서에서는 추천합니다.

• 경직장 전립선 초음파

경직장 전립선 초음파Transrectal Ultrasonography: TRUS도 하는 것이 좋습니다. 가느다란 형태의 초음파 탐침을 직장으로 삽입해 전립선의 후면에서 전립선의 형태와 크기를 측정하고, 전립선에 혹이 보이는지 확인할 수 있습니다(다음 왼쪽 그림) 전립선암은 주변의 정상 전립선에 비해 음영이 감소된 저음영低陰影·hypoechoic 소견을 보이는 경우가 많습니다(다음 오른쪽 사진의 별색 화살표). 이런 소견이 보인다면 조직검사가 필요합니다.

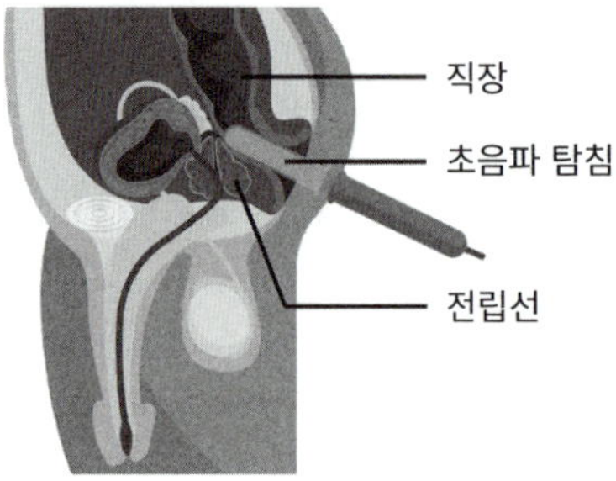

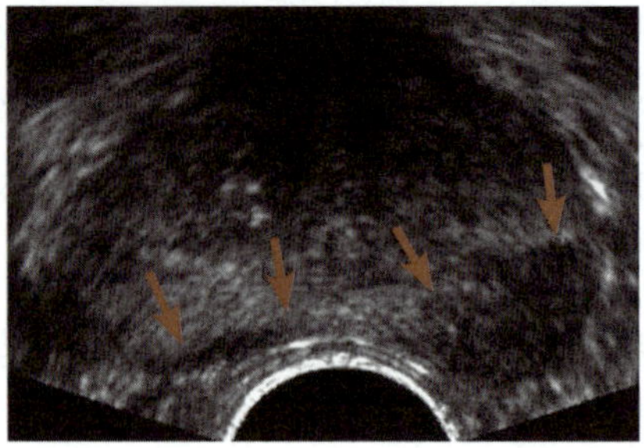

경직장 전립선 초음파

- **추가 검사들**

추가적으로 고려할 수 있는 검사들로는 전립선 자기공명영상Magnetic Resonance Imaging: MRI, 보조적인 혈액검사Prostate health index: *phi*, 4K study, 소변검사 등이 있습니다. 하지만 이런 검사들은 모든 환자분이 해야 하는 검사는 아니고, 국민건강보험의 적용을 받지 못하는 경우도 많습니다. 따라서 이런 추가 검사들은 조직검사가 필요한지 판단하기 어려운 경우에만 잘 선별해서 시행해야 합니다.

이러한 검사들의 목적은 전립선암 확진을 위한 조직검사가 필요한지를 판단하기 위함입니다. 다음 장에서 전립선암의 위험도를 어떻게 평가할 수 있는지 구체적으로 말씀드리겠습니다.

39 | PSA 수치가 높으면 실제 전립선암일 가능성이 얼마나 될까요?

제 진료실에는 PSA 수치가 높아서 오시는 분들이 많습니다. 이 분들이 가장 궁금해하시는 것은 '내가 실제 전립선암일 확률이 얼마인가?'입니다. 저도 진료를 볼 때이 '전립선암일 확률'에 따라 어떤 검사를 할지 추천합니다. 하지만 이에 대한 자세한 내용을 다 설명하기에는 진료 시간이 부족하기도 합니다. PSA 수치가 높으신 분들은 지금부터 설명할 내용을 잘 읽어두시면 많은 도움이 될 것입니다.

PSA 수치가 3.0ng/mℓ보다 높게 나오는 모든 분이 전립선암은 아닙니다. PSA 수치가 높다는 것은 '전립선암일 가능성이 일반인에 비해 높으니, 좀 더 자세한 검사가 필요하다' 정도의 의미가 됩니다. 그럼 지금부터 PSA 수치로 실제 전립선암 확률을 예측하는 방법을 소개하겠습니다.

PSA가 5.4ng/mℓ라고 들었습니다. 전립선암일 확률은 몇 %인가요?

PSA 수치가 3~10ng/mℓ 범위인 분들은 실제 전립선암일 확률이 16~39% 정도로 알려져 있습니다. 이렇게 확률 범위가 넓은 것은 기존의 연구 결과들에 따라 수치에 차이가 있기 때문입니다. 어쨌든 암이 있을 확률이 그 정도라면 무시하고 넘어가기는 어렵습니다.

전립선암일 확률을 더 정확하게 예측하려면 PSA 수치에 더하여 다음의 요인들을 같이 고려해야 합니다.

① 인종: 동양인보다는 서양인, 특히 흑인인 경우에 확률이 더 높습니다.

② 나이: 전립선암은 나이가 들수록 더 잘 생기는 암입니다.

③ 가족력: 직계가족인 아버지나 형제가 전립선암이면 확률이 높아집니다.

④ 직장수지검사: 신체검진에서 혹이 만져지면 전립선암 가능성이 더 높습니다.

⑤ 이전 조직검사: 재조직검사인 경우(이전에 암이 아니었던 경우)라면 확률이 떨어집니다.

즉 PSA 수치가 비슷하게 높더라도 서양인, 특히 흑인, 나이가 많은 경우, 직계가족이 전립선암 진단을 받은 경우, 직장수지검사에서 혹이 만져지는 경우, 처음 조직검사를 하는 경우에 전립선암이 있을 확률이 더 높아집니다. 따라서 이런 상황들을 모두 고려했을 때 전립선암이 있을 확률이 높다고 예상되면 전립선 조직검사를 해봐야 합니다.

PSA 수치로 전립선암의 정확한 확률을 예측할 수 있나요?

네, 예측 가능합니다. PSA 수치와 인종, 나이, 가족력, 직장수지검사 소견, 이전 조직검사 등에 대한 정보가 있으면 실제 전립선암일 확률을 꽤 정확하게 계산할 수 있습니다. 이 책을 읽으시는 분들도 핸드폰만 있으면 집에서 간단하게 확인하실 수 있습니다. 그 방법을 지금 알려드리겠습니다.

이 확률을 알아보려면 전립선암 위험도 계산기risk calculator를 활용해야 합니다. 전립선암 위험도 계산기는 여러 종류가 있지만, 미국 국립암연구소National Cancer Institute: NCI에서 제공하는 것이 결과도 정확하고 일반인들이 사용하기에도 쉽습니다. 여러분도 인터넷만 된다면 핸드폰으로 간단하게 전립선암일 확률을 알아보실 수 있습니다. 위험도 계산기는 다음 링크로 접속하면 직접 사용할 수 있습니다. 영어로 되어 있으니 간단한 사용법을 알려드리겠습니다.

전립선암 위험도 계산기

• 전립선암 위험도 계산기 시작 화면

먼저 링크로 들어가시면 다음 화면이 나옵니다. '계산기 바로 가기Continue to calculator' 버튼을 눌러주세요.

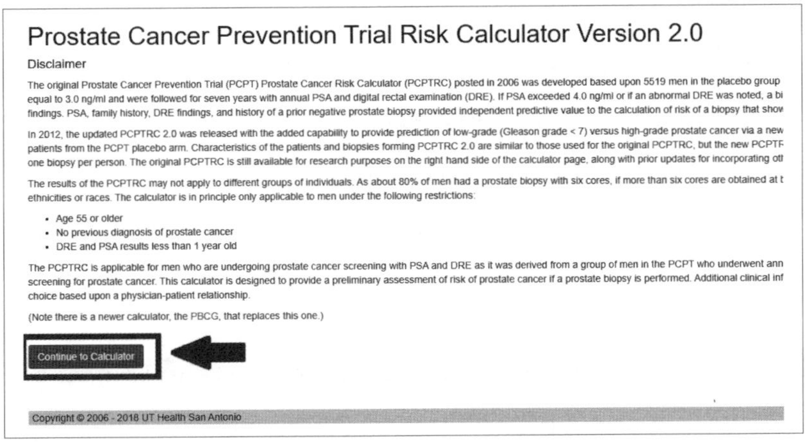

전립선암 위험도 계산기: 시작 화면

- **전립선암 위험도 계산기 정보 입력**

다음과 같은 정보 기입란이 나오면 여기에 본인의 정보를 하나하나 입력해보시면 됩니다. 처음 해보면 어려울 수 있으니 이것도 제가 차근차근 설명하겠습니다.

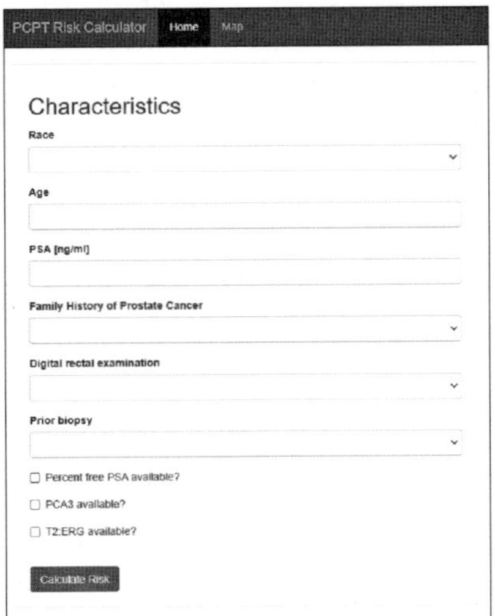

정보 기입란

① 인종Race: 인종을 선택합니다. 동양인이면 '기타Other'를 선택하시면 됩니다.

② 나이Age: 본인의 나이를 기입합니다. 직접 나이를 입력하셔도 되고, 오른쪽의 화살표를 눌러 해당하는 나이를 선택하셔도 됩니다. 55세에서 90세까지 입력할 수 있습니다. 저는 62세로 해보았습니다.

③ PSA 수치: 본인의 PSA 수치를 입력합니다. 수치는 0~50ng/mℓ 범위까지 입력 가능합니다. 저는 5.4ng/mℓ로 입력해보았습니다.

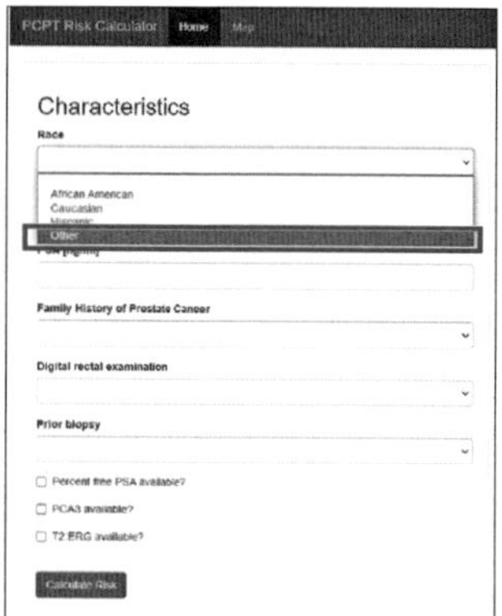

인종

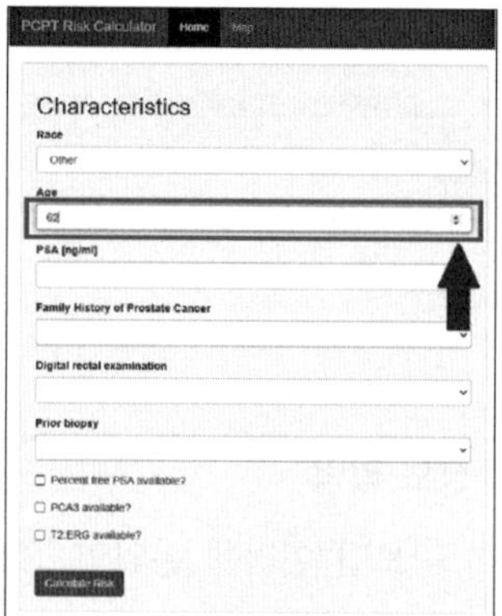

나이

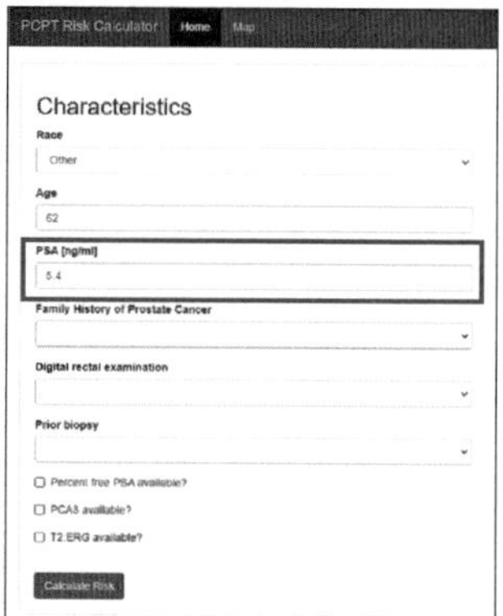

PSA 수치

④ 가족력Family history: 전립선암의 가족력에 대한 정보를 입력합니다. 직계가족(아버지, 형제, 아들) 중에 전립선암 환자가 있으면 '예Yes', 없으면 '아니요No', 모르겠는 경우에는 '모르겠음Do not know'을 선택하시면 됩니다. 저는 '예'를 선택해보았습니다.

⑤ 직장수지검사Digit rectal examination: 직장수지검사 결과를 선택합니다. 혹 의심소견이 만져진 경우 '비정상Abnormal', 만져지지 않은 경우 '정상Normal', 직장수지검사를 하지 않았거나 그 결과를 모르는 경우에는 '미수행 또는 모름Not performed or not sure'을 선택하시면 됩니다. 저는 '비정상'을 선택해보았습니다.

⑥ 이전 조직검사Prior biopsy: 마지막으로, 이전의 조직검사에 대한 정보를 선택합니다. 이전에 조직검사를 해보신 적이 없다면 '조직검사 안 해봤음Never had a prior biopsy', 이전에 조직검사를 했으나 암이 아니었던 경우는 '이전 조직검사 음

성Prior negative biopsy', 잘 모르겠는 경우에는 '모름Not sure'을 선택하시면 됩니다. 저는 '조직검사 안 해봤음'을 선택했습니다.

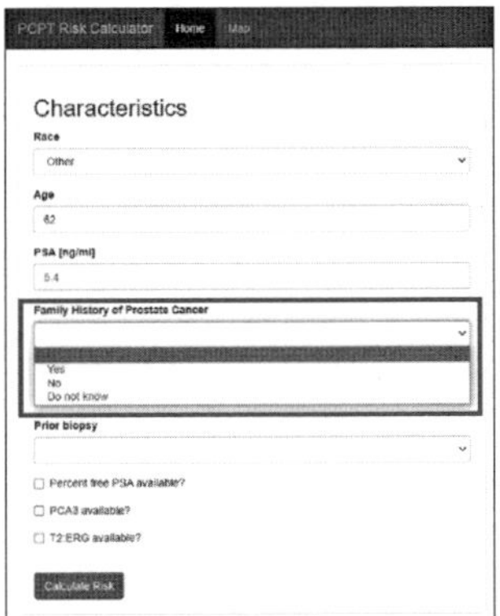

가족력

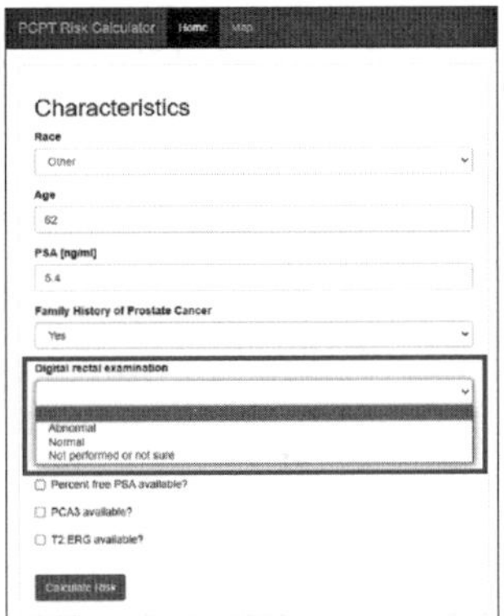

직장수지검사

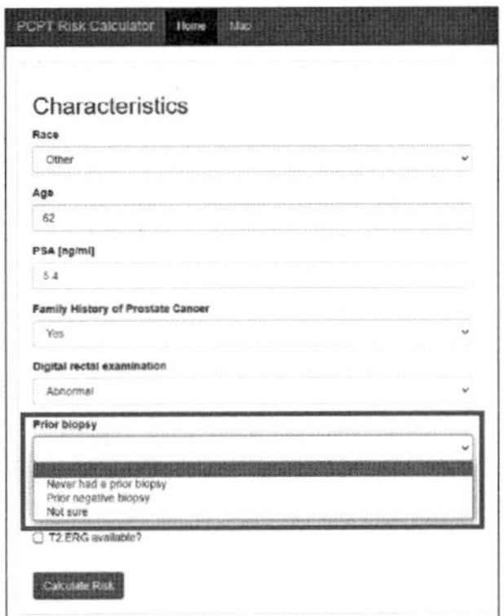

이전 조직검사

본인의 정보를 다 입력했으면 맨 아래의 '위험도 계산하기Calculate risk' 버튼을 누르시면 됩니다.

• 전립선암 위험도 계산기 결과 해석

'위험도 계산하기' 버튼을 누르면 그 결과가 다음과 같이 나옵니다.

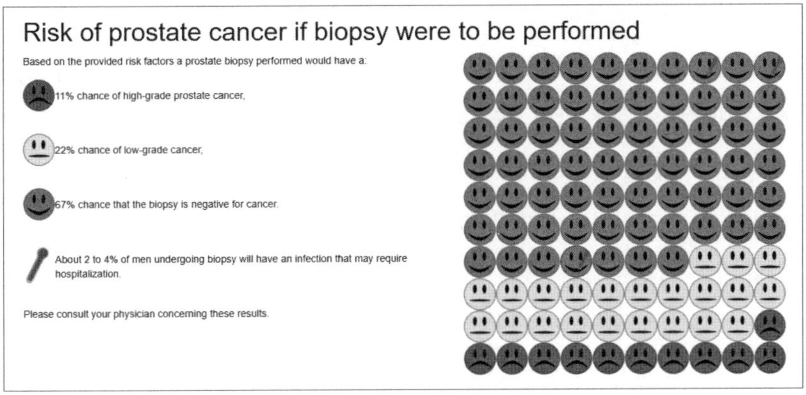

전립선암 위험도 계산기 결과 해석

빨간색 아이콘은 악성도가 높은 독한 전립선암이 있을 확률, 노란색 아이콘은 악성도가 낮은 순한 전립선암이 있을 확률입니다. 다음의 경우에는 악성도가 높은 전립선암일 확률이 11%, 악성도가 낮은 전립선암일 확률이 22%가 되어, 둘을 더하면 전립선암일 확률은 총 33%라는 결과가 나옵니다.

즉 동양인 62세 남성인데 PSA 수치는 5.4ng/mℓ이고, 아버지나 형제 중에 전립선암 환자가 있고, 직장수지검사에서는 혹이 만져지고, 처음 조직검사를 해보시는 분이라면 실제 전립선암이 있을 확률은 33% 정도가 된다는 뜻입니다. 방법이 조금 복잡해 보이지만, 여러분도 이 책을 보시면서 차근차근 따라하신다면 전립선암의 위험도를 정확하게 계산해내실 수 있을 겁니다.

전립선암의 가능성을 예측할 때 더 고려할 요소들은 없나요?

물론 더 있습니다. 앞에서 말씀드린 ① 인종, ② 나이, ③ 가족력, ④ 직장수지검사, ⑤ 이전 조직검사 여부 등은 여러분도 쉽게 알 수 있는 내용이지요. 이에 더해 병원에 나와서 추가 검사를 더 하시면 전립선암 가능성을 조직검사 전에 더 정확하게 알아내실 수 있습니다. 그렇기 때문에 요즘에는 조직검사를 바로 들어가지 않고 이러한 검사들을 좀 더 해보기도 합니다. 이런 검사들로는 전립선 자기공명영상MRI과 보조적인 혈액검사 *phi*, 4K study 등이 있습니다. 하지만 이런 검사들을 모든 분이 해야 하는 건 아니고, 국민건강보험의 적용을 받지 못하는 경우도 많습니다. 따라서 이런 추가 검사들은 조직검사가 필요한지 판단이 어려운 경우에만 잘 선택해서 시행해야 합니다. 이러한 추가 검사들에 대해서는 뒤에서 더 자세히 설명하겠습니다.

간단하게만 예를 들면, 앞의 PSA 수치가 5.4ng/mℓ인 동양인 62세 남성은 전립선암일 확률이 33%였습니다. 이 환자의 전립선 MRI에서 고등급의 전립선암 의심 병변이 보인다면 실제 전립선암이 있을 확률은 33%보다 높다고 판단하는 것이 합리적입니다. 이처럼 추가 검사들은 전립선암일 확률이 애매하게 나와서 전립선 조직검사를 해야 할지 선뜻 판단하기 어려울 때 활용할 수 있습니다. 이런 검사들의 도움을 받아, 조직검사를 안 해도 되는 경우와 꼭 해야 하는 경우를 더 정확하게 분류할 수 있습니다.

40 | 전립선 조직검사가 필요하다는데, 어떤 검사인가요? 위험하진 않나요?

앞에서도 말씀드렸지만, PSA 수치가 높은 모든 분이 전립선암인 것은 아닙니다. 전립선 조직검사 또한 PSA 수치가 높은 모든 분께 필요한 검사는 아니지요. PSA 수치가 높은 분들은 일단 비뇨의학과를 방문해서, 전문의의 진찰을 통해 실제 전립선암일 확률을 평가받아야 합니다. 그리고 전립선암 위험도가 일정 수준 이상이면 전립선암을 확진하기 위한 조직검사가 필요합니다.

전립선 조직검사는 어떤 검사인가요?

전립선 조직검사는 전립선암의 유무를 최종적으로 판단하는 확진 검사입니다. 직장수지검사나 경직장 전립선 초음파TRUS처럼 항문을 통하여 전립선의 후면으로 접근하여 검사를 시행합니다. 먼저 다음 그림처럼 경직장 전립선 초음파로 전립선의 전체적인 형태와 전립선암을 의심할 수 있는 저음영 병변의 위치를 확인하며 가느다란 천자바늘을 전립선에 찔러서 조직을 채취합니다.

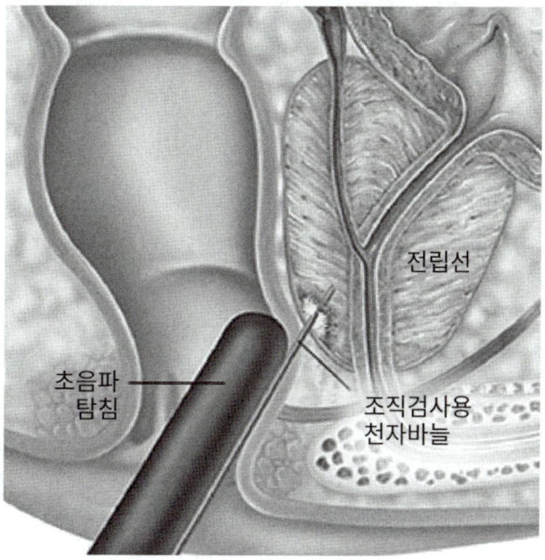

전립선 조직검사

하지만 경직장 전립선 초음파 검사에서 전립선암병변이 잘 보이지 않는 경우도 많아, 그럴 경우 전립선암을 놓칠 수 있습니다. 그렇기 때문에 현재는 육안으로 확인된 의심 병변이 있는지에 관계없이 다음 그림처럼 전립선의 약속된 위치 열두 군데를 계통적으로 조직검사systematic biopsy하는 것이 표준적인 검사 방법입니다. 여기에 부가적으로, 초음파에서 의심 병변이 명확히 보이는 한두 부위를 추가로 표적 조직검사targeted biopsy할 수도 있습니다.

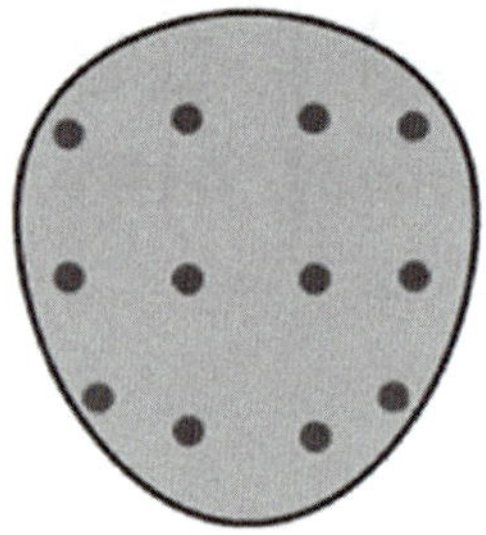

계통적 조직검사

검사는 대부분 국소마취 후에 시행됩니다. 일부 환자는 검사 시 통증을 최소화하기 위해 진정마취 등을 하는 경우도 있습니다. 입원을 하지 않고 당일 수술실에서 검사를 진행하는 병원도 있지만, 병원에 따라서는 검사를 위해 1박 2일 정도 입원을 권하는 곳도 있습니다.

전립선 조직검사가 위험하지는 않나요?

전립선 조직검사는 크게 위험한 검사는 아닙니다. 검사할 때 약간 아플 수 있지만, 통증은 국소마취로 충분히 조절할 수 있습니다. 검사를 받고 나서 혈뇨나 혈변 등의 증상이 하루이틀 일시적으로 발생할 수도 있습니다만, 대부분은 자연스럽게 좋아집니다. 이 기간에는 충분한 수분을 섭취하는 것이 좋습니다.

전립선비대증이 있으신 분들이라면 조직검사 후 전립선 조직이 부어 일시적으로 소변 불편 증상이 심해지고, 더 심한 경우에는 급성요폐가 올 수도 있습니다. 또한 1% 미만의 확률로 드물기는 하지만 조직검사 후 급성 전립선염이 생길 수도 있습니다. 전립선 조직검사를 받고 나서 하루이틀 안에 고열, 오한, 어지럼증, 몸살 기운 등의 증상이 생긴다면 즉시 검사했던 병원을 다시 방문하여 주사 항생제 치료를 받아야 합니다.

전립선 조직검사는 어느 병원에서 받는 것이 좋나요?

전립선 조직검사는 숙련되고 경험이 많은 의사에게 받는다면 매우 안전한 검사입니다. 따라서 전립선 조직검사를 충분히 많이 해본 경험 많은 의사가 있는 병원이라면 어느 곳에서나 받을 수 있습니다. 요즘 대형 병원에서 조직검사를 받으려면 검사 대기 기간만 2~3개월 이상 걸리는 경우가 많습니다. 이런 간단한 검사를 받기 위해 굳이 시간을 허비할 필요는 없습니다. 조직검사가 필요한 분이라면 빨리 검사해줄 수 있는 병원에서 조직검사를 일단 진행하고, 전립선암이 진단된다면 그때 가서 치료받을 병원을 고민해보시는 것이 더 시간을 절약할 수 있습니다. 또한, 매우 드물지만 전립선 조직검사 후에 급성요폐 또는 급성 전립선염이 생겨 재방문이 필요할 수 있으므로 가급적이면 문제가 있을 때 바로 방문이 가능한, 집에서 가까운 병원에서 조직검사를 받는 것이 유리할 수 있습니다.

TIP

전립선 조직검사를 꼭 대학병원에서 받아야 할까요?

그렇지 않습니다. 전립선 조직검사는 크게 위험한 검사는 아닙니다. 따라서 전립선 조직검사의 경험이 충분한 의사가 있는 병원이라면 어느 곳에서나 조직검사를 받을 수 있습니다. 요즘 대학병원에서 조직검사를 받으려면 검사 대기에만 2~3개월 이상 걸리는 경우가 많습니다. 이런 간단한 검사를 받기 위해 굳이 시간을 허비할 필요는 없습니다. 조직검사가 필요한 분이라면 빠른 검사가 가능한 병원에서 조직검사를 일단 진행하고, 전립선암이 진단되면 그때 치료받을 병원을 고민해보는 것이 더 현명할 수 있습니다.

41 전립선 조직검사 전 자기공명영상 검사가 꼭 필요한가요?

불과 얼마 전까지만 하더라도 자기공명영상Magnetic Resonance Imaging: MRI 검사는 조직검사를 하여 전립선암이 확진된 환자에 대해, 암의 진행된 정도를 평가하려는 목적으로만 주로 사용되었습니다(전립선암의 '진행된 정도'를 조금 어려운 말로 전립선암의 '병기病期·Stage'라고 합니다. 전립선암의 병기에 대해서는 뒤에서 더 자세히 설명하겠습니다). 하지만 최근에는 전립선 조직검사를 정확하게 하기 위해서 MRI를 활용하는 경우가 늘어나고 있습니다. 지금부터는 어떨 때 조직검사 전에 MRI를 촬영해볼 수 있는지, 또 이 검사를 사전에 하면 어떤 유리한 점이 있는지에 대해 알아보겠습니다.

왜 전립선 MRI가 최근 전립선암 진단 방법으로 주목받고 있나요?

전립선 MRI는 오래전부터 시행해온 검사입니다. 전통적으로는 조직검사를 통해 전립선암이 진단되면, 전립선암의 병기(전립선암의 진행 정도)를 평가하기 위해 MRI를 촬영했습니다. 하지만 최근에는 전립선 조직검사를 더 정확하게 하기 위해 미리 전립선 MRI를 촬영하는 경우가 점점 많아지고 있습니다. 그 이유는 다음과 같습니다.

• 새로운 판독 체계의 도입으로 MRI의 진단 정확도가 높아졌습니다.

MRI는 전립선과 같은 연부조직을 가장 정밀하게 볼 수 있는 영상검사입니다. 그래서 전립선암 여부를 판단하는 데 가장 좋은 검사 방법일 수 있습니다. 하지만 전립선 MRI 영상을 정확하게 판독하기 위해서는 전립선암에 대한 조직학적 지식과 MRI 영상에 대한 많은 경험이 필요합니다. 예전에는 병원이나 판독자마다 전립선암병변에 대한 보고 방법 혹은 해석이 달라 그 정확도를 높이는 데 한계가 있어왔습니다.

따라서 이에 대한 표준화된 판독 체계의 필요성이 제기되었고, 이에 2012년 유럽 비뇨영상의학회European Society of Urogenital Radiology: ESUR가 주도하여 국제표준 전립선 MRI 판독 체계 등급Prostate Imaging Reporting and Data System: PI-RADS의 초안version 1.0을 발표했습니다. 그 이후 2015년에 미국영상의학회American College of Radiology: ACR와 유럽비뇨영상의학회가 공동으로 PI-RADS 등급 개정안version 2.0을 발표했고, 2019년에는 PI-RADS 등급의 최신 개정안version 2.1을 발표했습니다.

다음 자료의 왼쪽을 보면, 전립선 MRI에서 보이는 전립선암 의심 병변을 PI-RADS 판독 체계에 따라 1~5등급의 다섯 등급으로 구분하는 방법이 요약되어 있습니다.

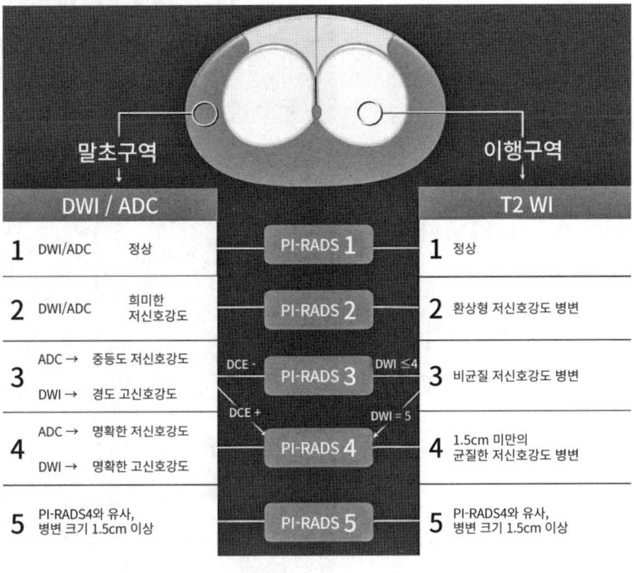

PI-RADS 등급 최신 개정안

이 분류 기준의 자세한 내용을 일반인이 다 이해하기는 어렵기 때문에 자세한 설명은 생략하겠습니다. 이 PI-RADS 등급 체계를 간단히 요약하면 다음과 같습니다.

① 전립선 MRI 영상은 T2WI, ADC, DWI의 세 가지 조영 방법으로 촬영합니다.

② 세 가지 MRI 영상 결과의 조합에 따라 전립선암 의심 병변을 다섯 등급으로

분류합니다.

③ 의심 병변의 위치가 전립선의 말초구역peripheral zone인지 이행구역transitional zone인지에 따라 그 등급 분류 기준에 차이가 있습니다.

④ 의심 병변의 PI-RADS 등급이 5등급에 가까울수록 전립선암일 가능성이 높습니다.

오른쪽 자료는 각각 말초구역(위)과 이행구역(아래)의 전립선암 의심 병변을 MRI 촬영했을 때 PI-RADS 등급별로 어떻게 보이는지를 나타냅니다. PI-RADS 등급이 5등급에 가까울수록, 실제 조직검사를 했을 때 전립선암이 진단될 확률이 더 높아집니다.

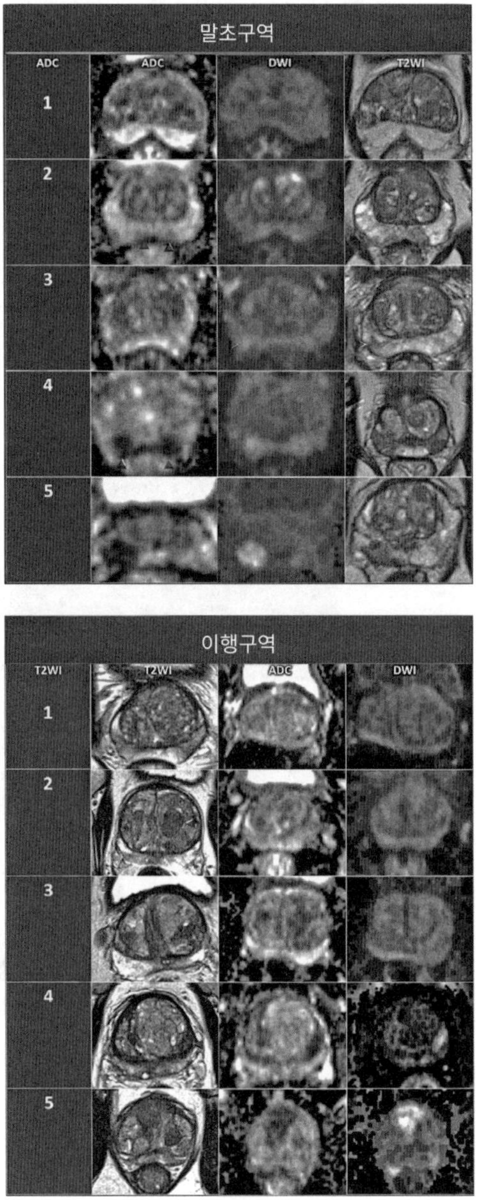

전형적인 PI-RADS 등급별 병변
출처: Radiology Assistant 홈페이지.

최근의 연구 결과에 의하면 각 PI-RADS 등급의 의심 병변을 조직검사할 경우 전립선암이 나올 확률은 각각 5등급 90%, 4등급 63%, 3등급 33%, 1~2등급 17%입니다. 특히 PI-RADS 1~2등급에서 우리가 임상적으로 중요하다고 생각하는 중등도 이상 악성도의 전립선암이 진단될 확률은 4%에 불과합니다.

이런 PI-RADS 등급 체계가 보급되면서 전립선 MRI의 정확도가 매우 향상되었습니다. 과거에는 ① PSA 수치가 3ng/mℓ 이상이고, ② 직장수지검사에서 전립선암이 의심되는 병변이 만져지면 전립선 조직검사를 추천했습니다. 하지만 이 경우에도 조직검사를 했을 때 전립선암이 나오는 경우는 30% 정도로 간주됩니다. 즉 70%의 환자는 쓸데없이 조직검사를 하는 셈이 되는 겁니다. 그러므로 조직검사를 하기 전에 전립선 MRI를 먼저 해보고, PI-RADS 1등급 또는 2등급의 병변이라면 일단 조직검사를 유보함으로써 불필요한 검사를 줄일 수 있습니다. 반대로 PI-RADS 4등급 또는 5등급의 경우에는 전립선암이 있을 확률이 높으니 바로 조직검사를 하는 것이 좋습니다. PI-RADS 3등급이라면 환자에 따라 조직검사 여부를 고민해봐야 합니다.

- **장비의 발달로 더 정확한 조직검사가 가능해졌습니다.**

전립선 MRI 기술이 발달하면서, 조직검사 전인 경우에도 의심 병변에 대한 판단은 더 정확해지는 추세입니다. 하지만 의심 병변의 위치를 사전에 정확하게 확인할 수 있다 하더라도 이 병변을 정확하게 조직검사해내는 것은 또 다른 차원의 문제입니다. 앞 장에서, 의심 병변의 위치에 상관없이 전립선의 약속된 위치 열두 군데를 계통적으로 조직검사하는 것이 현재의 표준적인 검사 방법이라고 말씀드렸습니다. 이런 방법으로 검사하는 이유는, ① 조직검사 때 사용하는 경직장 전립선 초음파로는 전립선암의 정확한 위치를 알기 어려운 경우가 많고, ② 대부분의 전립선암이 전립선 말초구역에서 생긴다고 생각되어오고 있기 때문입니다.

하지만 더 최근 연구에 의하면, 전립선 앞쪽에 있는 이행구역에서도 우리가 생각해온 것보다 흔하게 전립선암이 발생합니다(30~50%). 전립선 말초구역의 약속된 위치 열두 군데를 계통적으로 조직검사하는 기존 방법으로는 전립선암을 흔하게 놓칠 수 있는 것입니다. 즉 기존의 조직검사 방법은 정확도가 떨어질 수 있습니다.

이 문제를 MRI 연동 표적 조직검사MRI Fusion Targeted Biopsy: MRIFTB 방법으로 해결할 수 있습니다. MRI 연동 표적 조직검사는 조직검사 전에 전립선 MRI를 촬영하여 의심 병변의 위치를 미리 확인하여둡니다. 그리고 실제 조직검사를 할 때 촬영해둔 MRI 영상과 실시간 경직장 전립선 초음파 영상을 연동fusion시킵니다. 이렇게 하면, 검사자가 초음파를 보면서 조직검사를 할 때 실시간으로 초음파 영상에서 전립선의 어느 부위에 암 의심 병변이 있는지를 알 수 있습니다. 그리고 이 영상 정보를 바탕으로 의사는 3차원 이미지를 보며 조직검사 위치와 깊이를 정확하게 결정할 수 있습니다. 조직검사는 반자동 로봇팔을 이용하므로 의사의 손떨림을 최소화합니다. 이러한 MRI 연동 표적 조직검사를 잘 활용하면 전립선암의 진단 정확도를 크게 높일 수 있습니다.

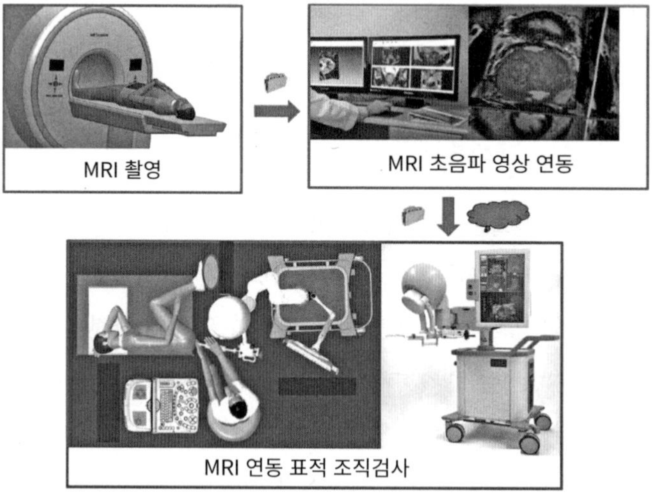

MRI 연동 표적 조직검사

실제 제 환자의 사례를 보시면 더 쉽게 이해하실 수 있을 겁니다. MRI 연동 표적 조직검사의 실제 증례로, 66세 남자 환자분이시고 당시 PSA는 3.84ng/mℓ였습니다. PSA가 많이 높지 않아 조직검사를 결정하기 전에 전립선 MRI를 시행했습니다.

전립선 MRI에서는 다음과 같이 전립선 오른쪽 전방부에 약 6mm 크기의 PI-RADS 4등급 병변이 확인되었습니다(별색 표시 부분 참조). PI-RADS 4등급 병변일 때 실제 전립선암 진단 가능성은 60% 이상입니다. 이에 환자분께 전립선 조직검사를 권유했습니다. 의심 병변이 전립선 전방부에 위치했기 때문에, 후면으로 접근하는 통상적인 계통적 조직검사로는 이 의심 병변의 조직을 충분히 얻지 못할 것으로 판단해 MRI 연동 표적 조직검사를 시행했습니다.

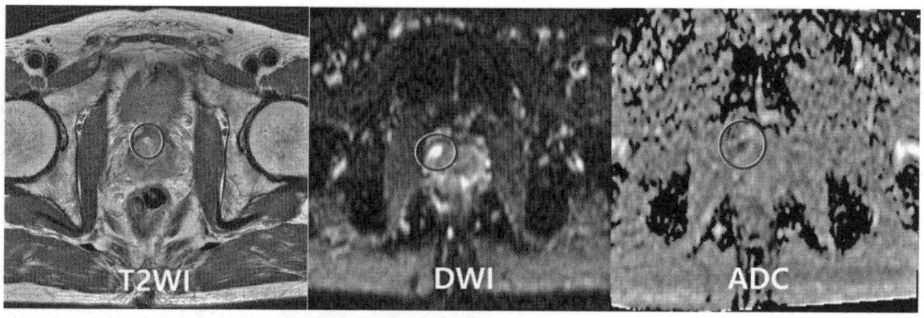

증례 환자 전립선 MRI 소견

다음은 해당 환자의 MRI 연동 표적 조직검사 영상입니다. MRI 연동 표적 조직검사를 받으면 이렇게 자세한 검사 이력이 영상으로 남게 됩니다. 먼저, 전립선 MRI에서 확인된 오른쪽 전방부 의심 병변의 위치를 초음파 영상에 연동하여 불러옵니다(왼쪽 사진). 검사 도중 초음파의 위치를 바꿔도 표적 조직검사 장비가 반자동 로봇팔의 이동을 인식하여 지속해서 해당 병변의 위치를 알려주므로 정확한 조직검사를 할 수 있습니다. 이 환자는 계통적 조직검사에 더하여 표적 조직검사 세 곳을 추가로 시행했습니다(오른쪽 그림 별색 표시 부분).

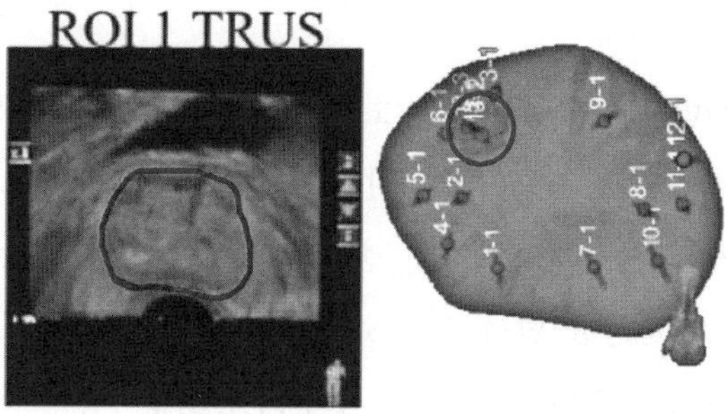

증례 환자 MRI 연동 표적 조직검사

다음 자료는 해당 환자의 전립선 조직검사 결과입니다. 결과는 예상했던 대로, 계통적 조직검사 열두 군데에서는 전립선암이 나오지 않았습니다. 하지만 오른쪽 전방부 의심 병변의 표적 조직검사 세 군데 중 한 곳에서 저등급의 전립선암이 확인되었습니다. 이 환자는 전립선암을 매우 조기에 찾아낸, 저위험도 전립선암에 해당합니다. 만약 조직검사 전에 전립선 MRI를 촬영하지 않고 계통적 조직검사만 시행했다면 전립선암을 놓쳤을 가능성이 매우 높은 경우였습니다. 이 환자는 아주 빨리 찾아낸 저위험도 전립선암에 해당하므로, 적극적 치료를 유보하고 경과만 관찰하는 적극적 관찰요법Active surveillance도 충분히 고려해볼 수 있는 상태입니다. 하지만 환자가 전립선암에 대한 근본적 치료를 강력히 원했고, 로봇 보조하 근치적 전립선 절제술을 안전하게 시행받았습니다. 현재 환자는 요실금 등의 후유증 및 재발 없이 잘 지내고 있습니다.

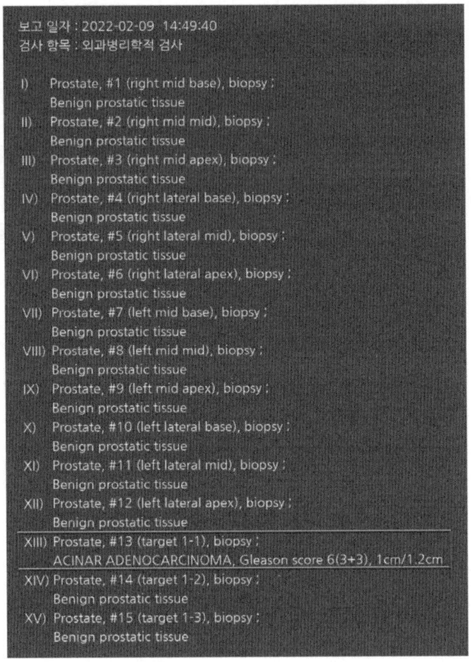

보고 일자 : 2022-02-09 14:49:40
검사 항목 : 외과병리학적 검사

I) Prostate, #1 (right mid base), biopsy ;
Benign prostatic tissue
II) Prostate, #2 (right mid mid), biopsy ;
Benign prostatic tissue
III) Prostate, #3 (right mid apex), biopsy ;
Benign prostatic tissue
IV) Prostate, #4 (right lateral base), biopsy ;
Benign prostatic tissue
V) Prostate, #5 (right lateral mid), biopsy ;
Benign prostatic tissue
VI) Prostate, #6 (right lateral apex), biopsy ;
Benign prostatic tissue
VII) Prostate, #7 (left mid base), biopsy ;
Benign prostatic tissue
VIII) Prostate, #8 (left mid mid), biopsy ;
Benign prostatic tissue
IX) Prostate, #9 (left mid apex), biopsy ;
Benign prostatic tissue
X) Prostate, #10 (left lateral base), biopsy ;
Benign prostatic tissue
XI) Prostate, #11 (left lateral mid), biopsy ;
Benign prostatic tissue
XII) Prostate, #12 (left lateral apex), biopsy ;
Benign prostatic tissue
XIII) Prostate, #13 (target 1-1), biopsy ;
ACINAR ADENOCARCINOMA, Gleason score 6(3+3), 1cm/1.2cm
XIV) Prostate, #14 (target 1-2), biopsy ;
Benign prostatic tissue
XV) Prostate, #15 (target 1-3), biopsy ;
Benign prostatic tissue

증례 환자 조직검사 결과

- **조직검사 전 전립선 MRI의 국민건강보험 적용이 확대되는 추세입니다.**

기존에는 전립선 MRI의 경우 전립선암이 조직검사로 확진되고 나서, ① 치료 전 전립선암의 병기 평가를 위해, 또는 ② 전립선암 치료 후 효과 판정을 위해 시행할 때만 국민건강보험의 적용을 받을 수 있었습니다. 즉 전립선 조직검사를 하기 전에 전립선 MRI 검사를 해보려면 국민건강보험의 적용이 불가능하므로 환자가 검사 비용 전부를 부담해야만 했습니다. MRI 검사는 검사 비용이 고가이므로, 특별한 경우가 아니면 조직검사 전에 해당 검사를 권하기 어려웠지요. 하지만 최근 국민건강보험의 보장 범위가 확대되면서, 일부 해당하는 환자의 경우 조직검사 전에 MRI를 촬영할 때도 건강보험의 적용을 받을 수 있게 되었습니다. 이러면 환자의 비용 부담이 약 5분의 1로 감소하므로, 조직검사 전에도 충분히 해볼 만한 가치가 있게 되었습니다.

그럼 모든 환자에게 조직검사 전 전립선 MRI가 필요한 건가요?

물론 조직검사 전에 전립선 MRI를 미리 해보는 것은 여러 가지 장점이 있습니다. 하지만 아직은 검사가 비싼 편이라, MRI를 미리 촬영해보는 것이 이득이 되지 않는 분도 있습니다. 제 경험으로는, 다음과 같은 상황에서는 조직검사 전 전립선 MRI가 유용할 수 있습니다. 물론 환자마다 상황은 다를 수 있어, 담당 의료진과의 충분한 상의는 필요합니다.

• 재조직검사를 고려하는 경우

이전에 전립선암이 의심되어 조직검사를 해봤지만 암은 안 나왔던 분들 중, 조직검사 후 PSA 수치가 꾸준히 올라 나중에 조직검사가 다시 필요하게 되는 분들이 있습니다. 앞에서도 말씀드렸지만, 재조직검사에서 전립선암이 진단될 확률은 기본적으로 더 떨어집니다. 이런 분이라면 재조직검사를 결정하기 전에, ① 실제 전립선에 전립선암 의심 병변이 있는지, ② 그 병변의 위치가 어디인지를 전립선 MRI를 통해 사전에 확인하면 재조직검사의 정확도를 더 높일 수 있습니다. 특히 ②번에서 의심 병변이 전립선의 전방부나 이행구역에 위치한다면, MRI 연동 표적 조직검사를 통해 어려운 위치의 전립선 조직을 정확하게 채취할 수 있다는 장점이 있습니다.

• PSA 수치가 높은 50대 미만의 젊은 남성인 경우

전립선암은 기본적으로 고령의 남성에게서 많이 생기는 암입니다. 하지만 요즘에는 의외로 젊은 분들도 건강검진 등에서 PSA를 해볼 기회가 많고, 이러한 분들 중 우연히 PSA 수치가 높은 것을 발견하여 병원에 오시는 분들이 늘고 있습니다. 당연히 이런 젊은 분들은 조직검사를 해도 암이 나오는 경우가 드뭅니다. 또한 조직검사 결과 암이 나오지 않더라도, 이후 계속 PSA 수치가 높아진다면 어떻게 해야 할지 고민하는 분들도 많아지고 있습니다.

PSA 수치가 높은 50대 미만의 젊은 남성분들은 조직검사 전에 전립선 MRI를 먼저 촬영해보고, PI-RADS 4등급 또는 5등급의 전립선암 가능성이 높은 병변일 때만 조직검사를 하는 것이 좋습니다. 반대로 MRI를 촬영해봤는데 PI-RADS 1등급 또는 2등급의 전립선암 가능성이 낮은 병변이라면 일단 조직검사를 하지 않고 PSA 수치의 변화를 주의 깊게 추적관찰하는 것이 대안이 될 수 있습니다. 이러한 내용은 저도 이전에 연구 결과를 논문으로 발표한 바 있고, 언론에도 소개된 바 있습니다.

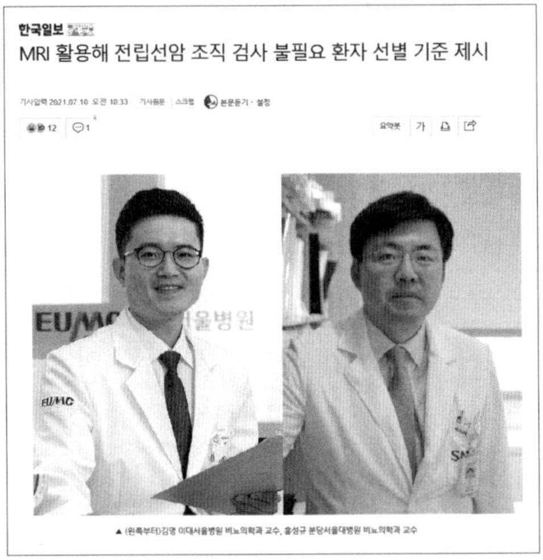

한국일보

MRI 활용해 전립선암 조직 검사 불필요 환자 선별 기준 제시

기사입력 2021.07.10 오전 10:33 | 기사원문 | 스크랩 | 본문듣기 · 설정

12 | 1 | 요약봇 | 가

▲ (왼쪽부터)김명 이대서울병원 비뇨의학과 교수, 홍성규 분당서울대병원 비뇨의학과 교수

MRI를 활용한 전립선암 불필요 환자 선별 기준 제시 보도
출처: 한국일보.

- **전립선이 크거나 의심 병변의 크기가 작은 경우**

앞에서 말씀드렸듯이, 전립선의 약속된 위치 열두 곳을 계통적으로 조직검사하는 방법이 현재의 표준적인 검사 방법입니다. 아직 경직장 전립선 초음파로는 의심 병변의 위치를 정확히 확인하지 못하는 경우가 많기 때문입니다. 물론 전립선이 크지 않고 의심 병변의 크기가 크다면, 확률적으로 이 열두 번의 조직검사에서 전립선암이 걸려 진단된 경우일 확률이 높습니다.

하지만 전립선이 60g 이상으로 크거나 의심 병변의 크기가 작을 때는 전립선을 열두 번 찔러 검사해도 전립선암을 놓칠 확률이 늘어납니다. 그렇다고 큰 전립선에 대해, 조직검사를 위해 찌르는 횟수를 무한정 늘리기는 어렵습니다. 조직검사를 위해 찌르는 횟수가 많아질수록 관련된 출혈, 통증, 감염 등의 합병증 위험성도 비례하여 높아지기 때문입니다. 이럴 때 전립선 MRI를 미리 촬영해서 의심 병변의 정확한 위치를 사전에 확인할 수 있습니다. 또 이 의심 병변이 위치한 부위를 MRI 연동 표적 조직검사하여, 조직검사를 위해 찌르는 횟수를 줄이면서도 전립선암을 놓치지 않고 잘 찾아낼 수 있습니다.

- **가능하면 조직검사를 피하고 싶은 경우**

PSA 수치가 높음에도 출혈, 통증, 감염 등의 부작용이 무서워 조직검사를 가급적 안 하고 싶어 하시는 분들도 많습니다. 이런 분들 역시 전립선 MRI를 사전에 해본 후 의심 병변이 없다면 조직검사를 일단 유보하고 주의 깊게 PSA 수치의 변화를 추적해볼 수 있습니다. 물론 MRI에서 PI-RADS 등급이 높은 의심 병변이 보인다면 이런 분들은 조직검사를 꼭 하셔야 합니다.

- **PSA 수치가 3~10ng/mℓ 범위인 경우**

PSA 수치가 정상보다는 높지만 많이 높지는 않은 경우(3~10ng/mℓ)를 회색구역 gray zone이라고 합니다. 수치가 이 정도 범위일 때, 실제 전립선암이 있을 확률은 대략 30% 내외로 봅니다. 즉 70%의 환자는 고생해서 조직검사를 해도 결국 전립선암은 없었다는 뜻이 됩니다. 따라서 PSA 수치가 이 범위 안에 있다면 조직검사 전에 전립선 MRI를 미리 해보고, 전립선암일 가능성이 더 높은 분들만 골라내 조직검사를 하는 것이 유리할 수 있습니다.

- **80대 이상의 고령 또는 동반질환이 있어 조직검사를 받는 것이 위험한 경우**

전립선 조직검사는 직장을 통해 전립선 조직을 바늘로 찌르고, 이를 통해 조직을 일부 얻어서 시행하는 침습적인 검사입니다. 드물기는 하지만 출혈, 통증, 감염 등의 합병증 위험성이 있습니다. 물론 이런 합병증은 검사를 받는 분이 고령일수록, 혹은 기저질환이 많을수록 더 위험할 수 있습니다. 이런 분들이 PSA 수치가 높다면 조직검사를 더 신중하게 결정해야 합니다. 따라서 이런 경우에도 전립선 MRI가 도움이 될 수 있습니다.

42 | 전립선 조직검사 후 암이 안 나오면 이제 괜찮은 건가요?

전립선암이 의심되어 조직검사를 받았는데 암이 아닌 것으로 나온 분들의 경우, 이후 어떻게 해야 하는지를 지금부터 알아보도록 하겠습니다. 보통 '병원을 안 다녀도 되는지' 혹은 '앞으로도 정기적으로 검사가 필요한지', '필요하다면 어떤 검사를 해야 하는지' 등을 궁금해하십니다.

전립선 조직검사를 했는데 암이 없대요. 이젠 괜찮은 건가요?

조직검사에서 일단 암이 안 나왔다면 축하드립니다. 이런 분들은 앞으로 큰 문제가 없으실 분들이 대부분입니다. 하지만 일부는 나중에 추가 검사를 받으셔야 하고, 또 결국 전립선암 진단을 받게 되실 수도 있어 주의가 필요합니다.

'조직검사 후 암이 발견되지 않은 분들을 어떻게 관리할 것인가'는 비뇨의학과 전문의들 사이에서도 예민한 주제입니다. 환자마다 특수한 상황이 있고, 또 의사마다도 방침에 조금씩 차이가 있기 때문입니다. 그러므로 이 문제에 대해서는 지금부터 설명해드리는 내용을 참고하되, 실제 진료하는 주치의 선생님과도 상의하시기를 추천합니다.

일반적인 상황에 대략적인 확률을 곁들여서 설명하겠습니다. 이렇게 하는 것이 여러분이 가장 이해하기 쉽습니다. 보통 PSA 수치가 높아서 병원에 오면 의사들은 실제 암이 있을 확률을 평가합니다. 이는 앞 장에서 자세히 말씀드렸습니다. 그리고 전립선암일 확률이 어느 정도 이상이 되면 조직검사를 하게 됩니다. 조직검사 결과는 대부분 다음 중 하나로 나오게 됩니다.

① 전립선암 확진(30~40%)

② 전립선암 전암병변 진단(약 10%)

③ 이상병변 없음(50~60%)

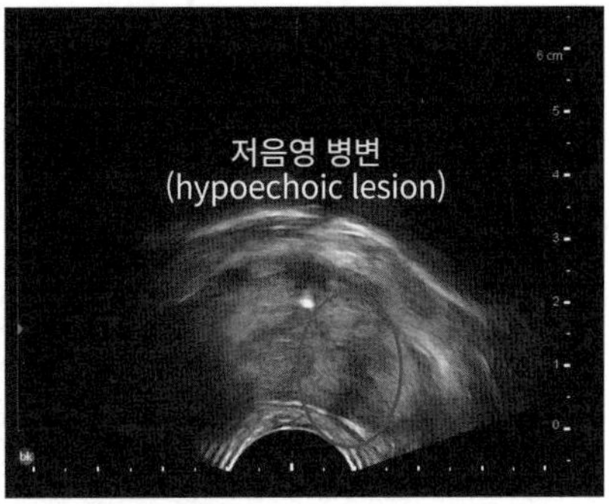

증례 환자 경직장 전립선 초음파

실제 제게 진료를 보셨던 환자분의 사례를 보면 이해하기 쉽습니다. 2020년 10월경 81세 남자분이 PSA 수치가 높아서 병원을 찾아오셨습니다. 내원 당시 PSA 수치는 5.02ng/mℓ였습니다. 직장수지검사를 해보니 양측 전립선에서 결절이 만져졌고, 경직장 전립선 초음파를 해보니 전립선의 왼쪽에 암이 의심되는 저음영 병변이 보였습니다. 이에 2020년 11월, 전립선의 약속된 위치 열두 군데에 대한 계통적 조직검사를 했습니다. 하지만 이 환자분은 열두 군데의 조직 모두에서 전립선암을 포함한 이상병변이 전혀 발견되지 않았습니다.

이후 3개월 간격으로 환자분의 PSA를 추적관찰하기로 했습니다. 그런데 PSA 수치가 3개월 간격으로 측정할 때마다 5.51ng/mℓ, 5.86ng/mℓ, 6.66ng/mℓ로 꾸준히 올라갔습니다. 그래서 첫 번째 조직검사가 전립선암을 놓쳤을 가능성을 생각하여 2021년 9월에 전립선 MRI를 시행했습니다. 그 결과 왼쪽 중엽에서 PI-RADS 5등급의 전립선암 의심 병변이 보였고(다음 별색 표시 부분), 이 의심 병변을 다시 확인하기 위해 재조직검사를 시행했습니다. 하지만 병변이 전립선의 전방부에 있어서 기존 조직검사 방법으로는 이번에도 검체를 정확하게 못 얻을 수 있다고 판단했기에, 검사를 더 정확하게 하고자 MRI 연동 표적 조직검사를 시행했습니다. 재조직검사 결과에는 MRI에서 보이던 대로 전립선 왼쪽의 세 곳, 표적 조직검사 부위의 두 곳에서

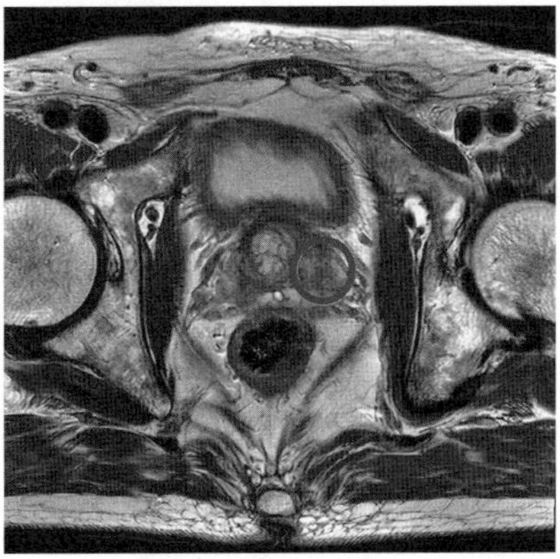

증례 환자 전립선 MRI

전립선암이 확인되었습니다. 환자는 진단 시점에 82세로 나이가 많은 편이었고 본인도 수술보다는 방사선 치료를 선호하여, 진단된 전립선암을 체외 방사선으로 치료했고, 현재 재발 없이 잘 지내고 있습니다.

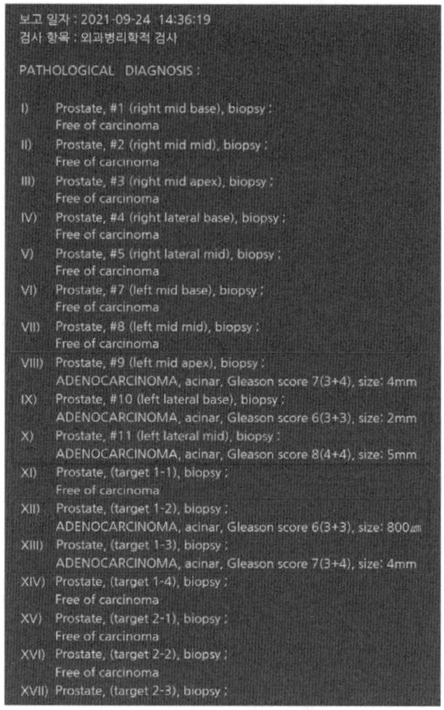

보고 일자 : 2021-09-24 14:36:19
검사 항목 : 외과병리학적 검사

PATHOLOGICAL DIAGNOSIS :

I) Prostate, #1 (right mid base), biopsy ;
Free of carcinoma
II) Prostate, #2 (right mid mid), biopsy ;
Free of carcinoma
III) Prostate, #3 (right mid apex), biopsy ;
Free of carcinoma
IV) Prostate, #4 (right lateral base), biopsy ;
Free of carcinoma
V) Prostate, #5 (right lateral mid), biopsy ;
Free of carcinoma
VI) Prostate, #7 (left mid base), biopsy ;
Free of carcinoma
VII) Prostate, #8 (left mid mid), biopsy ;
Free of carcinoma
VIII) Prostate, #9 (left mid apex), biopsy ;
ADENOCARCINOMA, acinar, Gleason score 7(3+4), size: 4mm
IX) Prostate, #10 (left lateral base), biopsy ;
ADENOCARCINOMA, acinar, Gleason score 6(3+3), size: 2mm
X) Prostate, #11 (left lateral mid), biopsy ;
ADENOCARCINOMA, acinar, Gleason score 8(4+4), size: 5mm
XI) Prostate, (target 1-1), biopsy ;
Free of carcinoma
XII) Prostate, (target 1-2), biopsy ;
ADENOCARCINOMA, acinar, Gleason score 6(3+3), size: 800㎛
XIII) Prostate, (target 1-3), biopsy ;
ADENOCARCINOMA, acinar, Gleason score 7(3+4), size: 4mm
XIV) Prostate, (target 1-4), biopsy ;
Free of carcinoma
XV) Prostate, (target 2-1), biopsy ;
Free of carcinoma
XVI) Prostate, (target 2-2), biopsy ;
Free of carcinoma
XVII) Prostate, (target 2-3), biopsy ;

증례 환자의 재조직검사 결과

조금 복잡하니 지금까지의 내용을 한 번 더 정리하도록 하겠습니다. 전립선 조직검사를 하면, 그 결과는 ① 전립선암 확진, ② 전립선암 전암병변 진단, ③ 이상병변 없음 중에 하나로 나옵니다.

①번 전립선암 확진의 경우 전립선암에 대해 치료를 받으시면 됩니다. ②번 전립선암 전암병변이 진단된 경우에 대해서는 다음 장에서 말씀드리겠습니다. ③번 조직검사 결과 이상병변이 없을 때는 3개월 간격으로 PSA를 추적검사해보는 것이 좋습니다. 만약 PSA 수치가 이후에도 꾸준히 올라간다면 전립선 MRI를 촬영해보고, PI-RADS 고등급의 의심 병변이 확인된다면 재조직검사를 고려해야 합니다. 물론 PSA 수치가 상승하지 않는다면 PSA 검사의 간격을 점점 늘려볼 수 있습니다.

전립선 조직검사가 전립선암을 최종적으로 판단하는 검사이긴 하지만 전립선암을 100% 찾아내는 완벽한 방법은 아닙니다. 그렇기 때문에 조직검사에서 암이 나오지 않더라도 상황에 따라 꼼꼼하게 추적관찰을 해야만 전립선암을 놓치는 일이 없을 것입니다.

43 조직검사에서 암은 없지만 전암병변이 있다고 들었습니다. 어떻게 해야 하나요?

조직검사를 하고 나서 전립선암은 아닌데 전립선암의 전암병변前癌病變·precancerous lesion이 있다고 진단받는 분들이 가끔 있습니다. 지금부터는 이런 전암병변이 진단될 때 어떻게 해야 하는지 알아보겠습니다. 가장 대표적인 전립선암의 전암병변으로는 고등급 전립선상피내종High Grade Prostatic Intraepithelial Neoplasia: HGPIN과 비전형적 작은꽈리증식증Atypical Small Acinar Proliferation: ASAP이 있습니다. 전체 조직검사 환자의 약 10% 정도가 HGPIN 또는 ASAP를 진단받습니다.

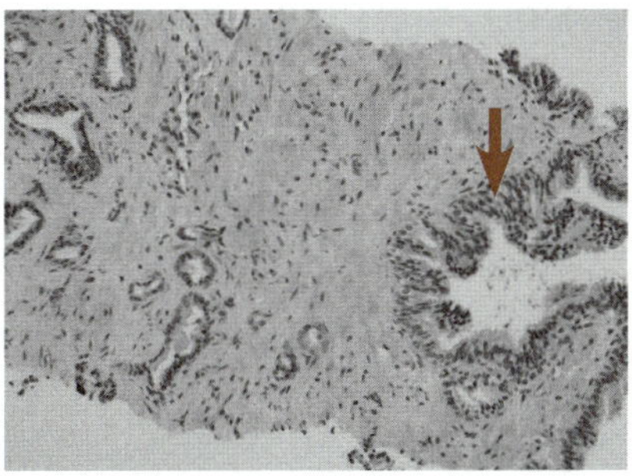

고등급 전립선상피내종

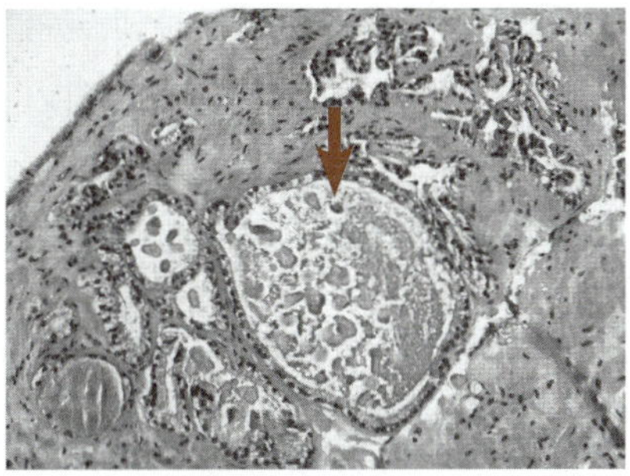

비전형적 작은꽈리증식증

전립선암 전암병변 조직 소견
출처: Pathology Outlines 홈페이지.

앞에서 전립선암의 발생에 대해 설명할 때, 전립선암은 단독 사건으로 생기는 것이 아니고 오랜 기간 여러 단계의 과정을 거쳐서 발생한다고 말씀드렸습니다(전립선암 발생의 다단계성). 즉 HGPIN이나 ASAP는 전립선암으로 진행되어가고 있는 전구병변이라고 생각하시면 됩니다. 이런 소견이 조직검사에서 확인된 분들을 평생 추적하면 40~60%가 결국 전립선암을 진단받습니다. 따라서 조직검사 결과 이런 소견이 나왔다면 다른 분들보다 더 철저한 추적관찰이 필요합니다.

전암병변은 바로 치료해야 하나요?

조직검사에서 HGPIN이나 ASAP 같은 전립선암 전암병변이 확인되었다고 하더라도 아직 전립선암으로 확진된 것은 아닙니다. 그러므로 당장 전립선암에 준한 수술이나 방사선 치료가 필요하지는 않습니다. 하지만 처음 조직검사를 하면서 예상한 전립선암일 확률(약 30%)보다는 위험성이 더 높아진 것이므로(40~60%) 더 주의 깊은 추적관찰이 필요합니다.

어떤 방법으로 추적관찰을 하는지는 의사에 따라 다소 차이가 있습니다. 저는 HGPIN 또는 ASAP로 진단된 분들에게 일단 전립선 MRI를 추천합니다. 이럴 때 MRI 촬영을 하는 목적은 다음 두 가지입니다.

① 조직검사가 되지 않은 부분에 숨어 있을 수 있는 전립선암의 발견
② 의심 병변의 향후 변화를 추적하기 위한 기초 검사baseline study

HGPIN 또는 ASAP로 진단되면, 암은 아니지만 추후 면밀한 추적 관찰을 요하는 질환으로 분류됩니다. 그렇기 때문에 국민건강보험에 중증질환으로 등록될 수 있습니다. 즉 앞과 같은 목적으로 전립선 MRI를 시행하는 경우에는 일정 기간 국민건강보험의 적용을 받을 수 있어 검사를 위한 비용 부담은 크지 않은 편입니다.

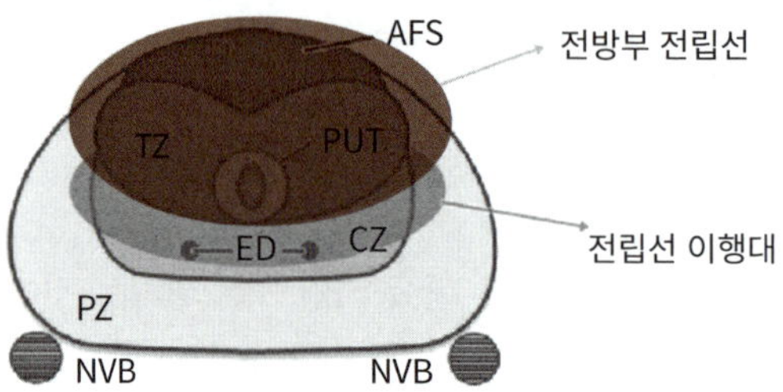

조직검사가 잘 안 되는 전립선 부위

전립선 MRI에서 '조직검사가 어려웠을 것으로 예상되는 전립선의 전방부' 혹은 '이행구역에 시행되지 않았을 것으로 예상되

는 부위'에 명확한 전립선암 의심 병변이 있다면 재조직검사가 필요할 수 있습니다. 이런 경우 조직검사의 정확도를 높이기 위해 기존의 열두 군데 계통적 조직검사와는 다른 방법의 검사가 필요할 수 있습니다. 저는 이럴 때 MRI 연동 표적 조직검사나 홀렙을 활용한 경요도 전립선 조직검사를 상황에 따라 자주 활용합니다.

MRI를 촬영해보았는데 조직검사한 부위 외에는 전립선암을 의심할 만한 병변이 없는 경우라면 3개월 간격으로 PSA 추적검사, 6개월 간격으로 전립선 MRI 추적검사를 받아보실 것을 추천합니다. 추적검사에서 PSA 수치가 꾸준히 상승하거나, MRI에서 의심 병변의 크기가 커지고 PI-RADS 등급이 상승하는 경우에는 재조직검사가 필요할 수 있습니다.

설명이 좀 복잡했는데 실제 제 환자분의 사례를 보시면 이해가 더 잘될 것 같습니다. 조직검사에서 ASAP로 진단된 환자의 실제 증례로, 2020년 8월 저에게 오셨던 73세 남자분입니다. 당시 PSA 수치는 9.51ng/mℓ였고, 직장수지검사 결과 전립선의 오른쪽에서 결절이 만져졌습니다. 경직장 전립선 초음파를 해보니 오른쪽에

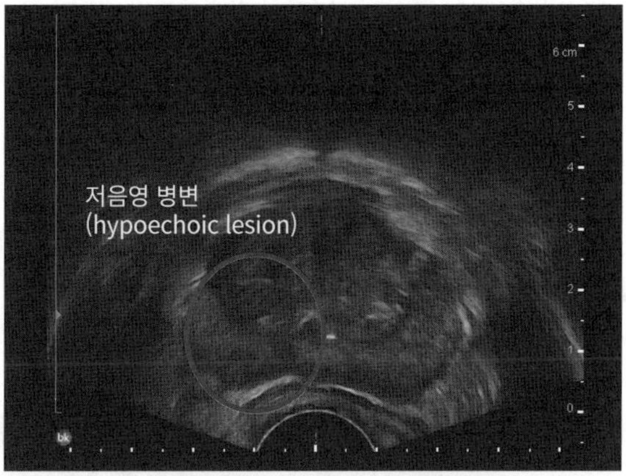

보고 일자 : 2020-09-01 08:46:20
검사 항목 : 외과병리학적 검사

I) Prostate, #1 (right mid base), needle biopsy ;
Free of carcinoma.
II) Prostate, #2 (right mid mid), needle biopsy ;
Free of carcinoma.
III) Prostate, #3 (right mid apex), needle biopsy ;
Atypical small acinar proliferation, suggestive of adenocarcinoma.
IV) Prostate, #4 (right lateral base), needle biopsy ;
Free of carcinoma.
V) Prostate, #5 (right lateral mid), needle biopsy ;
Free of carcinoma.
VI) Prostate, #6 (right lateral apex), needle biopsy ;
Free of carcinoma.
VII) Prostate, #7 (left mid base), needle biopsy ;
Free of carcinoma.
VIII) Prostate, #8 (left mid mid), needle biopsy ;
Free of carcinoma.
IX) Prostate, #9 (left mid apex), needle biopsy ;
Free of carcinoma.
X) Prostate, #10 (left lateral base), needle biopsy ;
Free of carcinoma.
XI) Prostate, #11 (left lateral mid), needle biopsy ;
Free of carcinoma.
XII) Prostate, #12 (left lateral apex), needle biopsy ;
Free of carcinoma.

증례 환자 초음파 조직검사 소견

서 저음영 병변 소견을 확인할 수 있었습니다. 이에 통상적인 방법으로 열두 군데의 계통적 조직검사를 시행했습니다. 조직검사 결과에서는 열두 군데 조직 중 한 곳에서 ASAP가 나왔습니다.

이에 앞에서 말씀드린 대로 2020년 9월 바로 전립선 MRI를 시행했습니다. MRI에서 오른쪽 전방부 말초구역에 PI-RADS 4등급의 전립선암 의심 병변이 있음을 확인했습니다. 의심 병변의 위치로 판단할 때, 이번 조직검사에서 충분히 검체가 획득되었을 가능성이 높다고 판단했습니다. 이에 재조직검사는 하지 않고 3개월 간격으로 PSA를 추적하기로 했습니다. 하지만 이후에도 PSA 수치가 10.90ng/mℓ, 10.50ng/mℓ, 15.34ng/mℓ로 꾸준하게 상승했습니다. 이에 2021년 7월 전립선 MRI를 재촬영했습니다. 추적 MRI에서는 의심 병변의 크기가 더 커졌고, PI-RADS 5등급 병변으로 판독 등급이 상승했습니다.

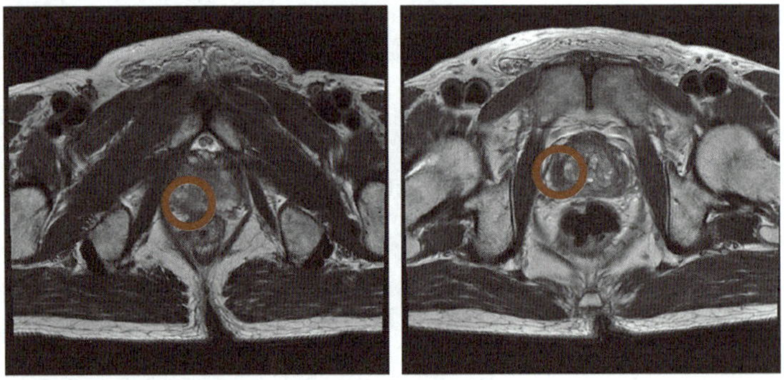

2020년 9월 2021년 7월

증례 환자 자기공명영상 소견

이에 2021년 7월 재조직검사를 환자분께 추천했습니다. 의심 병변이 전립선 말초구역에 있기는 하지만, 다소 전립선 전방부에 병변이 위치해서 통상적인 조직검사만으로는 검체를 충분히 얻지 못할 가능성이 있다고 판단했습니다. 따라서 열두 군데 계통적 조직검사에 더하여, 추가로 홀렙을 활용한 경요도 전립선 조직검사를 시행했습니다. 이 환자의 경우 조직검사 결과가 매우 특이하게 나왔습니다. 다음 자료에서

보고 일자 : 2021-07-16 11:18:13
검사 항목 : 외과병리학적 검사

PATHOLOGICAL DIAGNOSIS

I) Prostate, #1 (right mid base), biopsy ;
Benign prostatic tissue
II) Prostate, #2 (right mid mid), biopsy ;
Benign prostatic tissue
III) Prostate, #3 (right mid apex), biopsy ;
Benign prostatic tissue
IV) Prostate, #4 (right lateral base), biopsy ;
Benign prostatic tissue
V) Prostate, #5 (right lateral mid), biopsy ;
Benign prostatic tissue
VI) Prostate, #6 (right lateral apex), biopsy ;
Benign prostatic tissue
VII) Prostate, #7 (left mid base), biopsy ;
Benign prostatic tissue
VIII) Prostate, #8 (left mid mid), biopsy ;
Benign prostatic tissue
IX) Prostate, #9 (left mid apex), biopsy ;
Benign prostatic tissue
X) Prostate, #10 (left lateral base), biopsy ;
Benign prostatic tissue
XI) Prostate, #11 (left lateral mid), biopsy ;
Benign prostatic tissue
XII) Prostate, #12 (left lateral apex), biopsy ;
Benign prostatic tissue
XIII) Prostate, #13 (target 1), biopsy ;
Benign prostatic tissue
XIV) Prostate, #14 (target 2), biopsy ;
Benign prostatic tissue

계통적 조직검사

보고 일자 : 2021-07-21 18:21:29
검사 항목 : 외과병리학적 검사

PATHOLOGICAL DIAGNOSIS

I) Prostate, "tumor", HoLEP ;
ADENOCARCINOMA, Gleason score 6(3+3), 40%
II) Prostate, HoLEP ;
ADENOCARCINOMA, Gleason score 6(3+3), <1%

경요도 조직검사

증례 환자 재조직검사 소견

보듯, 재조직검사로 시행한 열두 군데 계통적 조직검사에서도 전립선암은 나오지 않았습니다(왼쪽 자료). 하지만 추가로 시행한 경요도 전립선 조직검사를 통해 얻은 전방부 전립선 조직에서 전립선암을 찾아낼 수 있었습니다(오른쪽 자료).

이 환자는 진단된 전립선암에 대해 로봇 보조 근치적 전립선 절제술RALP을 받았고, 2024년 1월 기준 재발 없이 잘 지내고 있습니다.

전립선 조직검사를 하는 분들의 약 10%가 HGPIN 또는 ASAP 등의 전립선암 전암병변을 진단받습니다. 이럴 때 아직 전립선암이 확진된 것은 아니므로 바로 치료에 들어가지는 않습니다. 하지만 추후 전립선암으로 진행될 확률이 40~60%에 육박하므로 다른 분들보다 더 철저한 추적관찰이 요구됩니다. 전립선 조직검사에서 전암병변이 진단된다면, 먼저 전립선 MRI를 촬영해보는 것이 좋습니다. MRI에서 명확한 전립선암 의심 병변이 있다면 바로 재조직검사를 해보는 것이 안전합니다. 만약 전립선암 의심 병변이 명확하지 않다면, PSA와 전립선 MRI를 정기적으로 시행해보는 것이 좋습니다.

TIP

조직검사를 했는데 암은 아니라고 하는 경우, 어떻게 관리해야 할까요?

조직검사 결과 암이 아닌 분들이 가장 많이 물어보시는 질문입니다.
첫째, 앞에서 말씀드렸듯이 지속적으로 PSA의 변화를 모니터링해야 합니다. 그러므로 병원을 빼먹지 않고 잘 다니시는 것이 중요합니다.
둘째, 전립선 건강에 좋은 식단으로 식이 관리를 하는 것이 유리합니다. 전립선 건강을 위해 피해야 할 음식과 드셔야 할 음식은 이 책의 7장 '35. 전립선암 예방에 도움이 되는 식이습관이나 운동이 있나요?'를 참고하세요.

44 전립선암이 의심돼 조직검사를 여러 번 했지만 암은 없습니다. 어떻게 해야 할까요?

이런 고민을 하시는 분들이 가끔 있습니다. 제 진료실에도 종종 찾아오시는데, 사실 이런 분들을 진료할 때는 저도 고민이 많습니다. 주로 다음과 이유들 때문입니다.

① 환자마다 상황이 다르다.
② 이럴 때 어떻게 해야 하는지는 교과서에 적혀 있지 않다.
③ 더 정확한 검사 방법은 아직 없다.
④ 그럼에도 불구하고 이들 중 일부는 아직 전립선암이 있을 수 있다.

이러한 이유들로 저를 포함한 많은 의사가 어떻게 해야 할지 고민합니다. 전립선암이 계속 의심된다고 해서 그때마다 무한정 조직검사를 해볼 수는 없습니다. 앞에서도 말씀드렸지만, 조직검사는 침습적인 검사입니다. 낮은 확률이지만 출혈, 통증, 감염 등의 문제를 일으킵니다. 조직검사의 횟수가 늘어나게 되면 당연히 이와 같은 합병증이 생길 확률도 같이 높아집니다. 또한 환자 입장에서 생각해봅시다. 전립선암이 계속 의심되지만 조직검사 결과 암이 나오지 않았다고 하면서 암이 찾아질 때까지 무한정으로 조직검사를 해야 한다고 하면 얼마나 괴로울까요?

전립선암을 의심하여 여러 번 조직검사를 할 때, 세 번째 검사까지는 새로운 전립선암을 찾아내지만 네 번째 검사부터는 찾아내는 경우가 거의 없었다는 연구 결과도 있습니다. 이 말은 전립선암이 의심될 때 세 번까지는 조직검사를 시도해볼 수 있지만, 그 이상으로 더 해보는 것은 별 의미가 없다는 뜻이 됩니다. 저도 이런 연구들에 근거하여 한 환자에게 조직검사를 네 번 이상 하는 것은 별로 추천하지 않습니다.

전립선암을 찾아내기 위해 평생 조직검사를 단 세 번만 할 수 있다면? 당연히 전립선암이 조금 의심된다고 해서 조직검사를 남발하는 것은 옳지 않습니다. 특히 재조직검사부터는 검사를 더 신중하게 결정해야 합니다.

여러 번 조직검사를 했지만 암이 없을 때, 일반적인 조언

여러 번 조직검사를 받았지만 암이 발견되지 않았다면, 이때 가장 중요한 것은 담당 의사와 긴밀하게 상의하고 지속해서 모니터링하며 필요할 때 추가 검사를 받는 것입니다. 일반적인 조언은 다음과 같습니다.

① 정기적인 검진: 암이 발견되지 않았어도 전립선암 위험성이 남아 있다면 정기적인 전립선 검진을 하여 상태를 계속 모니터링하는 것이 좋습니다.

② 추가 검사: 이런 상황에서 PSA 외에 전립선 자기공명영상MRI과 보조적인 전립선 혈액검사 *phi*, 4K study 등이 더 정확한 판단을 하는 데 도움이 될 수 있습니다.

③ 생활습관 개선: 이런 문제들로 비뇨의학과를 계속 다니시는 분이라면 일반인에 비해 추후 전립선암을 진단받을 확률이 더 높은 전립선암 고위험군에 해당합니다. 이런 분들은 당연히 건강한 식습관, 규칙적인 운동, 체중 관리 등을 통해 전립선암 예방에 도움이 되는 생활습관을 유지하셔야 합니다.

④ 스트레스 관리: 본인의 전립선 상태가 명확하지 않으면 당연히 스트레스를 받을 수 있습니다. 하지만 여러 번의 검사에서 암이 한 번도 나오지 않았다면 실제 암이 없을 확률이 훨씬 더 높습니다. 진료를 보는 의사를 믿고 본인의 상황에 대해 너무 스트레스를 받지 않는 것이 중요합니다.

⑤ 2차 의견: 한 병원을 오래 다니면서 진료를 보았으나 이 문제에 대한 명확한 결론을 얻지 못했다면, 한번 다른 병원을 방문하여 2차 의견을 구해보는 것도 도움이 될 수 있습니다. 같은 문제에 대해 다른 관점이나 진단 방법으로 접근하여 문제를 해결하는 경우도 종종 있기 때문입니다. 단 지나치게 많은 병원을 돌아다니면서 의료 쇼핑을 하는 것은 추천하지 않습니다. 너무 많은 의견으로 오히

려 더 혼란스러워질 수 있기 때문입니다.

여러 번 조직검사를 했지만 암이 없었다는 환자분께 저는 이렇게 합니다.

지금 말씀드리는 내용은 제 개인적인 의견입니다. 당연히 교과서에는 없는 내용이고 진료를 하는 의사마다 차이가 있습니다. 물론 저도 이후에 더 정확한 검사 방법이 나온다면 진료 지침을 변경하게 될 것입니다. 현시점에서는 이런 환자들을 더 정확하게 판단하기 위해 전립선 MRI 또는 *phi* 두 가지 검사 중 하나를 추가로 활용합니다.

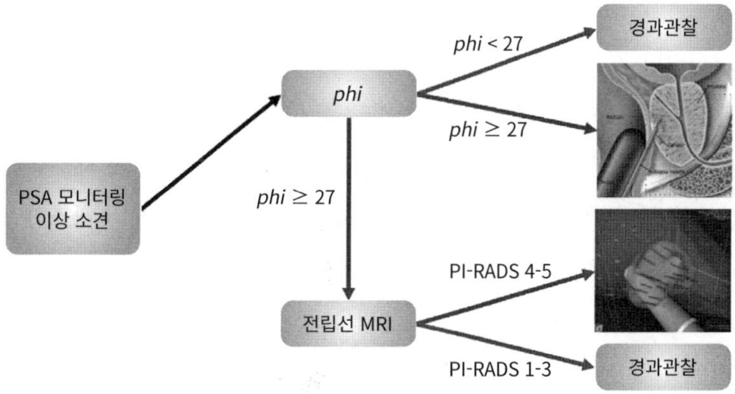

phi

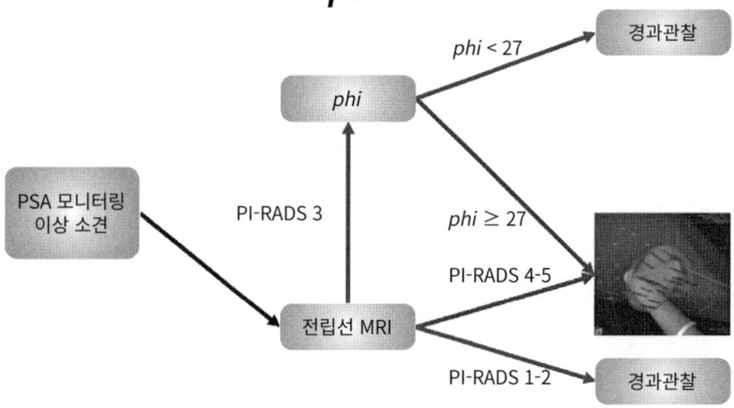

전립선 MRI

전립선 재조직검사를 결정하는 알고리즘(개인 의견)

전립선 조직검사를 여러 번 했는데 암이 나오지 않았으면 일단 PSA를 정기적으로 모니터링합니다. 이때 PSA 수치에 변동이 있어, 전립선암을 또 의심해야 하는 경우, 그리고 조직검사를 할지 판단하기 어려운 경우 저는 *phi* 또는 전립선 MRI 검사 중 하나를 해봅니다.

먼저 *phi* 검사를 해보는 경우, *phi* 수치가 정상이라면 일단 경과 관찰을 합니다. 하지만 *phi* 수치가 높아졌다면 재조직검사를 고려합니다. 만약 좀 더 정확한 판단이 필요할 때는 전립선 MRI를 같이 합니다. 전립선 MRI에서도 PI-RADS 4~5등급 병변이 보이면 조직검사를 다시 합니다. 이때 검사의 정확도를 높이기 위해 MRI 연동 표적 조직검사 방법을 주로 추천합니다.

PSA 모니터링 결과 이상이 있을 때 전립선 MRI를 먼저 해보는 분들도 있습니다. 이런 분들은 주로 과거에도 MRI를 하던 분들인 경우가 많습니다. MRI에서 PI-RADS 4~5등급 이상의 병변이 새로 생겼다면 MRI 연동 표적 조직검사 방법으로 재조직검사를 합니다. 한편 PI-RADS 1~2등급의 병변만 있을 때는 재조직검사를 하지 않고 경과를 관찰합니다. MRI에서 PI-RADS 3등급이 보이면, 이럴 때는 좀 더 정확한 판단을 위해 *phi* 검사를 추가로 해봅니다. PI-RADS 3등급 병변에서는 *phi* 수치가 정상일 경우 조직검사를 하지 않고, 수치가 높으면 조직검사를 다시 합니다. 이때는 이미 MRI를 촬영해두었기 때문에 조직검사는 MRI 연동 표적 조직검사 방법으로 합니다.

물론 이러한 결정은 의사마다 차이가 있습니다. 어쨌든 중요한 점은 전립선암을 놓치는 일은 없게 하되 불필요한 조직검사도 최소화하여야 한다는 것입니다.

45 조직검사 후에도 계속 PSA 수치가 높습니다. 낮출 수 있는 방법은 없나요?

조직검사에서 암이 없었어도 PSA 수치가 계속 높으면 불안해하는 분들이 많습니다. 특히 조직검사 이후에도 PSA 수치가 꾸준히 증가한다면 더욱 그렇습니다. 이런 분들이 많이 물어보는 질문이 "그러면 PSA 수치를 낮춰주는 약은 없나요?"입니다. 약이나 식품으로 PSA 수치를 낮추고 전립선암의 위험성도 같이 줄일 수 있다면 아주 좋을 것입니다.

물론 PSA 수치를 떨어트릴 수 있는 방법은 있습니다.

PSA 수치를 낮추는 몇 가지 방법이 있습니다. 하지만 PSA 수치를 인위적으로 낮춘다고 전립선암의 위험성까지 같이 낮아지는 것은 아닙니다. 그 몇 가지 방법에 대해서 말씀드리겠습니다.

- **전립선비대증 수술**

전립선비대증 수술을 받으면 전립선 조직의 많은 부분이 제거됩니다. 홀렙의 경우 정상 전립선 조직의 60% 이상을 줄여줍니다. 앞서 PSA는 정상 전립선 조직에서 만들어지는 단백질이고, 고유한 기능은 정액이 엉겨 있는 덩어리를 녹여주는 작용을 하는 것이라고 말씀드렸습니다. 당연히 정상 전립선 조직이 줄어들면 분비되는 PSA의 양도 줄어듭니다. 그래서 전립선비대증 수술을 받고 나면 이전에 PSA 수치가 높았던 분들도 수치가 정상 범위로 내려가는 경우가 대부분입니다.

PSA 수치가 낮아진다고 해서 전립선암의 위험도 같이 감소할까요? 그렇지는 않습니다. PSA 수치가 높았던 분들에 대해 우려했던 이유는 이전에 조직검사가 되지 않은 부위에 암이 숨어 있을 수 있었기 때문입니다. 즉 단순히 전립선 크기가 줄어 PSA가 낮아졌다고 해서 숨어 있는 암이 사라질 것이라고 예상하기는 어렵습니다. 그렇기 때문에 PSA 수치가 정상으로 돌아왔으니 이제 전립선암은 걱정하지 않아도 된다고 보기는 어렵습니다.

PSA 수치가 높았던 분들이 전립선비대증 수술을 고려한다면 다음의 내용들을 충분히 고려하셔야 합니다.

① 소변 불편 증상 개선: 전립선비대증 수술은 소변 불편 증상을 좋아지게 하기 위해 받는 수술입니다. PSA 수치를 낮추기 위해서, 또는 전립선 크기를 줄이기 위한 목적으로 전립선비대증 수술을 받지는 않습니다. 따라서 전립선비대증으로 인한 소변 불편 증상이 전혀 없다면 PSA 수치가 아무리 높다고 하더라도 수술을 고려하실 필요는 없습니다.

② 추가적인 조직검사 가능: 물론 PSA 수치가 높으신 분들이 전립선비대증 수술을 받으면 소변 증상이 좋아지는 것 외에 추가적인 이득이 있습니다. 먼저 전립선비대증 수술을 하면서 얻은 조직으로 조직검사를 한 번 더 할 수 있습니다. 전립선비대증 수술로 제거하는 조직은 주로 전립선의 전방부에 위치한 이행구역의 조직들입니다. 이전에 조직검사로 확인했던 부위는 주로 전립선 후방부에 위치한 말초구역의 조직이라는 점과 차이가 있습니다. 즉 전립선비대증 수술을 받으면, 이전 조직검사 부위와 다른 전립선 부위의 조직검사를 한 번 더 확인할 수 있는 셈입니다. 간혹 열두 군데 계통적 조직검사에서는 암이 없었지만, 바로 이어서 받은 전립선비대증 수술 조직검사에서는 암을 진단받는 분들이 있습니다. 그렇기 때문에 MRI 연동 표적 조직검사를 할 수 없는 병원인 경우 전립선암이 계속 의심되고 소변 불편 증상도 있는 환자에 대해 전립선비대증 수술을 받게 하는 것을 적극 고려해보는 것도 좋은 대안이 될 수 있습니다. 물론 전립선암이 진단된다면 비대증 수술과는 별개로 전립선암에 대한 추가적인 치료가 필요합니다.

③ PSA 수치의 정상화: 앞에서 말씀드렸듯이 전립선비대증 수술을 하여 전립선

의 크기를 줄여주면 대부분 PSA 수치도 정상으로 돌아옵니다. PSA 수치가 정상이 되면 환자들의 심리적인 불안감이 줄어드는 경우가 많습니다. 하지만 PSA 수치가 정상이 되었다고 전립선암 위험성이 낮아지는 것은 아닙니다. 전립선비대증 수술을 받았는데도 PSA 수치가 정상 범위로 낮아지지 않거나, PSA 수치가 정상으로 돌아왔지만 이후 검사에서 수치가 또 꾸준히 상승하는 경우라면 전립선암이 괜찮은지를 계속 추적관찰해야 합니다.

• 5알파-환원효소 억제제

5알파-환원효소 억제제는 전립선비대증 치료 약입니다. 앞에서 5알파-환원효소 억제제를 꾸준히 복용하면 전립선의 크기를 줄일 수 있다고 설명드렸습니다. 이 약을 6개월 이상 꾸준히 복용하면 PSA 수치도 낮아집니다. 평균적으로 약 복용 전 PSA 수치의 50% 정도가 감소합니다. 예를 들면 5알파-환원효소 억제제를 복용하기 전의 PSA 수치가 5ng/mℓ 정도인 분이 약을 6개월간 꾸준히 복용하면 그 절반인 2.5ng/mℓ까지 떨어집니다.

PSA 수치가 높으신 분들이 5알파-환원효소 억제제 복용을 고려하신다면 다음 사항들을 잘 고려하셔야 합니다.

① 소변 불편 증상의 유무 파악: 5알파-환원효소 억제제도 전립선비대증 치료제이기 때문에 당연히 가장 중요한 목적은 소변 불편 증상을 좋아지게 하는 것입니다. 이 약을 단순히 PSA 수치를 낮추거나 전립선의 크기를 줄일 목적으로 사용하는 약이 아닙니다. 특히 소변 불편 증상이 있는 분들 중에서도 국제전립선증상점수가 8점 이상으로 중등도 이상의 불편감이 있어야만 국민건강보험의 적용을 받아 약을 사용할 수 있습니다. 따라서 소변 불편 증상이 전혀 없거나 경미한 경우 이 약을 드셔야 할 이유는 없습니다.

② 불분명한 전립선암 예방 효과에 대한 인지: 이 약이 PSA 수치를 낮춰주기 때문에 전립선암의 예방 효과도 있을지에 대한 연구가 많았습니다. 이 중 가장

중요한 연구가, 앞에서도 말씀드린 바 있는 전립선암 예방연구Prostate Cancer Prevention Trial: PCPT입니다. 이 연구 결과에 의하면 5알파-환원효소 억제제를 장기 복용할 경우 전립선암의 발생 확률은 조금 줄어들 수 있지만, 전립선암이 생길 때 더 예후가 나쁜 암으로 발생하는 경향이 있습니다. 그렇기 때문에 전 세계적으로 5알파-환원효소 억제제를 전립선암 예방 목적으로 복용하는 것을 추천하지 않습니다.

이렇듯 수술이나 약물을 사용하면 PSA 수치를 인위적으로 낮출 수는 있지만 전립선암의 위험까지 예방할 수 있는 것은 아닙니다. 따라서 PSA 수치가 높다고 하여 인위적으로 수치를 낮추려 노력하기보다는, 전립선암을 예방할 수 있는 생활습관을 잘 실천하고 정기적으로 전립선암에 대한 검진을 하는 것이 더 현명한 방법이 될 것입니다.

TIP

PSA 수치를 인위적으로 떨어트리면 암 발생 확률도 낮아질까요?

그렇지 않습니다. 앞에서 말씀드린 수술이나 약물 사용 등의 방법은 PSA 수치를 인위적으로 낮출 수는 있지만 전립선암의 위험까지 예방할 수 있는 것은 아닙니다. 따라서 PSA 수치가 높다고 하여 인위적으로 수치를 낮추려 하기보다는, 전립선암을 예방할 수 있는 생활습관을 잘 실천하고 정기적으로 전립선암에 대한 검진을 받아보는 것이 더 현명한 방법이 됩니다.

46 암으로 진단되면 치료비가 줄어든다는데 어떻게 해야 혜택을 받을 수 있나요?

이러한 내용이 궁금하시다면, 아마 이미 전립선암을 조직검사로 진단받은 분일 확률이 높습니다. 병원에서 좋지 않은 소식을 들어 당황하셨을 겁니다. 하지만 너무 낙담하지는 마십시오. 적어도 다음과 같은 점에서는 아직 낙관적입니다.

① 전립선암은 너무 늦게 진단되지만 않으면 예후는 좋은 편이다.
② 치료 방법들도 과거에 비해 많이 간단하다.
③ 국민건강보험에서 중증질환으로 등록 가능하여 치료비 부담이 적어졌다.

그럼 지금부터는 이 ③번 내용에 대해 좀 더 자세히 말씀드리겠습니다.

중증질환 산정특례 제도란 무엇인가요?

국민건강보험에서 보장하는 '중증질환 산정특례 제도'란 진료비 부담이 높은 4대 중증질환으로 확진될 경우 의사가 발행한 산정특례 등록신청서를 보험공단에 제출하여 등록하는 제도입니다.

우리나라에서 4대 중증질환은 암, 심장병, 뇌질환, 희귀난치성 질환을 말하며, 180여만 명의 환자가 해당 질환으로 치료를 받고 있습니다. 이러한 중증질환들은 진단과 치료를 받는데 첨단 검사와 고도의 수술, 고가 약제가 필요하여 가계에 큰 부담으로 작용합니다. 중증질환 산정특례 제도는 이러한 문제를 겪는 분들의 경제적인 부담을 줄여주는, 국민건강보험의 아주 요긴한 제도입니다.

조직검사에서 전립선암이 나오면 암이 확진된 것이므로 당연히 중증질환 산정특례의 적용을 받을 수 있습니다. 암을 진단받으면 확진일부터 5년간 산정특례 혜택을 받을 수 있으며, 암으로 외래 및 입원 진료 시 진료비의 5%만 본인이 부담하면 됩니다.

구분	본인 부담률	적용 기간
암	5%	5년
희귀질환	10%	5년
중증난치질환	10%	5년
중증치매	10%	5년 (V810 연간 60일)
결핵	0%	치료 기간
잠복결핵	0%	1년 (6개월 연장)
중증화상	5%	1년
뇌혈관질환	5%	최대 30일(입원)
심장질환	5%	최대 30일 복잡 선천성 심기형질환자 또는 심장이식술을 받은 경우 최대 60일
중증외상	5%	최대 30일(입원)

질환별 산정특례 혜택

산정특례와 관련해 진료실에서 많이 물어보시는 질문들

이런 좋은 제도가 있다는 사실을 모르는 분들이 은근히 많습니다. 제가 진료실에서 산정특례 제도와 관련해 많이 질문받은 내용에 대한 답변들을 정리해두겠습니다. 큰 도움이 되실 겁니다.

• 중증질환 산정특례 등록은 어떻게 하나요?

기본적으로는 담당 의사가 발급한 산정특례 등록 신청서가 필요합니다. 전립선암을 많이 보는 의사들은 전립선암이 진단되어 결과를 통보해드리는 날에 해당 서류를 의례 발급해드립니다. 저희 병원의 경우 전자 차트상에 환자의 확진 진단명을 전립선암으로 최초 입력하면 해당 서류가 자동으로 발급되고, 보험공단에 중증질환자로 대리 등록해 드리도록 시스템화되어 있습니다. 아마 대부분의 큰 병원에서 이런 시스템이 구축되어 있을 겁니다. 만약 전립선암을 진단받았는데 해당 서류가 필요하다면 담당 의사에게 서류 발급을 요청하시면 됩니다. 발급받은 서류를 가지고 보험공단에 직접 신청하실 수도 있습니다.

- **암 중증질환자로 등록되면 모든 질환에 대해 진료비 5% 적용을 받나요?**

그렇지는 않습니다. 산정특례의 적용 범위는 산정특례 등록 질환 및 등록 질환과의 의학적 인과관계가 명확한 합병증의 진료에만 해당합니다. 전립선암 환자를 예로 들어보겠습니다. 전립선암으로 산정특례가 등록되면 전립선암으로 인해 검사 및 치료를 받는 비용들에 대해 본인 부담 5%가 적용됩니다. 전립선암으로 인해 인과적으로 파생된 문제에 대해서도 동일한 적용을 받습니다. 가령 전립선암에 대한 치료를 받다가 치료 후유증으로 요실금이 생겼다면, 그 요실금에 대한 검사 및 치료도 본인 부담 5%를 적용받습니다.

하지만 전립선암과 별개인 질환에 대해서는 산정특례 적용을 받지 못합니다. 예를 들어 전립선암을 진단받기 전부터 당뇨나 고혈압으로 치료받고 있었다면, 이러한 문제들로 진료하는 비용에 대해서는 본인 부담 5%를 적용받을 수 없습니다.

- **5년이 지나면 원래대로 돈을 내야 하나요?**

상황에 따라 다릅니다. 암에 대한 산정특례 적용 기간을 5년으로 두는 이유는, 일반적인 암의 경우 근치적인 치료를 받고 한 5년 정도 재발이 없으면 완치로 판정하기 때문입니다. 즉 암 진단을 받으면 치료를 하고 충분히 추적관찰을 해서 문제가 없을 때까지 산정특례 적용을 받으라는 뜻입니다.

그럼 5년 후에도 전립선암으로 문제가 있는 경우는 어떨까요? 당연히 산정특례의 연장 적용이 가능합니다. 산정특례 적용 기간이 종료되는 시점에 전립선암이 남아 있거나, 추가로 재발이 확인되는 경우로서 수술 혹은 항암치료 중이거나 항암제를 계속 사용하고 있는 경우에는 산정특례 기간을 연장할 수 있습니다. 이때도 담당의사의 확인 서류 발급이 필요합니다.

- **전립선암의 모든 치료에 대해 5% 적용을 받을 수 있나요?**

그렇지 않습니다. 산정특례의 적용은 요양급여 비용의 일부를 부담하는 항목에만 해당합니다. 즉 상급병실(2, 3인실) 입원료, 식대, 100분의 100 전액 본인 부담, 선별급여, 예비급여, 비급여 항목 등은 특례혜택에서 제외됩니다. 전립선암 환자들이 가장 많이 문제를 제기하는 부분이 바로 로봇수술입니다. 요즘 많은 분이 전립선암을 치료하기 위한 방법으로 로봇수술을 선택합니다. 수술 후 회복이 빠르고 요실금, 발기 문제 등의 수술 후유증이 적기 때문입니다. 하지만 로봇수술은 건강보험의 적용을 받지 못하는 비급여 치료입니다. 그러므로 로봇수술 비용에 대해서는 본인 부담 5%의 적용을 받을 수 없고, 환자분이 전액 부담하셔야 합니다. 대신에 실손의료보험에 가입하신 분들은 기준에 부합한다면 실손보험의 적용을 받아 치료받으실 수 있습니다. 이는 최근에 많은 분이 전립선암 치료 방법으로 관심을 가지고 계신 중입자 가속기 치료도 마찬가지입니다. 이 치료도 비급여 치료 항목이므로 본인 부담 5%의 적용을 받지 못합니다.

전립선암으로 진단을 받으신 분들은 국민건강보험의 중증질환 산정특례 제도의 혜택과 한계를 잘 확인하여 본인에게 적절한 치료 방법을 선택하시는 것이 현명합니다.

8장

전립선암 치료 계획 정하기

47 조직검사 결과 전립선암 악성도 점수가 7점이라고 하는데, 무슨 의미인가요?

글리슨 점수가 무엇인가요?

이번에는 전립선암의 악성도에 대해 알아보겠습니다. 전립선암의 악성도를 분류하기 위해 수립된 체계를 글리슨 점수Gleason score라고 합니다. 모든 전립선암이 동일하게 진행되지는 않지요. 즉 어떤 전립선암은 빠른 속도로 나빠지고, 또 어떤 암은 큰 변화가 없는 상태로 오래가기도 합니다. 이러한 차이는 전립선암 악성도의 영향을 상당히 받습니다. 어떤 전립선암은 처음부터 악성도가 높아 병이 빠르게 진행되는데, 이런 환자들은 당연히 예후가 나쁩니다.

글리슨 점수는 조직검사를 판독하는 병리과 의사들이 매기는 점수입니다. 먼저 전립선 조직을 현미경으로 관찰한 후, 조직학적인 분화도에 따라 1~5등급의 글리슨 패턴Gleason pattern으로 분류합니다. 글리슨 패턴이 1등급이면 정상에 가까운 분화를 나타내며, 악성도가 낮습니다. 하지만 5등급이면 정상세포의 모양이 거의 없는 악성도가 가장 심한 암을 나타냅니다. 검사하는 전립선 조직에서 악성도를 분석하여 가장 흔한 글리슨 패턴 등급과 두 번째로 흔한 등급을 찾아내고, 이를 합산한 점수가 해당 전립선 조직의 최종 글리슨 점수가 됩니다.

저는 병원에서 글리슨 등급을 알려주던데, 이것은 다른 건가요?

기본적으로 글리슨 점수와 글리슨 등급Gleason grade은 같은 것입니다. 글리슨 점수는 이론적으로 2(1+1)점부터 10(5+5)점까지 9단계가 있는데, 이러한 글리슨 점수 체계는 다음과 같은 문제점을 지닙니다.

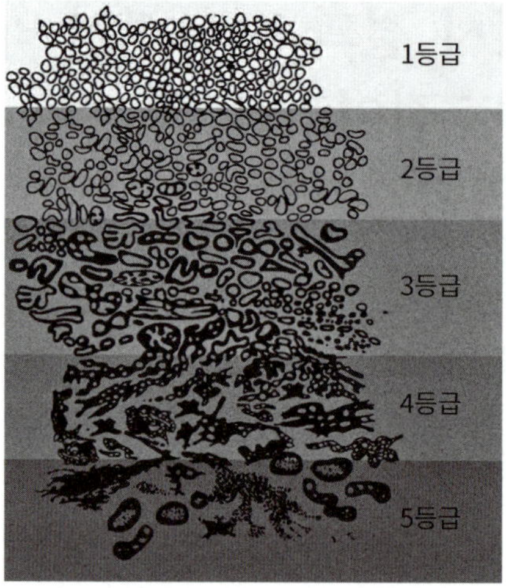

* 글리슨(Gleason) 점수=주된 형태+보조적 형태

등급	분비선의 형태
1등급	밀집하여 뭉쳐진, 하나의, 분리된, 둥근, 단일 형태의 선들: 잘 구분되는 종양의 경계
2등급	하나의, 분리된, 둥근, 비교적 단일 형태의 선들로 한 개의 선 크기에 이르는 기질층에 분리됨: 비교적 구분되는 종양의 경계
3등급	하나의, 분리된, 여러 가지 크기의 불규칙적인 선들: 체 모양 또는 유두상 모양의 종양으로 경계가 불분명함
4등급	침습적인 코드를 가진 융합된 선들을 가진 종양, 유두상 모양, 체 모양 또는 고형의 작은 선들로 구성: 세포는 작고 검거나 투명함
5등급	면포 모양의 종양 배경에 선들이 거의 없으며 기질층을 침습하는 종양 세포의 코드형 또는 판형으로 구성

글리슨 패턴 기준

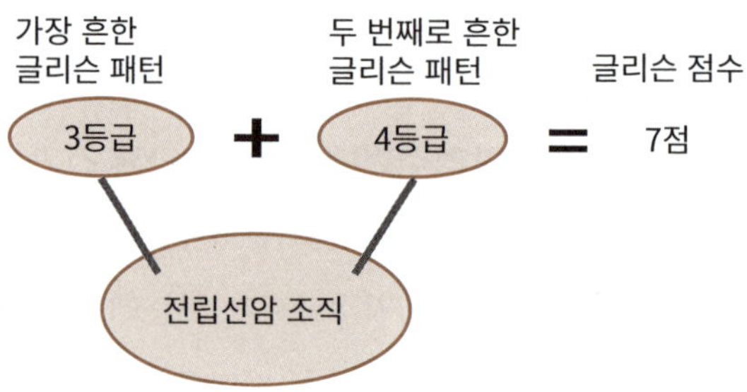

글리슨 점수 계산 방법

① 실제로 글리슨 점수 5점 이하의 전립선암은 거의 없다.

② 점수의 단계가 지나치게 많아(9단계), 글리슨 점수 간 예후 차이가 크지 않다.

③ 같은 글리슨 점수라도 예후에 차이가 난다. 예를 들면 같은 글리슨 점수 7점이라 하더라도, 3+4에 의한 7점과 4+3에 의한 7점은 다른 예후를 보인다.

이러한 문제로 2016년 세계보건기구World Health Organization: WHO는 글리슨 점수 체계를 더 단순화하고, 글리슨 점수 7점을 3+4와 4+3으로 구분할 수 있는 새로운 글리슨 등급 체계를 제안했습니다.

다음 자료에서 보듯이, 기존의 글리슨 점수 6점 이하는 글리슨 등급 I, 글리슨 패턴 3+4의 글리슨 점수 7점은 등급 II, 4+3에 의한 글리슨 점수 7점은 등급 III, 글리슨 점수 8점은 등급 IV, 그리고 글리슨 점수 9점과 10점은 등급 V로 분류합니다. 즉 기존의 글리슨 점수만 정확하게 알면 새로운 글리슨 등급으로 분류할 수 있습니다.

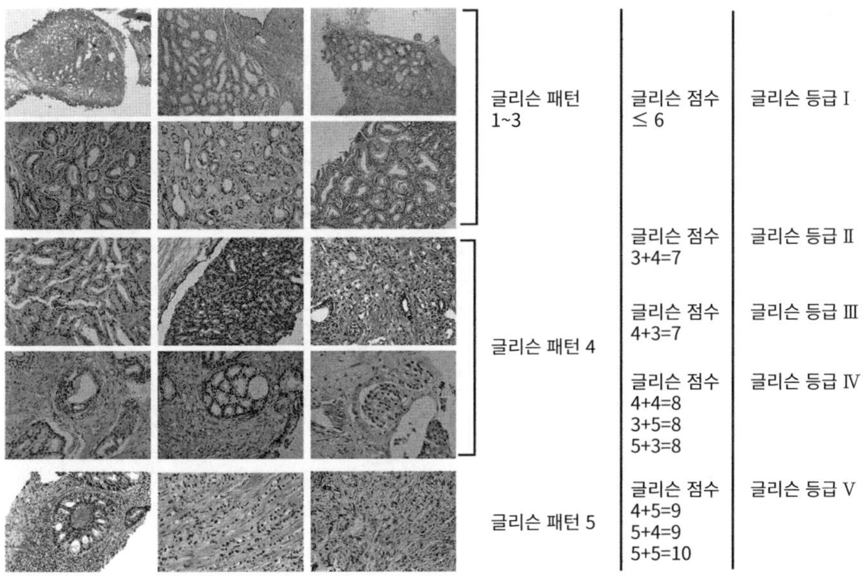

글리슨 등급 체계

출처: Ni Chen, & Qiao Zhou (2016). The evolving Gleason grading system, *Chinese Journal of Cancer Research, 28*(1), p. 62.

그러므로 기본적으로 글리슨 점수와 글리슨 등급은 같은 것이고, 분류 체계만 조금 차이가 나는 것이라고 이해하시면 됩니다.

글리슨 등급, 어떤 의미가 있나요?

글리슨 등급으로 전립선암의 악성도를 분류하는 이유는 악성도가 전립선암의 진행에 큰 영향을 미치기 때문입니다. 전립선암이라고 해서 모두 동일한 질병 진행을 보이지는 않습니다. 어떤 전립선암은 악성도가 높아 처음부터 진행이 상당히 빠르기도 하며, 악성도가 낮은 전립선암은 비교적 양호한 경과를 보이기도 합니다. 이에 따라 환자마다 예후에도 큰 차이가 나타납니다.

전립선암에서 환자의 예후를 가늠해볼 수 있는 가장 중요한 두 가지 요소는, 진단 당시 암의 ① 악성도와 ② 진행도입니다. 이 중 전립선암의 악성도는 글리슨 등급으로 분류합니다. 한편 전립선암의 진행도는 전립선암이 진단될 때 어느 범위까지 퍼져 있는지를 의미하며, 이는 전립선암의 병기로 평가합니다. 전립선암의 병기를 측정하는 방법에 대해서는 뒤에서 더 자세히 다룰 예정입니다.

글리슨 등급에 따라 전립선암의 예후는 얼마나 차이가 날까요? 다음 그래프는 전립선암 진단 시 글리슨 등급에 따라 얼마나 예후에 차이가 나는지를 잘 보여줍니다.

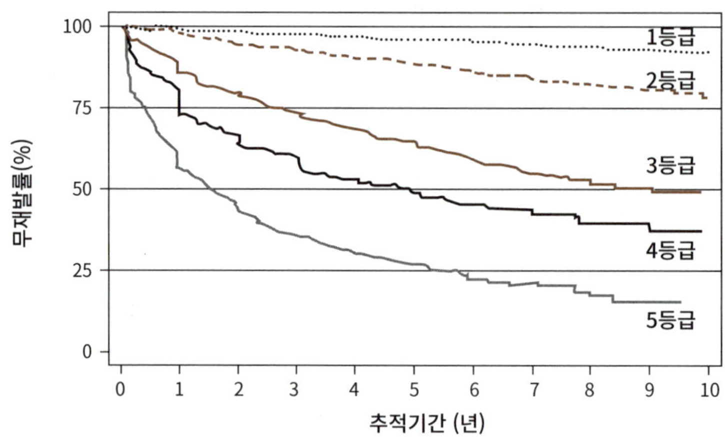

글리슨 등급과 전립선암 예후

진단 당시 전립선암의 글리슨 등급에 따라 전립선암의 무재발률에는 극적인 차이가 있습니다. 글리슨 등급 I(글리슨 점수 6점 이하)의 경우에는 전립선암 치료 후 5년 무재발율이 93%에 달합니다. 즉 글리슨 등급 I 전립선암 환자를 100명 치료하면 그중 93명은 치료 후 5년이 지나도 재발하지 않는다는 말이 됩니다. 반면 글리슨 등급 V(글리슨 점수 9점 또는 10점)인 환자들은 5년 무재발율이 25%에 불과합니다. 이 말은 글리슨 등급 V 전립선암 환자 100명을 치료하면, 5년 후까지 재발하지 않는 환자는 4분의 1에 불과하다는 뜻입니다.

결론적으로 진단 당시 글리슨 등급이 낮으면 전립선암의 예후가 좋습니다. 이런 전립선암 환자들은 치료를 받고 나서 앞으로 전립선암이 재발 또는 진행할 가능성이 낮지요. 반대로 글리슨 등급이 높은 전립선암 환자들은 예후가 나쁘고, 전립선암 치료 후에도 암의 재발 및 진행 가능성이 높다고 이해해두시면 됩니다.

수술 전 조직검사와 수술로 적출한 전립선의 글리슨 등급이 서로 다르다고 들었습니다. 이게 가능한가요?

네. 수술 전 조직검사와 수술로 적출한 전립선의 글리슨 등급이 서로 다른 경우가 있습니다. 특히 적출한 전립선의 글리슨 등급이 수술 전 조직검사의 글리슨 등급에 비해 더 높게(나쁘게) 나오면, 이를 글리슨 등급 상승upgrading이라 합니다. 예를 들면 어떤 환자의 수술 전 조직검사의 글리슨 등급은 I(글리슨 점수 6점 이하)이었지만, 수술한 전립선의 글리슨 등급은 III(글리슨 점수 4+3, 7점)으로 나왔다면, 글리슨 등급 상승이 발생했다고 볼 수 있습니다.

이런 글리슨 등급 상승의 원인은, 수술 전 조직검사의 경우 바늘로 전체 전립선 조직의 일부만 얻어 병리검사를 하기 때문입니다. 이런 방법으로 얻어진 전립선 조직이 전체 전립선의 대표성을 보장할 수는 없습니다. 예를 들어 보통의 열두 군데 계통적 조직검사를 했는데 그중 세 곳에서 암이 나왔다고 가정해봅시다. 이때 세 조직의 글리슨 등급이 각각 I(글리슨 점수 6점 이하), II(글리슨 점수 3+4, 7점), III(글리슨 점수 4+3, 7점)으로 서로 다르다면, 이런 경우 전립선 전체의 글리슨 등급을 정확하게 결정하기는 어렵습니다. 이럴 때는 임상적으로 가장 나쁜 경우를 대비하여 치료하여야 하므로, 전립선 전체의 글리슨 등급을 III으로 생각하고 치료 계획을 세우는 것이 합리적입니다. 물론 수술로 적출한 전립선의 최종 글리슨 등급은 III보다 낮을 수 있습니다. 이런 경우는 전립선 등급 하강downgrading이 발생했다고 합니다.

실제 기존 연구에서, 수술 전 조직검사 결과 글리슨 등급 I로 진단된 환자들을 수술하면 약 42%의 환자에게서 수술로 적출한 전립선의 최종 글리슨 등급이 II 이상으로 등급 상승이 되는 것을 확인했습니다. 수술 전후에 글리슨 등급에 차이가 있을 때, 수술로 적출한 전립선의 최종 글리슨 등급이 전립선암 환자의 예후와 더 정확한 관련성이 있습니다. 예를 들어 어떤 환자가 수술 전 조직검사의 글리슨 등급은 I이었고, 수술 후 적출한 전립선 조직의 글리슨 등급은 III이었다면, 적출 전립선 조직의 등급이 환자의 예후와 더 관련될 가능성이 높습니다. 따라서 이 환자의 예후는 조금 더 나쁠 가능성이 높다고 봐야 합니다.

글리슨 등급에 따라 치료 방법이 달라지나요?

물론입니다. 글리슨 등급에 따라 전립선암의 치료 방법이 달라질 수 있습니다. 암 진단 당시의 글리슨 등급과 병기가 전립선암의 향후 진행을 가장 잘 가늠해볼 수 있게 하는 두 가지 요소라고 앞에서 말씀드렸습니다. 보통 조직검사로 전립선암을 진단하면, 진단 시의 ① PSA 수치, ② 글리슨 등급, ③ 임상적인 병기, 이 세 가지를 가지고 환자의 전립선암 위험도 분류D'amico risk classification를 합니다. 그 결과로 전립선암이 저위험도인지, 중위험도인지, 고위험도인지에 따라 환자의 적절한 첫 치료 방법을 결정하게 됩니다. 전립선암의 위험도를 분류하는 방법에 대해서는 다음 장에서 좀 더 자세히 말씀드리겠습니다.

정리하면 전립선암의 글리슨 등급은 전립선암의 악성도를 나타내는 방법이며, 이 등급으로 전립선암의 예후를 잘 예측할 수 있습니다. 또한 이 등급에 따라 어떠한 방법으로 전립선암을 치료할지 정하게 되므로 매우 중요한 검사 결과 항목이기도 합니다.

48 | 전립선암의 위험도 분류는 어떻게 하나요?

전립선암에 대해서는 해야 할 이야기가 참 많습니다. 지금부터는 전립선암을 진단받은 분이라면 가장 기본으로 알아야 하는 내용인 전립선암의 위험도에 대해 말씀드리겠습니다. PSA 수치가 높게 나와서 조직검사를 하고, 걱정으로 몇 날 며칠 잠 못 이루는 분들이 많습니다. 그러다가 병원에 갔는데 "전립선암입니다"라고 통보를 받으면 참 경황이 없지요. 물론 그날 의사 선생님이 전립선암의 위험도에 대해서도 설명을 해주셨을 겁니다. 하지만 내용이 좀 복잡해서 경황없이 들으면 이해하기도 어렵고 또 나중에 기억도 잘 안 납니다. 이런 분들을 위해 이 내용을 다시 꼼꼼히 정리해보겠습니다.

전립선암의 위험도란 무엇인가요?

전립선암의 위험도란 전립선암이 앞으로 나빠질 위험성의 정도를 이르며, 전립선암의 위험도를 분류하는 체계로는 전 세계적으로 다미코 위험도 분류D'Amico risk classification가 가장 널리 사용되고 있습니다. 다미코 위험도 분류는 1998년 하버드대학교의 방사선종양학과 교수인 앤서니 다미코Anthony D'Amico가 최초로 제안한 것으로, 그 분류 체계가 간단하고 직관적입니다. 또한 예측 결과도 정확하여 전 세계적으로 통용되고 있습니다.

전립선암의 위험도를 왜 분류하나요?

다미코 교수는 전립선암 환자에게 방사선 치료를 한 후 암이 재발할 위험성을 예측하기 위해 전립선암 위험도 분류를 개발했습니다. 하지만 다미코 전립선암 위험도 분류는 그 외에도 다음과 같은 이유들로 유용하여, 현재는 방사선종양학과 의사뿐만 아니라 비뇨의학과 의사들도 널리 진료에 활용합니다. 다미코 전립선암 위험도는 다음과 같은 면에서 유용합니다.

① 병기Stage 검사 전에 환자의 예후를 가늠할 수 있다.
② 전립선암 위험도에 따른 적절한 치료 옵션들을 빨리 추려낼 수 있다.
③ 전립선암 위험도에 근거하여, 조기에 환자와 치료 계획을 상의할 수 있다.

물론 정확한 치료 계획을 정하기 위해서는 전립선암의 병기가 정확하게 확인되어야 합니다. 즉 전립선암이 어느 범위까지 퍼져 있는지를 알아내기 위해서는 전립선 자기공명영상MRI, 뼈스캔bone scan 등의 추가 검사가 필요합니다. 다만 이러한 검사 결과가 나오기 전에 전립선암을 진단받은 환자의 예후는 어느 정도이고, 어떤 치료 방법들이 적절할 것인지를 대략적으로라도 미리 알 수 있으면 매우 유용할 것입니다. 이를 통해 환자와 앞으로의 치료 계획을 상의할 수 있기 때문입니다. 전립선암은 여러 가지 방법으로 치료가 가능하고, 치료의 효과 및 부작용에 따라 환자 개개인이 선호하는 치료가 있기 때문에 치료 방법을 결정하기 전에 충분한 상의가 필요합니다. 다미코 전립선암 위험도 분류는 이런 소중한 시간을 벌어주는 유용한 도구가 됩니다.

전립선암 위험도는 어떤 기준으로 분류하나요?

다미코 위험도 분류에서는 전립선암을 저위험도, 중위험도, 고위험도의 세 군으로 분류합니다. 정확한 위험도 분류를 위해서는 전립선암 진단 시점의 다음 세 가지 임상정보들이 필요합니다.

① 조직검사 당시의 PSA 수치
② 전립선 조직검사 글리슨 등급 또는 글리슨 점수
③ 직장수지검사 소견

이 세 가지 임상정보로 전립선암의 위험도를 분류하는 기준은 다음과 같습니다.

	저위험도 전립선암	중위험도 전립선암	고위험도 전립선암
정의	• PSA < 10ng/mℓ이고 • 글리슨 등급 I(점수 6점 이하)이고 • 직장수지검사에서 병변이 만져지지 않거나, 한쪽에서만 작게 만져짐	• PSA 10~20ng/mℓ이거나 • 글리슨 등급 II~III(점수 7점)이거나 • 직장수지검사에서 병변이 한쪽에서 크게 만져짐	• PSA > 20ng/mℓ이거나 • 글리슨 등급 IV~V(점수 8점 이상)이거나 • 직장수지검사에서 병변이 양쪽에서 만져짐
비고	세 가지 요건 모두 충족해야 함 (and)	한 가지 요건만 충족되면 됨 (or)	한 가지 요건만 충족되면 됨 (or)

전립선암 위험도 분류 기준

① 저위험도 전립선암: 진단 당시 PSA 수치가 10ng/mℓ 미만이고, 조직검사 글리슨 등급 I(글리슨 점수 6점 이하)이고, 직장수지검사에서 병변이 만져지지 않거나 한쪽에서만 작게 만져지는 경우(임상 병기 2a기 이하).

저위험도 기준에서는 모든 조건이 '이고and'로 연결되어 있는 것이 중요합니다. 즉 세 가지 요건 모두를 충족해야만 저위험도 전립선암으로 분류됩니다. 반면에 중위험도나 고위험도 전립선암의 분류 기준은 조건들이 '이거나or'로 연결되어 있습니다. 즉 세 가지 요건 중에서 하나라도 조건이 충족된다면 해당 위험도의 전립선암으로 분류됩니다. 중위험도 및 고위험도 전립선암의 분류 기준은 다음과 같습니다.

② 중위험도 전립선암: 진단 당시 PSA 수치가 10~20ng/mℓ이거나, 조직검사 글리슨 등급 II~III(글리슨 점수 7점)이거나, 직장수지검사에서 병변이 한쪽에서 크게 만져지는 경우(임상 병기 2b기)

③ 고위험도 전립선암: 진단 당시 PSA 수치가 20ng/mℓ를 초과하거나, 조직검사 글리슨 등급 IV~V(글리슨 점수 8점 이상)이거나, 직장수지검사에서 병변이 양쪽에서 만져지는 경우(임상 병기 2c기 이상)

조금 내용이 복잡하므로, 예를 들어보겠습니다. 어떤 환자가 전립선암을 진단받았습니다. 조직검사 당시의 PSA는 23.0ng/mℓ였고, 조직검사 글리슨 등급은 I, 직장수지검사에서 전립선암이 의심되는 병변이 만져지지는 않았습니다. 이 환자의 전립선암 위험도는 어디에 해당할까요? 이 환자의 글리슨 등급과 직장수지검사 소견은 저위험도에 해당되지만 PSA 수치가 고위험도에 해당되므로, 이 환자는 고위험도 전립선암으로 분류합니다. 앞에서 저위험도 전립선암 기준은 세 가지 요건이 모두 충족되어야 한다고 했고, 반면에 중위험도나 고위험도 전립선암 기준은 하나의 요건만 충족하면 해당하는 것으로 본다고 말씀드렸습니다.

조직검사 결과가 나올 때면 ① 조직검사 당시 PSA 수치, ② 조직검사 글리슨 등급, ③ 직장수지검사 소견, 이 세 가지 임상정보를 모두 알 수 있습니다. 이러한 정보들로 전립선암 환자의 위험도를 분류하면 병기 검사를 진행하기 전이라 하더라도 환자의 대략적인 예후를 예측하고, 대략적인 치료 옵션들을 정할 수 있어 매우 유용합니다.

다미코 전립선암 위험도는 어떤 임상적 의미를 지니나요?

쉽게 생각하시면 됩니다. 저위험도 전립선암은 예후가 좋고, 고위험도 전립선암은 나쁠 것으로 예상할 수 있습니다. 중위험도 전립선암의 예후는 그 중간이 될 것입니다. 전립선암의 위험도에 따른 임상적 의미를 요약하면 다음과 같습니다.

① 저위험도 전립선암: 수술 및 방사선 치료를 받고 5년 내 재발할 확률 25% 미만
② 중위험도 전립선암: 수술 및 방사선 치료를 받고 5년 내 재발할 확률 25~50%
③ 고위험도 전립선암: 수술 및 방사선 치료를 받고 5년 내 재발할 확률 50% 이상

실제 비뇨의학과 의사들은 전립선암 위험도를 단순히 치료 후 재발을 예측하려는 목적으로만 활용하지는 않습니다. 그보다는 전립선암의 위험도와 환자의 연령, 건강상태, 선호하는 치료 방법 등을 같이 고려해서, 현재 상황에 가장 적합한 치료 옵션들을 추려내고, 이를 기반으로 환자와 앞으로의 치료 계획을 상의하는 데 주로 많이 활용합니다.

전립선암의 구체적인 치료 방법 결정에 대한 내용은 뒤에서 더 자세히 다룰 예정입니다. 간단한 내용만 대략적으로 보면, 고위험도 전립선암 환자는 전립선암으로 기대여명이 줄어들 가능성이 높습니다. 그러므로 좀 연세가 있으셔도 수술이나 방사선 치료 같은 더 적극적인 치료 방법을 고려합니다. 반대로 저위험도 전립선암에 해당하고, 치료 부작용에 대한 고민이 많은 분이라면 적극적 관찰요법이나 국소 치료 등의 더 보존적인 치료 방법을 생각해볼 수 있습니다. 물론 환자와 상의한 치료 계획은 이후 진행되는 병기 검사 결과에 따라서 다소 변경될 수 있습니다.

NOTE

전립선암의 위험도 분류

- 저위험도: PSA <10ng/mℓ이고, 글리슨 등급 I이고, 임상 병기 2a 이하
- 중위험도: PSA 10~20ng/mℓ 또는 글리슨 등급 II~III 또는 임상 병기 2b
- 고위험도: PSA ≥20ng/mℓ 또는 글리슨 등급 IV~V 또는 임상 병기 2c 이상

49 | 전립선암, 저는 몇 기인가요?

전립선암을 진단받은 분들이 저에게 가장 많이 물어보시는 질문 중에 하나가 바로 "선생님, 그래서 저는 전립선암 몇 기입니까?"입니다. 사실 전립선암이 진단된 시점에서 정확한 병기를 알 수는 없습니다. 병기란, 쉽게 말해 '전립선암이 몸에 어느 정도 퍼져 있는가'를 말해주는 것입니다. 전립선암의 병기를 정확하게 평가하려면 암의 범위를 확인하기 위한 추가 검사가 필요합니다. 지금부터는 전립선암의 병기를 아는 것이 치료에 왜 중요한지, 또 병기는 어떻게 결정하는지에 대해 알아보도록 하겠습니다.

전립선암의 병기, 왜 중요한가요?

전립선암이 확진되면 다음 두 가지 중요한 목적을 위해 암의 병기를 평가합니다.

① 전립선암의 치료 방법을 결정한다.
② 전립선암의 예후를 예측한다.

이 두 가지를 더 자세히 설명하겠습니다. 먼저, 전립선암이 어느 범위까지 퍼져 있는지에 따라서 효과적인 치료 방법이 달라집니다. 예를 들어 암이 전립선 안에만 국한되어 있으면 수술 또는 방사선 치료를 통해 전립선암의 근본적인 치료를 기대해볼 수 있습니다. 반면 암이 전립선 밖으로 번지거나 다른 장기로 침범했다면 수술이나 방사선 치료의 효과는 극단적으로 떨어집니다. 대신 호르몬 차단 치료나 항암치료 등의 전신 치료를 하는 것이 더 적절합니다.

또한 전립선암이 번진 범위는 암의 예후를 결정합니다. 제가 앞에서 전립선암의 예후를 가늠할 수 있는 가장 중요한 두 가지 요소는 ① 암의 악성도와 ② 암의 진행도라고 말씀렸습니다. 전립선암의 악성도는 글리슨 등급으로 확인하고, 암의 진행도는 병기로 평가합니다. 즉 전립선암의 진단 당시 병기에 따라 '치료 후 개별 환자에게 암이 재발할 가능성 그리고 얼마나 오래 살 수 있을지'가 결정됩니다.

이런 의미에서 전립선암의 병기는 전립선암 치료의 가장 중요한 두 가지 질문인, ① '전립선암을 어떤 방법으로 치료할까?'와 ② '이 전립선암 환자는 얼마나 오래 살까?'의 답을 줄 수 있습니다. 그러므로 전립선암 치료 전 병기를 정확하게 평가하는 것은 매우 중요합니다.

전립선암의 병기, 어떻게 결정하나요?

전립선암은 전립선에 덩어리 모양으로 발병하는 고형암固形癌·solid tumor의 일종입니다. 따라서 전립선암의 병기는 다른 고형암들과 마찬가지로 종양-임파-전이Tumor-Node-Metastasis: TNM 병기를 따라 결정됩니다. 종양Tumor(T) 병기는 원발 종양의 범위, 임파Node(N) 병기는 주변 임파선의 침윤 여부, 전이Metastasis(M) 병기는 다른 장기로의 침윤 정도를 표시합니다. 또한 병기에는 임상 병기clinical stage와 병리 병기pathologic stage가 있습니다. 두 병기의 분류 기준은 동일하지만 각각의 의미는 조금씩 다릅니다. 이에 대해서는 뒤에서 다시 말씀드리겠습니다.

조직검사를 통해 전립선암이 확진되면 전립선암의 임상 병기를 먼저 결정해야 합니다. 임상 병기는 수술을 포함한 전립선암 치료를 하기 전에 신체검진과 영상검사를 통해서 암이 퍼진 범위를 측정하는 병기입니다. 임상 병기를 정하는 가장 중요한 목적은 '전립선암의 치료 방법 결정'입니다. 즉 앞에서 이야기한 전립선암 병기 결정의 두 가지 중요한 목적 중 ①번에 해당합니다.

임상 병기 중에서 원발 종양의 범위를 보는 T 병기는, 교과서적으로는 의사의 직장수지검사 소견으로 결정합니다. 임상 T 병기는 다음 그림과 같이 분류합니다.

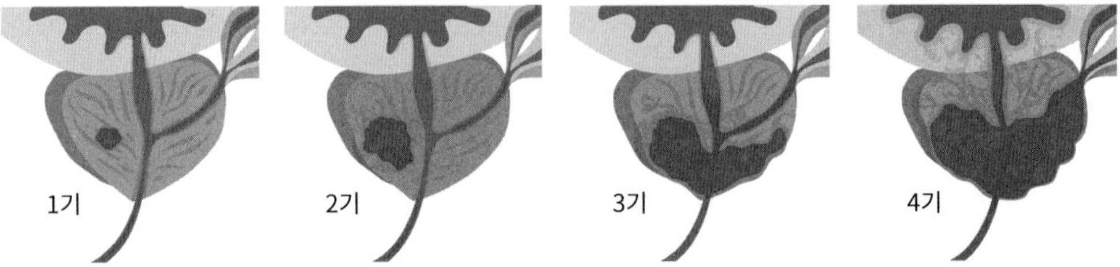

전립선암의 임상 T 병기

- **전립선암의 임상 T 병기**

① cT1: 직장수지검사에서 이상소견은 없지만, 전립선비대증 수술에서 우연히 암이 발견된 경우 또는 PSA 수치가 높아 시행한 조직검사에서 암이 발견된 경우
② cT2: 직장수지검사에서 암병변이 만져지지만 전립선 내에 국한된 경우
③ cT3: 직장수지검사에서 암병변이 만져지고 암이 전립선피막을 넘어선 경우
④ cT4: 직장수지검사에서 암병변이 만져지고 암이 주위 조직까지 침범한 경우

교과서에서는 임상 T 병기를 직장수지검사를 통해 확인하는 것으로 되어 있지만, 현실적으로 신체검진만 가지고 치료를 결정하지는 않습니다. 더 정확한 임상 병기 결정을 위해 전립선 MRI와 뼈스캔 등의 영상검사를 추가로 해야 합니다. 물론 조직검사 전에 MRI를 해보셨다면 또 검사할 필요는 없습니다. 영상검사들을 추가로 하는 이유는 다음 두 가지 이유 때문입니다.

① 직장수지검사는 검사자에 따라 결과에 차이가 있을 수 있는 주관적인 검사입니다. 따라서 객관적인 전립선 MRI, 뼈스캔 검사의 결과가 더 정확합니다.
② 직장수지검사만으로는 임상 N 병기, 임상 M 병기를 결정할 수 없습니다.

추가적인 영상검사로 확인할 수 있는 임상 N 병기, 임상 M 병기의 기준은 각각 다음과 같습니다.

- **전립선암의 임상 N 병기**

① cNx: 국소 임파 전이 상태가 평가되지 않음

② cN0: 국소 임파 전이 없음

③ cN1: 국소 임파 전이 있음

- **전립선암의 임상 M 병기**

① cM0: 원격 전이 없음

② cM1: 원격 전이 있음

cM1a: 원격 임파 전이 있음

cM1b: 뼈 전이 있음

cM1c: 뼈 외에 다른 원격 장기 전이 있음

이 결과들을 취합해서 전립선암의 임상 병기를 결정합니다. 예를 들어 직장수지검사에서 종양이 만져지지만 전립선 안에만 국한되어 있고, 국소 임파 전이와 원격 전이가 없는 전립선암 환자의 임상 병기는 cT2N0M0가 됩니다. 전립선암이 진단되면 이 임상 병기의 결과를 참고하여 환자에게 적절한 치료 방법을 선택하게 됩니다. 전립선암을 치료하는 방법을 정하는 것에 대해서는 뒷장에서 더 말씀드리겠습니다.

수술 전에 2기라고 들었는데, 수술하고 나서는 3기로 올랐다고 들었습니다. 이런 경우가 가능한가요?

네. 가능합니다. 수술 전에 설명 들은 병기는 신체검진 및 영상검사를 통해 측정한 임상 병기입니다. 반면 수술하고 나서 듣는 병기는 적출된 전립선을 현미경으로 검사하여 확인된 병리 병기입니다. 수술을 통해 얻은 검체에서 측정되는 병기이므로 수술 병기surgical stage라고도 합니다. 수술 전 임상 병기를 2기로 예상했는데 최종 병리 병기가 3기로 올라가는 경우를 병기 상승upstaging이라고 합니다. 물론 그 반대의 경우도 있습니다. 수술 전의 임상 병기가 3기로 예상되었으나 실제 수술을 해보니 병리 병기가 2기로 낮아지는 경우 등입니다. 이를 병기 하강downstaging이라고 합니다.

이러한 수술 전후의 병기 변동은 전립선암 수술을 받은 환자의 10~20%에서 생깁니다. 그 이유는 우리가 활용하는 영상검사들의 정확도에 아직 한계가 있기 때문입니다. 앞으로 기술이 더 발달하여 더 정확한 영상검사들이 나온다면, 이러한 격차들은 더 줄어들 것입니다.

이렇게 임상 병기와 병리 병기가 차이가 있을 때는 병리 병기 결과를 더 정확한 것으로 간주합니다. 가령 수술 전 임상 병기가 2기였으나 수술 후 병리 병기가 3기로 최종 확인되었다면, 이 환자의 예후는 3기 암에 해당한다고 판단합니다. 따라서 병리 병기가 '얼마나 오래 살까?'를 더 잘 가늠할 수 있는 병기라고 볼 수 있습니다. 전립선암의 병리 T 병기의 분류 기준은 다음과 같습니다.

- **전립선암의 병리 T 병기**

① pT2: 수술 후 조직검사 결과 암이 전립선 내에 국한되어 있는 경우

② pT3: 수술 후 조직검사 결과 암이 전립선피막 외부로 침범한 것이 확인된 경우

pT3a: 암의 전립선피막 침범 또는 방광 미세 침범

pT3b: 암의 정낭 침범

③ pT4: 수술 후 조직검사 결과 암이 방광, 직장, 외요도근, 골반근 등의 주변 장기를 침범한 것이 확인된 경우

병리 T 병기에서는 1기가 없다는 점이 특이한 점입니다. 전립선암 병기에서 1기는 의도치 않게 우연히 발견되는 전립선암으로 정의합니다. 전립선암 수술의 경우 이미 조직검사로 전립선암임을 알고 있는 상태에서 받게 되지요. 그러므로 수술 검체의 병리 병기는 정의상 1기가 있을 수 없는 것입니다. 즉 전립선암의 병리 병기는 2기가 가장 낮은 병기입니다. 가끔씩 전립선 수술을 받은 환자에게 "병리 병기 결과가 아주 좋게 나왔습니다. 2기입니다"라고 알려드리면, "1기가 아니고 2기가 나왔어요?"라고 실망하시는 분들이 있습니다. 거듭 말씀드리지만, 병리 병기에서는 2기가 제일 예후가 좋은 병기이고, 1기는 없습니다.

그럼 수술 말고 방사선 치료를 받으면 병리 병기는 알 수 없나요?

네. 맞습니다. 병리 병기는 전립선암 수술을 받아 전립선을 완전히 적출한 환자들에 대해서만 알 수 있는 병기입니다. 그러므로 수술을 받지 않은 환자는 병리 병기는 모르게 됩니다. 이럴 때는 임상 병기만 가지고 환자의 예후를 가늠해야 합니다. 앞서 임상 병기보다는 병리 병기가 더 정확하다 말씀드렸습니다. 이런 이유로 임상에서 활용되는 전립선 MRI보다 더 정확한 영상검사가 필요합니다. 최근에 보급되기 시작한 전립선특이세포막항원-양전자 방출 단층 촬영Prostate specific membrane antigen-Proton emission tomography/Computed tomography: PSMA-PET/CT 같은 검사가 앞으로 이런 역할을 할 것으로 기대됩니다.

NOTE

전립선암의 TNM 병기

- T병기
  - T1: 이상소견 없으나 우연히 발견
  - T2: 암이 전립선 내에 국한
  - T3: 암이 전립선피막을 넘어선 경우
  - T4: 암이 주변 장기를 침범함
- N병기
  - N0: 국소 임파 전이 없음
  - N1: 국소 임파 전이 있음
- M병기
  - M0: 원격 전이 없음
  - M1: 원격 전이 있음
    - M1a: 원격 임파 전이 있음
    - M1b: 뼈 전이 있음
    - M1c: 뼈 이외의 다른 원격 장기 전이 있음

50 | 전립선암 치료를 계획할 때는 어떤 점들을 고려해야 하나요?

앞 장까지 전립선암을 진단하는 과정들에 대해 순차적으로 말씀드렸습니다. 진단 과정을 요약하면, ① 선별검사, ② 확진검사, ③ 전립선암 위험도 평가, ④ 병기 결정의 과정을 거치게 됩니다. 이 과정을 마치면 현재 전립선암의 상태를 정확하게 파악할 수 있습니다. 지금부터는 전립선암의 진단을 마친 상태에서, 어떤 치료를 받을지 결정할 때 고려해야 할 점들을 알아보겠습니다.

전립선암 치료 방법을 결정하는 것이 왜 중요한가요?

전립선암의 치료 방법은 다양합니다. 이 중 어떠한 방법으로 치료를 시작할지 결정하는 것은 다음과 같은 이유에서 전립선암 환자에게 가장 중요한 문제일 수 있습니다.

① 전립선암으로 얼마나 오래 살 수 있을지를 결정하기 때문에
② 치료 후의 삶의 질에 영향을 주기 때문에
③ 첫 치료로 어떤 치료를 선택하느냐가 이후 치료의 선택에도 영향을 미치기 때문에

따라서 전립선암 치료의 결과를 좋게 하려면 전립선암의 상태를 정확하게 진단한 후 첫 번째 치료 방법을 매우 신중하고 정확하게 선택해야 합니다.

첫 치료 방법을 잘 결정하려면 어떤 점들을 고려해야 하나요?

전립선암 환자에게 있어, ① 가장 효과적이고, ② 가장 안전하면서, ③ 가장 만족도가 높은 치료 방법을 선택하기 위해서는 다음의 세 가지 원칙을 잘 지켜야 합니다.

- **의학적인 근거**clinical evidence**에 입각하여 치료해야 합니다.**

너무나 당연한 말이지만, 모든 치료 방법은 의학적인 근거에 바탕을 두고 결정해야 합니다. 쉬운 말로는, 교과서에 나온 대로 치료해야 한다는 뜻입니다. 하지만 현실적으로 의사들이 진료를 볼 때 교과서에만 의존하지는 않습니다. 전립선암 치료에 대한 수많은 새로운 지식이 전 세계에서 쏟아져 나오는데, 4~5년에 한 번씩 개정되는 교과서는 그 정보의 속도를 따라가지 못하기 때문입니다.

저는 전립선암 환자를 진료할 때 주로 최신 진료 지침treatment guideline을 참고합니다. 미국비뇨의학회American Urologic Association: AUA, 유럽비뇨의학회European Association of Urology: EAU, 미국표준암진료지침위원회National Comprehensive Cancer Network: NCCN 등의 권위 있는 기관들이 최신 진료 지침을 항상 제공하고 있습니다. 그중에서도 저는 미국표준암진료지침위원회의 진료 지침을 다음과 같은 이유로 가장 선호합니다.

① 정보의 업데이트가 가장 빨라서 1년에도 수차례 개정판 진료 지침을 제공한다.
② 미국에서 나온 진료 지침이라, 우리나라의 실정에도 잘 맞는 편이다.

- **전립선암으로 치료받는 환자의 사정을 고려해야 합니다.**

그다음으로 전립선암을 치료받는 환자의 상황도 중요합니다. 여기서 '환자의 상황'이라는 말은 매우 포괄적인 개념입니다.

첫째, 환자의 전립선암이 어떤 상태인지가 아주 중요합니다. 쉬운 말로, 전립선암이 초기인지 진행된 상태인지, 혹은 암의 악성도는 어느 정도인지에 따라 적절한 치료 방법이 다 다릅니다. 전립선암의 상태를 정확하게 평가하는 방법에 대해서는 앞의 장들을 다시 참고하시면 많은 도움이 될 겁니다.

둘째, 전립선암의 상태 외에 환자의 연령, 동반 질환 여부 등의 전반적인 건강 상태도 치료 방법을 결정하는 데 매우 중요합니다. 좀 극단적인 예를 들어보면, 전립선에 국한되어 있는 2기 이하의 중위험도 전립선암을 새로 진단받은 환자가 있다고 가정해봅시다. 이 환자에 대해 전립선암의 상태만으로 치료 방법을 생각하면, 암의 근치를 기대할 수 있는 수술이 좋은 방법일 것입니다. 그런데 만약에 이 환자의 나이가 87세이고, 협심증으로 심혈관 스텐트를 삽입해서 혈전제를 복용 중이며, 전이성 폐암으로 항암치료를 하고 있는 분이라면 어떻게 해야 할까요? 극단적인 상황 같지만 실제 제 환자들 중에는 이런 비슷한 상황인 분들이 여럿 있습니다. 수술 및 마취의 위험성과 치료의 이득을 비교해도 이런 환자에게 전립선암 수술을 권유하는 것은 전혀 맞지 않습니다. 대신 전립선암을 적절하게 조절할 수 있는 다른 치료 방법을 생각해야 합니다.

셋째, 환자의 경제적인 형편도 고려해야 합니다. 요즘 전립선암 수술을 받는 분들의 70~80%는 로봇수술을 선택합니다. 이는 로봇수술이 수술 상처가 적어 회복이 빠르고, 수술 후에 요실금과 발기 기능의 빠른 회복을 기대할 수 있다는 장점 때문입니다. 전립선암의 로봇수술에 대해서는 뒤에서 좀 더 자세히 다룰 예정입니다.

하지만 전립선암 로봇수술은 아직 국민건강보험의 적용을 받지 못하는 수술입니다. 그렇기 때문에 실손보험이 없는 분들이라면 수술이 많이 비싸게 느껴지실 겁니다. 환자분들 중에는 경제적인 형편에 따라 이런 고가의 수술 비용을 감당하기 어려운 분들이 있습니다. 이런 분들은 로봇수술 말고 다른 치료를 생각해보셔야 합니다.

넷째, 환자의 치료 선호도도 치료의 결정에 매우 중요한 영향을 미칩니다. 진료를 하다 보면 이렇게 말씀하시는 분들도 있습니다. "난 죽어도 내 몸에 칼 대기는 싫어!" 이런 신념이 확고한 분들을 제가 강제로 수술받게 할 방법은 없습니다. 대신, 전립선암에 대한 대안적인 치료 방법을 찾아봐야 합니다.

- **치료를 제공하는 의사 또는 병원의 상황도 고려해야 합니다.**

치료를 하는 의사 또는 병원의 상황도 있습니다. 가령 A라는 치료 방법이 어떤 전립선암 환자에게 최선의 치료로 판단되었고 환자도 동의했지만, A 치료를 위한 장비가 병원에 없다면 그 환자에게 다른 치료를 권하기보다는 A 치료가 가능한 병원으로 신속히 전원하도록 하는 것이 더 윤리적입니다.

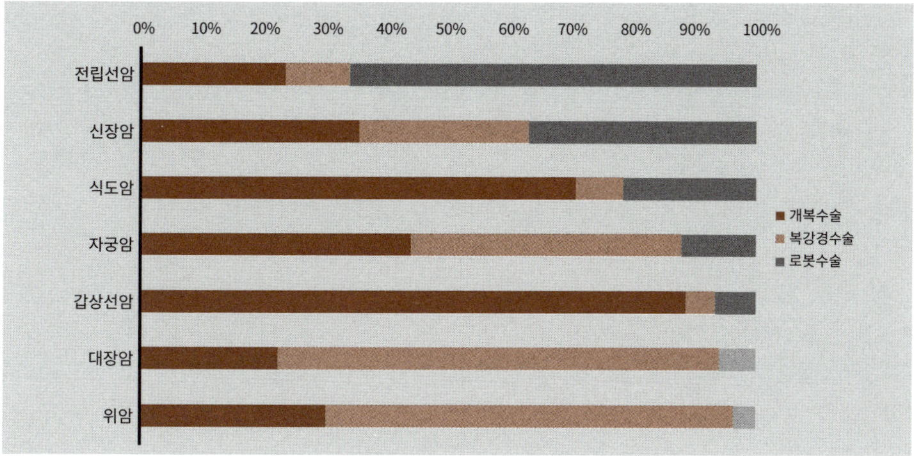

한국의 로봇수술 경향

유사하게, B 수술이 최선의 방법이지만 의사에게 해당 수술 경험이 많지 않거나 그 수술을 잘 못한다면 그 수술을 잘하는 의사에게 환자를 보내는 것이 맞습니다. 또 다른 경우로는, 신속한 치료가 필요한 환자인데 의사가 수술이 너무 많이 밀려서 빨리 볼 수 없는 경우 더 빨리 수술해줄 수 있는 의사나 병원을 소개하는 것도 고려해봐야 합니다. 물론 조금 더 기다리더라도 본인이 믿고 선호하는 의사에게 수술을 받겠다는 환자분들의 의사도 충분히 존중되어야 합니다만, 수술이 지연되는 동안 병이 나빠질 수 있다는 점을 충분히 설명해드려야 합니다.

그러므로 전립선암의 치료를 잘 결정하기 위해서는 앞서 언급한 세 가지, ① 의학적인 근거, ② 환자의 상황, ③ 의사 및 병원의 상황 모두를 충분히 고려해야 합니다. 이런 사항들을 충분히 고민하고 치료를 결정했을 때 전립선암 치료의 효과와 환자의 만족도가 극대화될 수 있습니다.

9장

국소 전립선암의 치료와 예후

51 초기 전립선암을 진단받았습니다. 여러 방법 중 어떤 치료가 좋을까요?

이제부터는 전립선암의 본격적인 치료들에 대해서 알아보겠습니다. 먼저 국소 전립선암의 치료부터 시작하겠습니다. 흔히들, '암이 전립선 안에만 있는 국소 전립선암은 그냥 수술하면 되는 거 아니야?'라고 생각할 수 있습니다. 그러나 국소 전립선암의 치료 방법에는 수술 말고도 다양한 것들이 있습니다. 이들 치료를 상황에 잘 맞게 선택하는 것이, ① 치료 효과 극대화, ② 치료 부작용 최소화, ③ 환자의 치료 만족도 향상을 위해 매우 중요합니다.

국소 전립선암의 치료법에는 어떤 것들이 있나요?

국소 전립선암의 치료방법으로는, 우리가 쉽게 생각하는 수술 말고도 적극적 관찰요법Active surveillance, 체외 방사선 치료External beam radiation therapy: EBRT, 조직 내 방사선 치료(브라키테라피Brachytherapy), 고강도 초음파 집속술(하이푸High intensity focused ultrasound: HIFU) 등이 있습니다.

일단 각 치료에 대해 간단히 소개한 후 장단점을 말씀드리겠습니다. 각 치료의 좀 더 자세한 내용은 뒤의 장에서 다룰 예정입니다.

적극적 관찰요법

적극적 관찰요법은 전립선암이 진단된 이후, 일단 수술이나 방사선 치료 같은 적극적인 치료를 유보하고 암 상태가 더 악화되는지만 관찰하는 새로운 개념의 전립선암 관리법입니다. 적극적 관찰요법은 우리나라보다 전립선암 치료가 더 앞선 미국, 캐나다, 유럽에서도 저위험도 전립선암의 표준적인 치료 방침 중 하나로 추천됩니다. 저위험도 전립선암은 천천히 진행하는 경우가 대부분이라 이런 관리도 가능합니다. 저위험도 전립선암은 앞에서도 말씀드렸지만 다시 간단히 요약하면, 전립선암 진단 당시에 ① PSA 수치가 10ng/mℓ 미만, ② 조직검사 글리슨 등급 I, ③ 직장수지검사에서 병변이 없거나 한쪽에서만 작게 만져지는 경우(임상 T 병기 2a 이하)의 세 가지 요건을 모두 충족하면 저위험도로 분류합니다. 반면에 이 세 가지 중 하나라도 요건을 충족하지 못하면 중위험도 또는 고위험도 전립선암이 됩니다.

하지만 단순히 전립선암을 치료 없이 방치해둔다는 개념은 아닙니다. 실제 저위험도 전립선암이라 하더라도 이들 중 30~40%는 나중에 암이 더 진행합니다. 그러므로 적극적 치료를 유보하는 기간에는 전립선암의 상태가 나빠지는지를 적극적으로 관찰해야 합니다. 전립선암의 상태가 나빠지는지 적극적으로 관찰하기 위해서는, ① PSA(약 3~6개월 간격), ② 전립선 MRI와 뼈스캔(약 6개월~1년 간격), ③ 전립선 재조직검사(약 1~2년 간격) 같은 검사들을 반복적으로 해봐야 합니다. 반복적인 검사에서 전립선의 상태가 나빠지는 것이 확인되면 적극적 관찰요법을 중단하고 수술 또는 방사선 치료 같은 적극적 치료를 지체 없이 시행해야 합니다. 적극적 관찰요법은 다음과 같은 장단점이 있습니다.

- **적극적 관찰요법의 장점**

① 고령 또는 기저질환으로 수술이 어려운 환자에게도 적용할 수 있습니다.
② 저위험도 전립선암에서 과잉치료overtreatment를 최소화할 수 있습니다.
③ 수술이나 방사선 치료 후 생길 수 있는 요실금, 발기부전 등을 피할 수 있습니다.

- **적극적 관찰요법의 단점**

① 전립선암의 상태를 확인하기 위해 반복적인 조직검사가 필요합니다.
② 암을 치료 없이 지니고 있다는 근원적인 두려움이 문제가 됩니다.
③ 2~3%의 환자의 경우 적절한 치료 시기를 놓칠 수도 있습니다.

체외 방사선 치료

방사선 치료는 고에너지의 방사선을 사용하여 전립선의 암세포를 죽이는 방법입니다. 이 중 체외 방사선 치료EBRT는 체외에서 환부인 전립선으로 방사선을 직접 조사합니다. 최근에는 체외 방사선 치료 장비도 많이 발전해, 오른쪽 사진처럼 방사선 치료 계획을 매우 정교하게 설계할 수 있습니다. 즉 방사선의 강도를 미세하게 조절하면서 전립선의 원하는 부위에만 방사선을 쪼일 수 있어, 주변 조직의 손상을 최소화하며 종양만을 치료할 수 있습니다. 체외 방사선 치료는 다음과 같은 장단점이 있습니다.

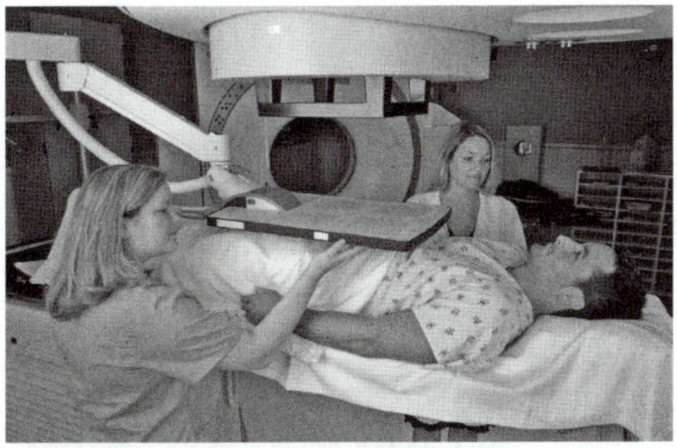

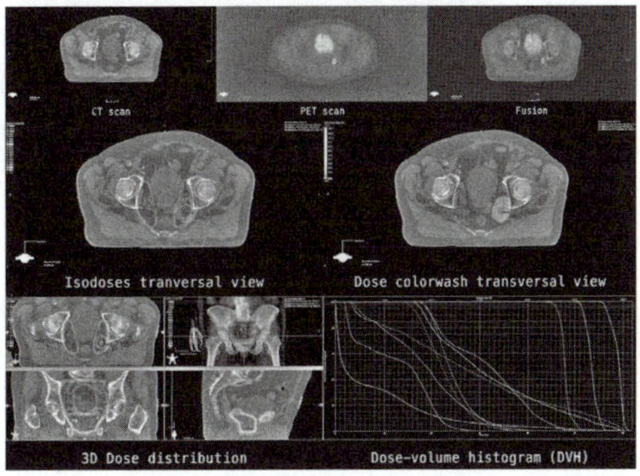

전립선암 체외 방사선 치료

- **체외 방사선 치료의 장점**

① 고령 또는 기저질환으로 수술이 어려운 환자에게도 적용할 수 있습니다.

② 치료를 위한 입원이 필요 없고, 통원으로 치료가 가능합니다.

③ 비급여 로봇수술에 비해 상대적으로 치료 비용이 저렴합니다.

- **체외 방사선 치료의 단점**

① 치료 기간이 6주 이상으로 길어, 지방 환자들은 치료가 어렵습니다.

② 요실금, 발기부전의 부작용이 수술과 비슷한 정도로 발생합니다.

③ 방광출혈, 직장출혈 등의 방사선 치료만의 부작용이 있을 수 있습니다.

④ 방사선 치료를 하고 나서 전립선암의 근치적 수술을 또 하기는 어렵습니다.

조직 내 방사선 치료(브라키테라피)

조직 내 방사선 치료는 전립선암에 대한 방사선 치료법 중 하나로, 요오드-125 방사선 동위원소125Iodine(125I)가 들어 있는 0.5cm 연필심 길이의 씨드seed 60~100개를 전립선에 삽입해 방사선이 전립선에 방출되도록 하는 치료 방법입니다. 조직 내 방사선 치료는 다음과 같은 장단점이 있습니다.

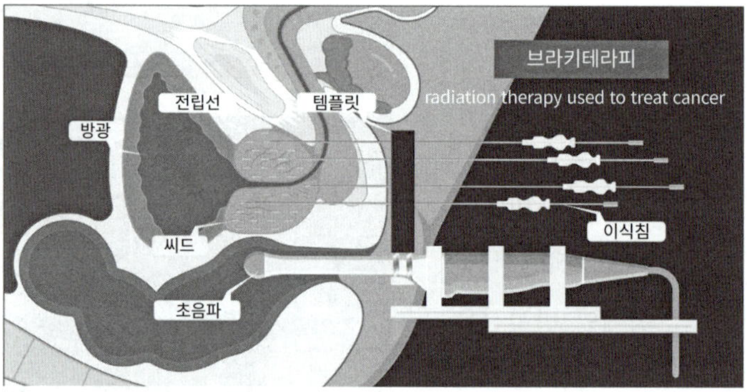

전립선암에 대한 조직 내 방사선 치료(브라키테라피)

- **조직 내 방사선 치료의 장점**

① 매우 높은 방사선량을 종양에 집중적으로 쪼일 수 있습니다.

② 요실금, 발기부전 등의 단기 부작용은 수술에 비해 유리할 수 있습니다.

- **조직 내 방사선 치료의 단점**

① 전립선암 고위험군이나 종양이 큰 경우에는 치료 효과가 떨어질 수 있습니다.

② 삽입된 씨드의 위치가 변형될 수 있으며, 문제가 생겼을 때 제거가 어렵습니다.

③ 장기 부작용의 위험이 체외 방사선 치료보다 높고, 요도협착이나 직장누공 등의 위험이 있습니다.

④ 국내에서는 보편적이지 않아, 실제 하는 병원을 찾기 어렵습니다.

고강도 초음파 집속술(하이푸)

고강도 초음파 집속술은 아주 최신의 전립선암 치료 방법으로, 초음파 에너지를 한 점에 모아 80도 이상의 열을 발생시켜 전립선의 암세포를 파괴하는 시술입니다. 고강도 초음파 집속술은 다음과 같은 장단점이 있습니다.

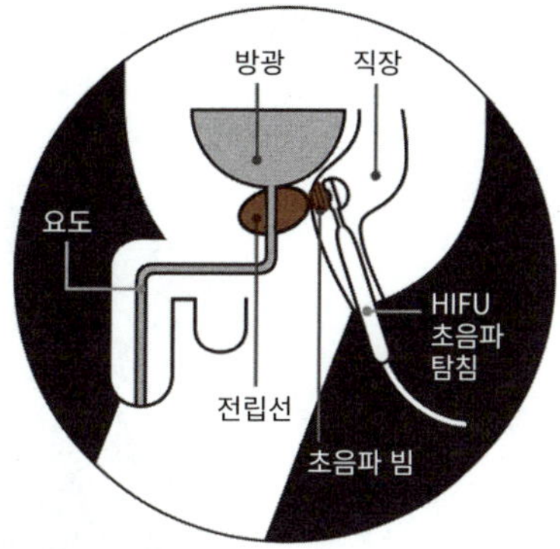

고강도 초음파 집속술

- **고강도 초음파 집속술의 장점**

① 피부를 절개하지 않고 경직장으로 치료해서 통증이 없습니다.

② 암만 파괴하므로 요실금, 발기부전의 위험이 적습니다.

③ 체외 방사선 치료와 달리 1회 치료로 끝납니다.

④ 재발해도 재치료가 가능하여, 초기 암 환자들에게 적합합니다.

- **고강도 초음파 집속술의 단점**

① 입원 및 전신마취가 필요합니다.

② 아직 장기적인 치료 데이터가 부족합니다.

③ 치료 후 잔존암의 위험성이 25% 정도 있습니다.

근치적 전립선 절제술

전립선암의 근본 수술인 근치적 전립선 절제술Radical prostatectomy은 국소 전립선암에서 보편적으로 할 수 있는 표준 치료법입니다. 이 방법은 수술을 통해 원발 병소인 전립선, 정낭, 골반부 임파를 제거합니다. 단 전립선을 떼어내면 전립선을 관통하던 요도 부위도 같이 없어지므로, 방광과 요도의 재문합이 필요합니다. 과거에는 하복부나 회음부를 20cm 이상 크게 절개하여 개복으로 수술했습니다. 하지만 최근에는 70~80%의 환자들이 로봇수술로 전립선암 수술을 받습니다. 이 수술의 정확한 명칭은 로봇 보조 근치적 전립선 절제술Robot-assisted radical prostatectomy: RALP로, 보통은 간단하게 전립선암 로봇수술이라고도 합니다.

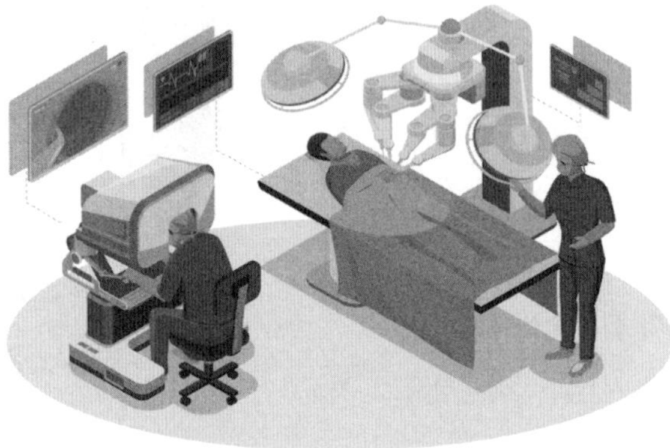

근치적 전립선 절제술 개념도

전립선암 로봇수술은 최소 절개로 수술하기 때문에 수술 후 통증이 적고, 일상생활로 빨리 복귀할 수 있습니다. 근치적 전립선 절제술의 장단점은 다음과 같습니다.

• 근치적 전립선 절제술의 장점

① 원발 병소를 근본적으로 없애는 가장 이상적인 치료 방법입니다.

② 짧은 기간에, 한 번의 입원 치료로 문제를 해결하므로 지방에서 오시는 환자분들도 부담 없이 치료받으실 수 있습니다.

③ 로봇수술로 치료를 하면 통증도 적고 요실금이나 발기부전도 빨리 회복됩니다.

④ 근치적 전립선 절제술 후 재발해도 추가적인 체외 방사선 치료가 가능합니다.

• 근치적 전립선 절제술의 단점

① 소변줄을 빼고 퇴원하고자 할 경우 일주일의 입원 기간이 필요합니다.

② 전신마취가 필요하며, 이와 관련된 합병증의 위험성이 있습니다.

③ 개복수술은 절개로 인한 통증이 심하여 회복에 시간이 필요합니다.

④ 로봇수술은 국민건강보험 적용이 안 되어 치료비가 고가입니다.

여러 방법 중에서 어떤 치료를 선택하는 것이 좋을까요?

이렇게 국소 전립선암의 치료 방법으로는 수술뿐만 아니라 여러 방법이 있습니다. 이 중 최선의 치료를 선택하기 위해서는 다음 세 가지 조건을 잘 고려해야 합니다.

① 현재 전립선암의 정확한 상태

② 연령, 동반질환 등 전반적인 환자의 건강 상태

③ 연고지, 직업, 치료 부작용, 삶의 질 등을 포함한 환자의 여건 및 치료 선호도

이 중 ③번 조건은 환자마다 상황이 다르므로, 개별 환자와의 직접 상담이 필요합니다. 그러므로 여기서는 ①, ② 번의 내용을 위주로 말씀드리겠습니다. 먼저 현재 전립선암의 정확한 상태(① 번)를 가장 직관적으로 평가할 수 있는 방법은 바로 전립선암의 위험도를 확인하는 것입니다. 전립선암의 위험도를 평가하는 방법에 대해서는 앞 장에서 자세히 말씀드렸으니 참고해주세요.

환자의 건강 상태(②번)를 평가하는 방법은 여러 가지가 있습니다. 그중 가장 간편한 방법은 환자의 기대여명life expectancy: LE을 계산해보는 것입니다. 기대여명은 '그 환자에게 전립선암이 없다면 앞으로 몇 년이나 더 살 수 있을지'를 예상한 값입니다. 젊고 다른 동반질환이 없는 환자는 기대여명이 길 것이고, 나이가 많고 동반질환이 있는 환자는 기대여명이 짧을 것이라는 사실은 자명합니다. 이러한 기대여명을 어떻게 계산할 수 있을까요? 간단합니다. 통계 자료를 활용하면 됩니다. 통계청에서는 우리나라 국민의 생명표 통계자료를 매해 발표합니다. 이 자료를 가지고 특정 연령에 해당하는 한국인의 기대여명을 아주 쉽게 구할 수 있습니다. 예를 들면 65세 한국 남성의 기대여명은 19.1년입니다(다음 페이지 표의 별색 사각형 부분). 물론 동반된 질환이 있다면 기대여명은 이보다 더 짧아질 수 있습니다.

전립선암의 위험도와 환자의 기대여명을 정확히 알았다면, 이제는 적절한 치료 방법을 찾아볼 차례입니다. 그다음 표는 미국표준암진료지침위원회NCCN의 국소 전립선암 진료 지침을 요약한 것입니다. 이 자료를 활용하여 적절한 치료 방법을 찾아보도록 하겠습니다.

연령	기대여명			연령	기대여명			연령	기대여명		
	(전체)	(남성)	(여성)		(전체)	(남성)	(여성)		(전체)	(남성)	(여성)
0	83.3	80.3	86.3	34	50.0	47.1	52.9	68	18.8	16.7	20.7
1	82.5	79.5	85.5	35	49.1	46.1	52.0	69	18.0	16.0	19.8
2	81.5	78.5	84.5	36	48.1	45.2	51.0	70	17.1	15.2	18.9
3	80.5	77.5	83.5	37	47.1	44.2	50.0	71	16.3	14.4	18.0
4	79.6	76.5	82.6	38	46.2	43.2	49.1	72	15.5	13.7	17.1
5	78.6	75.6	81.6	39	45.2	42.3	48.1	73	14.7	13.0	16.3
6	77.6	74.6	80.6	40	44.2	41.3	47.1	74	14.0	12.2	15.4
7	76.6	73.6	79.6	41	43.3	40.4	46.1	75	13.2	11.5	14.6
8	75.6	72.6	78.6	42	42.3	39.4	45.2	76	12.5	10.9	13.8
9	74.6	71.6	77.6	43	41.4	38.5	44.2	77	11.7	10.2	13.0
10	73.6	70.6	76.6	44	40.4	37.5	43.2	78	11.0	9.6	12.2
11	72.6	69.6	75.6	45	39.5	36.6	42.3	79	10.4	9.0	11.5
12	71.6	68.6	74.6	46	38.5	35.7	41.3	80	9.7	8.4	10.7
13	70.6	67.6	73.6	47	37.6	34.8	40.4	81	9.1	7.9	10.0
14	69.6	66.6	72.6	48	36.6	33.8	39.4	82	8.5	7.4	9.4
15	68.6	65.6	71.6	49	35.7	32.9	38.5	83	8.0	6.9	8.7
16	67.6	64.6	70.6	50	34.8	32.0	37.5	84	7.4	6.4	8.1
17	66.6	63.6	69.6	51	33.9	31.1	36.5	85	6.9	6.0	7.5
18	65.7	62.7	68.6	52	32.9	30.2	35.6	86	6.4	5.6	7.0
19	64.7	61.7	67.7	53	32.0	29.3	34.6	87	6.0	5.2	6.5
20	63.7	60.7	66.7	54	31.1	28.4	33.7	88	5.6	4.8	6.0
21	62.7	59.7	65.7	55	30.2	27.6	32.8	89	5.2	4.5	5.5
22	61.7	58.7	64.7	56	29.3	26.7	31.8	90	4.8	4.2	5.1
23	60.7	57.8	63.7	57	28.4	25.8	30.9	91	4.4	3.9	4.7
24	59.8	56.8	62.7	58	27.5	25.0	29.9	92	4.1	3.6	4.4
25	58.8	55.8	61.8	59	26.6	24.1	29.0	93	3.8	3.4	4.0
26	57.8	54.8	60.8	60	25.7	23.3	28.1	94	3.5	3.1	3.7
27	56.8	53.9	59.8	61	24.8	22.4	27.1	95	3.3	2.9	3.4
28	55.9	52.9	58.8	62	24.0	21.6	26.2	96	3.1	2.7	3.2
29	54.9	51.9	57.8	63	23.1	20.8	25.3	97	2.8	2.5	3.0
30	53.9	51.0	56.9	64	22.2	19.9	24.3	98	2.7	2.4	2.7
31	52.9	50.0	55.9	65	21.3	19.1	23.4	99	2.5	2.2	2.6
32	52.0	49.0	54.9	66	20.5	18.3	22.5	100 ↑	2.3	2.1	2.4
33	51.0	48.0	53.9	67	19.6	17.5	21.6				

대한민국 생명표 기대여명 요약

	수술	체외 방사선	브라키테라피	하이푸
극저위험도	LE≥20	LE≥20	LE≥20	?
저위험도	LE≥10	LE≥10	LE≥10	?
중저위험도	LE≥10			?
중고위험도	LE≥10	± 브라키테라피		?
고위험도	LE≥5	LE≥5 ± 브라키테라피		?

LE = 기대여명

미국표준암진료지침위원회 국소 전립선암 진료 지침(요약)

65세의 저위험도 국소 전립선암 환자에게는 어떤 치료가 적절할까요? 앞의 대한민국 생명표에서 확인했듯이, 한국인의 경우 65세 남성의 기대여명은 19.1년입니다. 표를 통해 저위험도 전립선암에서 기대여명이 10년 이상 되면 수술, 체외 방사선 치료, 조직 내 방사선 치료(브라키테라피) 모두 적합한 치료 방법이 됨을 확인할 수 있습니다(위 표의 별색 사각형 부분). 그러므로 이 세 가지 방법이 환자에게 적절한 치료로 판단됩니다. 이 세 가지 치료법 중에서 환자의 여건 및 치료 선호도를 고려해 방법을 정하면 됩니다.

좀 다른 경우도 보겠습니다. 85세의 중위험도 국소 전립선암 환자는 어떻게 치료하는 것이 좋을까요? 앞의 대한민국 생명표에서 확인하면, 한국인 85세 남성의 기대여명은 6.0년입니다. 진료 지침 표에 따르면 중위험도 전립선암의 경우 수술적 치료는 기대여명이 10년 이상 되는 환자에게만 추천됩니다. 반면 체외 방사선 치료는 모든 연령에게 추천되고, 체내 방사선 치료(브라키테라피)는 중저위험도 전립선암에만 추천됩니다(위 표의 검은색 사각형 부분). 그러므로 85세의 중위험도 전립선암 환자에게는 수술보다 체외 방사선 치료가 더 적절한 치료 방법이 됩니다.

하지만 표에서 보듯이 고강도 초음파 집속술(하이푸) 같은 최신 치료들은 아직 어떤 상황에서 하는 것이 좋은지 그 기준이 정립되어 있지 않습니다. 아직까지 이런 치료는 주로 의사의 경험적 판단에 따라 치료 대상을 결정하는 경우가 많습니다.

치료로 수술이나 체외 방사선 치료가 좋을 것 같다고 들었습니다. 둘 중 어떤 치료가 좋을까요?

국소 전립선암의 치료법은 다양하지만, 그중 가장 보편적인 치료 두 가지는 수술과 체외 방사선 치료입니다. 이 두 가지 방법은 우리나라의 대다수 종합병원에서 받을 수 있는 치료이기도 합니다. 그러므로 국소 전립선암 환자들은 결국 이 두 가지 치료를 국소 전립선암의 치료 방법으로 추천받는 경우가 가장 많습니다. 즉 국소 전립선암 환자 중 다수가 암의 첫 치료로 수술과 체외 방사선 치료 중 하나를 선택하게 됩니다.

제 환자 중에도 이런 상황에서 고민하시는 분들이 많습니다. 저는 이런 분들께 주로 다음 그림을 보여드리면서 설명합니다. 간단히 설명하면, 국소 전립선암의 치료 방법으로 수술과 체외 방사선 치료는 암에 대한 치료 효과가 대등합니다. 또한 대부분은 치료 후 재발 등의 문제가 없습니다. 하지만 각각의 방법으로 치료하신 분 중 일부에서 오랜 기간이 지나서 암이 재발하는 경우도 있을 수 있습니다. 그때 수술과 체외 방사선 치료로 전립선암을 치료했던 환자들 사이에는 다음과 같은 차이가 나타납니다.

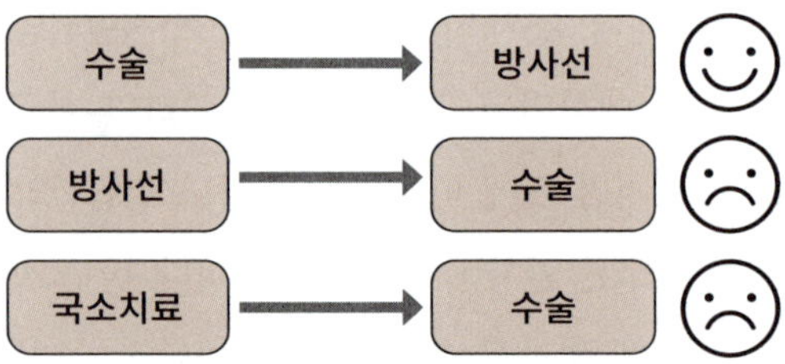

국소 전립선암의 연속 치료 개념

① 수술 후 재발한 환자분의 경우 체외 방사선 치료를 할 기회가 한 번 더 있습니다.
② 체외 방사선 치료 후 재발한 환자분은 수술을 다시 받기 어렵습니다.

여러 치료 중에서 국소 전립선암에 대한 가장 강력한 무기 두 가지는 수술과 체외 방사선 치료입니다. 하지만 첫 치료로 체외 방사선 치료를 선택하는 것은 수술이라는 아주 좋은 치료 방법을 처음부터 버리고 가는 셈이 됩니다. 물론 고령이나 기저질환 등으로 마취에 대한 위험성이 높고 기대여명이 짧은 분들에게는 체외 방사선 치료가 나쁘지 않은 선택입니다. 반면에 상대적으로 젊고, 전립선암이 있는 것 말고는 건강한 분이라면 체외 방사선 치료를 첫 치료로 선택하는 것이 그다지 현명하지 않을 수 있습니다. 이는 앞서 말씀드린 환자의 기대여명에 따른 적합한 치료 선택과 일맥상통하는 내용입니다.

국소 전립선암의 첫 치료 방법을 결정하기 위해서는 여기서 이야기한 여러 요소를 고려하는 것이 합리적입니다. 적극적 관찰요법, 수술, 체외 방사선 치료, 조직 내 방사선 치료, 고강도 초음파 집속술 등의 치료 각각에 대해서는 뒤에서 더 자세히 보도록 하겠습니다.

NOTE

초기 전립선암의 치료 옵션

- 적극적 관찰요법
- 체외 방사선 치료
- 조직 내 방사선 치료(브라키테라피Brachytherapy)
- 고강도 초음파 집속술(하이푸HIFU)
- 근치적 전립선 절제술

52 | 전립선암 적극적 관찰요법, 어느 경우에 가능한가요?

암으로 밝혀졌는데도 치료 없이 관찰만 한다는 것을 생소하게 생각하시는 분들이 많습니다. 몸에 암이 있다는 소리를 들었는데 이를 그냥 둔다는 것이 불편하게 생각되고, 또 근원적인 두려움을 가지는 분들도 많습니다. 특히 진료를 해보면 한국 사람들이 그런 성향이 더 심한 것 같습니다. 실제 우리나라에서 2000년부터 2010년 사이에 전립선암을 진단받은 전체 환자 중 적극적 관찰요법active surveillance으로 암을 관리한 분은 약 1.3%에 불과했습니다. 반면 미국에서는 비슷한 시기에 저위험도 전립선암을 진단받은 환자의 약 60%가 적극적 관찰요법으로 암을 관리받았습니다. 우리나라와 큰 차이를 보이는 결과이지요. 이런 차이는 우리나라와 선진국의 다음과 같은 성향 차이에 기인하는 것으로 생각됩니다.

- **우리나라는 의료비가 매우 저렴합니다.**

우리나라는 국민건강보험이 잘 되어 있어 치료비가 저렴합니다. 물론 로봇수술은 비급여라서 수술비가 좀 비싼 편이긴 하지만, 미국 등의 선진국에서는 이 비용도 훨씬 더 비쌉니다. 즉 미국 사람들에게는 "당신, 일단 수술 안 해도 된다"는 말이 한국 사람들보다 더 반가울 수 있습니다.

- **우리나라가 병원 접근성이 더 좋습니다.**

미국은 땅덩이가 큰 나라입니다. 동네 마트에 장을 보러 갈 때도 차를 타고 갑니다. 하물며 전립선암 수술을 받으려면 비행기를 타고 도시를 이동해야 하는 경우가 빈번합니다. 하지만 우리나라는 어떤가요? 국토가 작고, 또 좋은 병원들이 전국에 아주 많습니다. 제주도에 사시는 분들도 한두 시간이면 서울의 대형 병원에 와서 진료를 보실 수 있습니다.

예를 들어봅시다. 대전쯤 사는 환자입니다. 대전의 한 대학병원에서 저위험도 전립선암을 진단받았습니다. 의사 선생님이 이렇게 말합니다. "적극적 관찰요법이 가능한 상태이니, 일단 수술 하지 말고 지켜봅시다." 환자는 어떻게 할까요? 십중팔구 그 다음 날 '정말 수술을 안 받아도 되는지' 확인하기 위해 서울에 있는 다른 병원을 찾습니다. 서울의 병원에서 치료 성향이 다른 의사 선생님을 만납니다. "뭐 하러 그걸 찜찜하게 둬요? 그냥 수술하면 되지." 환자도 그 말에 동의하고, 그 병원에서 수술을 받습니다. 이런 경우가 다반사입니다. 대전의 대학병원 의사 선생님도 이런 경우를 몇 번 경험하면 적극적 관찰요법을 환자에게 그다지 권하지 않습니다. '어차피 딴 병원에 가서 수술하실 텐데, 뭐.' 이런 생각을 하게 됩니다.

• **우리나라 사람들은 적극적인 치료를 선호합니다.**

옛 속담에 '개똥밭에 굴러도 이승이 좋다'는 말이 있습니다. 우리나라 사람들은 치료를 받을 때도 이런 성향이 강합니다. 어떤 치료가 다소 부작용이 있더라도 그 치료를 받아 오래 살 수 있다면 불편함을 감내하는 성향이 있다는 것입니다. 반면 서양 사람들은 삶의 질도 매우 중요시합니다. 어떤 치료 후에 요실금이나 발기부전 같은, 삶의 질에 큰 영향을 미치는 후유증이 생길 수 있다면 그 치료를 받지 않고 효과가 좀 떨어지더라도 문제가 없는 대안적인 치료를 받으려 하는 사람들이 많습니다. 한국도 점점 사람들의 성향이 서구화되고 있으므로, 앞으로는 이런 이유로 적극적 관찰요법을 선택하는 환자의 비율이 차츰 늘어날 것으로 기대됩니다.

적극적 관찰요법, 어떤 환자들이 받을 수 있나요?

아무리 삶의 질이 중요해도 암이 나빠질 사람을 치료하지 않는 것은 비윤리적입니다. 암이 앞으로 나빠질 위험성이 크다면 다소의 부작용을 감수하더라도 적극적인 치료를 해야 합니다. 그러므로 적극적 관찰요법은 기본적으로 저위험도 전립선암 환자에게만 시행할 수 있습니다.

구체적으로 어떤 환자에게 적극적 관찰요법을 하는지는 국가나 기관마다 조금씩 차이가 있습니다. 대체로는 저위험도 전립선암 환자(① 글리슨 등급 I, ② 진단 당시 PSA 수치가 10ng/mℓ 미만, ③ 임상 T 병기 2a 이하)에 대해서만 적극적 관찰요법이 가능합니다. 이에 더하여 열두 군데 계통적 조직검사를 했을 때 전립선암 검출 조직의 수가 두 개 이하이고, 각 조직의 전립선암 비율이 20~50% 이하일 때 적극적 관찰요법이 가능합니다. 우리나라 비뇨기종양학회의 추천도 이와 크게 다르지 않습니다. 쉽게 정리하면, 전립선암의 적극적 관찰요법은 저위험도 전립선암 환자 중에서도 암의 크기가 작은 경우에 적용할 수 있습니다.

구분 항목	토론토 대학교	존스홉킨스 대학교	메모리얼 슬론 케터링 암센터	캘리포니아 대학교	국제전립선암 적극적 관찰요법 연구	대한비뇨기 종양학회
글리슨 등급	I	I	I	I	I	I
PSA (ng/mℓ)	≤10	—	< 10	< 10	≤10	≤10
PSA 밀도 (ng/mℓ^2)	—	< 0.15	—	—	< 0.2	< 0.15
임상 병기	T1c/T2a	T1c	T1/T2a	T1/T2a	T1c/T2	T1/T2a
전립선암 검출 조직 수	—	≤2	≤3	< 33%	≤2	≤2
조직에서 전립선암의 비율(%)	—	≤50%	≤50%	—	—	≤20%

국가 및 기관별 적극적 관찰요법의 적응증

적극적 관찰요법만 잘 받으면 평생 수술을 안 받아도 되나요?

그렇지 않습니다. 적극적 관찰요법을 '평생 아무 치료도 안 하고 전립선암을 방치하는 것'으로 오해하는 분들이 있습니다. 하지만 적극적 관찰요법은 전립선암 치료를 '안 하는 것'이 아니라 '유보하는 것'입니다. 전립선암의 상태를 면밀히 관찰하다가 암이 나빠지는 징후가 확인되면 즉시 개입하여 암에 대한 적극적 치료를 시작합니다.

우리나라보다 적극적 관찰요법의 경험이 많은 외국의 사례를 보면, 해당 방법으로 전립선암 관리를 시작할 경우 연간 약 7%의 환자에게서 전립선암의 진행이 확인됩니다. 전립선암이 진행된 환자들은 적극적인 치료 방법인 수술, 방사선 치료, 및 약물치료로 전환하게 되고, 병이 유지되는 환자들은 계속해서 적극적 관찰요법을 이어갑니다. 또 1년이 지나면 이들 중 7% 정도의 환자에게서 전립선암이 나빠집니다. 이들은 치료에 들어가고, 나머지는 적극적 관찰요법을 계속 이어갑니다.

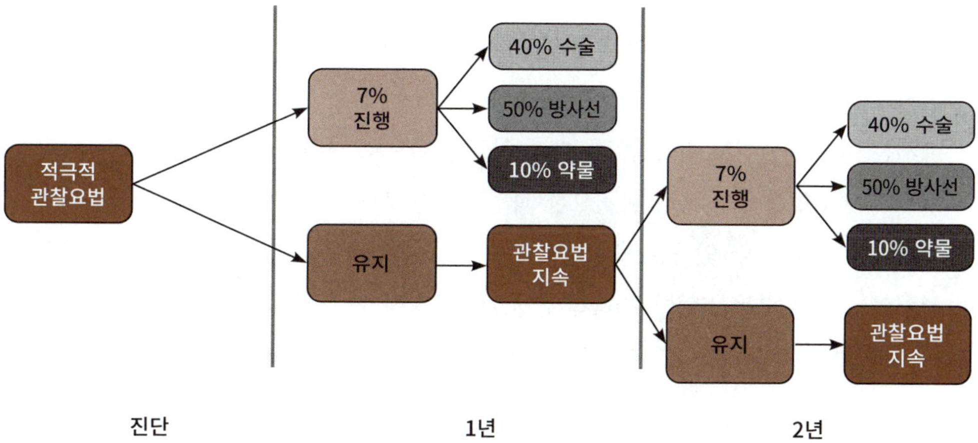

적극적 관찰요법 환자들의 임상 경과

적극적 관찰요법에서 가장 중요한 것은, 전립선암을 잘 '관찰'해야 한다는 점입니다. 전립선암이 진행되고 있는 연간 7%의 환자를 놓치면 그 환자는 적절한 치료 시기를 놓칠 수 있습니다.

연구에 의하면 적극적 관찰요법을 하는 전체 환자 중 2~3%에서 적절한 치료 시기를 놓쳐버리는 상황이 발생합니다. 이런 상황을 막기 위해서는 전립선암에 대해 다음과 같이 정기적으로 검사해야 합니다. 물론 구체적인 검사 일정은 병원이나 의사마다 다소 다를 수 있습니다.

① 직장수지검사: 3개월 간격, 2년간 문제 없으면 6개월 간격

② PSA: 3개월 간격, 2년간 문제 없으면 6개월 간격

③ 전립선 MRI: 6개월 간격, 2년간 문제 없으면 1년 간격

④ 열두 군데 계통적 조직검사: 1년 간격, 2년간 문제 없으면 2~3년 간격, 80세까지

이런 검사들에서 전립선암이 나빠지는 징후, 특히 재조직검사 결과 글리슨 등급 상승이 확인된다면, 즉시 관찰요법을 중단하고 적극적인 치료를 시작해야 합니다.

적극적 관찰요법의 단점이나 주의사항은 없나요?

적극적 관찰요법은 아직 우리나라에서 널리 활용되지 못하는 치료이지만, 서구권에서는 이미 저위험도 전립선암의 대세 치료 방법으로 자리를 잡았고 장기적인 안정성도 증명되었습니다. 특히 불필요한 과잉치료를 줄이고, 이에 따른 치료 합병증을 획기적으로 줄일 수 있다는 특장점이 있습니다. 우리나라 사람들도 점차 삶의 질을 중시하는 경향이 늘고 있어, 적극적 관찰요법이 점점 중요한 치료 방법으로 자리매김할 것입니다. 하지만 적극적 관찰요법은 다음과 같은 단점 및 주의 사항도 있습니다.

- **병원에 자주 와야 합니다.**

앞서 말씀드린 대로 적극적 관찰요법을 할 때는 전립선암이 진행되는 시점을 놓치지 말아야 합니다. 그래서 필연적으로 전립선 상태에 대한 검사를 많이 받아야 하고, 병원에도 자주 와야 합니다. 시골이나 해외에 거주하시는, 분들 또는 바빠서 병원에 다니는 시간을 자주 내기 어려우신 분들에게는 적합하지 않습니다. 이런 분들이 적극적 관찰요법을 받으면 전립선암에 대한 추적이 중단될 위험성이 높기 때문입니다.

- **조직검사를 자주 해야 합니다.**

전립선암에 대한 적극적인 치료 개입 여부를 결정하는 가장 중요한 검사가 바로 조직검사입니다. 적극적 관찰요법을 하는 환자들은 처음에는 매년, 시간이 지나면 2~3년 간격으로 80세가 될 때까지 반복해서 조직검사를 해야 합니다. 조직검사는

가능성이 낮긴 하지만 통증, 출혈, 감염 등의 문제를 동반할 수 있습니다. 반복적으로 검사를 하다 보면 언젠가는 이런 문제가 생길 위험성도 같이 높아집니다. 또 실제로 반복해서 조직검사를 하는 분들을 보면, 검사를 하면 할수록 더 힘들어하는 경향이 있습니다. 첫 조직검사는 검사를 잘 모르는 상태로 받게 됩니다. 그래서 대부분은 '검사가 생각보다 별로 힘들지 않았다'고 말씀하십니다. 하지만 특이하게도 거의 모든 분이 재조직검사를 더 고통스럽게 느끼고 힘들어합니다. 나중에는 재조직검사를 하는 게 싫어서 그냥 수술을 받겠다고 하시는 분들도 있습니다. 적극적인 관찰요법을 하면 일단 전립선암 수술을 안 받아도 돼서 편하다고 생각하실 수 있습니다. 하지만 반복적인 조직검사 역시 이에 못지않게 힘들 수 있다는 점은 생각해야 합니다.

- **적절한 치료 시기를 놓칠 수 있습니다.**

철저히 검사를 해도 전립선암이 예상보다 빨리 진행하여 적절한 치료 시기를 놓치게 되는 경우가 2~3%는 생깁니다. 짧은 검사 기간에도 전립선암은 진행할 수 있습니다. 또한 직장수지검사, PSA, 전립선 MRI, 조직검사 등의 검사가 완벽하지는 않기 때문에, 전립선암이 나빠진 것을 찾아내지 못하는 경우도 발생할 수 있습니다. 앞으로는 이를 보완하기 위한 더 정확한 검사가 필요할 것입니다. 그런 점에서 최근에 임상에서 활용되기 시작한 전립선특이세포막항원-양전자 방출 단층 촬영PSMA-PET/CT 같은 검사가 유용할 수 있습니다.

환자분들은 적극적 관찰요법의 이런 단점까지도 잘 고려해서 저위험도 전립선암의 치료 방법을 결정하셔야 합니다.

53 | 전립선암 로봇수술은 무엇이고, 어떤 점에서 좋은가요?

로봇 보조 근치적 전립선 절제술Robot-Assisted Radical Prostatectomy: RALP은 이름 그대로 로봇 장비를 활용하여 전립선을 근치적으로 절제하는 전립선암의 수술 방법입니다. 이 수술이 어떤 수술인지를 알기 위해서는 근치적 전립선 절제술을 먼저 이해해야 합니다.

근치적 전립선 절제술, 어떤 수술인가요?

근치적 전립선 절제술은 초기 전립선암에서 기대여명이 충분한 환자의 표준적인 치료 중 하나입니다. 근치적 전립선 적출술은 전립선, 양측 정낭, 정관 그리고 충분한 주변 조직을 함께 제거하는 수술입니다. 전립선을 떼어내면 소변이 지나가는 통로인 전립선 요도 부위도 없어지므로, 정상적인 배뇨를 위해 소변줄을 거치한 상태에서 방광과 요도를 다시 연결하여 소변이 배출되는 통로를 만들어줍니다. 근치적 전립선 절제술의 목표는 전립선 안에 국한된 암을 완전히 제거하되, 정상적인 배뇨와 발기 기능은 최대한 보존하는 것입니다.

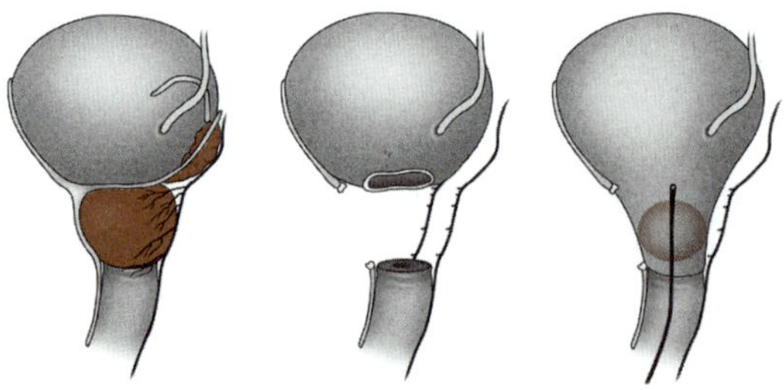

근치적 전립선 절제술

이 근치적 전립선 절제술의 개념은 1900년대 초반에 최초로 고안되었습니다. 당시에는 회음부, 즉 고환 뒤와 항문 사이의 지역을 통해 전립선에 접근했습니다. 이 수술 방법을 근치적 회음부 전립선 절제술Radical Perineal Prostatectomy: RPP이라고 합니다. 근치적 회음부 전립선 절제술은 수술 시간이 짧고 출혈이 적다는 장점이 있습니다. 하지만 회음부 접근을 통하여 전립선을 절제할 때 골반부 임파 제거를 같이 하지 못한다는 치명적인 단점이 있습니다. 또한 이 당시에는 수술이 가능한 초기 전립선암 환자가 매우 드물어 수술 자체가 많지는 않았습니다.

하지만 1980년대에 이르러 전립선암 분야에서 매우 큰 변화들이 생겼습니다. 먼저 1980년대 중반 PSA가 보급되면서 수술 가능한 초기 전립선암 환자가 크게 늘었습니다. 또한 1980년대 미국을 중심으로 외과 술기가 크게 발전했습니다. 특히 미세 외과 기술과 정밀한 수술 접근 방법이 발전했습니다. 이에 힘입어, 1980년대 중반 존스홉킨스대학교Johns Hopkins University의 패트릭 월시Patrick C. Walsh 박사는 하복부를 절개하여 치골 뒤의 전립선으로 바로 접근하고, 전립선을 제거하면서도 발기 기능을 유지하는 데 중요한 신경을 보존할 수 있는, 근치적 치골후 전립선 절제술Radical Retropubic Prostatectomy: RRP를 개발했습니다. 또한 근치적 치골후 전립선 절제술은 수술을 하면서 골반부 임파 제거를 동시에 할 수 있다는 매우 큰 장점이 있습니다.

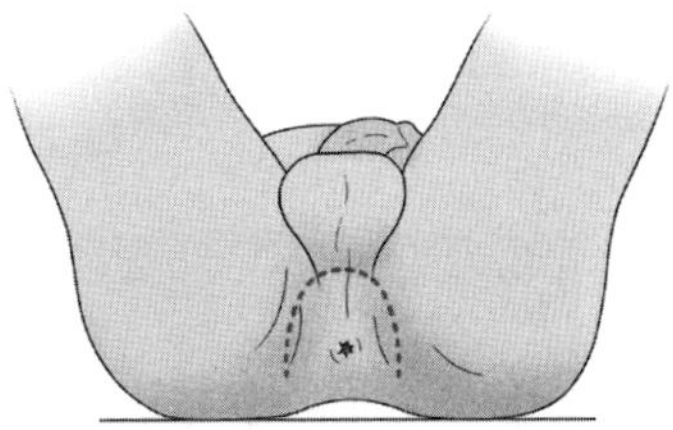

근치적 회음부 전립선 절제술

그래서 근치적 치골후 전립선 절제술이 현대적인 전립선암 수술의 대세가 되었습니다. 즉 오늘날 전 세계 거의 대부분의 의사가 이 술식으로 전립선암을 수술합니다. 이 수술은 우리나라에도 전파되었고, 우리나라 의사들은 1990년대 초반부터 근치적 치골후 전립선 절제술을 본격적으로 하기 시작했습니다. 현재 우리나라도 대부분의 의사가 전립선암을 치골후 접근법으로 수술합니다.

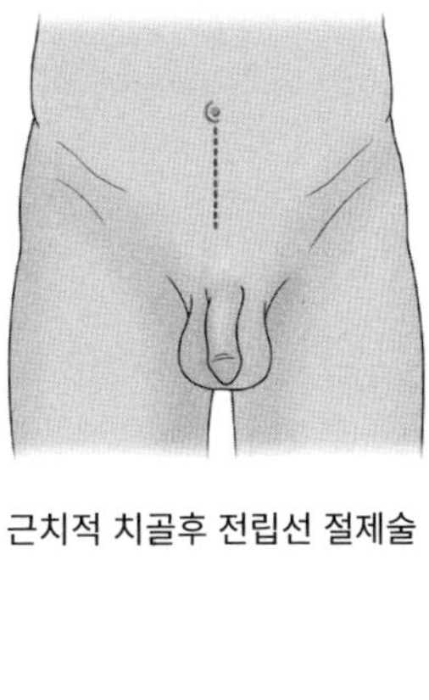

근치적 치골후 전립선 절제술

전립선암 로봇수술, 어떤 수술인가요?

전립선암 로봇수술이라고 하면, 수술을 로봇이 대신해주는 것으로 오해하는 분들이 있습니다. 하지만 그렇지 않습니다. 정식 명칭에도 '로봇 보조Robot-assisted'라는 표현이 붙는 것에서 알 수 있듯, 로봇이 주도적으로 수술을 하는 것이 아니고 수술하는 의사를 도와주는 것이라고 생각하면 이해가 쉽습니다. 전립선암 로봇수술은 다빈치 시스템da Vinci system이라는 장비를 활용하여 근치적 치골후 전립선 절제술을 하는 수술입니다. 배 안에 로봇 팔을 집어넣고, 의사가 콘솔console에 앉아 손을 움직이면, 로봇 팔이 의사의 손 움직임을 배 안에서 그대로 재현하여 수술을 진행하게 됩니다.

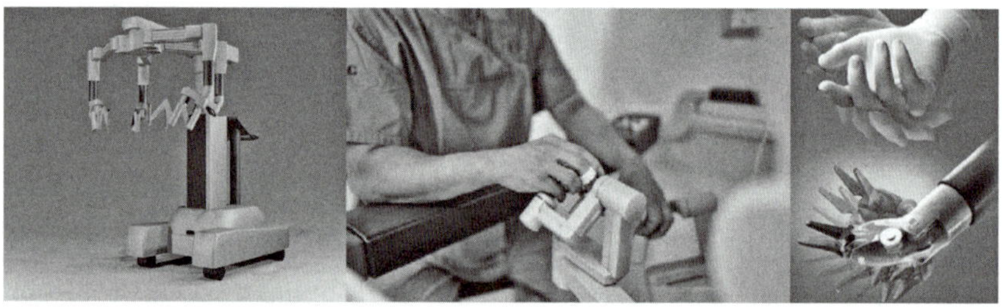

다빈치 시스템을 이용한 전립선암 로봇수술

전립선암 로봇수술은 어떤 점에서 좋나요?

물론 장점이 많은 수술이기 때문에 고가의 수술임에도 전 세계적으로 대세 수술법으로 빠르게 자리 잡고 있습니다. 국내에서도 국민건강보험의 적용을 받지 못하는 비싼 수술이지만 70~80%의 환자분들이 로봇수술을 받습니다. 전립선암 로봇수술이 기존의 개복수술에 비해 갖는 강점들은 다음과 같습니다.

- **개복수술에 비해 수술 상처가 작습니다.**

전립선암 개복수술은 이야기한 대로 아랫배를 20cm 이상 절개하여 수술합니다. 반면에 로봇수술은 로봇 팔과 복강경 장비가 들어가는 0.8~1.0cm 크기의 통로 대여섯 곳만 절개하여 수술을 진행합니다. 수술 상처의 크기가 훨씬 작으므로 수술 후 통증이 훨씬 적습니다. 또한 수술 후에 회복하여 걸어다니거나 일상생활로 복귀하는 데 걸리는 시간도 훨씬 더 짧습니다. 수술 흉터가 더 작아 미용적인 이점도 있습니다.

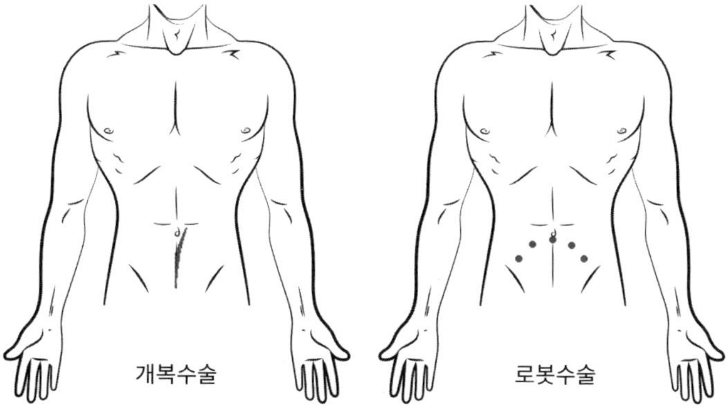

개복수술과 로봇수술의 절개창 비교

- **로봇수술이 수술 시야가 훨씬 더 좋습니다.**

의사들 사이의 격언 중에 '훌륭한 외과의사는 수술절개가 크다Big surgeon, big incision'는 말이 있습니다. 수술을 잘하려면 수술 시야를 잘 확보해야 하고, 그러기 위해서는 수술 절개를 크게 열어야 한다는 뜻입니다. 수술이 잘 되려면 일단 수술 부위가 잘 보여야 합니다. 하지만 전립선은 골반 깊숙이 위치하기 때문에 개복수술을 하더라도 잘 보면서 수술하기가 어렵습니다. 특히 전립선 앞에 위치한 치골이 수술 시야를 무척이나 방해합니다. 하지만 로봇수술을 하면 내시경 카메라를 전립선 바로 앞에 두고 수술하므로 전립선과 그 주변 구조물을 안전하게 확인하면서 수술하는 것이 가능합니다.

또한 3차원 영상으로 수술 부위를 10~15배 확대한 시야에서 수술하므로, 전립선 뒤로 지나가는 신경혈관다발neurovascular bundle: NVB과 요도 괄약근을 안전하게 보존하며 전립선을 떼어낼 수 있습니다. 이는 전립선암 수술의 합병증인 발기력 저하와 요실금의 위험성을 크게 줄일 수 있습니다.

- **의사의 불완전한 술기를 보조해줍니다.**

최신 핸드폰으로 사진을 찍으면 사진이 무척 예쁘게 나옵니다. 핸드폰 카메라의 기술이 더 좋기 때문이지요. 그중에서 중요한 기술이 바로 '손떨림 보정' 기술입니다. 로봇수술 장비에도 손떨림을 줄여주는 기능이 탑재되어 있습니다. 따라서 로봇수술은 집도의의 의도치 않은 손떨림을 방지하고, 세밀한 수술을 가능하게 도와줍니다.

로봇수술, 단점은 없나요?

물론 로봇수술이 완벽한 수술은 아닙니다. 최신 수술이니 모든 면에서 좋을 것으로 오해하는 분들도 있지만, 전립선암 로봇수술은 다음과 같은 한계와 단점들이 있습니다.

- **암에 대한 치료 효과는 기존 개복수술과 동일합니다.**

로봇수술이 전립선암에 대한 최신의 수술이므로 기존의 개복수술보다 암에 대한 치료 효과가 더 좋을 것으로 기대하는 분들이 있습니다. 하지만 개복수술과 로봇수술의 수술적 원칙은 동일합니다. 다만 기존의 근치적 치골후 전립선 절제술을, 로봇 장비를 활용하여 더 안전하고 편하게 할 수 있다는 점이 다른 것이지요. 따라서 로봇수술을 하면 수술로 생기는 통증, 요실금, 발기부전 등의 불편은 줄어들 수 있지만, 로봇수술을 한다고 해서 개복수술을 받은 사람보다 더 오래 살 수 있는 것은 아닙니다.

- **수술비가 비쌉니다.**

여러 번 말씀드린 내용입니다. 전립선암 로봇수술은 국민건강보험의 적용을 받지 못하는 비급여 수술입니다. 따라서 수술비가 비쌉니다. 실손의료보험에 가입하신 분들은 대부분 실손보험의 적용을 받습니다. 로봇수술에 여러 장점이 있지만, 이를 위해서 높은 비용을 지불할 수 있는지 치료 전에 충분히 숙고해야 합니다.

- **수술이 안 되는 경우가 간혹 있습니다.**

로봇수술은 배 안에 로봇 팔이 들어가야만 수술이 가능합니다. 하지만 이전에 배에 수술을 받았던 분들은 간혹 복강 내 장유착이 심한 경우가 있습니다. 이때는 복강 내로 로봇 팔을 안전하게 넣기 어려운 경우가 생깁니다. 이런 분들은 계획했던 로봇수술을 하지 못하고 개복수술로 전환해야 할 수도 있습니다. 이전에 배에 다른 수술을 받으셨던 분들은 사전에 집도의에게 이 사실을 미리 알리고 수술 계획을 상의하는 것이 안전합니다.

전립선암 로봇수술은 기존 개복수술에 비해 회복이 빠르고, 요실금이나 발기부전 등의 부작용이 적어 전립선암의 새로운 표준 수술법으로 빠르게 자리매김하고 있습니다. 하지만 전립선암의 치료 성적이 기존 개복수술에 비해 더 우월한 것은 아니고, 수술비가 아직 비싸다는 단점도 있습니다. 그러므로 로봇수술의 치료를 결정하기 전에는 충분한 숙고가 필요합니다.

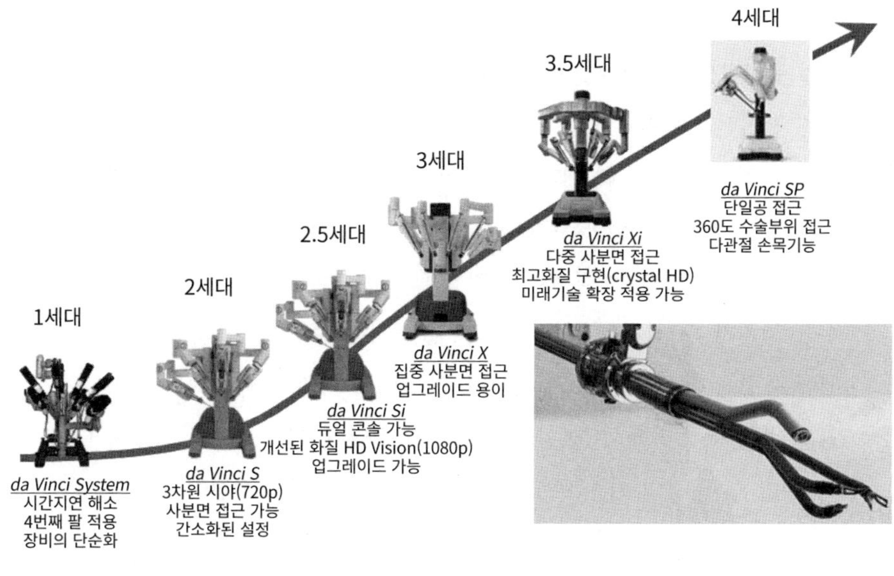
4세대
3.5세대
3세대
2.5세대
2세대
1세대
da Vinci System
시간지연 해소
4번째 팔 적용
장비의 단순화
da Vinci S
3차원 시야(720p)
사분면 접근 가능
간소화된 설정
da Vinci Si
듀얼 콘솔 가능
개선된 화질 HD Vision(1080p)
업그레이드 가능
da Vinci X
집중 사분면 접근
업그레이드 용이
da Vinci Xi
다중 사분면 접근
최고화질 구현(crystal HD)
미래기술 확장 적용 가능
da Vinci SP
단일공 접근
360도 수술부위 접근
다관절 손목기능

로봇수술 장비의 진화

단일공 전립선암 로봇수술은 어떤가요?

로봇수술 이야기를 하는 김에 단일공 로봇수술에 대해서도 말씀드리겠습니다. 로봇수술 장비도 시간이 지나면서 진화해왔습니다. 가장 최신의 4세대 로봇수술 장비인 '다빈치 SP(single port)'의 가장 큰 특징은 단일공 수술이 가능하다는 점입니다. 즉 이전 세대의 장비에서는 복강경 카메라와 세 개의 로봇 팔을 배 안에 넣기 위해 네 곳 이상의 구멍을 배에 뚫어야 했습니다. 하지만 4세대 로봇장비의 경우 단일공을 통해 로봇 팔을 집어넣으면 카메라와 세 개의 로봇 팔이 갈라져 나와서 수술을 집도하는 구조로 되어 있습니다. 그래서 로봇수술을 위해 배에 구멍을 하나만 내는 것으로 충분하다는 특장점이 있습니다. 단일공 전립선암 로봇수술은 이 4세대 로봇수술 장비를 활용하여 근치적 전립선 절제술을 하는 것을 말합니다.

단일공 전립선암 로봇수술, 어떤 장단점이 있나요?

단일공 전립선암 로봇수술이 가장 최신의 전립선암 수술 방법이지만 이 방법 역시 완벽한 방법은 아닙니다. 앞으로 기술이 발달하면 더 새로운 개념의 수술이 도입될 수도 있을 것입니다.

- **단일공 전립선암 로봇수술의 장점**

① 기존 전립선암 로봇수술의 장점들: 앞 장에서 말씀드린 로봇수술의 장점들, 즉 통증이 적고 회복이 빠르다, 수술 시야가 좋아 발기 기능 저하나 요실금의 부작용이 덜 생길 수 있다, 수술 중 의도치 않은 손떨림을 방지하고, 세밀한 수술을 가능하게 해준다는 장점들은 단일공 로봇수술에서도 동일하게 적용됩니다.

② 수술 상처가 더 작음: 단일공 로봇수술에서는 로봇 팔을 배 안으로 넣기 위해 배에 구멍을 한 곳만 뚫으면 됩니다. 그러므로 기존 로봇수술이 대여섯 곳에 구멍을 내는 것에 비해 수술 상처가 더 작아집니다. 이는 미용적으로도 더 유리하고, 수술 후 통증이 기존 로봇수술보다 적다는 점에서 장점이 됩니다.

③ 이전에 다른 수술을 받은 환자에게도 로봇 팔 삽입이 쉬움: 이전에 배에 다른 수술을 받아 복강 내 유착이 심한 분들은 로봇수술이 어려울 수 있다고 앞서

말씀드렸습니다. 하지만 단일공 로봇수술은 한 개의 구멍으로만 로봇 팔을 안전하게 넣으면 수술이 가능하기 때문에, 이전에 다른 수술을 받으셨던 분들도 로봇 팔 삽입에 대한 스트레스가 덜합니다. 즉 유착으로 인해 기존의 로봇수술이 어려울 것으로 예상되는 분들도 단일공 로봇수술은 가능한 경우가 종종 있습니다. 하지만 유착이 너무 심한 분이라면 단일공 로봇수술도 어려울 수 있어, 이때는 어쩔 수 없이 개복수술을 고려해야 합니다.

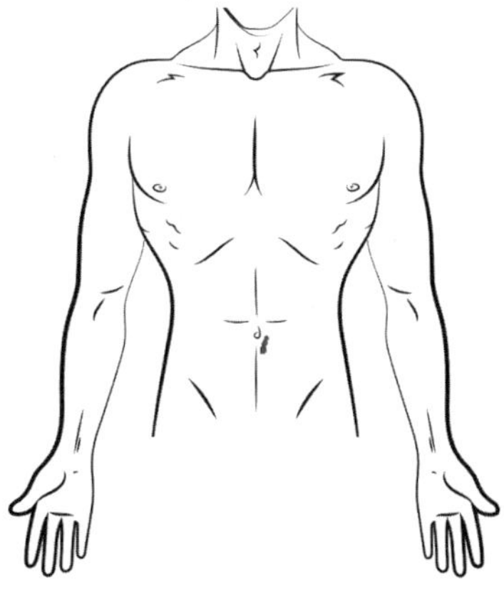
단일공 로봇수술 절개창

한편 단일공 로봇수술도 한계가 있으니 이 점도 분명히 알고 계셔야 합니다.

- **단일공 전립선암 로봇수술의 단점**

① 암에 대한 치료 효과는 기존 수술들과 같음: 거듭 말씀드리지만, 항상 최신의 수술이 나오면 그 방법이 전립선암에 대한 치료 효과가 더 좋을 것으로 기대하시는 분들이 있습니다. 하지만 개복 근치적 전립선 절제술, 전립선암 로봇수술, 단일공 전립선암 로봇수술 모두 근본적으로 수술 원칙은 동일합니다. 전립선암의 원발 병소인 전립선, 정낭 및 골반부 임파를 떼어내고 소변이 나오는 통로를 확보하기 위해 방광과 요도를 다시 연결하여주는 것입니다. 즉 단일공 전립선암 로봇수술을 받는다고 해서, 개복수술을 받는 분보다 더 오래 살 수 있는 것은 아닙니다.

② 로봇 팔의 가동 범위가 기존 로봇수술에 비해 다소 제한적임: 실제로 수술을 해보면 기존의 로봇수술은 로봇 팔의 가동 범위가 아주 넓습니다. 즉 수술의 자유도가 높습니다. 기존에 제가 개복수술로 하던 모든 동작을 로봇수술로도 자유롭게 구현할 수 있지요. 하지만 단일공 로봇수술의 경우에는 한 구멍을 통

해 로봇 팔이 갈라져 나오기 때문에 로봇 팔이 움직일 수 있는 범위가 제한됩니다. 저도 실제로 수술을 해보면 단일공 로봇수술은 좀 답답하다는 느낌이 듭니다. 전립선을 떼어내고 요도를 문합할 때는 별 차이를 못 느끼는데, 골반부 임파를 광범위하게 절제할 때는 이러한 가동 범위의 제한이 수술에 방해가 됩니다. 물론 단일공 로봇수술 경험이 많은 술자라면 이런 한계가 큰 문제가 되지 않겠지만, 불편한 점이 있는 것은 엄연한 사실입니다.

③ 단일공 로봇수술의 미용적 효과가 전립선암 환자들에게는 별로 중요하지 않을 수 있음: 전립선암은 고령 남성들에게 생기는 질환입니다. 즉 주로 수술을 받으시는 분들이 60대 이상의 남성분들입니다. 실제로 이런 분들은 수술을 위해 배에 구멍을 대여섯 개 내는 것과 한 개만 내는 것에 큰 차이를 느끼지 못하는 분들이 대부분입니다. 만약 결혼을 하지 않은 젊은 여성분이라면 어떨까요? 이 차이는 매우 클 것입니다. 실제 이런 이유로 단일공 로봇수술은 오히려 자궁근종같이 젊은 여성분이 주로 수술하는 질환에서 더 유용할 수 있습니다.

④ 아직 단일공 로봇수술 장비가 없는 병원도 많음: 단일공 로봇수술 장비가 기존 로봇수술에 비해 큰 장점이 없다고 생각하는 병원들은 아직 장비의 도입을 늦추고 있습니다. 그러므로 해당 장비가 없다면 단일공 로봇수술은 불가능합니다.

저도 전립선암 로봇수술을 할 때는 주로 3.5세대 장비를 활용하여 기존 방법으로 수술합니다. 일부 미용적인 목적을 지니신 분, 수술 통증에 대한 걱정이 심하신 분, 또는 이전에 다른 수술을 받아서 로봇 팔 삽입이 어려울 것으로 예상되는 분들 중에서 초기 전립선암 환자분께만 선별적으로 단일공 로봇수술을 시행하고 있습니다.

54 | 전립선암 수술은 어느 병원에서 받는 것이 좋나요?

이번에는 조금 민감한 주제를 다루겠습니다. 실제 전립선암을 진단받은 분들이 많이 궁금해하실 내용일 겁니다. 바로, '전립선암 수술은 어느 병원에서 받는 것이 좋은가?'입니다. 이 질문은 제 주변의 지인들도 많이 물어옵니다. 지금부터는 이 중요한 질문에 대한 제 개인적인 의견을 밝히겠습니다. 교과서에 나오는 것은 아니고, 순수한 개인적 견해임을 다시 한번 밝힙니다.

전립선암 수술을 생각하고 있습니다. 어떤 병원에서 수술을 받는 것이 좋을까요?

이 질문을 진료실에서 환자분들이 저에게 하는 경우는 드뭅니다. 대신, 제 지인들이 정말 많이 하는 질문 중에 하나입니다. 물어보는 분들이 기대하는 답은, 아마 "△△ 병원의 ○○○ 교수님이 수술을 잘하시니 거기 가봐라" 또는 "내가 수술 빨리 잡아드릴 테니 우리 병원으로 모시고 와라" 이런 내용일 겁니다. 하지만 저는 그런 대답을 하지는 않습니다. 그 이유는 환자마다 사정들이 다 다르기 때문입니다. 그래서 저는 대체로 이렇게 대답해드립니다.

- **무조건 집에서 가까운 병원에서 수술을 받는 것이 좋습니다.**

참 성의 없는 대답 같습니다만, 제가 전립선암 환자분들을 오랫동안 진료해보니 드는 생각입니다. 전립선암을 진단받으면 '평생 한 번 하는 수술이니, 잘하는 선생님한테(주로 서울에 와서) 수술을 받아야겠다'고 생각하는 분들이 많습니다. 하지만 저는 다음과 같은 이유들로 그런 분들을 말리고 싶습니다.

① 전국 대학병원의 전립선암 수술 실력은 이미 상향평준화 되어 있음: 2000년대 이후 전국에 로봇수술이 보급되면서 이런 현상은 더욱 가속화되었습니다. 로봇수술은 더 정밀한 수술을 도와주고, 기존의 개복수술에 비해 술기의 숙달이 쉽다는 특장점이 있습니다. 전립선암 로봇수술의 학습 곡선learning curve을 보시면, 집도의가 로봇수술을 30건 정도 경험할 때까지 수술 시간이 점점 단축되다가 그 이후로는 안정화됩니다. 즉 전립선암 로봇수술을 30건 정도 경험하면 충분히 숙달된다는 뜻입니다.

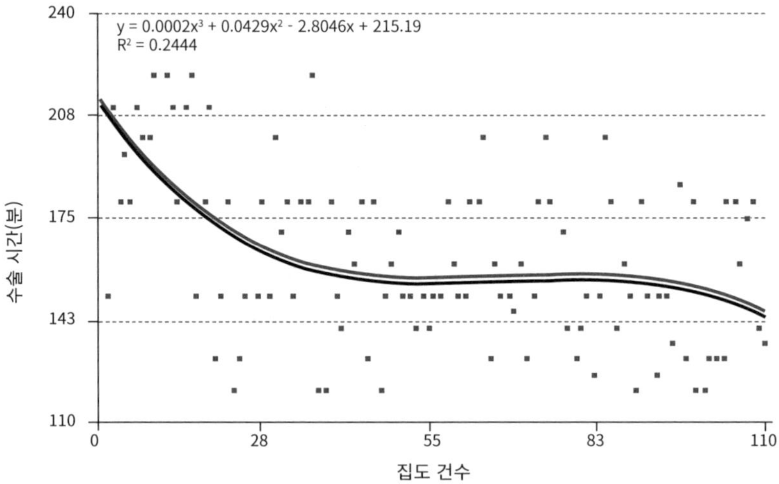

전립선암 로봇수술의 학습 곡선

그러므로 연고지의 대표적인 대학병원에서 전립선암을 진료하는 의사들의 수술 숙련도는 거의 모두 일정 수준의 경지에 도달해 있습니다. 고생해서 멀리 서울까지 와 유명한 분에게 전립선암 수술을 받아도, 환자나 가족들의 믿음과는 다르지만, 고생에 비해 얻는 것이 그다지 크지 않을 수 있습니다.

② 전립선암의 치료는 한 번으로 끝나지 않음: 먼 곳에서 수술을 생각하시는 분들, '한 번만 고생하면 된다'고 생각하실 수도 있습니다. 하지만 전립선암 치료는 수술을 한 번 받았다고 끝나지 않습니다. 가장 순조로운 상황을 가정해볼까요?

부산에 사는 A 환자는 서울에서 전립선암 수술을 받았고, 5년간 재발 없이 잘 지내왔습니다. 이 A 환자는 수술을 받고 나서 5년 동안 서울에 있는 병원을 몇 번 다녀갔을까요? 저는 전립선암 수술을 받은 환자를 대체로 다음과 같은 일정으로 체크합니다.

- 수술 후 1주: 조직검사 결과 확인, 수술 상처 확인
- 수술 후 1개월: 소변 증상이 좋아지는지 확인, PSA
- 수술 후 3개월~2년: 3개월 간격 PSA, 6개월 간격 전립선 MRI, 뼈스캔
- 수술 후 2~4년: 6개월 간격 PSA, 전립선 MRI, 뼈스캔
- 그 이후: 1년 간격 PSA, 전립선 MRI, 뼈스캔

이 일정대로 진료하려면 A 환자는 수술하고 5년 동안 총 24번(진료 15회, 사전 검사 9회) 서울을 다녀가야 합니다. 즉 병원 용무로 KTX나 SRT를 총 48번 타야 한다는 말이 됩니다. 수술하고 나서 아무 문제가 없는 경우에만 이렇습니다. 수술 후에 걱정되는 증상이 생기거나 전립선암이 재발해 방사선 치료 같은 추가 치료가 필요할 때는 병원 방문 횟수는 더 비약적으로 늘어납니다.

③ 전립선암 치료가 지연될 가능성이 높음: 멀리까지 찾아와 진료를 보고 싶은 의사는 대부분 환자가 많습니다. 따라서 검사나 수술 일정이 지연되어 치료 시작이 늦어질 확률이 매우 높습니다. 물론 저위험도 전립선암은 천천히 진행하므로 수개월 이상 치료가 지연되어도 큰 영향은 없습니다.
하지만 중위험도나 고위험도 전립선암에서 수개월 치료가 지연될 때 환자의 예후에 어떤 영향을 미칠지는 데이터가 아직 많지 않습니다. 중위험도 이상의 전립선암에서 여러 달 치료가 늦어져도 안전하다는 근거가 없다면, 가능한 한 빨리 치료를 시작하는 것이 합리적입니다.

④ 문제가 생기면 해결이 어려움: 제가 최근에 타던 차를 바꿨습니다. 원래는 연식이 좀 된 독일제 SUV를 탔는데, 아침에 갑자기 미션이 터져버렸습니다. 어쩔 수 없이 차를 집에 두고 출근했지요. 서비스센터에 전화하니 점검을 위해 차를 입

고시키려면 두 달을 기다려야 한다는 안내를 받았습니다. 차 없이 한 달을 출근하다, 화가 나서 주차장에 방치된 차를 구매자가 고치는 조건으로 딜러를 통해 팔아버렸습니다. 새 차를 살 때 제가 중요하게 확인한 건, '병원 근처에 그 자동차 회사의 직영 정비소가 있는가?'였습니다. 지금은 그 조건에 맞는 차를 사서 문제 없이 잘 타고 있습니다. 타다가 좀 문제가 생겨도 바로 그날 차를 입고시켜 점검할 수 있다고 생각하면 마음이 든든합니다.

수술을 하고도 마찬가지입니다. 사실 수술 후 별 문제 없는 경우가 대부분이긴 합니다. 그러면 가장 이상적이지요. 하지만 가끔씩 문제가 생겨 점검받아야 하는 분들은 꼭 생깁니다. 진짜 문제가 없더라도, '이거 혹시 수술이 잘못되어서 그런 거 아니야?'라고 걱정할 만한 증상들이 생기기도 합니다. 이럴 때 가까운 병원에서 수술을 받은 분들은, 수술을 해주신 의사 선생님을 바로 만나 점검을 받기가 훨씬 더 편합니다.

- **로봇수술이 가능한 병원이 좋습니다.**

제가 전공의를 하던 때만 해도 개복 근치적 전립선 절제술은 아주 어려운 수술 중 하나였습니다. 우리나라에서 근치적 전립선 절제술의 역사가 오래되었을 것으로 생각할 수 있지만, 처음 도입된 시기가 1988년 서울올림픽 이후라고 하면 놀라시는 분들이 많습니다. 전에는 PSA 같은 선별검사가 없어 전립선암의 조기 발견이 어려웠습니다. 그래서 대부분은 전이된 상태로 진단되어, 주로 약물치료를 받는 암이었지요. 의사들의 수술 경험도 적고, 좁은 골반부에 있는 전립선암은 수술 시야의 확보도 어려웠기 때문에 전립선암 수술은 어려운 수술이었습니다. 제가 전공의를 하던 당시 전립선암 개복수술을 한 건 하려면 거의 종일이 걸렸습니다.

로봇수술이 우리나라에 들어온 지도 거의 20년이 다 되어갑니다. 그 기간에 로봇수술의 술기 자체에도 많은 발전이 있었고, 의사들도 전립선암 수술에 대한 이해도가 많이 증가했지요. 과거 개복으로는 종일이 걸렸던 수술이지만, 요즘 저는 전립선암 로봇수술을 많이 하는 날은 하루에 서너 건 정도까지 안전하게 하고 있습니다. 특정 수술의 경험이 많이 쌓이고, 더 잘 보이고, 더 편하게 할 수 있으면 장기적으로 집도의가 그 수술을 더 잘하게 되는 것은 당연합니다.

로봇수술이 가능한 병원에서 수술하실 것을 추천하는 이유는, 단순히 로봇수술이 더 좋은 수술이니 로봇수술로만 전립선암 수술을 받아야 하기 때문이 아닙니다. 로봇수술이 조기에 보급되어 전립선암 로봇수술의 경험이 많은 병원일수록 그 병원에서 근무하는 의사가 로봇수술이든 개복수술이든 상관없이 전립선암 수술을 더 잘할 확률이 높다는 의미입니다.

- **방사선 치료를 받기 편한 병원이 좋습니다.**

방사선 치료는 수술과 함께 국소 전립선암의 치료에 있어서 가장 중요한 두 축을 이룹니다. 체외 방사선 치료는 국소 전립선암을 진단받았을 때 수술을 대신할 수 있는 합리적인 방법입니다. 또한 전립선암 수술을 받고 나서도, 병리 병기가 높아 곧 재발할 것으로 예상되는 경우 보조adjuvant 치료로 활용할 수 있습니다. 뿐만 아니라 수술 후에 추적관찰을 하다가 전립선암이 재발했을 때 구제救濟·salvage 치료로도 방사선 치료를 사용합니다.

즉 전립선암 수술을 받은 환자들 중 일부는 언젠가는 방사선 치료를 받습니다. 따라서 수술을 받을 때는 전립선암에 대한 방사선 치료를 받기 편한 병원이 여러모로 유리합니다. 그렇지 않은 병원에서 수술을 받았다가 나중에 방사선 치료가 필요해졌을 때 다른 병원들을 전전해야 하는 상황이 올 수도 있습니다. 이 점은 앞에서 언급한 가까운 병원에서 수술을 받으라는 조언과도 일맥상통합니다. 서울에서 수술을 받은 지방 환자들이 나중에 방사선 치료가 필요해졌을 때 치료가 가능한 연고지 병원을 찾아 헤매는 경우가 종종 있습니다.

- **종양내과와의 협진이 원활한 병원이 좋습니다.**

방사선 치료를 받기 편한 병원이 좋은 것과 같은 이유입니다. 전립선암 수술을 받는 환자들 중 일부는 결국 병이 진행되어 전신 약물치료를 받습니다. 물론 호르몬 차단 치료, 차세대 호르몬 차단 치료, 도세탁셀Docetaxel 근간 1차 항암치료 등은 수술을 했던 비뇨의학과 의사가 시행하는 경우가 더 많습니다. 하지만 그 이후 단계의 약들은 비뇨의학과 전문의가 써본 경험이 적고, 예상되는 부작용들도 더 무섭습니다. 이럴 때는 항암치료의 전문가인 종양내과 의사들의 도움이 필요합니다. 따라서 종양내과와의 원활한 협진이 가능한 병원이 나중에는 환자에게 더 유리합니다.

지금까지 전립선암 수술을 어떤 병원에서 받는 것이 유리한지에 대해 알아보았습니다. 저도 글을 쓰면서 정리해보니, 가까운 병원에서 수술을 받아야 할 합리적인 이유들이 참 많습니다. 그럼에도 불구하고 제 주변 지인들에게는 자세한 설명을 생략하고 '그냥 가까운 데서 받으시는 게 제일 좋아'라고 대답했던 것 같습니다. 얼마나 제 답변이 성의 없게 들렸을까요? 다음에 물어보는 지인들이 있다면, 이 내용도 같이 보내줘야 할 것 같습니다.

NOTE

전립선암 수술을 받기 좋은 병원

- 집에서 가까운 병원
- 로봇수술이 가능한 병원
- 방사선 치료를 받기 편한 병원
- 종양내과와의 협진이 원활한 병원

55 | 전립선암 수술 후 최종 조직검사 결과 보는 방법 좀 알려주세요.

전립선암 수술을 하고 나면, 적출된 전립선, 정낭, 골반부 임파 조직에 대한 병리검사를 진행합니다. 이 검사에서 환자의 최종적인 병리 병기가 확정됩니다. 수술 후 최종 조직검사 결과는 다음과 같은 이유에서 매우 중요합니다.

- **현재 환자의 전립선암 상태를 가장 정확하게 판단합니다.**

물론 수술 전 여러 영상검사를 통해 환자의 대략적인 임상 병기는 판단했습니다. 하지만 영상검사들은 정확도에 한계가 있어, 전립선암의 상태를 100% 정확하게 반영하지는 못합니다. 적출된 전립선을 현미경으로 정밀하게 조사하는 병리검사를 통해서만이 환자의 병기를 가장 정확하게 알아낼 수 있습니다.

제가 앞에서 최종 병리 병기가 수술 전의 임상 병기보다 더 정확하다고 말씀드렸습니다. 수술 조직으로 환자의 병기 병리가 확정되면, 앞으로의 예후를 가장 정확하게 예상할 수 있습니다. 또한 추가적인 치료가 필요한지 여부도 가장 잘 판단할 수 있지요.

- **수술이 잘 됐는지를 바로 판단할 수 있습니다.**

수술 조직을 현미경으로 봐서 암의 정확한 위치와 크기를 확인할 수 있습니다. 또한 수술 절단면 경계resection margin에 암조직이 걸려 있는지 체크할 수도 있습니다. 절단면 경계에 암조직이 걸려 있지 않다면 수술은 깨끗하게 되었고, 몸 안에 남아 있는 암은 없는 것이라고 판단할 수 있습니다. 하지만 절단면 경계에 암조직이 걸려 있다면 몸 안에 전립선암의 일부가 남아 있는 것으로 판단됩니다.

통계적으로, 국소 전립선암을 수술하면 절단면 경계에 암조직이 걸릴 확률이

15~30%라고 보고됩니다. 전립선암의 병기가 높고, 암의 위치가 전립선피막에 가까울수록 절단면 경계에 암조직이 걸려 있을 확률은 더 높아집니다. 절단면 경계에 암조직이 걸려 있으면 나중에 암이 재발할 위험성이 더 높다고 생각할 수 있고, 일부 환자에게는 방사선 치료 같은 추가 치료가 필요할 수 있습니다.

매우 중요한 검사 결과이므로, 수술을 하고 처음 외래를 방문하시면 수술해주신 선생님이 이 내용을 아주 자세히 설명해주실 겁니다. 하지만 내용이 너무 길어, 들을 때는 다 이해한 것 같은데 진료실을 나오면 하나도 기억이 안 나실 겁니다. 내용을 다시 확인하고 싶어서 조직검사 결과지를 한 부 받았는데, 다음 그림처럼 결과지가 무슨 암호처럼 적혀 있습니다. 당연히 무슨 내용인지 전혀 이해할 수 없습니다.

A 보고 일자 : 2023-12-21 13:19:46

검사 항목 : 외과병리학적 검사

PATHOLOGICAL DIAGNOSIS :

B Prostate, seminal vesicles, vas deference, and lymph nodes, radical prostatectomy

C PROSTATIC ADENOCARCINOMA, acinar
1) Gleason score 7(3+4), grade group 2

D 2) tumor size: upto 1×0.7cm at apex portion
3) tumor volume: <5% of total prostate
4) tumor involvement: both lobes

E 5) bladder neck involvement: absent
6) extraprostatic extension: absent
7) seminal vesicle invasion: absent

F 8) lymphovascular invasion: absent
9) perineural invasion: PRESENT
10) high grade prostatic intraepithelial neoplasia (PIN): PRESENT

G 11) resection margins: negative

H 12) no metastasis in 13 lymph nodes: "Rt.pelvic N"(0/7), "Lt.pelvic N"(0/6)

I 13) stage: pT2 N0

전립선암 수술 후 최종 조직검사 결과 예시

지금부터는 이 수술 후 조직검사 결과지를 해석하는 방법에 대해 알아보도록 하겠습니다. 전립선암 수술을 받으셨던 분이라면 본인의 조직검사 결과지를 옆에 두고 다음의 내용을 같이 읽으시면 많은 도움이 되실 겁니다.

전립선암 수술 후 최종 조직검사 결과 보는 방법

전립선암 수술 후 병리 결과를 보고하는 형식은 국제적인 약속을 따릅니다. 그러므로 모든 병원의 서식이 앞서 제시해드린 것과 비슷합니다. 지금부터 설명해드리는 내용을 잘 따라오시면 본인의 조직검사 결과지를 충분히 스스로 해석할 수 있습니다.

- **병리검사 결과 보고 일자(A)**

병리과 의사가 수술 조직에 대한 병리검사를 마치고 그 결과를 보고한 날짜와 시간을 말합니다. 통상적으로 수술을 하고 5~7일이 지나면 그 결과가 보고됩니다.

> 보고일자: 2023-12-21 13:19:46
> 이 검체의 최종 병리 결과는 2023년 12월 21일, 오후 1시 19분에 보고되었습니다.

- **제출된 조직의 목록(B)**

병리검사를 위해 수술장에서 인계받은 조직들 전체의 목록을 적어둡니다. 병리검사가 진행되는 도중에 제출된 조직의 일부가 분실되면 나중에 법적으로 큰 문제가 될 소지가 있습니다. 그러므로 이를 사전에 철저히 관리합니다.

> Prostate, seminal vesicles, vas deference, and lymph nodes, radical prostatectomy
> 근치적 전립선 적출술radical prostatectomy로 떼어낸 전립선prostate, 정낭seminal vesicle, 정관vas deference, 임파 조직lymph node들을 제출받았습니다.

- **병리검사의 최종 진단(C) ★**

이 검체의 병리검사 결과 중 가장 중요한 최종 진단을 가장 먼저 적습니다. 사실 병리검사 결과에는 여러 내용이 있지만 병리검사의 최종 진단(C), 병리 병기를 결정하는 중요한 결과들(E), 수술 절단면의 상태(G), 임파 전이 여부(H)가 가장 중요합니다(앞 서식의 별색 사각형 부분들).

PROSTATIC ADENOCARCINOMA, acinar
최종 조직검사 결과는 샘꽈리 세포acinar cell에서 기원한 전립선 선암prostatic adenocarcinoma입니다. 전립선암은 대부분 샘꽈리 세포에서 생깁니다. 아주 드물게(1% 미만) 전립선암이 도관 상피세포ductal cell에서 생기는데, 이런 전립선암은 예후가 더 나쁩니다.

1) Gleason score 7(3+4), grade group 2
적출한 전립선의 최종 글리슨 점수Gleason score는 7(3+4)점이고, 글리슨 등급grade은 II입니다. 이 결과는 수술 전 조직검사의 글리슨 등급과 차이가 날 수 있습니다. 만약 적출한 전립선의 최종 글리슨 등급이 더 높다면 등급 상승upgrading이 있었다고 판단할 수 있습니다. 두 검사 결과가 다르면 적출 전립선의 최종 글리슨 등급을 더 정확한 것으로 간주합니다.

- **전립선암의 크기와 위치(D)**

전립선암이 전립선 안의 어느 위치에 있었는지, 크기는 얼마나 컸는지를 기술합니다. 전립선암의 병기와는 직접 관련이 없지만, 전립선암의 예후에는 다소 영향을 줄 것으로 생각됩니다.

2) tumor size: upto 1×0.7cm at apex portion
전립선암의 크기tumor size는 1×0.7cm였고, 전립선의 첨부apex에 위치해 있었습니다. 암의 위치는 바닥부base나 가측lateral인 경우도 있습니다.

3) tumor volume: < 5% of total prostate
전립선암의 부피volume는 전체 전립선 용적의 5% 미만이었습니다. 대체로 전립선암의 부피가 클수록 예후가 더 나쁩니다.

4) tumor involvement: both lobes
암은 전립선 내부의 양측 엽both lobe에 위치해 있었습니다. 병리 T 병기를 3) tumor volume과 4) tumor involvement에 따라 pT2a에서 T2c까지 또 구분할 수 있습니다. 하지만 각각의 예후에는 큰 차이가 없어 임상적인 중요성은 없습니다.

- **병리 병기를 결정하는 중요한 결과들(E) ★**

전립선암의 최종 병리 병기를 결정하는 중요한 결과들입니다. 따라서 이 부분은 결과를 주의 깊게 확인해야 합니다.

> 5) bladder neck involvement: absent
> 암의 방광 경부 침윤bladder neck involvement은 없습니다absent. 만약 방광 경부 침윤이 있다면present 병리 T 병기는 4기 pT4입니다.
>
> 6) extraprostatic extension: absent
> 암의 전립선피막 침범extreprostatic extension은 없습니다absent. 만약 전립선피막 침범이 있다면present 병리 T 병기는 3a기 pT3a입니다.
>
> 7) seminal vesicle invasion: absent
> 암의 정낭 침범seminal vesicle invasion은 없습니다absent. 만약 정낭 침범이 있다면present 병리 T 병기는 3b기 pT3b입니다.

- **기타 병리검사 결과들(F)**

이 소견들은 병리 병기 결과에 직접적인 영향을 주지는 않습니다. 하지만 전립선암의 예후에는 다소 영향을 줄 수 있습니다.

> 8) lymphovascular invasion: absent
> 미세 림프관 침범lymphovascular invasion은 없습니다absent. 만약 미세 림프관 침범이 있으면present 전립선암의 예후는 조금 더 나쁠 수 있습니다.
>
> 9) perineural invasion: PRESENT
> 전립선 주변 신경다발 침범perineural invasion이 있습니다present. 주변 신경다발 침범이 없는absent 경우보다 전립선암의 예후가 조금 더 나쁠 수 있습니다.
>
> 10) high grade prostatic intraepithelial neoplasia(PIN): PRESENT
> 고등급 전립선상피내종high grade PIN이 있습니다present. 고등급 전립선상피내종은 전립선암

의 전구병변으로 알려져 있습니다. 이미 전립선암이 있는 상태이므로 고등급 전립선상피내종이 없는absent 경우와 예후는 큰 차이가 없을 것으로 예상됩니다.

• 수술 절단면의 상태(G) ★

수술 절단면의 상태도 매우 중요한 병리검사 결과입니다. 이 소견을 통해 수술이 잘 되었는지를 판단할 수 있기 때문입니다.

11) resection margins: negative
수술 절단면resection margin에 걸려 있는 암조직은 없습니다negative. 즉 수술이 깨끗하게 잘 되었다는 뜻입니다. 전립선암 수술을 하면 전 세계적으로 15~30% 확률로 수술 절단면에 암조직이 걸려 있는 소견positive이 나옵니다. 이는 수술 경험이 많은 수술자의 경우에도 마찬가지입니다. 이 경우 전립선암이 나중에 재발할 확률이 좀 더 높아지고, 방사선 치료 등의 추가 치료가 필요한 경우도 가끔 있습니다.

• 임파 전이 여부(H) ★

임파 전이 여부도 중요합니다. 수술 중에 제거했던 골반부 임파에 전립선암의 침윤이 있는지 확인합니다. 이 결과에 따라 병리 N 병기가 결정됩니다.

12) no metastasis in 13 lymph nodes
13개의 적출된 임파lymph node 중에서 전이는 없습니다no metastasis.

: "Rt.pelvic N"(0/7), "Lt.pelvic N"(0/6)
오른쪽 골반부 임파Rt. Pelvic N 일곱 개 중에 전이된 임파는 없습니다 0/7. 왼쪽 골반부 임파Lt. pelvic N 여섯 개 중에 전이된 임파 역시 없습니다 0/6.

이 경우 환자의 병리 N 병기는 0기 pN0입니다. 만약 검사했던 임파들 중 한 개 이상에서 전이가 확인된다면 환자의 병리 N 병기는 1기 pN1이 됩니다.
저위험도 전립선암을 수술하는 경우 골반부 임파의 절제를 생략할 때도 있습니다. 그럴 때는 병리검사 결과에 '임파절은 제출되지 않음Lymph node: not submitted'이라고 기술됩니다. 이 경우 환자의 병리 N 병기는 평가가 불가능하므로 x기 pNx가 됩니다.

- **최종 병리 병기 결과(I)**

A부터 H까지의 소견을 종합하여 결론 지은 환자의 최종 병리 병기 결과입니다. 이 결과를 보고 환자의 예후를 예상한 후 추가 치료가 필요한지를 결정하게 됩니다.

> 13) stage: pT2 N0
> 이 환자의 병리 T 병기는 2기, N병기는 0기입니다.

여기까지 잘 따라오셨나요? 조금 복잡하지만 조직검사 결과지를 가지고 하나하나 따라오셨다면 본인의 전립선암에 대해 병원에서 설명만 들었을 때보다 더 많은 것을 알아낼 수 있었을 겁니다. 필요하신 분들에게 꼭 도움이 되었으면 좋겠습니다.

NOTE

전립선암 수술 후 병리검사에서 꼭 체크해야 하는 항목

- 최종 악성도(글리슨 등급)
- 방광 경부 침윤 여부
- 전립선피막 침범 여부
- 정낭 침범 여부
- 수술 절단면의 상태
- 임파 전이 여부

56 전립선암 수술 후 요실금은 언제 돌아오나요? 빨리 회복될 수 있는 방법은 없나요?

지금부터는 전립선암 수술을 받으신 환자분들이 많이 걱정하시는 상황들을 다루어보겠습니다. 전립선암 수술 전에 환자들이 가장 무서워하는 것이 '혹시 수술하고 나서 요실금이 생겨 평생 기저귀를 차고 살아야 하는 것은 아닌가?'입니다. 수술 후에도 소변 조절이 잘 안 되면 환자분들은 예민해지십니다. 사실 수술이 잘 되었는지는 의사의 말을 믿을 수밖에 없습니다. 하지만 요실금은 환자 본인이 즉각적으로 가장 잘 알 수 있는 문제입니다. 요실금이 영구적으로 남게 된다면 삶의 질에도 매우 큰 영향을 미칩니다. 여기서는 전립선암 수술 후 생기는 요실금에 대해 말씀드리겠습니다.

전립선암 수술 후에 왜 요실금이 생기나요?

전립선 첨부 바로 아래의 요도는 외요도근external sphincter이 둘러싸고 있습니다. 이 외요도근은 그 바로 밑에 있는 비뇨생식 가로막urogenital diaphragm과 함께 남성의 몸에서 소변을 조절하는 기능을 하는 매우 중요한 구조물입니다. 즉 외요도근에 손상이 생겨서 기능이 떨어지면 소변 조절이 어려워져 요실금이 생깁니다.

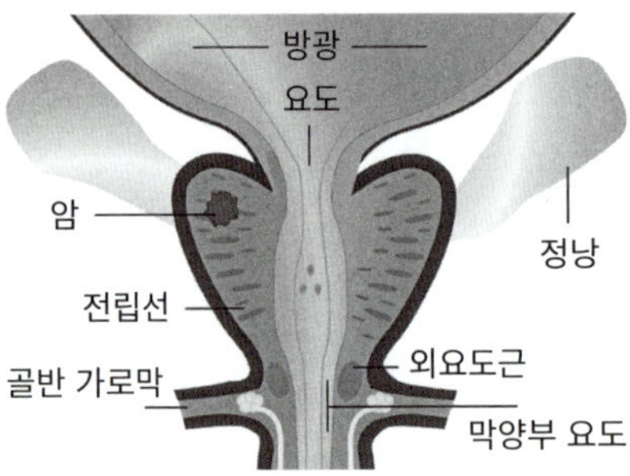

전립선 주변의 구조

그런데 전립선을 떼어낼 때 이 외요도근에 손상이 생기기가 쉽습니다. 전립선암 수술 시 요실금이 안 생기게 하려면 전립선을 최대한 깨끗이 떼어내되, 그 바로 아래에 있는 외요도근은 온전히 보존해야 합니다. 하지만 외요도근은 전립선과 함께 전립선피막으로 덮여 있기 때문에, 육안으로 전립선과의 경계가 명확하게 구분되지 않습니다. 이런 이유로, 옛날 개복으로 전립선암을 수술하던 시절에는 전립선암 수술 후 매우 심하게 요실금이 오는 분들이 많았고, 또 영구적으로 회복이 안 되는 경우도 매우 흔했습니다. 하지만 로봇수술을 하면 이 외요도근을 더 정확하게 보존하면서 수술할 수 있습니다. 그래서 전립선암 로봇수술을 받으면 개복수술에 비해 요실금이 덜 생기고, 회복도 더 빠릅니다.

수술 후 생긴 요실금은 언제 회복되나요?

전립선암 로봇수술을 받았는데, 처음 소변줄을 뽑은 후 소변 조절이 잘 안 되고 흐르면 많은 분이 당황합니다. '로봇수술 받으면 요실금이 안 생긴다고 들었는데, 수술이 잘못된 것은 아닐까?' 하는 걱정이 듭니다. 하지만 로봇수술을 받아도 수술 직후에는 소변 조절이 잘 안 되는 분들이 많습니다. 외요도근을 온전히 보존했다 하더라도 수술을 받은 직후에는 그 기능이 떨어져 있기 때문입니다. 외요도근의 기능이 수술 이전 수준으로 돌아오는 데는 빠르면 수 주, 더딘 경우에는 수 개월이 걸립니다. 그래서 저는 로봇수술 후 환자분들에게, 소변줄을 뽑는 날 처음에는 소변이 흐르는 경우가 많으니까 패드를 미리 준비하시라고 설명해드립니다.

전립선암 로봇수술을 받은 후 생긴 요실금은 얼마나 빨리 회복될까요? 사실 저도 궁금했습니다. 물론 교과서에는 전립선암 로봇수술을 받고 나서 80~90%는 요실금이 회복된다고 나와 있습니다. 하지만 제가 궁금했던 것은, '실제로 내가 수술했던 환자들에게 생긴 요실금이 얼마

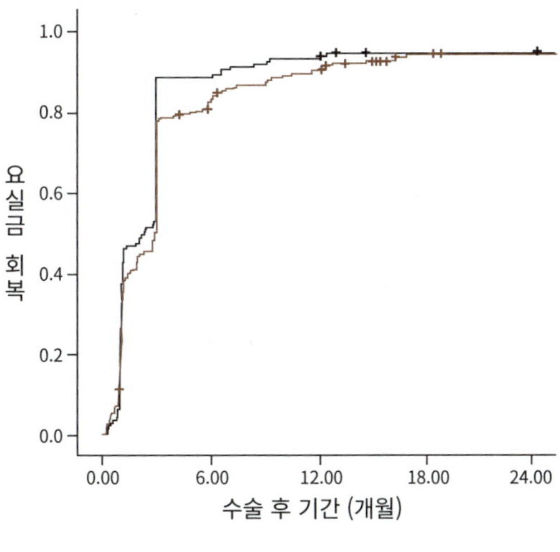

전립선암 로봇수술 후 요실금 회복까지 기간

나 회복되었는가?'였습니다. 앞의 그래프는 실제로 제가 전립선암 로봇수술을 했던 환자분들에게 생긴 요실금이 언제 회복되었는지 분석한 자료입니다. 여기서 '요실금이 회복되었다'의 기준은 소변 흐르는 증상이 완전히 없어지거나 거의 없어져 패드를 사용하지 않는 상태를 가리킵니다.

환자분들은 수술하고 3개월 후 88%, 1년 후 94%가 요실금이 회복되었습니다. 물론 수술을 하는 의사마다 이 수치는 조금씩 차이가 있을 수 있습니다. 하지만 대체적으로는 이 정도의 속도로 전립선암 로봇수술 후에 요실금이 회복된다고 생각하시면 됩니다. 즉 전립선암 로봇수술을 받아도 대부분은 요실금이 완전히 회복됩니다. 그러므로 요실금이 생길까 걱정되어 수술을 피하는 것은 현명하지 못합니다.

수술 전에 요실금이 생길지 여부를 알아낼 수 있는 방법은 없나요?

전립선암 수술 후 어떤 환자에게 요실금이 더 잘 생길지 어느 정도는 예측할 수 있습니다. 이미 많은 의사가 이러한 의문에 대해 연구한 바 있습니다. 저도 같은 주제로 연구했고, 그 결과를 『유럽비뇨의학회지*European Urology Focus*』에 2018년 발표했습니다. 이 연구에서 전립선암 로봇수술을 받는 환자에 대해 요실금을 사전에 예측할 수 있는 검사들이 있는지를 조사했고, 그 결과 두 가지의 사전 검사 결과가 중요하다는 것을 찾아내었습니다.

먼저 전립선 자기공명영상MRI 검사가 중요합니다. 전립선암 수술 전에 MRI를 촬영하면, 앞의 전립선 주변 구조 그림에서 보여드린 골반 가로막의 길이Pelvic diaphragm length: PDL와 막양부 요도의 길이Membranous urethral

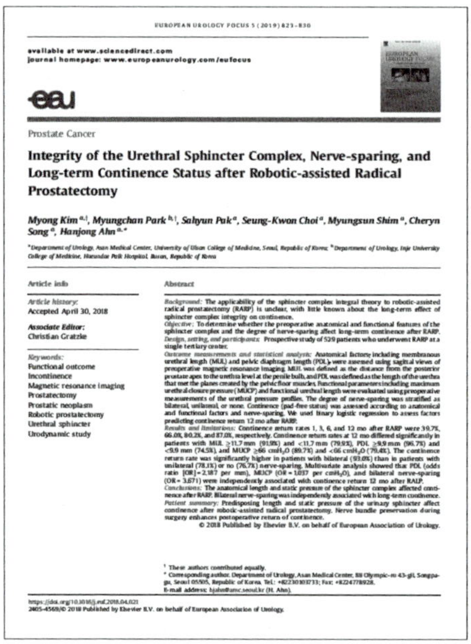

EUROPEAN UROLOGY FOCUS 5 (2019) 823–830

available at www.sciencedirect.com
journal homepage: www.europeanurology.com/eufocus

Prostate Cancer

Integrity of the Urethral Sphincter Complex, Nerve-sparing, and Long-term Continence Status after Robotic-assisted Radical Prostatectomy

Myong Kim[a,1], Myungchan Park[b,1], Sahyun Pak[a], Seung-Kwon Choi[a], Myungsun Shim[a], Cheryn Song[a], Hanjong Ahn[a,]*

[a]Department of Urology, Asan Medical Center, University of Ulsan College of Medicine, Seoul, Republic of Korea; [b]Department of Urology, Inje University College of Medicine, Haeundae Paik Hospital, Busan, Republic of Korea

Article info

Article history:
Accepted April 30, 2018

Associate Editor:
Christian Gratzke

Keywords:
Functional outcome
Incontinence
Magnetic resonance imaging
Prostatectomy
Prostatic neoplasm
Robotic prostatectomy
Urethral sphincter
Urodynamic study

Abstract

Background: The applicability of the sphincter complex integral theory to robotic-assisted radical prostatectomy (RARP) is unclear, with little known about the long-term effect of sphincter complex integrity on continence.
Objective: To determine whether the preoperative anatomical and functional features of the sphincter complex and the degree of nerve-sparing affect long-term continence after RARP.
Design, setting, and participants: Prospective study of 529 patients who underwent RARP at a single tertiary center.
Outcome measurements and statistical analysis: Anatomical factors, including membranous urethral length (MUL) and pelvic diaphragm length (PDL), were assessed using sagittal views of preoperative magnetic resonance imaging. MUL was defined as the distance from the posterior prostate apex to the urethra level at the penile bulb, and PDL was defined as the length of the urethra that met the planes created by the pelvic floor muscles. Functional parameters including maximum urethral closure pressure (MUCP) and functional urethral length were evaluated using preoperative measurements of the urethral pressure profiles. The degree of nerve-sparing was stratified as bilateral, unilateral, or none. Continence (pad-free status) was assessed according to anatomical and functional factors and nerve-sparing. We used binary logistic regression to assess factors predicting continence return 12 mo after RARP.
Results and limitations: Continence return rates 1, 3, 6, and 12 mo after RARP were 39.7%, 66.0%, 80.2%, and 87.0%, respectively. Continence return rates at 12 mo differed significantly in patients with MUL ≥11.7 mm (91.9%) and <11.7 mm (79.9%), PDL ≥9.9 mm (96.7%) and <9.9 mm (74.5%), and MUCP ≥66 cmH$_2$O (89.7%) and <66 cmH$_2$O (79.4%). The continence return rate was significantly higher in patients with bilateral (93.0%) than in patients with unilateral (78.1%) or no (76.7%) nerve-sparing. Multivariate analysis showed that PDL (odds ratio [OR] = 2.187 per mm), MUCP (OR = 1.037 per cmH$_2$O), and bilateral nerve-sparing (OR = 3.671) were independently associated with continence return 12 mo after RALP.
Conclusions: The anatomical length and static pressure of the sphincter complex affected continence after RARP. Bilateral nerve-sparing was independently associated with long-term continence.
Patient summary: Predisposing length and static pressure of the urinary sphincter affect continence after robotic-assisted radical prostatectomy. Nerve bundle preservation during surgery enhances postoperative return of continence.
© 2018 Published by Elsevier B.V. on behalf of European Association of Urology.

[1] These authors contributed equally.
[*] Corresponding author. Department of Urology, Asan Medical Center, 88 Olympic-ro 43-gil, Songpa-gu, Seoul 05505, Republic of Korea. Tel.: +82230103733; Fax: +8224778928.
E-mail address: hjahn@amc.seoul.kr (H. Ahn).

https://doi.org/10.1016/j.euf.2018.04.021
2405-4569/© 2018 Published by Elsevier B.V. on behalf of European Association of Urology.

요실금의 예측 연구

length: MUL를 측정할 수 있습니다(다음 사진 참조). 이 중에서 골반 가로막의 길이가 매우 중요합니다. 수술 전 MRI에서 골반 가로막의 길이가 짧을수록 전립선암 로봇수술 후에 생긴 요실금이 잘 회복되지 않습니다. 이러한 이유는 골반 가로막의 길이가 전립선을 떼어낸 후 남게 되는 요도의 길이를 결정하기 때문인 것으로 생각됩니다. 쉽게 말하면, 골반 가로막의 길이가 길면 전립선을 떼어낼 때 요도를 길게 남길 수 있고, 그러므로 요실금도 더 잘 회복됩니다.

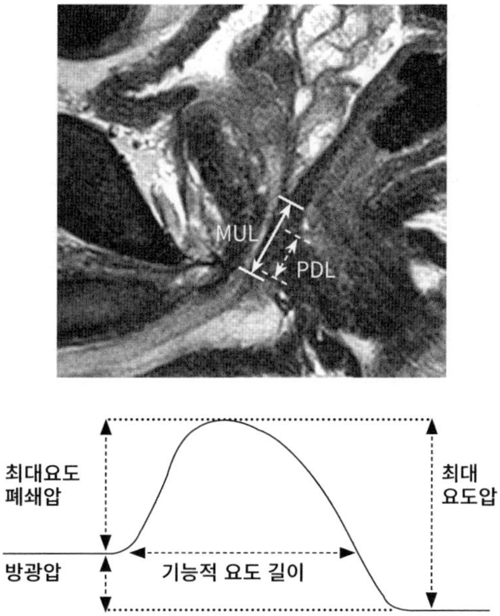

전립선암 로봇수술 후 요실금 예측을 위한 검사들

앞서 말씀드린 방광 기능 검사도 로봇수술 후의 요실금 예측에 도움이 됩니다. 이름이 방광 기능 검사라고 해서 꼭 방광의 기능만을 검사하는 것은 아니고, 요도의 기능도 같이 검사합니다. 요도의 기능을 검사하면 위의 그래프에서 보듯, 기능적 요도 길이Functional urethral length, 최대요도압Maximal urethral pressure, 최대요도폐쇄압Maximal urethral closure pressure: MUCP 등을 측정할 수 있습니다. 수술 전 방광 기능 검사 결과 이 최대요도폐쇄압이 낮은 환자는 로봇수술 후 요실금이 잘 회복되지 않습니다. 최대요도폐쇄압이 낮다는 말은 곧 요도 고유의 기능이 나쁘다는 말이므로, 이 수치가 낮으면 요실금이 잘 회복되지 않는 것도 당연합니다.

설명이 많이 어려워졌는데, 간단하게 요약하겠습니다. 전립선암 수술을 받기 전에 전립선 MRI와 방광 기능 검사를 해보면 수술 후 요실금의 발생 여부를 예상할 수 있습니다. 하지만 이 중 방광 기능 검사는 전립선암 수술 전에 흔히 하는 검사는 아닙니다. 대신, 전립선암 수술을 하는 거의 모든 환자가 MRI는 촬영합니다. 그러므로 MRI 검사만으로도 수술 후 요실금의 발생 여부를 어느 정도 짐작할 수 있습니다. 예를 들어 어떤 환자가 수술 전 MRI 결과 골반 가로막의 길이가 짧고, 암이 전립선의 첨부apex에 있는 것을 확인했다고 해봅시다. 이 환자는 수술하고 나서 요실금이 오래갈 가능성이 매우 높습니다. 이런 환자가 요실금을 극도로 싫어한다면 수술 말고 다른 치료 방법을 고려하는 것이 더 좋을 수 있습니다.

요실금이 좀 더 빨리 회복될 수 있는 방법은 없나요?

전립선암 수술을 하고 나서 생기는 요실금은 대부분 시간이 지나면 좋아진다고 말씀드렸습니다. 하지만 막상 수술 후 요실금이 생겼는데, 그 회복이 다른 사람들보다 더딘 것 같으면 환자들은 마음이 조급해집니다. 이럴 때 수술 후 생긴 요실금의 빠른 회복을 도와줄 수 있는 방법에는 어떤 것들이 있는지 알아보도록 하겠습니다.

• 케겔 운동

케겔 운동Kegel exercise은 1948년 미국의 산부인과 의사 아놀드 케겔Arnold Kegel이 최초로 개발한 골반 가로막 근육의 운동 방법입니다. 골반 근육을 강화해 여성의 요실금을 치료하기 위해 개발되었으나, 전립선암 수술 후 생긴 요실금에도 효과가 있습니다. 때문에 의사들도 많이 추천하는 운동이지요. 운동 방법은 다음과 같습니다.

골반 가로막 근육은 남성의 방광과 전립선을 받쳐주는 근육입니다. 케겔 운동은 이 근육을 수축·이완하며 단련하는 운동으로, 그 방법은 간단합니다. 항문에 빨대를 꽂았다고 상상하고, 빨대를 통해 물을 지긋이 빨아당긴다는 느낌으로 항문을 조이면 됩니다. 얼굴이 빨개질 필요도, 몸을 움직일 필요도 없습니다. 항문에 꽂은 빨대를 통해 천천히 물을 빨아들인다고 상상하고, 이를 5초간 유지한 다음, 5초 쉬는 과정을 반복하면 됩니다. 이 과정은 소변이나 대변을 참을 때의 느낌과도 비슷합니다.

케겔 운동은 수시로 꾸준히 하는 것이 중요합니다. 하루에 100회 정도를 꾸준히 하면 골반 가로막 근육이 강해지는 것을 느낄 수 있습니다. 하지만 처음부터 무리해서 하루 100회 이상의 케겔 운동을 할 필요는 없습니다. 처음 시작할 때는 4~5회 정도만 반복하고, 익숙해지면 힘을 주고 버티는 시간을 10초로 늘리고, 반복 횟수도 점차 늘리면 됩니다.

항문을 조이는 느낌을 잘 못 찾겠다 싶은 분들은 브릿지 운동을 병행하면 골반 가로막 근육의 수축에 더 집중할 수 있습니다. 또한 엉덩이 근육과 허벅지 근육을 동시에 강화할 수 있다는 장점도 있습니다. 자세한 방법은 다음과 같습니다.

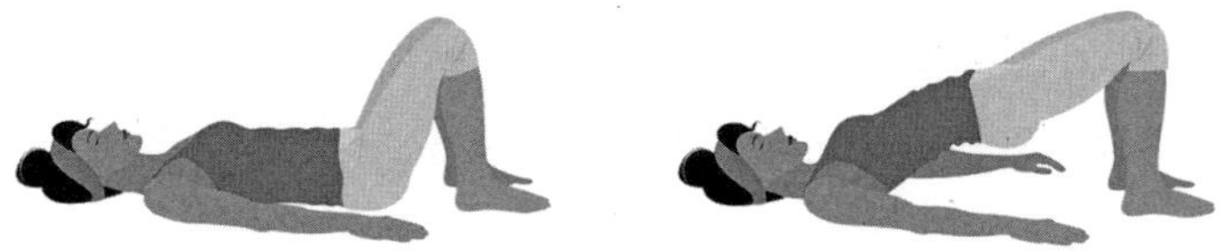

브릿지 운동

① 위를 보고 바로 누워 팔은 길게 뻗어서 손바닥이 바닥을 보게 합니다.
② 발을 어깨 너비만큼 벌리고, 무릎을 90도 접습니다.
③ 골반을 천천히 들어올려서 몸통-골반-허벅지가 일직선이 되는 자세를 취합니다.
④ 뒤꿈치를 들어 발끝으로 지탱합니다. 가능하다면 엄지발가락 쪽으로 무게를 싣는 것이 좋습니다.
⑤ 그 자세에서 케겔 운동을 시도합니다.
⑥ 3초 수축 후 3초간 이완을 10회 반복합니다.

이런 운동을 꾸준히 하여 골반 가로막 근육을 강화시키면 요실금의 빠른 회복에 도움이 됩니다.

• 물리치료

케겔 운동을 배워도, 연세가 드신 분들 중에는 골반 운동을 정확하게 하기 어려워하는 분들이 있습니다. 이런 분들은 병원에 나와서 물리치료를 받는 것이 도움이 됩니다. '전립선도 물리치료를 한다고?'라고 생각하실 수도 있습니다. 사실 다른 명칭이 있지만, 어르신들이 이해하기 쉽게 저는 '물리치료'라고 부릅니다.

전립선암 수술 후 물리치료는 자기장 치료와 바이오피드백biofeedback의 두 가지를 주로 합니다. 자기장 치료는 자기장 의자에 앉아서, 강력한 힘을 가진 자기장을 환자의 골반 가로막 근육에 쏘아 올리는 치료입니다. 골반 가로막 근육에 자기장이 걸리면 신경이 자극되어 해당 근육이 강하게 수축·이완하게 됩니다. 자기장 치료를 받는 동안에 근육이 강화되는 효과도 있고, 또 케겔 운동이 어려운 분들이 '골반 가로막 근육을 수축하려면 어떻게 힘을 줘야 하는지'를 자연스럽게 배울 수 있는 효과도 있습니다. 즉 자기장 치료를 꾸준히 받으면 케겔 운동도 더 잘할 수 있게 됩니다.

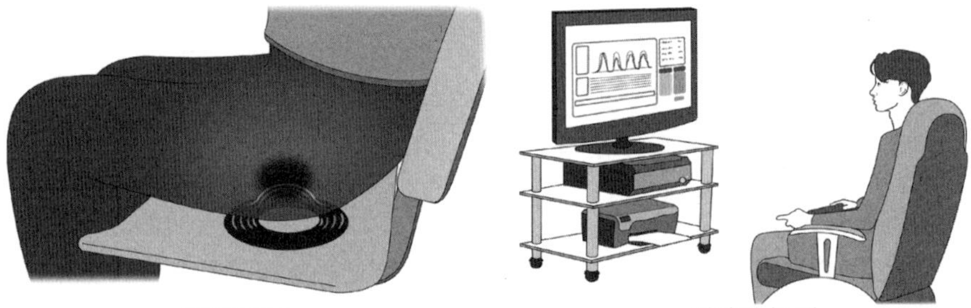

자기장 치료　　　　바이오피드백

전립선암 수술 후 요실금 회복을 위한 물리치료

바이오피드백은 골반 가로막 근육의 생체 신호를 모니터를 통해 확인하면서, 일종의 운동 체험을 통한 학습을 하는 치료 방법입니다. 즉 모니터를 보면서 바이오피드백을 꾸준히 하면 환자 스스로 골반 가로막 근육을 움직이는 방법을 터득하게 됩니다. 이 두가지 물리치료를 꾸준히 하면 골반 가로막 근육을 더 효과적으로 강화할 수 있고, 케겔 운동도 더 잘할 수 있게 됩니다.

• 약물치료

전립선암 수술 후 생긴 요실금이 케겔 운동이나 물리치료를 꾸준히 해도 좀처럼 좋아지지 않는다면 약의 도움을 받을 수도 있습니다. 이때 주로 사용하는 약은 세로토닌-노르에피네프린 재흡수 억제제Serotonin-norepinephrine reuptake inhibitor: SNRI입니다. 대표적인 약으로는 심발타Cymbalta가 있습니다.

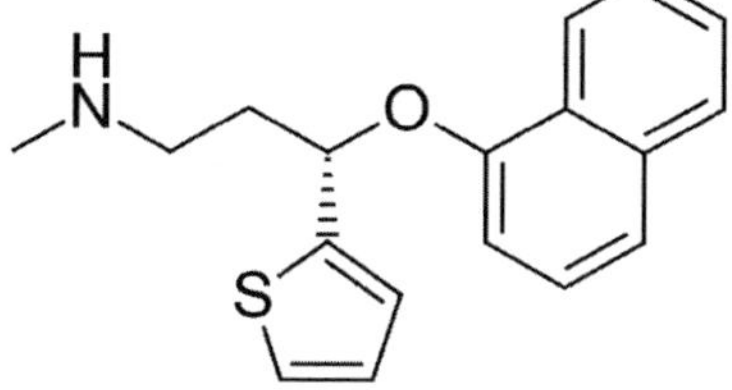

심발타

세로토닌과 노르에피네프린은 기분 조절에 중요한 역할을 합니다. 그래서 이 약은 원래 항우울제로 주로 사용했습니다. 저도 이 약을 종종 처방하는데, 환자분들이 약국에서 받은 약 설명문에 '항우울제'라 적힌 것을 보고 '내가 요실금이 있어서, 우울하니까 이 약을 처방하는 것이냐'고 물어오시는 웃지 못할 상황도 있었습니다.

하지만 이 약은 요도 괄약근에 작용해서 괄약근의 수축력을 높여주는 효과도 있습니다. 그러므로 전립선암 수술 후 생긴 요실금을 빨리 좋아지게 합니다. 다른 분들보다 전립선암 수술 후 생긴 요실금의 회복이 더디다면 이 약을 써볼 수 있습니다.

다만 이 약을 복용할 때 주의할 점은, 예민한 분들이라면 식욕 감소, 불면, 불안, 어지러움, 떨림, 신경과민 등의 부작용이 올 수 있다는 것입니다. 이러한 부작용이 불편하면 약의 용량을 줄이거나 복용을 중단해야 합니다.

• 인공 괄약근 수술

전립선암 수술 후 생긴 요실금은 대부분 회복이 됩니다. 제가 로봇수술한 환자분들의 경우 1년 이내에 94%가 요실금에서 회복되었다고 앞서 말씀드렸습니다. 회복이 더딘 분들은 케겔 운동, 물리치료, 약물치료를 통해 도움을 받을 수 있습니다.

하지만 이 모든 노력에도 불구하고 요실금이 회복되지 않는 환자분들이 일부 있습니다. 전립선암 로봇수술을 받고 1~2년이 지나도 5~6%의 분들은 요실금이 회복되지 않습니다. 안타깝지만, 이런 분들은 수술 후 요실금이 영구적으로 갈 가능성이 매우 높습니다. 이런 분들 중에서 실금의 양이 많아 생활이 불편한 경우라면 요실금 수술 같은 적극적인 치료를 고려하셔야 합니다.

인공 괄약근 수술은 이러한 수술 후 요실금을 해결하는 가장 표준적인 수술 방법입니다. 이 수술은 인공 괄약근으로 요도를 감아주는 것으로, 평소에는 인공 괄약근이 요도를 쪼여 소변을 참을 수 있게 합니다. 그리고 방광에 소변이 차서 오줌을 누고 싶을 때는 환자가 고환에 위치한 펌프를 여러 번 눌러서 인공 괄약근에 차 있는 물을 풍선으로 빼내줍니다. 그러면 인공 괄약근의 팽창이 풀어지면서 요도의 통로가 확보되어 소변을 볼 수 있게 됩니다. 이후 시간이 지나면, 풍선의 압력에 의해 물이 인공 괄약근으로 돌아와서 요도를 다시 쪼여줍니다.

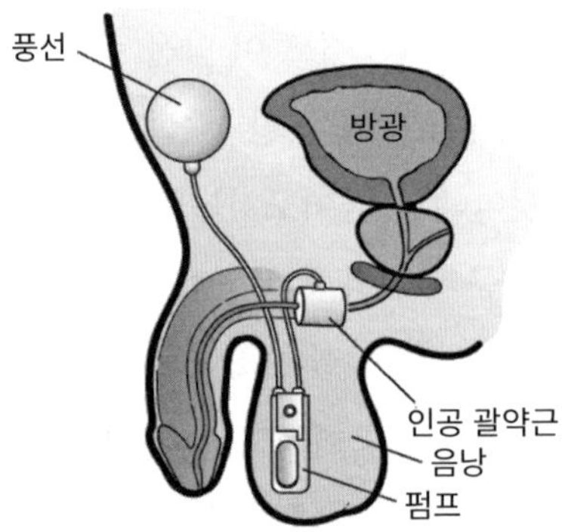

인공 괄약근 수술

인공 괄약근 수술은 자연 회복이 되지 않는 요실금 문제를 해결해주는 강력한 방법이지만 다음과 같은 제약들은 있습니다.

① 전립선암이 적어도 2년 이상 재발하지 않은 상태여야 합니다.
② 환자가 직접 손을 써서 음낭 내의 펌프를 조작할 수 있어야 합니다.
③ 이물질을 삽입하는 것이므로 감염의 위험성이 약간은 있습니다.
④ 기계 장치이기 때문에 고장의 가능성도 약간은 있습니다.
⑤ 인공 괄약근이 압박하고 있는 요도 조직의 침식erosion이 생길 수 있습니다.

따라서 이런 한계들도 충분히 고민한 다음에 수술을 결정하시는 것이 좋습니다.

57 | 전립선암 수술 후 생긴 발기부전을 줄일 수 있는 방법들이 있나요?

전립선암 수술을 받으면 발기 기능이 떨어지기도 합니다. 발기부전은 전립선암 수술을 받는 분들이 요실금만큼이나 걱정하는 문제입니다. 이런 분들에게 '요실금은 대부분 회복된다'고 자신 있게 말씀드릴 수 있지만, 수술 후 생긴 발기부전이 완전히 회복될 수 있다고 보장하기는 어렵습니다. 그 이유는 다음과 같습니다.

① 전립선암 수술을 하는 분들은 대체로 나이가 많습니다. 이런 분들은 이미 수술 전 발기 기능이 나쁜 경우가 흔합니다.

② 수술 후 성기능을 유지하려면 발기에 영향을 주는 신경혈관다발neurovascular bundle을 최대한 보존하여야 합니다. 하지만 전립선암의 병기나 위치에 따라 신경혈관다발의 보존이 어려운 경우도 있습니다.

③ 신경혈관다발을 보존한다 해도 발기 신경의 생리적 신경기능차단neuropraxia이 올 수 있습니다. 생리적 신경기능차단은 말초신경계 장애의 일종으로, 일시적인 신경 전도의 차단을 통해 운동 또는 감각 기능이 상실되는 것을 말합니다. 보통 완전히 회복되는 데 수주에서 수개월 이상이 걸립니다.

④ 수술 후의 전반적인 컨디션 저하, 암 치료에 대한 스트레스 등도 발기 기능에 영향을 줍니다.

이런 이유들로, 전립선암 수술을 로봇수술로 받았다 하더라도 발기 기능이 수술 전보다 떨어지는 분들이 자주 있습니다. 물론 개복수술보다는 상황이 낫습니다. 개복수술을 하면 신경혈관다발을 보존하기가 더 어렵기 때문입니다. 지금부터는 전립선암 수술 후 발기부전을 줄일 수 있는 방법들에 대해 이야기해보겠습니다.

수술을 하는 경우

전립선암 수술을 하고 나서 생기는 발기부전을 줄이기 위해서는 수술을 잘하는 것이 가장 중요합니다. 물론 '수술을 잘했다'의 기준은 다양합니다. 그중에서도 발기 기능을 보존하려면 수술 중에 신경혈관다발을 보존하는 것이 제1원칙입니다. 신경혈관다발은 전립선의 뒤쪽에 바로 붙어 있습니다. 전립선암을 남김없이 떼어내고 혈관신경다발을 보존하기 위해서는 근막 사이 박리면interfascial plane으로 전립선을 박리해서 떼어내는 것이 가장 이상적입니다. 그보다 더 안쪽인 근막 내 박리면intrafascial plane을 따라 전립선을 떼어내면 혈관신경다발의 보존에는 더 유리하나, 전립선암이 몸 안에 남겨질 위험성이 있습니다. 반대로 더 가측인 근막 외 박리면extrafascial plane으로 전립선을 절제하면 전립선암이 남겨질 위험성은 줄어들지만, 신경혈관다발도 같이 제거됩니다.

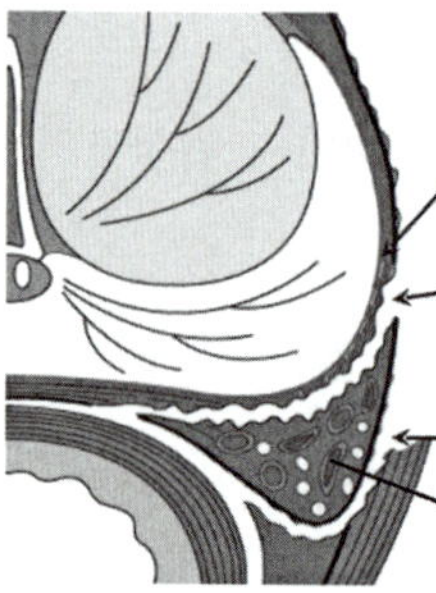

전립선암 수술 시 박리면

로봇수술을 하면 확대된 시야에서 전립선을 둘러싼 여러 막을 눈으로 잘 확인하며 수술할 수 있어, 어떤 박리면으로 접근하여 전립선을 절제할지 선택할 수 있습니다. 하지만 개복으로 수술하는 경우에는 전립선의 막 구조물을 육안으로 확인하는 것이 불가능합니다. 수술 경험이 많은 의사들은 손의 느낌이나 절제면이 박리되는 양상들을 통해 어느 정도 절제의 범위를 컨트롤할 수는 있지만 완벽한 것은 아닙니다. 이런 이유 때문에 로봇수술이 개복수술보다는 발기 기능의 보존에 유리합니다.

하지만 모든 환자의 전립선을 근막 사이 박리면으로 떼어내는 것은 아닙니다. 수술 전 검사에서 암이 전립선피막에 침범했을 것으로 의심되는 3기 이상이거나 암의 위치가 전립선피막에 가까이 붙어 있는 경우에는 근막 사이 박리면으로 전립선을 절제하다가 암이 몸 안에 남게 될 위험성이 있습니다. 그러므로 이럴 때는 좀 더 광범위한 절제를 위해 근막 외 박리면 절제를 어쩔 수 없이 선택해야 합니다. 모든 암 수술의 제1원칙은 '암의 완전한 제거'입니다. 아무리 부작용이 걱정된다 해도 암을 남기는 선택은 옳지 않습니다.

대신 암이 없는 쪽의 전립선은 최대한 신경혈관다발을 보존하면서 수술하여 발기 기능의 보존을 기대해볼 수 있습니다. 물론 한쪽의 신경혈관다발만 보존하는 것이 양쪽을 보존하는 것에 비해 발기 기능의 보존에는 더 불리할 수 있습니다. 한편 수술 전 검사에서 암의 범위가 넓어 양측 신경혈관다발 모두 보존하는 것이 어려울 것으로 예상되는 경우도 있습니다. 이럴 때는 수술 후에 발기 기능이 떨어질 확률이 매우 높습니다. 이런 점에 대해서는 수술을 결정하기 전에 환자와 미리 상의가 되어야 합니다. 이미 발기 능력이 거의 없거나, 환자가 수술 후 해당 문제가 생기는 것에 대해 개의치 않을 경우에는 수술을 진행할 수 있습니다. 하지만 환자가 발기 기능의 보존을 매우 중요한 문제로 생각한다면 방사선 치료 같은 다른 치료도 고려해봐야 합니다. 물론 방사선 치료를 받아도 발기 기능이 떨어질 수는 있습니다.

재활 및 약물치료를 하는 경우

전립선암 수술 후 발기 기능의 빠른 회복을 돕기 위해서 음경 재활 및 약물치료를 고려할 수 있습니다. 하지만 이런 치료는, ① 젊은, ② 수술 전 발기 기능이 좋았던, ③ 전립선암 수술 당시 신경혈관다발을 잘 보존했던 환자들에게만 주로 효과가 있습니다. 반대로 말하면, 고령이거나, 이미 발기 기능이 나빴거나, 전립선암 수술을 할 때 신경혈관다발의 보존이 안 되었던 환자들의 경우 음경 재활 및 약물치료가 큰 효과는 없습니다. 전립선암 수술 후 받을 수 있는 음경 재활 및 약물치료는 대체로 다음과 같습니다. 물론 진료를 보는 의사나 병원마다 내용에는 다소 차이가 있습니다.

① 케겔 운동: 케겔 운동을 통한 골반 가로막 근육의 기능 강화는 요실금의 빠른 회복뿐만 아니라 발기 기능의 회복에도 도움이 됩니다. 골반 가로막 근육의 기능을 강화하면 음경으로 가는 혈류를 개선하고 발기 기능을 향상시키는 효과를 볼 수 있습니다. 또한 골반 근육의 기능이 강화되면 성적 만족도도 높아지는 경우가 많습니다. 물론 효과적인 케겔 운동을 돕기 위한 브릿지 운동, 자기장 치료, 바이오피드백 등의 방법도 발기 기능 회복에 도움이 될 것입니다.

② PDE5 억제제: PDE5 억제제는 우리가 잘 아는 비아그라Sildenafil나 시알리스Tadalafil 같은 발기부전 치료제입니다. 이 약제는 음경의 평활근을 이완시키고, 음경으로 향하는 혈류를 증가시키는 작용을 합니다. 이런 작용이 발기 기능의 빠른 회복을 도와주고, 또 부전에 빠진 음경 해면체에 구축拘縮·contracture이 오는 것을 막아줄 것으로 기대됩니다. 음경 재활의 목적으로 PDE5 억제제를 복용할 때는 매일 사용daily use 용법 혹은 필요 시 사용on demand 용법 중에서 선택해 복용하게 됩니다. 최근 연구 결과들에 의하면 두 가지 용법의 효과는 비슷한 것으로 보고됩니다. 그러므로 PDE5 억제제의 약가를 고려할 때, 필요 시 사용 용법이 더 효율적일 수 있습니다. 물론 환자가 원하고 금기가 되지 않는다면 매일 사용 용법도 가능합니다.

음경 보형물 수술을 하는 경우

전립선암 수술 후 자연적인 발기 기능의 회복을 위해 기다려볼 수 있는 기간은 1~2년으로, 만약 2년이 지났는데도 발기 기능이 회복되지 않는다면 이 문제는 영구적으로 갈 가능성이 높다고 판단해야 합니다. 이 시점에서 발기 기능이 환자에게 아직 중요한 문제라면 더 적극적인 치료 방법을 생각해봐야 합니다. 물론 이 2년의 기간 동안 전립선암의 재발은 당연히 없는 상태여야 합니다. 수술 후 발기 기능이 회복되는지 보기 위해 이 정도 기간을 기다려보는 이유는 회복의 자연적인 경과 때문이기도 하지만, 또 적극적인 치료를 하려면 적어도 1~2년간은 수술을 받은 전립선에 문제가 생기지 않아야 하기 때문입니다.

음경 보형물 수술은 전립선암 수술 후 발생한 발기부전을 해결하기 위한 가장 근본적인 방법입니다. 수술 과정은, 먼저 음경에 음경 해면체의 기능을 대신할 실린더를 삽입합니다. 실린더는 평소 수축된 상태로 있다가, 환자가 성관계를 원할 때 고환에 있는 펌프를 여러 번 누르면 풍선에 차 있는 물이 해당 실린더로 보내지면서 음경을 팽창시킵니다. 그리고 성관계 후에는 펌프를 조작하여 실린더 내부의 물을 다시 풍선으로 되돌립니다.

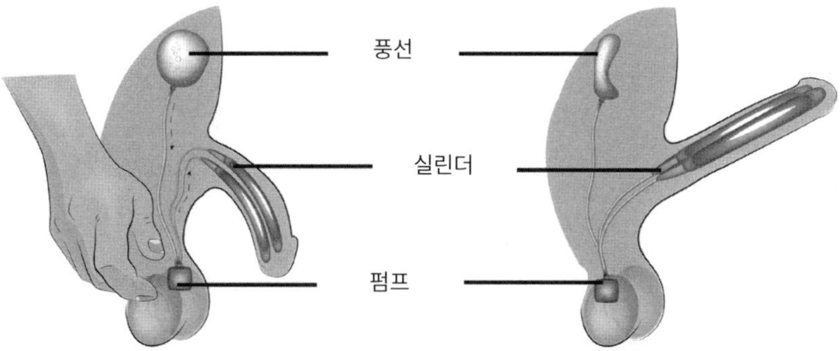

음경 보형물 수술

음경 보형물 수술은 자연 회복이 되지 않는 발기부전 문제를 해결해주는 강력한 방법이지만 다음과 같은 제약들은 있습니다.

① 전립선암이 적어도 2년 이상 재발하지 않은 상태여야 합니다.
② 환자가 직접 손을 써서 음낭 내의 펌프를 조작할 수 있어야 합니다.
③ 이물질을 삽입하는 것이므로 감염의 위험성이 약간은 있습니다.
④ 기계 장치이기 때문에 고장의 가능성도 약간은 있습니다.
⑤ 실린더가 음경에 삽입되면서 음경 해면체 조직을 파괴합니다. 즉 이제 발기 기능의 자연 회복은 포기하는 셈이 됩니다.

따라서 이런 한계들도 충분히 고민한 다음에 수술을 결정하시는 것이 좋습니다.

58 | 전립선암 수술 대신 체외 방사선 치료는 어떤가요?

앞에서는 전립선암의 수술에 대해 알아보았고, 지금부터는 국소 전립선암의 다른 치료법들을 다루어보겠습니다. 가장 먼저 체외 방사선 치료External Beam Radiation Therapy: EBRT입니다. 체외 방사선 치료는 국소 전립선암에서 수술을 하지 않을 경우 가장 먼저 고려하게 되는 치료 방법입니다.

방사선 치료란 무엇인가요?

전립선암 환자분들과 치료 계획에 대해 상의할 때, 많은 분이 방사선 치료에 대한 막연한 두려움과 불안감을 표하십니다. 이런 분들이 전립선암의 방사선 치료에 대해 물어보시는 질문들은 대체로 다음과 같습니다. "방사선 치료를 하면 아프거나 힘들지 않나요?", "방사선 치료가 위험하지는 않나요?", "혹시 방사선 치료를 받으면 머리가 빠지나요?" 이런 방사선 치료에 대한 막연한 두려움의 원인은 다음과 같습니다.

① 방사선 치료가 생소함
② '방사선'이라는 단어가 주는 공포감
③ 다른 암에서 방사선 치료와 항암치료를 같이 하는 경우가 자주 있는데, 이때 본인 또는 지인들의 힘들었던 경험

하지만 방사선 치료만 놓고 보면 치료는 간단하고, 안전하며, 힘들지 않습니다. 그래서 대부분의 체외 방사선 치료는 외래에서 통원으로 치료가 가능합니다.

방사선 치료는 암세포에 전리 방사선ionizing radiation을 쬐어주는 치료 방법입니다.

전리 방사선이란 어떤 물질을 통과하면서 물과 반응하여 이온을 생성할 수 있을 만큼의 에너지(최소 12eV)를 가지고 있는 방사선을 말합니다. 방사선 치료에서 가장 많이 쓰는 전리 방사선은 우리에게 친숙한 X-선X-ray입니다. 방사선 치료용 X-선은 선형가속기Linear accelerator: LINAC에서 만들어집니다. 선형가속기는 전자를 빠른 속도로 가속하여 고에너지 상태로 만든 후, 이 전자들을 금속판에 충돌시켜 X-선을 만들어 냅니다. X-선은 입자와 파동의 이중성을 가지고 있으며, X-선을 포함한 전리 방사선의 입자를 광자photon라고 합니다.

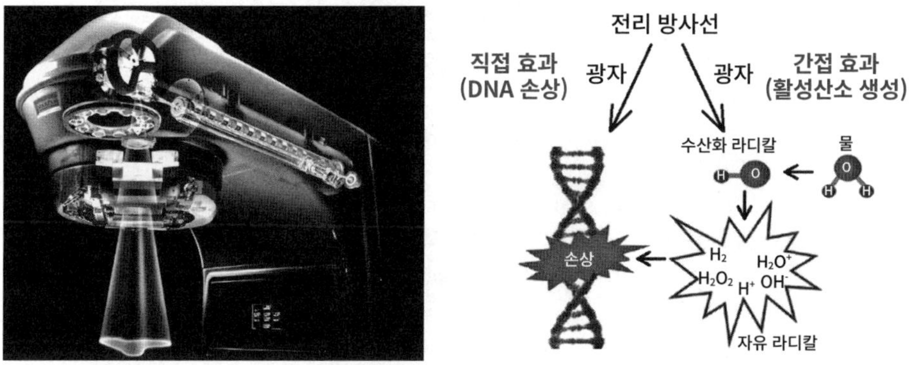

선형 가속기와 방사선 치료의 기전

전리 방사선을 암세포에 조사하면 광자가 암세포의 DNA를 직접적으로 손상시킵니다. 또한 암세포 내부의 물을 통과하면서 자유 래디컬free radical 같은 활성산소reactive oxygen species: ROS를 만들어내고, 이 활성산소가 또 암세포의 DNA를 손상시켜 암세포를 파괴합니다.

전립선암에 대한 체외 방사선 치료 과정

국소 전립선암이 진단되고 체외 방사선 치료를 생각하시는 분들은 방사선 종양학과로 의뢰됩니다. 해당 과를 방문하면 방사선 종양학과 의사 선생님이 의뢰된 환자에게 체외 방사선 치료가 적합한지를 다시 한번 검토합니다. 이때 필요하면 추가 검사를 몇 가지 더 할 수도 있습니다.

체외 방사선 치료가 결정되면 모의치료simulation를 먼저 시행합니다. 모의치료는 방사선 치료를 하기 전에 치료 목표 부위를 정확히 확인하고 위치를 표시하여 치료 계획을 짜는 과정입니다. 보통 모의치료용 전산화 단층촬영Computed tomography: CT을 통해 치료 부위를 확인하고 치료할 부위의 위치를 표시하여둡니다. 또한 목표로 하는 전립선과 골반 부위에 전달할 방사선량을 결정하고, 방사선을 쪼일 범위를 미세하게 조정하여 방광이나 직장 부위의 손상을 최소화합니다.

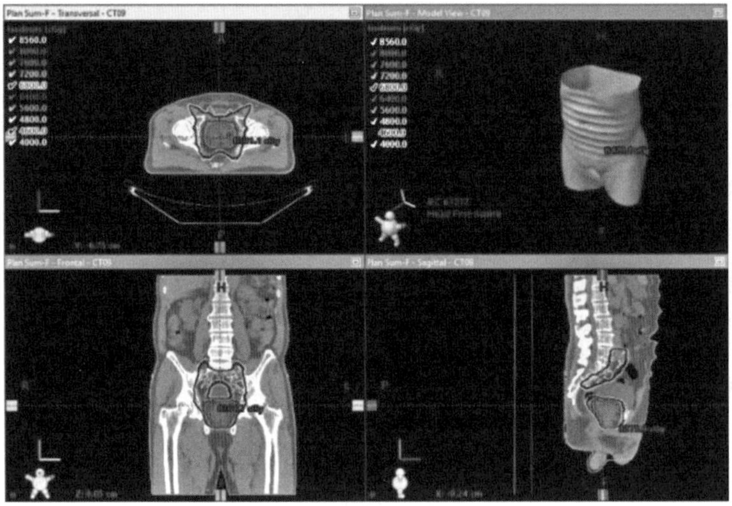

모의치료용 전산화 단층촬영

모의치료가 끝나면 방사선 치료를 진행합니다. 모의치료에서 결정된 방사선량을 일일 최대 허용 선량으로 나누어서 매일 치료하게 됩니다. 예를 들어 전립선과 골반에 총 80Gy의 방사선을 조사할 계획이었다면, 일일 최대 허용 선량인 2Gy로, 총 40회의 방사선 치료가 필요합니다. 치료는 보통 월요일부터 금요일까지 주 5회 통원으로 진행됩니다. 그러므로 계획된 방사선 총량을 조사하기 위해서는 총 8주의 기간이 걸립니다. 한 번 치료할 때 실제 방사선을 쪼이는 시간은 15~20분 정도가 걸립니다.

이때 방사선 치료를 하면서 최대의 효과를 얻기 위해 호르몬 차단 치료를 방사선 치료 전후 18~36개월간 같이 하는 경우가 많습니다. 거의 대부분의 연구가 '중위험도 또는 고위험도 전립선암에서 방사선 치료 시 호르몬 차단 치료를 동시에 하는 것이 암의 재발을 줄이고 생존률을 높인다'고 보고하고 있기 때문입니다. 저도 제 환자분들 중 체외 방사선 치료를 받으시는 분들께는 호르몬 차단 치료를 대부분 같이 합니다.

방사선 치료가 끝나면 다시 비뇨의학과로 돌아와 정기적인 전립선암 재발 관리를 받습니다. 물론 방사선 치료를 받은 방사선 종양학과 외래도 가끔 방문합니다. 방사선 종양학과 외래에서는 주로 방사선 치료와 관련된 합병증 문제를 점검받게 됩니다.

체외 방사선 치료, 효과나 부작용은 어떤가요?

체외 방사선 치료도 전립선암을 근본적으로 치료할 수 있는 좋은 치료 방법입니다. 국소 전립선암에 대한 수술과 체외 방사선 치료의 효과를 비교한 무작위 대조 연구는 많지 않습니다만, 2016년 『뉴잉글랜드의학저널*New England Journal of Medicine: NEJM*』에 매우 중요한 연구 결과가 발표된 바 있습니다. 이 연구는 국소 전립선암에 대한 수술과 체외 방사선 치료의 효과를 무작위로 비교했습니다. 두 방법 중 하나로 전립선암을 치료받은 환자들을 10년간 추적해보니, 다음 그래프를 통해서도 알 수 있듯 수술을 받은 환자들(검은색 실선)과 체외 방사선 치료를 받은 환자들(별색 실선) 사이에 암의 진행이나 암과 관련된 사망에 유의미한 차이가 없음이 밝혀졌습니다.

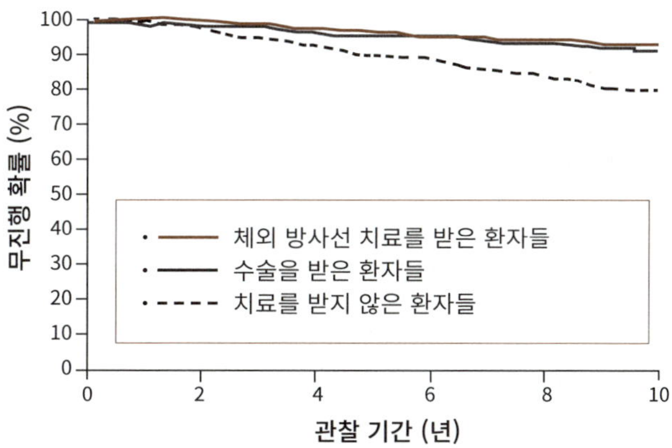

수술과 체외 방사선 치료의 효과 비교(NEJM, 2016)

하지만 이 연구는 대상 환자들 대부분이 저위험도 전립선암에 해당된다는 점이 한계로 지적되었습니다.

더 최근의 메타연구 결과를 보면, 중위험도 또는 고위험도 전립선암에 대해서는 체외 방사선 치료보다 수술이 전립선암의 치료 효과가 조금 더 우수하다는 것이 밝혀지기도 했습니다. 하지만, ① 수술을 받은 환자들이 원래 더 젊고 건강했을 가능성, ② 체외 방사선 치료를 받은 환자들은 정확한 병리 병기pathologic stage 결과가 없기 때문에 전립선암의 진행 정도가 과소평가되었을 가능성, ③ 체외 방사선 치료 기술이 점점 발전하고 있다는 점 등을 같이 고려해야 합니다. 이러한 점들을 종합적으로 고려하면, 체외 방사선 치료도 수술에 못지 않은 아주 훌륭한 치료 방법이라고 할 수 있습니다. 그렇기 때문에 국제적인 진료 지침들이 모두 체외 방사선 치료를 수술과 함께 국소 전립선암의 표준적인 치료 방법으로 인정하고 있습니다.

체외 방사선 치료, 어떤 환자에게 더 유리한가요?

체외 방사선 치료는 입원과 전신마취 없이 통원으로 치료가 가능하고, 요실금이나 발기부전의 부작용이 수술보다는 조금 덜하다는 장점이 있습니다. 따라서 이런 장점들의 혜택을 볼 수 있는 다음과 같은 전립선암 환자에게는 체외 방사선 치료가 더 유리합니다.

① 고령 환자: 고령이거나 기저 질환이 심한 환자들은 기대여명이 짧습니다. 즉 전립선암이 없었더라도 건강하게 살아갈 수 있었을 시간이 짧습니다. 또한 이런 환자들은 전신마취를 하거나 수술을 한 후에 문제가 생길 위험성도 더 높습니다. 제가 앞에서 '연속 치료' 개념에 대해 설명한 바 있지요. 즉 젊은 환자의 경우 수술을 먼저 받으면, 나중에 전립선암이 재발하더라도 방사선 치료를 한 번 더 받을 수 있는 장점이 있습니다. 하지만 고령 환자는 한 번의 방사선 치료만으로도 전립선암을 잘 관리하며 여생을 보낼 가능성이 매우 높습니다. 이런 이유로 고령 환자들은 젊은 환자보다 체외 방사선 치료를 받는 것이 더 유용합니다.

② 부작용을 최소화하고 싶은 환자: 물론 방사선 치료를 받고 나서도 요실금이나 발기부전 등의 문제가 생기기는 합니다. 하지만 수술처럼 요도 괄약근이나 신경혈관다발을 직접 건드는 것은 아니므로, 수술보다는 문제가 덜 생깁니다. 예를 들어 전립선피막 침범이 의심되는 3기 이상의 전립선암을 수술할 경우, 암의 완전한 절제를 위해 신경혈관다발을 보존하기 어려울 수 있습니다. 물론 수술 후에 발기부전 등의 문제가 생길 가능성도 아주 높습니다. 이럴 때 수술 후 생길 합병증을 감내하기 어려운 환자라면, 대등한 치료 효과가 있는 체외 방사선 치료를 대안으로 고려할 수 있습니다.

③ 병원 인근에 거주하는 환자: 앞에서도 언급했지만, 방사선 치료를 위해서는 6~7주 혹은 그 이상의 긴 기간을 통원하며 치료하여야 합니다. 그렇기 때문에 병원에 오기 용이한 환자들이 방사선 치료를 받는 게 더 유리합니다. 시골이나 교통이 불편한 곳에 사시는 분들은 이렇게 매일 나와서 치료를 받는 것에 현실적인 어려움이 있습니다. 물론 최근에는 체부 정위 방사선 치료Stereotactic Body Radiation Therapy: SBRT 같은 더 진화된 방사선 치료 방법들이 나오기도 했습니다. 이러한 방법은 전체 방사선 치료 횟수를 한 5회 이내로 끝낼 수 있다는 장점이 있어, 지방 환자분들도 조금만 시간을 내면 충분히 받으실 수 있습니다. 하지만 모든 병원에서 체부 정위 방사선 치료가 가능한 것은 아닙니다.

따라서 앞의 상황들에 해당하는 분들에게는 체외 방사선 치료가 전립선암 수술의 좋은 대안이 될 수 있습니다.

59 | 전립선암 조직 내 방사선 치료(브라키테라피)에 대해 알고 싶습니다.

전립선암 치료를 받는 분들도 조직 내 방사선 치료(브라키테라피Brachytherapy)에 대해서는 생소해하시는 분들이 많습니다. 실제 우리나라에서는 조직 내 방사선 치료가 가능한 병원이 몇 곳 없기 때문이라고 생각됩니다. 그래도 이 치료에 대해 궁금해하시는 분들이 가끔 있어 간단하게 이야기해보겠습니다.

조직 내 방사선 치료란 무엇인가요?

조직 내 방사선 치료는 전립선암에 대한 방사선 치료법 중 하나로, 요오드-125 방사선 동위원소^{125}Iodine(^{125}I)가 들어 있는 0.5cm 연필심 길이의 씨드seed 60~100개를 전립선에 삽입해 방사선이 전립선에 방출되도록 하는 치료 방법입니다(9장 '51. 초기 전립선암을 진단받았습니다. 여러 방법 중 어떤 치료가 좋을까요?'의 244쪽 그림 참조).

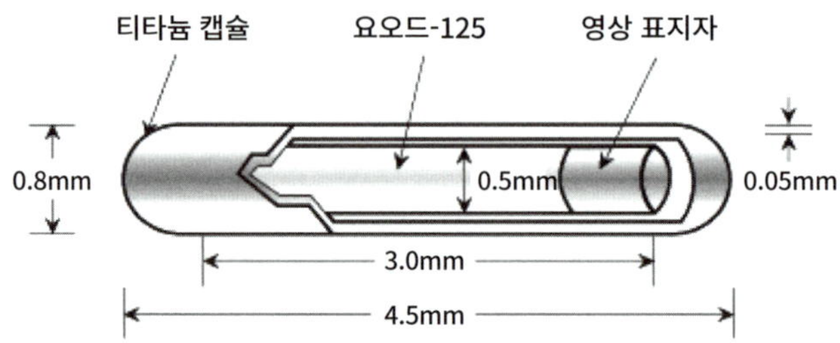

씨드의 구조

미국에서는 국소 전립선암 환자의 10% 내외가 조직 내 방사선 치료로 전립선암을 치료합니다. 이러한 경향의 이유는, ① 원래 미국이 국소 전립선암에 대해서도 방사선 치료를 많이 하고(수술 40%, 방사선 치료 30%), ② 그렇기 때문에 전국 대부분의 병원에서 조직 내 방사선 치료를 받는 것이 가능하기 때문인 것으로 생각됩니다. 하지만 우리나라에는 조직 내 방사선 치료가 가능한 병원이 많지 않습니다. 그 이유는 아무래도 전립선암의 치료를 비뇨의학과 의사가 주도적으로 하는 경향이 있고, 환자들도 방사선 치료보다는 수술적 치료를 선호하기 때문일 것입니다.

조직 내 방사선 치료의 장단점

조직 내 방사선 치료는 다음과 같은 장점이 있습니다.

① 요실금이나 발기부전 등의 부작용이 적습니다.
② 회복 시간이 짧아 시술 직후 바로 일상생활을 할 수 있습니다.

하지만 다음과 같은 한계도 있어 충분한 숙고가 필요합니다.

① 시술자의 숙련도에 매우 의존적임: 조직 내 방사선 치료는 전립선 내부에 다수의 씨드를 삽입하는 과정이 필요합니다. 씨드에서 방출되는 방사선이 전립선암을 효과적으로 치료하고, 또 부작용을 최소화하도록 기능하게 하려면 씨드들을 정확한 위치에 삽입해야만 합니다. 따라서 이를 위해서는 시술자의 숙련된 경험이 필수적입니다. 즉 치료의 결과가 시술자의 숙련도에 매우 의존적입니다.
② 전립선암이나 전립선이 클 때 치료 효과가 떨어짐: 제한된 개수의 씨드들로 전립선암을 완치해야 하므로, 전립선암이나 전립선이 큰 경우에는 치료 효과가 떨어질 수 있습니다. 반대로 전립선 크기가 작을 때는 너무 많은 수의 씨드들을 삽입하는 것이 부작용의 위험성을 상대적으로 높일 수 있습니다.
③ 장기적인 부작용의 위험이 있음: 시술 직후의 요실금이나 발기부전은 당연히 수술의 경우보다는 덜 생깁니다. 하지만 삽입된 씨드에서 방사선이 영구적으로 방출되기 때문에, 방사선량이 누적되면 장기적인 합병증은 '계획된 선량만 정확히 조사하는' 체외 방사선 치료보다 더 위험할 가능성이 높습니다. 심한 경우

에는 요도협착이나 직장누공 등 삶의 질에 지대한 영향을 주는 합병증이 생기기도 합니다.

④ 씨드의 위치가 변동될 위험성이 있음: 시술 당시에는 씨드가 전립선 내부의 정확한 부위에 위치했어도, 방사선이 방출되어 전립선 조직의 모양이 바뀌면 씨드의 위치도 변동될 위험성이 있습니다. 즉 전립선의 중심부에 삽입해둔 씨드가 전립선의 가측으로 이동하면 전립선 주변 조직에 합병증을 일으킬 위험성이 높습니다.

⑤ 씨드의 제거가 불가능함: 전립선에 삽입된 씨드가 지속적으로 말썽을 일으켜도 이 씨드를 완전히 제거하는 것은 불가능합니다. '전립선을 수술로 때 버리면 되는 것 아니냐'고 물어보시는 분들이 계신데, 방사선 치료를 받은 조직은 돌처럼 딱딱하게 굳어버리기 때문에 수술이 매우 어렵고, 수술을 무리해서 하다가 오히려 직장 손상 같은 중대한 문제가 생길 수도 있습니다. 제가 앞서 체외 방사선 치료를 하고 난 후 전립선암이 재발하면 수술은 어렵다고 말씀드린 것과 같은 이치입니다.

이러한 점들을 종합적으로 고려했을 때, 국소 전립선암에 대한 체내 방사선 치료는, ① 시술은 비교적 간단한 편이고, ② 단기적인 합병증도 수술이나 체외 방사선 치료보다 적다는 장점이 있습니다. 하지만, ① 치료 결과가 시술자의 숙련도에 따라 차이가 있으며, ② 장기적인 치료 성적과 합병증을 정확하게 예측하기 어렵고, ③ 문제가 생겼을 때 근본적인 해결이 아주 까다롭다는 큰 단점들이 있어, 치료의 결정은 여러 전문가와 충분히 상의한 후 신중하게 하시는 것이 좋습니다.

60 | 국내에도 전립선암 중입자 치료가 도입되었다는데, 효과는 어떤가요?

2023년 우리나라에도 중입자 치료기가 도입되어, 전립선암 환자를 대상으로 치료를 하기 시작했습니다. 실제 전립선암 환자분들은 이 새로운 치료에 대한 관심들이 대단합니다. 저에게 진료를 보시는 환자분들도 중입자 치료가 괜찮은지 많이 물어보십니다. 중입자 치료를 한번 받아보겠다고 전원하시는 분들도 생겼습니다. 물론 그중 절반 정도는 다시 돌아와 제게서 치료를 이어가십니다. 지금부터는 중입자 치료란 무엇인지, 또 전립선암에서의 효과는 어떠한지를 이야기해보겠습니다.

중입자 치료란 무엇인가요?

중입자重粒子·heavy particle는 원자핵을 구성하는 양성자와 중성자를 포함하는 일종의 소립자입니다. 중입자 치료는 이러한 중입자를 암 치료에 사용하는 방사선 치료의 한 형태로, 양성자 치료와 중이온 치료가 있습니다. 즉 우리나라에 2007년 도입된 양성자 치료proton therapy도 중입자 치료의 일종입니다. 그러므로 최근 국내에 도입된 중입자 치료는, 더 정확히 말하면 중이온 치료heavy ion therapy입니다. 특히 여러 질량을 가지는 중이온들 중에서 양성자 질량의 12배 정도 되는 탄소 이온을 치료에 사용합니다.

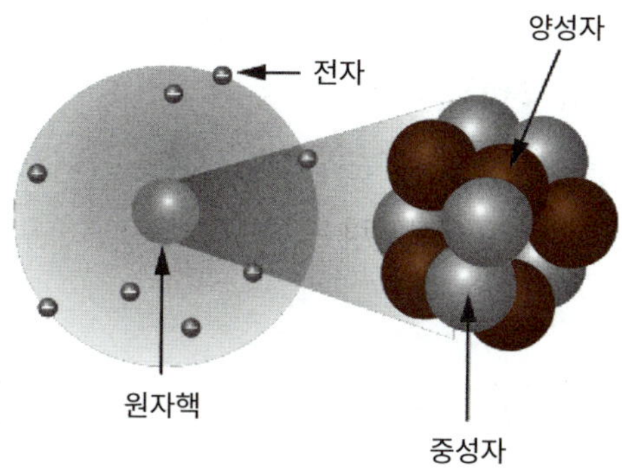

중입자

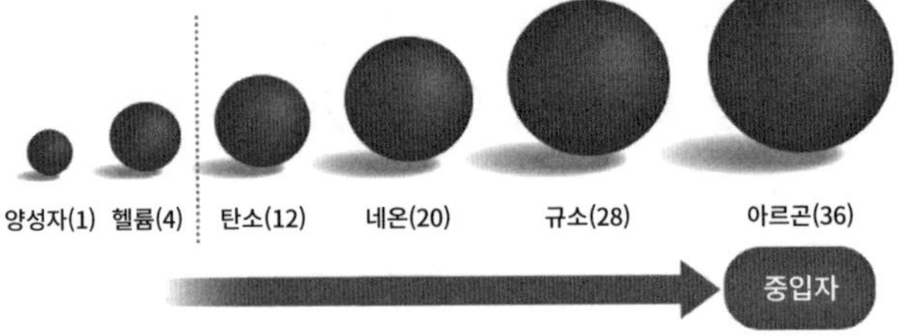

중입자 치료의 기본 개념

양성자 및 중이온 치료는 고질량의 입자를 매우 빠른 속도로 가속하여 암 조직에 쏘아주는 치료 방법입니다. 쉽게 설명하면, 야구공을 아주 세게 던져서 목표물을 맞춰 부수는 것이라고 생각하시면 됩니다. 질량이 거의 없는 전자를 가속하여 금속판에 충돌시킴으로써 X-선을 만들어내는 기존의 방사선 치료와는 방법에서 조금 차이가 있습니다. 고질량의 입자빔을 조직에 쏘면 브래그 피크Bragg peak 현상이 일어납니다. 브래그 피크란 입자빔의 고유한 특성으로, 입자빔이 인체 내의 정상 조직을 투과하여 암 조직에 도달하는 순간 막대한 양의 방사선을 쏟아부음으로써 암세포를 죽이고, 그 이후로는 방사선량이 급격히 사라지는 것을 말합니다. 다음 그래프를 보면, X-선은 조직의 깊이가 깊어질수록 전달되는 방사선 양이 점차 줄어들지만, 양성자와 탄소 중이온은 목표로 하는 깊이의 조직에서 방사선량이 최대가 됩니다. 그러므로 중입자 치료는 이론적으로 암세포에 대한 방사선량은 최대화하면서, 주변 정상 조직으로 가는 방사선량은 최소화하여 부작용을 줄일 수 있습니다.

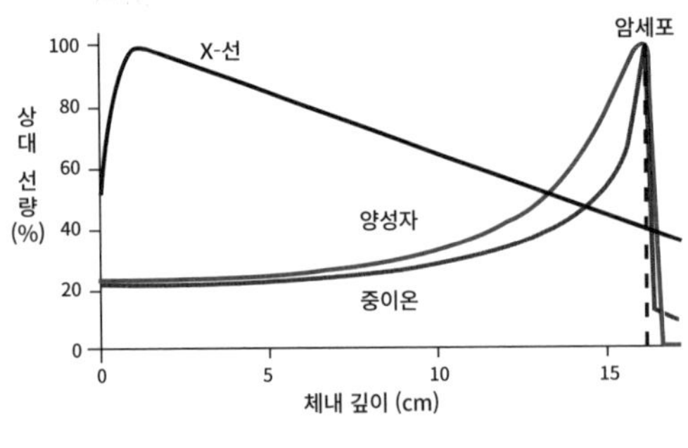

중입자 치료와 브래그 피크 현상

질량이 거의 없는 전자를 가속하는 것은 비교적 간단합니다. 그래서 기존 방사선 치료에 활용되는 선형 가속기는 방사선 치료 장비에 내장할 수 있을 정도로 크기가 작습니다(9장 '58. 전립선암 수술 대신 체외 방사선 치료는 어떤가요?'의 295쪽 그림 참조). 하지만 전자보다 2천 배 이상 무거운 중이온을 빠른 속도로 가속하려면 아주 큰 가속기가 필요합니다. 중이온 가속을 위한 주 가속기와 선형 가속기의 크기를 합치면 축구장 하나 정도의 크기가 될 정도입니다. 그래서 중이온 치료 설비는 규모가 매우 크고, 초기 설비 비용도 많이 듭니다. 실제로 전 세계에서 중이온 치료 설비를 보유하고 있는 나라는 일본, 독일, 스위스, 이탈리아, 오스트리아, 중국, 그리고 우리나라 이렇게 일곱 곳밖에 없습니다. 전립선암 치료의 최고 선진국인 미국도 치료 목적의 중이온 치료 설비는 보유하고 있지 않습니다.

전 세계적으로 학회에서 이러한 탄소 이온을 사용한 중이온 치료를 부르는 정확한 명칭은 탄소 이온 방사선 치료Carbon Ion Radiation Therapy: CIRT입니다. 국내에는 왜 '탄소 이온 방사선 치료'라는 정확한 명칭 대신, 양성자 치료와도 구분하기 어려운 '중입자 치료'라는 애매한 이름으로 소개되었을까요? 저도 그 경위를 정확하게는 모르지만, 다음과 같은 이유 때문일 거라고 생각합니다.

① 탄소 이온 방사선 치료가 국내에 도입된 것은 최근으로, 그래서 우리나라에서는 아주 최신의 치료처럼 생각하는 경향이 있습니다. 하지만 일본에서는 이미 30년 전인 1994년 국립 방사선의학 종합연구소National Institutes for Quantum and Radiological Science and Technology: NIRS에서 탄소 이온 방사선 치료를 시작했습니다. 2024년 기준 일본 내에서 탄소 이온 방사선 치료가 가능한 병원은 일곱 곳 이상 되고, 전 세계 중이온 치료의 85% 이상을 하고 있습니다. 그런데 일본에서는 이 탄소 이온 방사선 치료를 그냥 '중입자 치료'로 부릅니다.

② '탄소 이온 방사선 치료'라고 하면, 사람들은 '아, 새로 나온 방사선 치료의 일종이구나' 하고 생각하기 쉽습니다. 그래서 국내에서도 뭔가 혁신적인 치료라는 인상을 주기 위해 일본이 사용하는 명칭인 '중입자 치료'를 차용해서 사용하는 것 같습니다.

중입자 치료, 전립선암에 좋을까요?

사실 지금부터 말씀드릴 내용은 제 의견에 가깝습니다. 아직 국내에서는 전립선암에 대해 중입자, 정확하게는 중이온 치료를 받은 환자들의 데이터가 없습니다. 그냥 전립선암을 진료하는 한 대학교수의 상식적인 판단 또는 개인적 의견이라고 생각하고 봐주시면 좋겠습니다. 혹시 이 책의 개정판이 나온다면 그때는 이 부분의 내용이 많이 바뀔 수도 있습니다.

- **전립선암에 대한 중입자 치료의 효과는 어떨까요?**

사실 전 세계적으로도 전립선암에서의 중입자 치료 결과 데이터는 많지 않습니다. 아직 제한된 국가, 그중에서도 소수의 병원에서만 하는 치료이기 때문입니다. 물론 중입자 치료와 다른 치료들, 예를 들어 수술 또는 방사선 치료와의 치료 효과를 직접적으로 무작위 비교한 연구도 없습니다. 2021년에 발표된 메타분석 연구 결과를 보면 전립선암의 병기에 상관없이 탄소 이온 방사선 치료를 받은 환자들의 5년 무재발율은 89%입니다. 이 정도 결과면 전립선암의 치료 효과로 나쁘지는 않습니다. 하지만 기존의 치료 방법인 수술이나 방사선 치료에 비해 압도적으로 월등하지도 않습니다. 물론 그 효과를 기존 치료와 정확히 비교하려면 무작위 대조 연구 결과가 있어야 합니다. 연구에 포함된 환자들의 전립선암 상태가 치료 결과에 영향을 주기 때문입니다.

하지만 상식적으로 생각해봅시다. 일본에서는 중이온 치료가 도입된 지 이미 30년이 지났습니다. 중이온 치료가 기존의 수술이나 방사선 치료에 비해 치료 효과가 압도적으로 우월했다면 어땠을까요? 의료에서 어떤 병을 치료하는 A와 B라는 두 가지 방법이 있는데, A 치료의 결과가 B 치료에 비해 훨씬 더 좋았다면요? 당연히 B 치료는 사라집니다. 환자를 치료하는 대부분의 의사는 윤리적이기 때문입니다. A 치료의 결과가 훨씬 더 좋은데 B 치료를 계속 고집하는 것은 윤리적이지 않지요.

전립선암에 대한 중이온 치료는 일본에서 어떤 위치일까요? 일본의 전립선암 환자 중 몇 %가 중이온 치료를 받는지에 대한 자료는 제가 열심히 찾아봤지만 못 구했습니다. 하지만 추론해볼 수는 있습니다. 일본 암 통계를 보면 2018년 일본에서 전립선암을 진단받은 환자는 우리나라보다 훨씬 더 많은 9만 2천 명이었습니다(2023년 기준 우리나라는 2만 3천 명). 일본의 국립 방사선의학 종합연구소 병원장 출신인 쓰지이 히

로히코 선생이 2022년에 국내 언론과 한 인터뷰에서, 2020년 일본 전체에서 약 1천명 정도의 전립선암 환자가 중이온 치료를 받았다고 밝혔습니다. 대충 계산해보면 현재 중이온 치료가 들어온 지 30년이 지난 일본에서는 전립선암 새환자의 약 1.1%만이 중이온 치료를 받고 있는 셈입니다. 만약에 전립선암의 중이온 치료가 혹자들이 주장하는 '꿈의 치료법'이라면 이 치료를 받는 환자들이 왜 좀처럼 빨리 늘지 않을까요?

• 중입자 치료가 첨단의 최신 치료인가요?

앞의 내용을 꼼꼼히 읽으신 분들은 이미 알게 되셨겠지만, 전립선암에 대한 중이온 치료는 전혀 새로운 치료가 아닙니다. 일본에서는 이미 30년 전인 1994년부터 하고 있었던 치료입니다. 현대적인 개념의 전립선암 개복수술, 근치적 치골후 전립선 절제술RRP을 미국에서 1980대 후반, 우리나라에서는 1990년대 초반 최초로 시행했다고 앞에서 말씀드렸습니다. 즉 전립선암의 중이온 치료도 우리가 전립선암에 대해서 처음으로 수술을 하기 시작한 그 즈음에 이미 나와 있던 치료 방법입니다.

물론 중입자 치료도 나름 오랜 치료 경험으로 안전성은 어느 정도 입증되었다고 할 수 있습니다. 하지만 일부 언론에서 주장하는 것처럼 최첨단의 '꿈의 치료법'은 아닌 것입니다. 다만 우리나라에 소개가 늦게 되었을 뿐입니다.

• 국내의 중입자 치료 비용은 적절한가요?

우리나라에서 중입자 치료를 최초로 도입한 병원이 전립선암에 대해 책정한 치료 비용은 매우 비쌉니다. 구체적인 비용을 말씀드리기는 어렵지만, 앞서 전립선암 로봇수술이 비급여 수술이라 비싸다고 말씀드렸죠? 국내에서 책정된 전립선암의 중입자 치료 비용은 로봇수술의 5배 이상입니다. 독일제 중형 세단 한 대 정도 되는 가격입니다. 물론 국민건강보험의 적용은 당연히 받을 수 없고, 2024년 기준으로 개인 실손보험의 도움도 받을 수 없습니다. 치료비 전액을 본인의 능력으로 부담해야 합니다. 중입자 치료기 설치 비용만 해도 약 3천억 원에 달하기 때문에, 치료를 선택한 환자들이 그 비용을 나눠서 부담하는 것이라 생각하시면 됩니다.

이 비용이 과연 적절할까요? 혹자는 이렇게 말합니다. "전립선암 중입자 치료를 일본에 원정가서 받고 오는 사람들이 있었는데, 이들은 현재 국내 치료비의 두 배가 넘는 억대의 치료비를 지불해왔다." 물론 국내에도 해외 치료를 알선해주는 회사들을 통해 이 정도 비용을 지불하고 원정 치료를 받은 사례들이 있습니다. 하지만 이 비용에는 회사가 챙기는 소개비, 왕복 교통비, 치료가 진행되는 3주 이상 기간의 현지 체류비 등이 다 포함되어 있습니다.

또 일부 환자는 중입자 치료에 대해서, '비싸니까, 그만큼 더 좋을 거다'라고 기대하기도 합니다. 하지만 제가 지금부터 하는 이야기를 들어보시면 생각이 좀 달라지실 겁니다. 실제로 일본 국민이 일본 병원에서 전립선암 중이온 치료를 받을 때 얼마를 내는지 아시나요? 이건 외국 상황이니까 좀 구체적인 금액을 말씀드려도 될 것 같습니다. 현재 일본의 전립선암의 중이온 치료 비용은 160만 엔(2024년 환율 기준 1,440만 원)으로 책정되어 있습니다. 게다가 일본에서는 중입자 치료가 국가 의료보험의 적용을 받는 급여 치료입니다. 그래서 일본 환자가 전립선암으로 중이온 치료를 받으면, 본인이 실제로 부담하는 비용은 160만 엔의 10%인 16만 엔(한화 144만 원) 정도입니다.

즉 일본에서는 전립선암 중입자 치료를 150만 원만 내면 받을 수 있습니다. 그런데 동일한 치료를 우리나라에서 수십 배 비싸게 받는다고 해서 그만큼 더 좋은 치료라고 할 수 있을까요? 심지어 일본에서는 별로 비싸지 않은 치료임에도 아직 1.1%의 환자만이 중입자 치료를 선택합니다. 가격도 적당한 '꿈의 치료'가 왜 일본에서는 그간 별로 인기가 없었을까요?

• 이야기하는 장점들이 중입자 치료만의 것인가요?

중입자 치료의 장점을 주장하는 분들은 중입자 치료가 방사선 치료에 비해 부작용이 적다고 말합니다. 또한 기존의 체외 방사선 치료로 전립선암을 치료하면 치료 횟수가 40회에 육박하지만, 중입자 치료는 약 3주의 기간 동안 12회만 받으면 되니 더 좋다고 소개합니다. 하지만 다음과 같은 점들도 고려해야 합니다.

① 체외 방사선 치료 기술이 점점 더 발전하고 있음: 흔히 체외 방사선 치료를 한 가지 방법으로 뭉뚱그려 생각합니다. 하지만 전립선암의 방사선 체외 방사선 치료도 3차원 입체조형 방사선 치료3 Dimensional-Conformal Radiation Therapy: 3D-CRT, 세기 조절 방사선 치료Intensity Modulated Radiation Therapy: IMRT, 체부 정위 방사선 치료Stereotactic Body Radiation Therapy: SBRT의 순서로 점점 더 발전하고 있습니다. 이러한 치료 기술의 발전 덕분에 방사선으로 암조직을 더 잘 파괴하고, 정상조직의 부작용을 최대한 줄이는 것이 가능해졌습니다. 요즘 시대에 전립선암 치료를 위해 하는 방사선 치료는 20~30년 전 방사선 치료와는 질적으로 매우 다른 치료입니다.

② 체외 방사선 치료도 치료 횟수를 줄여서 받을 수 있음: 물론 지금도 전립선암의 치료를 위해 가장 보편적으로 하는 세기 조절 방사선 치료 같은 경우에는 40회 정도의 통원치료가 필요합니다. 지방에 거주하거나 병원 통원이 어려운 분들은 이런 오래 걸리는 치료에 현실적인 어려움을 느낍니다. 하지만 체부 정위 방사선 치료SBRT 방법은 매우 안전하게 일일 방사선량을 최대치로 높일 수 있습니다. 전립선암의 경우 체부 정위 방사선 치료를 받으면 5회만에 치료가 끝나고, 총 치료에 걸리는 기간은 일주일 정도입니다. 이러한 치료 기간은 중입자 치료의 3주, 12회보다도 훨씬 짧습니다. 따라서 지방 거주 환자들도 무리 없이 방사선 치료를 받을 수 있습니다. 제 환자분들 중에도 방사선 치료를 원하지만, 지방에 거주하시는 분들의 경우 체부 정위 방사선 치료를 선택하는 분들이 늘고 있고, 치료 성적도 좋습니다.

전립선암의 중입자 치료에 대해 정리하면, 중입자 치료는 전립선암을 효과적으로 치료하고 부작용은 최소화할 수 있는 좋은 방법으로 판단됩니다. 하지만 기존의 치료 방법을 압도하는 치료 효과가 있는 것은 아니고, 우리나라의 현재 상황에서는 치료비가 너무 고가로 책정되어 있습니다. 또한 체외 방사선 치료의 기술도 많이 발전했기 때문에 훨씬 더 저렴한 비용으로 비슷한 치료 효과를 충분히 기대할 수 있다는 점을 고려하셔야 합니다.

61 초기 전립선암에 대한 고강도 초음파 집속술(하이푸)의 효과는 어떤가요?

전립선암을 진단받은 분들과 치료 계획을 상의해보면, 대부분 생각하시는 것은 비슷합니다. 전립선암은 확실하게 치료하고 싶고, 또 치료 때문에 생기는 부작용은 피하고 싶다는 것이지요. 특히 치료의 부작용을 고민하는 분들은 최소 침습 치료에 대한 관심이 많습니다. 고강도 초음파 집속술(하이푸High Intensity Focused Ultrasound: HIFU)은 전립선암의 최소 침습 치료법의 일종입니다. 지금부터는 고강도 초음파 집속술(하이푸)에 대해 간단히 알아보겠습니다.

고강도 초음파 집속술(하이푸)은 어떤 치료법인가요?

고강도 초음파 집속술은 피부를 절개하지 않고 항문으로 초음파 탐침을 집어넣어 전립선암을 치료하는 방법입니다. 초음파 에너지를 섭씨 80℃ 이상의 열에너지로 바꿔 이를 한 곳에 집속시킴으로써 암을 태워버리는 원리로 작동합니다.

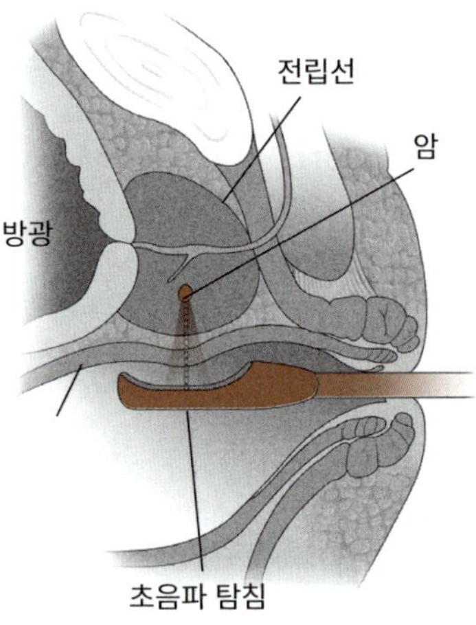

고강도 초음파 집속술(하이푸)

초기에 고강도 초음파 집속술은 여성의 자궁근종 크기를 줄이거나 전립선비대증을 치료할 목적으로 개발되었습니다. 우리나라의 경우 2004년 전립선암의 치료를 위한 1세대 고강도 초음파 집속술이 비급여 치료로 도입되었습니다.

1세대 고강도 초음파 집속술에서는 전립선

전체를 태우는 방법whole gland ablation을 사용했습니다. 하지만 이 1세대 치료의 경우 치료 후 부작용이 상당한 편이었습니다. 시술 후 요폐(10%), 발기부전(23%), 요도협착(8%), 직장 출혈(11%), 직장 요도 누공(0~5%), 요실금(10%) 같은 만만치 않은 부작용들이 보고되었지요.

최근 환자들의 관심을 받는 전립선암의 고강도 초음파 집속술은 2세대 치료법입니다. 1세대 초음파 집속술은 전립선 전체를 태웠다면, 2세대 치료법은 전립선암이 있는 일부의 전립선에만 열을 집속하여 태운다는 큰 차이점이 있습니다. 암의 위치에 따라 다음 그림과 같이 암이 있는 부분만 국소적으로(왼쪽), 절반의 구역만(가운데), 또는 하키스틱 모양으로(오른쪽) 전립선을 태웁니다. 그렇기 때문에 1세대 치료보다 부작용이 훨씬 적다는 장점이 있습니다. 이런 2세대 고강도 초음파 집속술이 전립선암의 새로운 국소 치료법으로 재조명받는 데는 다음과 같은 배경들이 있습니다.

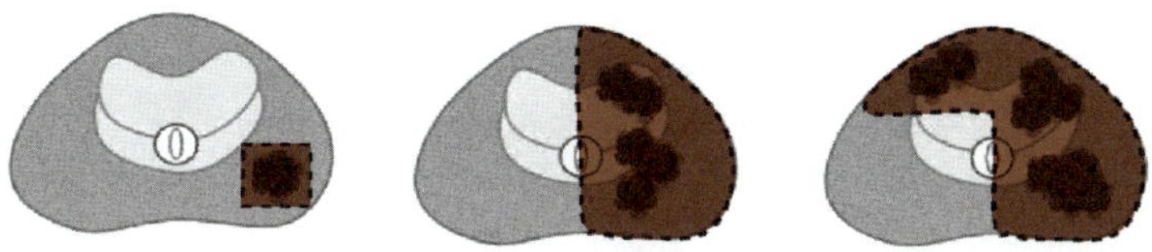

국소 구역 하키스틱

2세대 고강도 초음파 집속술

- **영상 기술의 발달**

전립선암이 있는 전립선의 일부분만 정확하게 태우기 위해서는, 일단 전립선암이 있는 위치를 정확하게 확인할 수 있어야 합니다. 최근에 전립선 MRI 기술의 발달로 전립선암의 정확한 위치를 찾아내는 것이 가능해져서 이런 2세대 치료를 할 수 있게 되었습니다. 하지만 앞서 말씀드렸듯이 전립선 MRI가 아직 전립선암을 100% 찾아내지는 못합니다. 앞으로 전립선특이세포막항원-양전자 방출 단층 촬영PSMA-PET/CT 같은 검사가 전립선암을 더 잘 찾아낼 수 있게 된다면, 이런 국소 치료를 더 정교하게 할 수 있을 것으로 기대합니다.

• **2세대 고강도 초음파 집속술 장비의 발전**

전립선암의 국소 치료만을 위해 설계된 2세대 고강도 초음파 집속술 장비들은 2015년 미국식품의약국FDA의 사용 승인을 받았습니다. 이런 2세대 초음파 집속술 장비에는 프랑스에서 개발한 '포칼 원Focal One'과 미국에서 개발한 '소나블레이트Sonablate'가 있습니다.

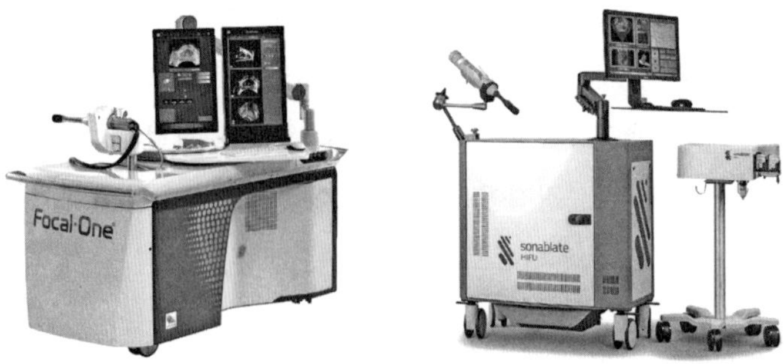

포칼 원 소나블레이트

2세대 고강도 초음파 집속술 장비들
출처: Focal One 홈페이지, Sonablate HIFU 홈페이지.

2세대 장비들은 개인의 전립선 모양에 맞춰 더 정밀한 치료를 할 수 있고, 자동화된 로봇 팔을 이용해 정교하게 암세포를 제거할 수 있습니다.

기존의 1세대 기계들은 에너지를 집속하는 동안 전립선에 대한 실시간 초음파 영상을 확인할 수 없다는 단점이 있었습니다. 하지만 2세대 장비들은 이를 보완하기 위해 영상용 초음파 장치와 치료용 초음파 장치 두 개를 융합함으로써 실시간 영상을 통해 항시 치료 위치와 효과를 확인할 수 있게 되었습니다. 초음파를 활용해 직장벽을 자동 인식하고 보존하여 치료 속도도 1세대에 비해 빠릅니다. 또, 기존에 촬영한 전립선 MRI 영상을 초음파에 연동할 수 있어 정확한 암의 위치를 실시간으로 확인하며 시술할 수도 있습니다. 즉 이러한 장비의 발전으로 암 부위만 정밀하게 파괴할 수 있게 되었습니다.

- **치료 안전성 및 유효성에 대한 재평가**

전립선암에 대한 1세대 초음파 집속술 치료는 신의료기술평가 제도가 정착되기 전인 2004년부터 시행되었습니다. 그러므로 치료의 안정성 및 유효성에 대한 검증이 부족했습니다. 이에 2022년 한국보건의료연구원 산하 의료기술재평가위원회에서 2세대 고강도 초음파 집속술의 안전성 및 유효성에 대한 재평가를 시행했습니다. 재평가 결과 전립선암에 대한 2세대 고강도 초음파 집속술 치료는 안전하지만, 유효성은 전문의의 판단 아래 선별된 환자에게만 제한적으로 사용할 수 있다고 결론지었습니다. 이에 따라 전립선암 환자에 대한 고강도 초음파 집속술은 조건부 사용 승인을 받게 되었습니다.

고강도 초음파 집속술의 장단점

전립선암의 고강도 초음파 집속술 치료는 전립선 전체를 제거하는 기존의 수술과는 달리 암 부위만 파괴하므로 요실금이나 발기부전과 같은 합병증이 적다는 장점이 있습니다. 또한 피부를 절개하지 않고 항문으로 기기를 집어넣어 치료하기 때문에 환자가 느끼는 통증도 거의 없습니다. 뿐만 아니라 방사선 치료와 다르게 1회 치료로 끝나고, 재발했을 때도 초음파 집속술로 재치료할 수 있어 초기 암 환자들에게 적합합니다.

하지만 전립선 모두를 제거하기에는 힘든 방법이어서 암의 치료 효과 면에서는 수술이나 방사선 치료보다 떨어집니다. 따라서 아직 고강도 초음파 집속술은 국소 전립선암의 표준 치료법으로는 간주되지 않고 있습니다. 수술이나 방사선 치료를 피하고 싶은 저위험도 전립선암 환자들 중 일부에서만 수술 대체법으로 활용될 수 있습니다. 다음 조건에 해당하는 환자분들이 고강도 초음파 집속술에 적절할 것으로 판단됩니다.

① 저위험도 전립선암(PSA 10ng/mℓ 미만, 글리슨 등급 I, T2a 이하)

② 전립선 크기가 60g 이하(너무 크면 초음파 에너지 전달이 어려움)

③ 암병변이 한 개만 있거나 전립선 한 측에만 국한됨(국소 또는 구역 치료가 가능)

④ 전립선의 첨부에는 암이 없음(요도 괄약근 손상 위험성)

⑤ 암이 요도와 일정한 간격을 두고 떨어져 있음(요도협착 위험성)

이렇게 치료의 대상을 엄격하게 정해도 수술이나 방사선 치료만큼의 효과를 기대하기는 어렵습니다. 일단 고강도 초음파 집속술을 위해서는 전립선 내부에 있는 암의 정확한 위치들을 빠짐없이 다 알고 있어야 합니다. 하지만, ① 아직 전립선 MRI 등 영상검사의 정확도에 제한이 있고, ② 전립선암은 전립선 내부에서 동시다발적으로 생기는 경향이 있어 그 치료에 한계가 있습니다.

마지막으로 한 가지 더 단점이 있습니다. 바로 전립선암을 고강도 초음파 집속술로 치료하고 나서는 그 효과의 판정이나 재발 여부의 판단이 어려울 때가 많다는 것입니다. 정상 전립선 조직을 많이 남겨두기 때문에 PSA 수치만으로는 전립선암의 재발 가능성을 정확히 판단하기가 힘든 것이지요. 그래서 치료 후 모니터링을 전립선 MRI 같은 영상검사에 많이 의존하게 됩니다. 하지만 전립선 MRI를 정기적으로 검사해도, 초음파 집속술로 생긴 전립선 속의 흉터와 변형 때문에 재발 가능성의 정확한 판정이 어려울 때도 있습니다.

이러한 점들을 종합해보았을 때, 고강도 전립선 집속술이 기존을 수술 또는 방사선 치료를 대신할 수 있는 표준적인 치료 방법이라고 보기는 어렵습니다. 대신, 초음파 집속술은 치료의 효과를 조금 양보하더라도 시술과 관련된 안전과 삶의 질을 더 지킬 수 있는 치료법이라고 보시면 됩니다.

62 | 전립선암 치료 후 PSA 수치가 다시 올라갑니다. 어떻게 해야 하나요?

환자분들은 국소 전립선암을 치료하고 나서도 종종 병원을 다니며 검진을 받습니다. 치료 후 정기적인 검진은 전립선암의 재발을 모니터링하기 위해 꼭 필요합니다. 여러 검사를 하지만, 이 중 가장 중요한 검사는 PSA입니다. PSA는 전립선암의 조기 발견을 도와주는 유용한 검사입니다. 또한 전립선암을 치료한 환자들에게는 '전립선암이 잘 치료되고 있는지'를 알려주는 중요한 검사가 됩니다. 지금부터는 국소 전립선암 치료를 하고 나서 PSA 수치가 다시 오르는 상황에 대해 알아보겠습니다.

전립선암 치료 후 PSA 수치 상승의 의미

전립선암 치료 후 PSA 수치가 상승하는 것은 주의 깊게 관찰해야 할 중요한 신호입니다. 이러한 상황에서는 다음과 같은 조치들이 필요합니다.

① PSA 모니터링 강화: 치료 후 PSA 수치가 상승하면, 더 자주 PSA를 검사하여 상승 추세를 모니터링할 필요가 있습니다.

② 임상적 평가: PSA 외에도 환자의 증상, 신체 검진 결과, 병력 등을 종합적으로 평가합니다.

③ 영상검사: 재발의 가능성이 있다면 자기공명영상MRI, 전산화 단층촬영CT, 뼈스캔bone scan 등의 영상검사를 통해 재발이나 전이의 유무를 확인해야 합니다. 특히 전립선특이세포막항원-양전자 방출 단층 촬영PSMA-PET/CT 같은 최신 영상 기술은 미세한 전이까지 탐지할 수 있어 유용합니다.

전립선암 치료 후 발생할 수 있는 생화학적 재발biochemical recurrence: BCR은 주로 치료 후 PSA 수치가 유의미하게 높아져 있는 상태를 말합니다. 이는 전립선암이 치료 후에도 여전히 체내에 잔존하거나 재발했음을 의미합니다. 생화학적 재발은 실제로 암세포의 물리적 재성장이나 전이가 발생하기 전에 혈중 PSA 수치의 증가를 통해 감지되는 재발의 초기 단계입니다.

이때는 재발 소견이 영상검사에서는 나타나지 않는 경우도 흔합니다. 생화학적 재발은 PSA 수치의 상승을 통해 감지되지만, 이 시점에서 암세포의 양은 아주 적을 수 있습니다. 이렇게 미세한 암세포의 규모는 MRI, CT, 뼈스캔과 같은 현재의 표준 영상검사로는 탐지하기 어려울 정도로 작기 때문입니다. 한 연구에 의하면 전립선암을 수술하고 생화학적 재발이 생긴 뒤, 영상검사에서 전이로 확인될 때까지의 중앙 기간median period은 8년인 것으로 알려져 있습니다. 즉 PSA 수치의 상승은 암 재발의 조기 지표일 수 있습니다. 따라서 PSA 수치를 확인하는 것은 암이 전이되기 전에 발견하고 관리할 수 있는 기회가 됩니다.

전립선암 수술 후 발생한 생화학적 재발

전립선암 수술 후, 그리고 방사선 치료 후의 생화학적 재발 여부를 판단하는 PSA 수치 기준은 각각 다릅니다. 수술은 문제가 되는 전립선 조직 전체를 들어내지만, 방사선 치료는 전립선은 남겨두고 방사선으로 암세포만 파괴하는 방식으로 치료한다는 큰 차이가 있습니다. 앞서도 말씀드렸지만, 정상 전립선 조직에서도 PSA는 만들어집니다.

전립선암을 수술했고, 암의 재발이 없다면 PSA 수치는 0ng/mℓ 또는 측정되지 않는 것이 이상적입니다. 따라서 생화학적 재발을 진단하는 기준도 더 엄격합니다. 기본적으로는 전립선암 수술을 하고 나서 검사했는데 PSA가 측정이 된다면 생화학적 재발을 의심해봐야 합니다. 하지만 병원마다 PSA를 측정할 수 있는 최소 단위에는 차이가 있습니다. 또, 의사들이 임상적으로 중요하게 생각하는 PSA 수치의 기준 역시 각기 다르므로, 현재까지 논문에서 보고된 수술 후 생화학적 재발에 대한 정의 방법은 50가지 이상이 존재합니다. 이에 2010년 미국비뇨의학회AUA와 유럽비뇨의학회EAU는 수술 후 생화학적 재발의 기준을 다음과 같이 통일할 것을 권고했습니다.

수술 후 PSA ≥ 0.2ng/mℓ

- 2차 확인 검사에서도 PSA ≥ 0.2ng/mℓ, 첫 PSA는 수술 후 6주~3개월 사이에 측정(AUA 권고).
- 2차, 3차 확정 PSA 검사를 연속하여 확인해야 함(EAU 권고).

이해하기 쉽게 예를 들어보겠습니다. A 환자가 2011년 10월 1일 전립선암 수술을 받았습니다. 이후에 2013년 6월 1일까지는 PSA가 측정되지 않았습니다. 하지만 2013년 8월 1일 PSA 수치가 0.18ng/dℓ로 측정되었고, 2014년 6월 1일에는 0.21ng/dℓ로 생화학적 재발의 기준치인 0.2ng/dℓ를 초과했습니다. 이후 연속적으로 시행한 1회(AUA 권고 기준) 또는 2회(EAU 권고 기준)의 PSA 검사에서도 수치가 0.2ng/dℓ를 초과했다면, 이 환자는 2014년 6월 1일에 생화학적 재발이 발생한 것으로 판단합니다(다음 그래프의 검은색 선 참조).

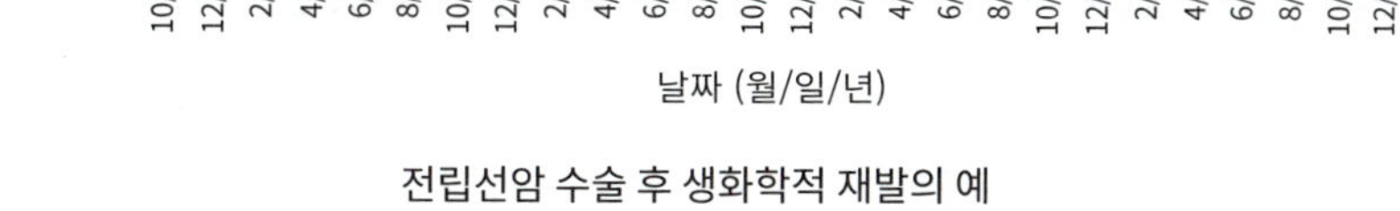

전립선암 수술 후 생화학적 재발의 예

수술 후 생화학적 재발이 오면 어떻게 해야 하나요?

앞에서 말씀드린 정의는 단지 수술적 치료 이후의 생화학적 재발에 대한 정의일 뿐, 구제 치료salvage therapy를 시작해야 하는 시점에 대한 정의가 아님을 명심해야 합니다. 즉 전립선암 수술 후에 생화학적 재발이 왔다고 해서 무조건 즉각적인 치료에 들어가는 것은 아니라는 뜻입니다.

수술 후에 생화학적 재발이 확인되었다면, 일단 앞에서 말씀드린, ① PSA 모니터링 강화, ② 임상적 평가, ③ 영상검사 결과 확인이 필요합니다. 이 결과를 취합하면 대체로 다음 세 가지 경우 중 하나에 해당하므로, 각 상황에 맞는 치료를 이어서 하면 됩니다.

- **영상검사에서 전이 없음, 경증의 PSA 상승**

매우 느리게 상승하는 PSA 수치의 경우, 적극적인 감시를 통해 상황을 지속적으로 모니터링하는 것이 바람직합니다. 이는 불필요한 치료에 따른 부작용을 피하고, 환자의 삶의 질을 유지하기 위함입니다. 다만 모니터링 중에 PSA 수치가 일정 수준에 도달한다면 지체하지 말고 재발에 대한 구제 치료를 시작해야 합니다.

- **영상검사에서 전이 없음, 중증의 PSA 상승**

PSA 수치가 일정 수준 이상으로 높다면 추후에 전이로 진행할 가능성이 있습니다. 이럴 때는 선제적인 구제 치료가 도움이 됩니다. 영상검사에서 전이가 확인되지 않으면 미세한 암세포의 재발이 골반에만 국한되었을 확률이 높습니다. 이 상황에서 가장 적절한 구제 치료법은 체외 방사선 치료입니다. 전이 없이 생화학적 재발만 있는 환자들은 대부분 방사선 치료를 받으면 PSA 수치가 다시 정상화됩니다. 다만 일부 고령 또는 지방 거주 환자들은 방사선 치료가 어려울 수 있습니다. 이런 분들의 경우 구제 치료를 위해 호르몬 차단 치료를 받으셔야 할 수도 있습니다.

- **영상검사에서 전이가 확인됨**

드물지만, 생화학적 재발 초기에 영상검사에서 전이가 같이 확인되는 분들도 있습니다. 특히 전립선특이세포막항원-양전자 방출 단층 촬영PSMA-PET/CT 같은 최신 영상검사들은 미세한 전이까지 찾아낼 수 있기 때문에 앞으로 이런 환자들은 더 늘어날 것으로 예상됩니다. 전신 전이가 확인되었다면 방사선 치료는 구제 치료법으로 적절하지 않습니다. 방사선 치료도 수술처럼 암이 전립선 및 골반부에 국한되었을 때만 효과가 있기 때문입니다. 따라서 영상검사에서 전이가 확인되었다면, 전이성 전립선암과 마찬가지로 호르몬 차단 치료 같은 전신 치료가 필요합니다. 자세한 방법에 대해서는 다음 장부터 말씀드릴 예정입니다.

방사선 치료 후 발생한 생화학적 재발

방사선 치료를 하고 나서도 생화학적 재발 여부는 PSA 수치를 기준으로 판단합니다. 하지만 그 기준이 수술했을 때와는 다릅니다. 방사선 치료와 수술의 가장 큰 차이점은, 방사선 치료의 경우 전립선을 떼어내지 않고 암을 치료한다는 점입니다. 그래서 방사선 치료 후에도 PSA는 측정이 불가능한 수치까지 낮아지지 않으며, 치료 후 PSA 기저치nadir에 도달하기 위해서는 2~3년의 기간이 걸릴 수도 있습니다. 이렇게 방사선 치료 후에도 PSA를 생산할 수 있는 정상 전립선 조직이 남아 있기 때문에 치료 실패를 규정하는 PSA 수치의 기준과 검사 시기에 대해서는 논란이 있었습니다. 또한 이로 인해 다양한 생화학적 재발의 기준들도 제시된 바 있습니다.

이에 2005년 미국방사선종양학회American Society for Therapeutic Radiology and Oncology: ASTRO와 미국방사선종양학임상연구회Radiation Therapy Oncology Group: RTOG는 전립선암의 방사선 치료 후 생화학적 재발에 대한 잠정적 정의를 내리기 위한 합의 회의consensus conference를 개최했습니다. 그리고 이 합의 회의에서 병원 간 치료 성적의 비교가 가능하도록 PSA 재발에 대한 기준을 도출했습니다. 이때 합의된 생화학적 재발에 대한 기준을, 당시 회의가 열렸던 도시의 이름을 따서 '피닉스 기준Phoenix criteria'이라고 합니다. 그 정의는 다음과 같습니다.

① 치료 후 PSA 기저치nadir에서 2ng/mℓ 이상 상승한 경우
② PSA 수치가 기준에 도달한 날짜를 생화학적 재발이 발생한 시점으로 판단

다음 그래프를 보면 이해가 더 쉽습니다. 환자가 방사선 치료를 받으면 PSA 수치는 줄어듭니다. 이때 PSA 수치가 가장 낮게 측정되는 값을 기저치nadir라고 합니다.

이후 정기적으로 PSA 수치를 모니터링하면, 그 수치가 꾸준히 상승하는 경우가 있습니다. 이런 상황은 방사선 치료 후에도 전립선암이 여전히 체내에 잔존해 있거나 재발했음을 시사합니다. PSA 기저치를 기준으로 수치가 2ng/mℓ 이상 상승하면 방사선 치료 후 생화학적 재발이 발생했다고 판단하며, 그 PSA 검사를 시행한 날짜를 재발한 시점으로 간주합니다(그래프의 별색 원 참조).

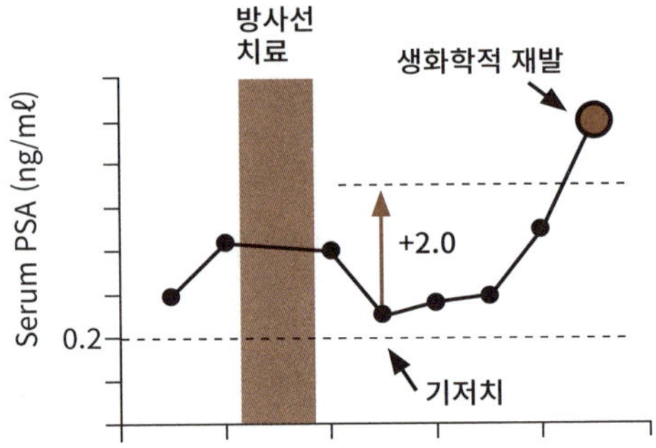

방사선 치료 후 생화학적 재발

방사선 치료 후 생화학적 재발이 오면 어떻게 해야 하나요?

방사선 치료 후의 생화학적 재발에 대한 정의 역시 수술 후 재발과 마찬가지로, 구제 치료를 시작해야 하는 시점에 대한 정의는 아닙니다. 즉 방사선 치료 후 생화학적 재발이 있더라도 무조건 바로 치료에 들어가야 하는 것은 아닙니다.

수술의 경우와 마찬가지로, 생화학적 재발이 생기면 일단, ① PSA 모니터링 강화, ② 임상적 평가, ③ 영상검사 결과 확인이 필요합니다. 그리고 이 결과를 취합하여 상황에 맞는 치료를 이어서 하면 됩니다.

• 영상검사에서 전이 없음, 경증의 PSA 상승

수술 후 재발과 마찬가지로, PSA 수치가 매우 느리게 상승하는 경우에는 적극적인 감시를 통해 상황을 지속적으로 모니터링해야 합니다. 모니터링 중에 PSA 수치가 일정 수준에 도달하면 구제 치료를 시작합니다.

• 영상검사에서 전이 없음, 중증의 PSA 상승

PSA 수치가 일정 수준 이상으로 높다면 선제적인 구제 치료가 필요합니다. 하지만 수술 후 재발했을 때와는 중요한 차이점이 있습니다. 수술을 하고 나서 재발한 경우에는 골반에만 재발한 것으로 간주하여 방사선 치료를 받습니다. 하지만 방사선 치료 후 생화학적 재발이 있다면, 비록 재발 범위는 골반 내로 한정되어 있다 하더라도 적절한 재치료법이 별로 없습니다. 그 이유는, ① 방사선 재치료도 큰 이득이 없고, ② 방사선 치료를 이미 받은 전립선 조직을 수술적으로 제거하는 것도 매우 어렵기 때문입니다. 이 상황에서 구제 치료가 필요하다면, 현실적으로는 호르몬 차단 치료가 거의 유일한 치료 옵션입니다. 이러한 이유 때문에 제가 앞에서 젊고 건강하신 분들은 국소 전립선암의 치료법으로 체외 방사선 치료보다 수술이 유리하다고 말씀드린 것입니다.

- **영상검사에서 전이가 확인됨**

영상검사에서 전이가 같이 확인되었다면, 전이성 전립선암에 준하여 호르몬 차단 치료 같은 전신 치료가 필요합니다. 전신 치료에 대한 자세한 정보는 뒤에서 더 말씀드리겠습니다.

NOTE

전립선암 치료 후 생화학적 재발의 기준

- 수술 후(AUA, EAU 권고): PSA 수치가 0.2ng/mℓ 초과, 2차AUA 또는 3차EAU 검사에서도 연속적으로 초과해 있는 경우
- 방사선 치료 후(피닉스 기준): PSA 수치가 기저치에서 2ng/mℓ 이상 상승한 경우

63 국소 전립선암이라고 듣고, 수술은 잘 되었습니다. 저는 얼마나 오래 살까요?

지금부터는 좀 무거운 주제를 다루려고 합니다. 전립선암을 진단받은 환자분들이 마음속으로 가장 고민하는 주제일지도 모르겠습니다. '과연 나는 앞으로 얼마나 살 것인가?'라는 질문에 관한 내용입니다.

국소 전립선암, 과연 나는 앞으로 얼마나 오래 살 수 있을까요?

여기서는 국소 전립선암의 예후에 대해, 그리고 뒤의 10장 '73. 전이가 있는 전립선암으로 약물치료 중입니다. 저는 얼마나 오래 살까요?'에서는 전이성 전립선암의 예후에 대해 알아보겠습니다. '나는 앞으로 얼마나 오래 살까?'라는 의문은 전립선암으로 치료를 받는 분들이라면 가장 궁금해할 내용입니다. 하지만 의사들이 진료실에서 이런 내용을 환자들에게 잘 알려주지는 않습니다. 저도 진료를 볼 때 분명히 그런 경향이 있습니다.

물론 여러 이유가 있을 겁니다. 먼저, 환자들이 이런 직접적인 질문을 피하는 경향이 있습니다. '내가 앞으로 얼마나 오래 살까?'라는 질문은 매우 무겁습니다. 혹시라도 비관적인 답변을 직접 듣게 될까 봐 무섭기도 합니다. 또, 용기를 내어 이런 질문을 해봐도 대부분의 의사는 이렇게 대답할 겁니다. "전립선암이 빨리 발견되었으니, 치료만 잘 받으면 예후가 좋을 겁니다." 저도 진료를 볼 때 이런 질문들에 대해 거의 비슷하게 대답하곤 합니다. 아마도 환자분들이 원하는 답변은 "당신의 현재 기대여명은 ○○년이고, 전립선암과 관련하여 5년 이내에 사망할 확률은 ○○%입니다." 정도가 될 것입니다. 하지만 의사들이 이런 확정적인 대답을 하기는 현실적으로 어렵습니다. '환자가 얼마나 오래 살 것인가?'라는 문제의 답은 단지 예측에 불과하기 때문입니다. 이 예상치는 항상 평균적인 데이터에 근거할 수밖에 없습니다. 그러므로 실제 대부분의 환자분들은 미리 알려드리는 예상치에 비해 더 오래 사시거나, 혹은 더 빨리 사망합니다. 따라서 의사로서는 미리 확정적으로 대답했을 때, 추후 예측과 달라 곤란해질 여지가 너무 많습니다.

그래도 자신의 기대여명을 예측하고 이에 대비하는 것과 관련된 문제는 전립선암 환자에게 매우 중요하기 때문에, 개인적으로 알아보는 방법을 알려드리는 것이 맞을 것 같습니다. 하지만 다음 내용에 주의하여야 합니다.

① 거듭 말씀드리지만, 이러한 예측치는 평균적인 데이터이므로 당연히 개인차가 있습니다.
② 여기서 예측하는 예후는 국소 전립선암 환자에만 해당합니다. 전이성 전립선암은 예후가 더 나쁜 경우가 많습니다. 전이성 전립선암의 예후는 다음 장에서 다룰 예정입니다.
③ 여기서 예측하는 예후는 국소 전립선암에 대한 표준 치료, 즉 최선의 치료를 받은 환자들의 평균적인 예후입니다. 전립선암에 대해 아무 치료도 받지 않았거나, 검증되지 않은 치료를 받았다면 예후는 당연히 예측값보다 나빠질 것입니다.
④ 예측된 예후는 참고치에 불과합니다. 더 정확한 데이터를 얻기 위해서는 진료 중인 주치의와의 상담이 꼭 필요합니다.

전립선암의 예후를 어떻게 예측하나요?

이론적으로는 전립선암의 예후를 예측하는 것이 가능합니다. 전립선암의 예후를 예측하기 위해서는 주로 예측 모델prediction model을 활용합니다. 예측 모델이라는 말이 조금 어려운데, 더 쉽게 설명하면 다음과 같습니다. 먼저 전립선암으로 치료받은 수천 명의 환자의 사례들을 관찰합니다. 그리고 이 사례들을 통해 예측하고 싶은 사망이나 재발 같은 중요한 사건에 영향을 미치는 요인들을 찾아낸 후, 그 요인들이 중요 사건 발생에 기여하는 정도를 계산해냅니다. 이를 바탕으로, 실제 환자에게 해당 위험 요인들이 어느 정도 있는가에 따라서 사망이나 재발 등의 주요 사건이 생길 확률을 산출해냅니다. 물론 좋은 예측 모델의 경우에는, 전혀 다른 환자군에 대해 이 예측 모델의 정확도가 신뢰할 수 있는 수준인지 검증하는 연구validation study를 진행하기도 합니다.

• 국소 전립선암 수술 후 재발이나 사망 가능성에 영향을 미치는 주요 요인들

전립선암 환자들의 상황에 따라 예후에 영향을 미치는 주요 요인들에는 차이가 있습니다. 사망(또는 재발)이라는 같은 사건을 예측하는 모델이라도, 연구자에 따라서 주요 요인들이 다르기도 합니다. 좀 더 이해하기 쉽게, 가장 많은 분이 궁금해하는 '국소 전립선암에서 수술을 받은 경우'에 한정해 생각해보겠습니다.

이 경우에 전립선암의 재발 및 사망에 가장 영향을 주는 주요 요인은, ① 수술 당시의 연령, ② 수술 전 PSA 수치, ③ 전립선암 진단부터 수술까지의 지연 시간, ④ 전립선암의 악성도(글리슨 점수), ⑤ 전립선암의 병리학적 병기pathologic stage, ⑥ 수술 절단면 종양 상태 등으로 알려져 있습니다.

여기서 ①과 ②는 환자분들도 치료 당시부터 대부분 알고 있는 항목입니다. ③은 지연 시간이 길수록 전립선암이 진행될 가능성이 높습니다. 그러므로 이 기간이 길어지면 전립선암과 관련된 사망 위험성도 높아집니다. 즉 전립선암 진단을 받은 후 수술 또는 방사선 치료 같은 근본적인 치료를 하는 데까지 시간이 너무 오래 지연되는 것은 나쁘다는 뜻이기도 합니다. ④는 조직검사로 전립선암이 확진될 때 바로 알 수 있습니다. 전립선암의 악성도에 대해서는 8장 '47. 조직검사 결과 전립선암 악성도 점수가 7점이라고 들었습니다. 무슨 의미인가요?'에서 자세히 말씀드렸습니다. ⑤와 ⑥은 전립선암 수술 후 최종 병리검사 결과로 확인할 수 있습니다. 수술 후 최종 조직검사 결과를 보는 법은 9장 '55. 전립선암 수술 후 최종 조직검사 결과 보는 방법 좀 알려주세요.'를 참고하시면 됩니다.

앞의 요인들에 대해 더 간단히 정리하면, 수술을 받는 환자의 연령이 젊고, PSA 수치가 낮고, 수술이 지연되지 않았고, 전립선암의 악성도가 낮고, 병리학적 병기가 낮고, 수술이 깨끗하게 잘 될수록 전립선암 수술을 받고 나서 재발이 덜 되고, 전립선암으로 사망할 확률이 낮다고 해석할 수 있습니다.

실제로 저의 재발 또는 사망 확률을 구할 수 있나요?

물론 그 확률을 계산할 수 있습니다. 국소 전립선암의 수술 후 재발 및 사망 예측 모델 결과는 연구를 수행한 기관에서 대부분 노모그램nomogram의 형태로 제시합니다. 노모그램은 수치의 계산을 간단하고 능률적으로 하기 위하여 사용되는 계산 도표이지만, 이 노모그램에 익숙하지 않은 분들이 많아서 대부분 이를 활용하여 확률을 계산하는 데 어려움을 겪으십니다.

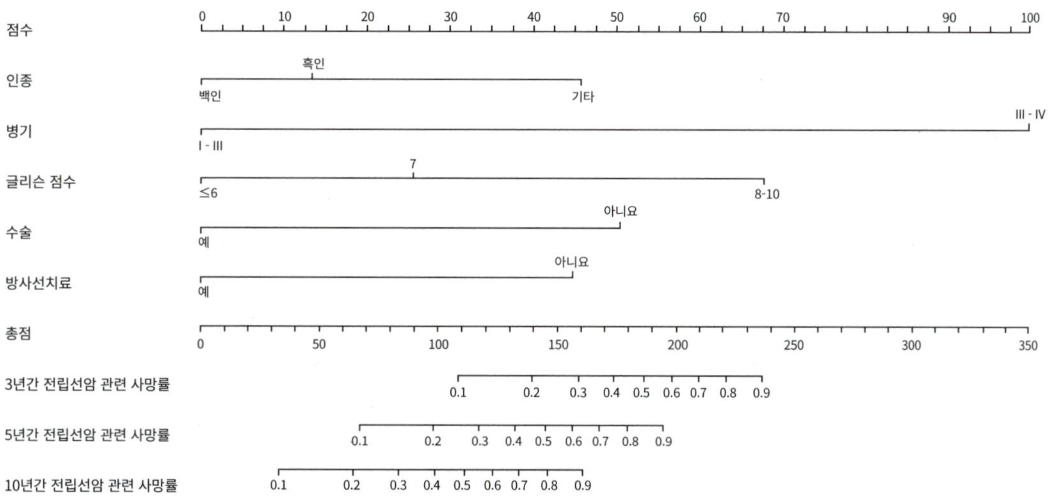

국소 전립선암 사망 예측 노모그램

하지만 요즘은 세상이 많이 편해졌습니다. 이렇게 만들어진 노모그램에 기반한 확률 계산기calculator를 여러 연구 기관이 인터넷상에서 제공하고 있습니다. 이러한 전립선암 수술 후 확률 계산기의 종류는 시나리오와 연구 기관에 따라서 여러 가지가 있습니다.

국소 전립선암 환자의 수술 후 재발 및 사망 확률과 관련해서 전 세계적으로 가장 널리 사용되는 확률 계산기는 미국 메모리얼 슬로언 케터링 암센터Memorial Sloan Kettering Cancer Center: MSKCC에서 제공하는 전립선암 수술 후Post-radical prostatectomy 확률 계산기입니다. 이 계산기는 MSKCC에서 전립선암 수술을 받은 1만 명 이상 환

MSKCC 전립선암 수술 후 확률 계산기

자들의 데이터를 기반으로 제작되어 매우 높은 예측 정확도를 보입니다. 해당 계산기는 다음의 QR 링크로 접속하시면 사용할 수 있습니다.

실제 이 계산기를 사용하는 방법을 간단히 설명해드리겠습니다. 해당 전립선암 수술 후 확률 계산기에 처음 접속하면 다음과 같은 입력창이 나옵니다. 이 항목들은 전립선암의 예후에 영향을 줄 수 있는 호르몬 차단 치료나 방사선 치료 여부를 확인하는 질문들입니다.

이전에 호르몬 차단 치료나 방사선 치료를 받은 경험이 없는 경우(두 항목 모두 '아니요No')에만 정확한 전립선암 수술 후 재발 및 사망의 예측이 가능합니다. 다시 말하면, 수술에 더하여 호르몬 차단 치료 또는 방사선 치료 등의 보조치료를 같이 한 경우에는 재발과 사망의 정확한 예측이 어렵습니다.

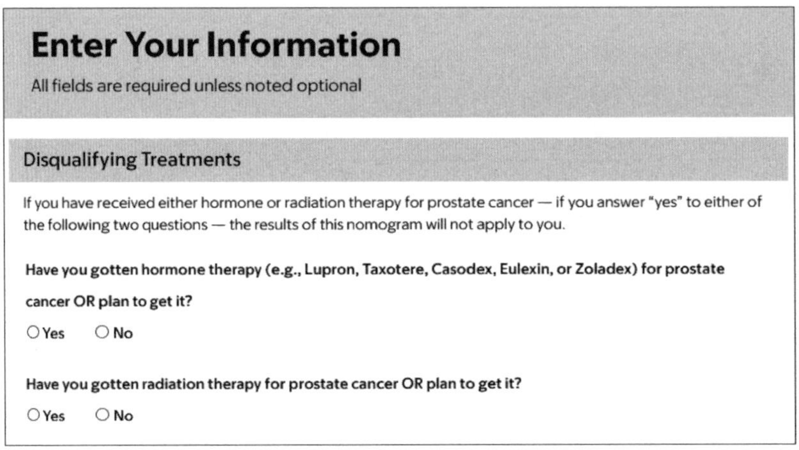
Enter Your Information

All fields are required unless noted optional

Disqualifying Treatments

If you have received either hormone or radiation therapy for prostate cancer — if you answer "yes" to either of the following two questions — the results of this nomogram will not apply to you.

Have you gotten hormone therapy (e.g., Lupron, Taxotere, Casodex, Eulexin, or Zoladex) for prostate cancer OR plan to get it?

○ Yes ○ No

Have you gotten radiation therapy for prostate cancer OR plan to get it?

○ Yes ○ No

MSKCC 전립선암 수술 후 확률 계산기(부적격 치료 확인)

다음 항목에서는 수술 전 PSA 수치, 수술 당시의 연령, 전립선 진단부터 수술까지의 지연 시간(개월)을 입력합니다. 저는 예시로 수술 전 PSA는 8.9ng/mℓ, 수술 당시 연령은 72세, 수술 지연 시간은 3개월을 입력해보았습니다.

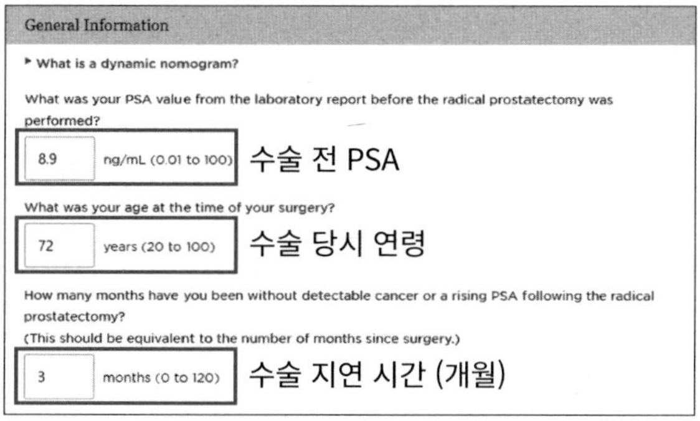

MSKCC 전립선암 수술 후 확률 계산기(PSA, 연령, 지연 시간)

다음으로는 전립선암의 악성도(글리슨 점수)를 입력합니다. 저는 예시로 글리슨 점수 3+4점을 입력해보았습니다.

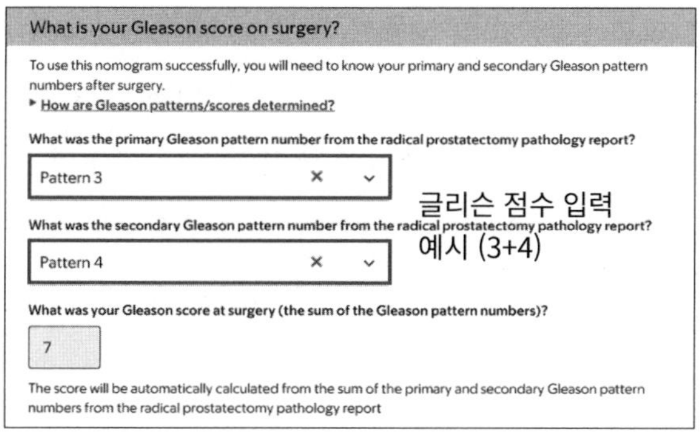

MSKCC 전립선암 수술 후 확률 계산기(글리슨 점수)

마지막으로, 수술 후 병리학적 병기와 수술 절단면의 종양 상태를 입력합니다. 저는 예시로 전립선암 T3a기(전립선피막 침범은 있으나, 정낭 침범은 없음), 임파절 침범 없음, 절단면 종양 없음을 입력했습니다. 이렇게 입력한 후 하단의 '계산calculate' 버튼을 누르면 전립선암 수술 후 재발 및 사망 확률이 산출됩니다.

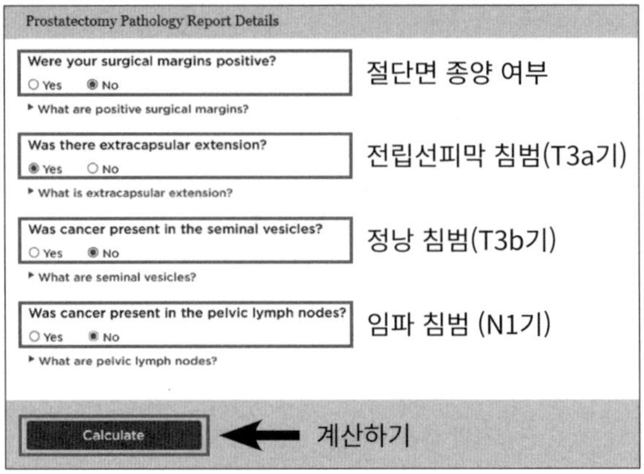

MSKCC 전립선암 수술 후 확률 계산기
(병리 병기, 수술 절단면 상태)

최종 결과를 해석하면, 전립선암 수술 후 2년 무재발 확률 93%, 5년 무재발 확률 83%, 7년 무재발 확률 78%, 10년 무재발 확률 71%이고, 향후 15년간 전립선암과 무관하게 생존할 확률은 99%(전립선암 때문에 사망할 확률 1%)가 나옵니다.

이러한 방법으로 국소 전립선암으로 수술을 받고 나서 재발할 확률과 전립선암으로 사망할 확률을 각각 예측해볼 수 있습니다. 거듭 말씀드리지만, 이는 어디까지나 통계에 의한 예측값이므로 환자마다 실제 결과에는 차이가 있다는 점을 명심하셔야 합니다.

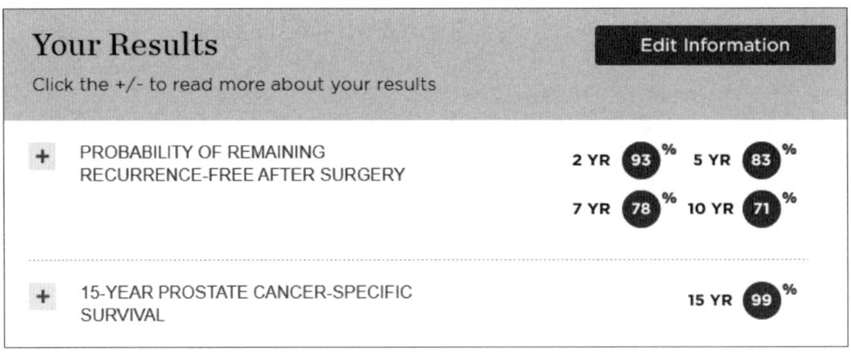

MSKCC 전립선암 수술 후 확률 계산기(최종 결과)

10장

진행성 전립선암의 치료와 예후

64 전립선암 진단이 늦어 전이가 되었다고 합니다. 어떤 치료를 시작하게 되나요?

앞에서는 국소 전립선암의 치료에 대해서 알아보았습니다. 지금부터는 진행성 전립선암에 대해 다루어보겠습니다. 이 내용에 관심을 가지시는 분 중에는 전립선암 진단이 늦어 암의 전이가 있다고 들으신 분들이 많으실 것 같습니다. 먼저, 좋지 않은 소식에 위로를 드립니다. 하지만 전립선암은 진행된 상태에서도 치료할 수 있는 방법이 여러 가지가 있습니다. 또한 이러한 치료들에 대한 초기 반응이 좋은 분들이 많습니다. 그러니 낙심하지 마시고, 용기 내어 치료를 시작하실 것을 조언합니다.

사실 PSA 검사가 1986년 미국식품의약국FDA에서 전립선암 선별검사로 승인을 받아 보급되면서, 전이성 전립선암의 진단 비율은 꾸준히 줄고 있습니다. 다음 그래프는 제가 앞에서 한 번 보여드린 적이 있습니다. 우리나라 단일 병원에서 진단된 전립선암의 특성을 2000년부터 2013년까지 매년 분석한 자료입니다.

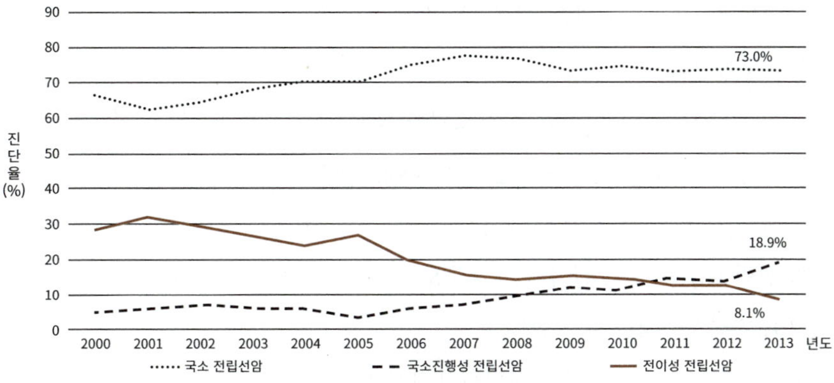

한국의 전이성 전립선암의 진단 추세

2000년대 초반만 해도 새로 전립선암으로 진단되는 환자의 30% 정도가 전이성 전립선암이었습니다. 하지만 매해 그 비율이 꾸준히 줄어서 2013년에는 전이성 전립선암 환자의 비율이 8.1%까지 줄어드는 것을 확인할 수 있습니다(그래프의 별색 선).

그럼에도 아직까지 10% 이내의 환자가 전이가 있는 진행된 상태에서 전립선암을 진단받습니다. 이는 전립선암이 많이 진행될 때까지 증상이 없는 경우가 흔하고, 또 PSA 검사는 아직 필수검사가 아니어서 모든 남성이 검사하지는 않기 때문으로 생각됩니다.

진행된 전립선암은 다른 종류의 암처럼 전이될 수 있으며, 특히 몇몇 장기로 전이되는 경향이 있습니다. 전립선암이 전이되기 쉬운 주요 장기는 다음과 같습니다.

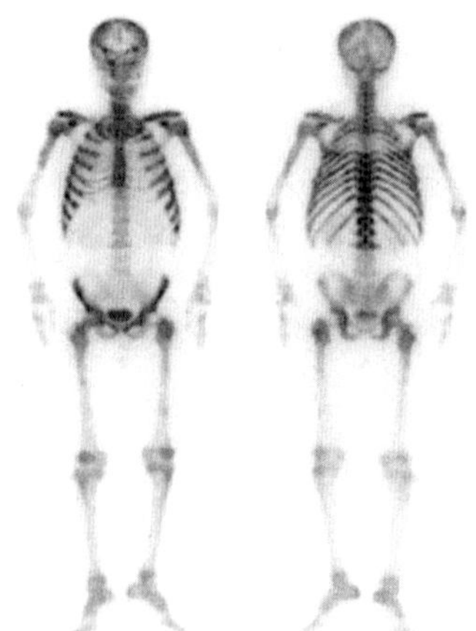

전립선암의 뼈 전이

① 뼈: 전립선암은 가장 흔히 뼈로 전이됩니다. 특히 척추, 골반, 대퇴골이 가장 흔하게 전이되는 부위입니다. 뼈 전이는 통증·골절 위험 증가, 그리고 골수 기능 저하를 포함한 다양한 증상을 일으킬 수 있습니다.

② 임파: 전립선암은 근처의 임파로 전이될 수 있습니다. 이는 종종 병의 진행을 나타내는 첫 징후 중 하나입니다. 임파 전이는 암이 임파계를 통해 다른 부위로 퍼질 수 있는 경로를 제공합니다.

③ 간: 덜 흔하지만, 전립선암은 간으로도 전이될 수 있습니다. 간 전이는 간기능 장애, 황달, 복수 등을 초래할 수 있습니다.

④ 폐: 전립선암이 폐로 전이되는 경우도 있습니다. 폐 전이는 호흡곤란, 기침, 흉통 등의 호흡기 증상을 유발합니다.

⑤ 뇌: 뇌 전이는 더 드물지만 전립선암에서 생길 수 있으며, 두통, 발작, 시각 장애, 기타 신경학적 문제를 일으킬 수 있습니다.

전이성 전립선암, 어떤 치료를 시작하게 되나요?

전이성 전립선암에 대해서는 수술이나 방사선 치료 같은 앞에서 말씀드린 국소 전립선암의 치료 방법들은 큰 효과가 없습니다. 암이 이미 전립선을 넘어 다른 부위로 퍼진 상태이기 때문입니다. 이러한 상황에서는 전립선암을 다스리기 위한 전신 치료systemic treatment가 효과적입니다. 전립선암의 전신 치료는 암이 전립선을 넘어 다른 부위로 퍼졌을 때, 혈액을 통하여 전신에 있는 세포에 도달하게 하는 치료 방법입니다. 이러한 치료는 몸 전체에 영향을 미치므로, 다양한 전이 부위에 있는 암세포를 대상으로 치료할 수 있습니다. 전립선암의 주요 전신 치료 방법에는 다음이 포함됩니다.

① 호르몬 차단 치료: 호르몬 차단 치료Androgen deprivation therapy: ADT는 전립선암에 대해서만 시행하는 아주 독특한 전신 치료법입니다. 전립선암은 대부분 남성호르몬인 안드로겐Androgen에 의해 촉진되어 성장합니다. 호르몬 차단 치료는 이 호르몬의 생산을 차단하거나 암세포가 호르몬을 사용하는 것을 방해하여 암세포의 성장을 느리게 하거나 멈추게 합니다. 이 치료에는 생식샘자극호르몬-방출호르몬Gonadotropin-releasing hormone: GnRH 작용제, GnRH 길항제, 항안드로겐Anti-androgen: AA 약물들을 사용하는 것이 포함됩니다.

② 항암치료: 항암치료chemotherapy는 전립선암세포를 죽이거나 성장을 억제하기 위해 사용되는 약물치료입니다. 전립선암에서는 주로 호르몬 차단 치료에 반응하지 않는 경우 혹은 암이 공격적으로 퍼진 경우에 항암치료를 합니다. 가장 대표적인 약제인 도세탁셀Docetaxel을 통한 근간 치료가 있습니다.

③ 표적 치료: 전립선암의 표적 치료targeted therapy는 암세포의 분자적 특성을 대상으로 하여 암의 성장과 전이를 억제합니다. 특히 안드로겐 수용체Androgen receptor: AR와 전립선특이세포막항원Prostate specific membrane antigen: PSMA은 전립선암 치료에서 가장 중요한 표적들입니다. 이러한 표적에 대한 치료는 암세포의 성장을 촉진하는 경로를 차단함으로써 작용합니다.

전이성 전립선암의 치료를 위해서는 종합적인 접근 방식이 필요합니다. 호르몬 차단 치료, 항암치료, 신규 표적 치료제 등 다양한 치료 옵션이 함께 고려될 수 있습니다. 이러한 치료는 암의 진행을 늦추고, 증상을 관리하며, 환자의 삶의 질을 향상시키는 데 목적이 있습니다. 환자마다 상황이 다르기 때문에, 치료 방법은 개인의 건강 상태, 전립선암의 특성, 그리고 환자의 치료 목표를 고려하여 전문의와 긴밀하게 협력하며 결정해야 합니다. 각각의 치료법에 대한 더 자세한 내용들은 다음 장에서 더 설명드리겠습니다.

65 | 전립선암의 호르몬 차단 치료는 무엇인가요? 항암치료인가요?

전립선암의 발생에서 가장 특징적인 점은 남성호르몬인 안드로겐Androgen이 중요한 역할을 한다는 점입니다. 전립선암 발생에 안드로겐이 중요하다는 사실은 매우 중대한 발견이었습니다. 그래서 이 연구와 관련하여 노벨상 수상자가 두 명이나 배출되기도 했지요.

미국 시카고대학교의 찰스 허긴스Charles Huggins 박사는 비뇨의학과 의사입니다. 그는 전립선암이 생긴 개들을 거세하면 전혀 기대치 않게 전립선암이 사그라지는 것을 관찰했습니다. 허긴스는 아마도 암의 발생이 호르몬과 관계가 있을지 모른다고 생각했고, 뼈로 전이가 일어난 전립선암 환자에게 여성호르몬인 에스트로겐을 주사하기 시작했습니다. 예상했던 대로, 암은 사라지고 뼈의 통증도 완화되었습니다. 허긴스는 전립선암의 거세 효과에 대한 연구로 1966년 노벨상을 수상했습니다.

앤드루 섈리Andrew Schally 박사는 미국 툴레인대학교의 내분비학 연구원이었습니다. 그는 기존의 거세나 여성호르몬 주입 방법에 비해, 뇌하수체에 작용하는 생식샘자극호르몬-방출호르몬GnRH 작용제가 안드로겐의 차단에 더 효과적이라는 연구 결과로 1977년 노벨상을 수상했습니다.

이 두 연구자의 중요한 연구 결과 덕분에 전립선암 치료의 근간이 확립될 수 있었습니다.

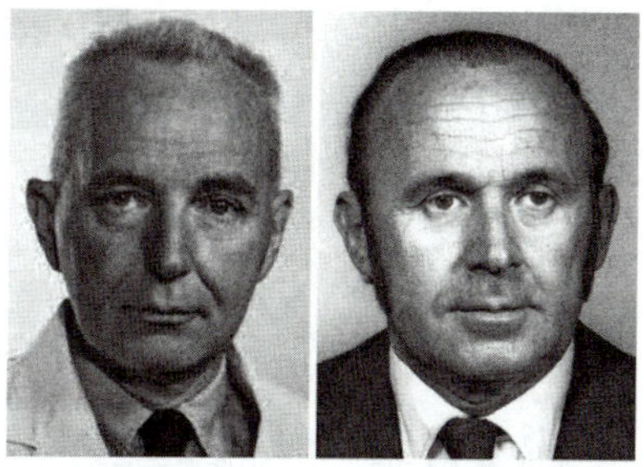

찰스 허긴스 Charles Huggins　　앤드루 섈리 Andrew Schally

전립선암의 호르몬 기전 연구자들

남성호르몬이 어떻게 전립선암을 만드나요?

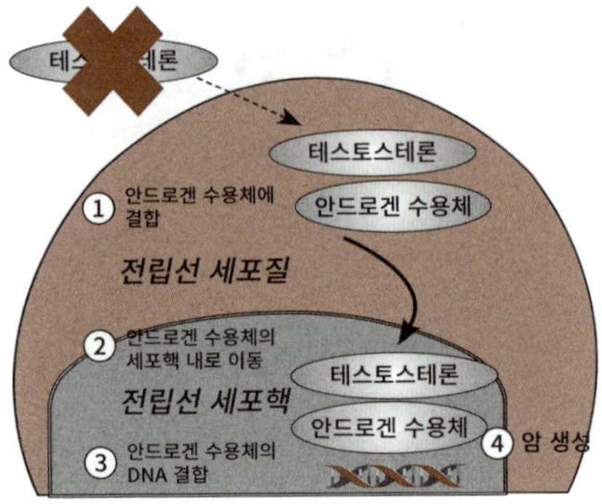

남성호르몬과 전립선암

다음 그림은 남성호르몬과 전립선암의 발생 기전을 간단하게 요약한 것입니다. 테스토스테론Testosterone은 가장 대표적인 안드로겐입니다. 테스토스테론이 전립선 세포 내부로 들어가면 안드로겐 수용체Androgen receptor: AR와 결합합니다. 그리고 결합한 안드로겐 수용체는 세포핵의 내부로 이동하고, 전립선 세포핵 내부에서 안드로겐 수용체는 DNA에 결합하여 전립선암을 만들어냅니다.

그러므로 테스토스테론을 차단하면 전립선암이 생성되는 것을 억제하게 됩니다. 이렇게 남성호르몬을 차단하는 치료를 호르몬 차단 치료androgen deprivation therapy: ADT라고 합니다. 안드로겐의 영향을 받아 암이 생기는 전립선암만의 고유한 특징을 이용하는, 전립선암만의 고유한 치료 방법으로서 다른 암에서 전이가 있을 때 우선적으로 고려하는 항암치료와는 전적으로 다른 치료법입니다.

호르몬 차단 치료는 어떻게 하나요?

안드로겐을 차단하는 방법에는 여러 가지가 있습니다. 가장 크게는 수술적 방법과 약물치료 방법으로 나눌 수 있고, 약물도 작용 기전에 따라 몇 가지 계열class의 약제들이 있습니다.

• 수술적 거세

안드로겐의 95%는 고환에 있는 레이디히 세포Lyedig cell에서 만들어집니다. 뇌하수체에서 분비되는 황체형성호르몬Leutenizing hormone: LH이 레이디히 세포를 자극하면 안드로겐, 그중에서도 특히 테스토스테론이 만들어집니다. 즉 고환은 안드로겐을 생산하는 공장입니다. 따라서 수술로 양측 고환을 제거하면 남성호르몬이 차단되어 전립선암을 효과적으로 억제할 수 있습니다.

전이성 전립선암에 대한 수술적 거세surgical castration는 예전에 많이 시행되던 호르몬 차단 치료법입니다. 하지만, ① 고환을 제거하는 것에 대한 환자들의 심리적 거부감, ② 고환을 제거해도 5% 정도의 안드로겐은 부신에서 나온다는 점 때문에 최근에는 많이 하지 않습니다.

- **화학적 거세**

대신 요즘에는 호르몬 차단 치료를 위해 수술보다는 약물치료를 하는 것이 더 보편적입니다. 수술 말고 약물로 호르몬 차단 상태를 유도하기 때문에 수술적 거세에 대비되는 개념으로 화학적 거세chemical castration라고 부르기도 합니다. 약물로 하는 호르몬 차단 치료는, ① 고환을 보존한 상태로 치료가 가능하고, ② 남성호르몬의 차단도 더 효과적이라는 장점이 있습니다. 대신 화학적 거세 상태를 계속 유지하기 위해서는 정기적인 주사 또는 경구 약제의 복용이 필요합니다.

화학적 거세를 목적으로 사용하는 호르몬 제제에는 어떤 것들이 있나요?

- **생식샘자극호르몬-방출호르몬GnRH 작용제**

GnRH 작용제의 발견으로 섈리가 1970년대에 노벨상을 수상했다고 말씀드렸습니다. 이로부터 거의 50년이 지난 현재까지도 GnRH 작용제는 전이성 전립선암의 치료에 가장 근간이 되는 약제입니다. GnRH 작용제의 대표적인 약제로는 졸라덱스Goserelin, 루프린Leuprorelin, 디페렐린Triptorelin 등이 있습니다. 대부분의 약제가 3개월 또는 6개월에 1회 투여하는 주사제형이 있어 주사를 자주 맞아야 하는 번거로움도 덜합니다.

GnRH 작용제는 천연적으로 분비되는 GnRH와 유사한 구조를 가지고 있으며, 뇌하수체에 있는 GnRH 수용체에 결합합니다. 이로 인해 초기에는 뇌하수체를 자극하여 더 많은 황체형성호르몬과 난포 자극 호르몬Follicle stimulating hormone: FSH의 분비를 촉진합니다. 결과적으로 남성에게서는 테스토스테론 수치가 단기적으로 증가합니다. 하지만 지속적인 GnRH 작용제의 투여는 뇌하수체의 GnRH 수용체를 '무

감각화'시키는 효과를 가져옵니다. 이는 뇌하수체가 시간이 지남에 따라 황체형성호르몬과 난포 자극 호르몬의 분비를 줄이게 만듭니다. 결국 남성의 테스토스테론 수치를 현저히 감소시킵니다. 하지만 GnRH 작용제 사용 초기에는 테스토스테론 수치 증가로 인해 일부 환자의 증상이 일시적으로 악화될 수 있으며, 이를 플레어flare 현상이라고 합니다.

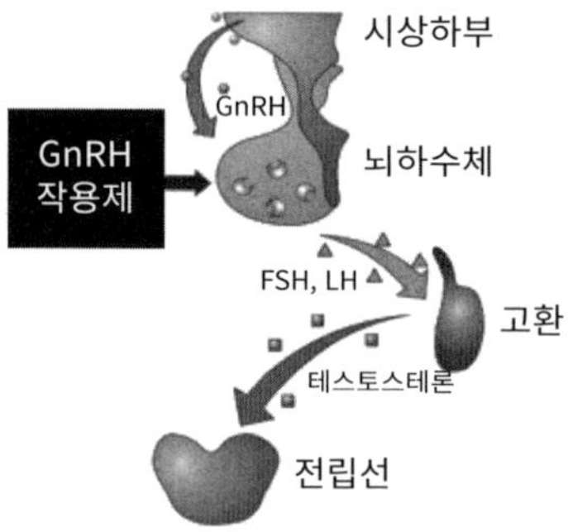

GnRH 작용제

- **항안드로겐 약제**

항안드로겐Anti-Androgen: AA 약제는 안드로겐 수용체AR에 테스토스테론과 경쟁적으로 결합하여 테스토스테론의 효과를 중화시키거나 차단합니다. 대표적인 약으로는 카소덱스Bicalutamide, 유렉신Flutamide, 닐란드론Nilutamide 등이 있습니다. 모든 약은 1일 1회 경구로 복용합니다.

전통적으로 GnRH 작용제와 항안드로겐제를 동시에 투약하는 방법을 최대 안드로겐 차단Maximum Androgen Blockade: MAB요법이라고 합니다. 이러한 최대 안드로겐 차단요법의 경우 많은 전립선암을 치료하는 의사들이 선호하는데, 다음과 같은 이유 때문입니다.

① 최대 안드로겐 차단요법은 안드로겐의 생산과 작용 모두를 차단하여 전립선암의 성장을 가장 효과적으로 억제할 수 있습니다.

② GnRH 작용제 사용 초기에 발생하는 플레어 현상을 항안드로겐제가 중화시킵

니다.

③ 최대 안드로겐 차단요법을 해도 결국 전립선암이 악화되는 시기가 옵니다. 이럴 때 항안드로겐제 복용을 중단하면 일시적으로 전립선암의 진행이 오히려 느려지거나 PSA 수치가 감소하는 현상이 생깁니다. 이를 항안드로겐 금단현상Antiandrogen withdrawal이라고 합니다(아직 항안드로겐 금단현상의 기전이 완전히 밝혀지지는 않았습니다). 호르몬 차단 치료 중 전립선암이 진행할 때 이러한 항안드로겐 금단현상을 유도하여 호르몬 차단 치료의 기간을 늘려볼 수 있습니다.

• GnRH 길항제

GnRH 길항제는 GnRH 작용제와는 다른 메커니즘으로 작용하여 테스토스테론 수치를 조절하는 약제입니다. 대표적인 약으로는 퍼마곤Degarelix이 있으며, 우리나라에는 2013년에 시판이 승인된 비교적 새로운 약제입니다.

GnRH 길항제는 뇌하수체에 있는 GnRH 수용체에 직접적으로 결합하여 천연 GnRH의 결합을 차단합니다. 이로 인해 뇌하수체로 전달되는 GnRH 신호가 차단됨으로써 황체형성호르몬과 난포 자극 호르몬의 분비가 감소합니다. GnRH 길항제는 GnRH 작용제와 달리 초기에 테스토스테론 수치가 증가하는 플레어 현상을 일으키지 않습니다. 대신 이 약물들은 황체형성호르몬과 난포 자극 호르몬의 분비를 즉각적으로 억제하여, 결과적으로 테스토스테론 수치를 빠르게 감소시킵니다. 그래서 심한 뼈 전이 통증 등의 급성 증상을 가진 전립선암 환자에게 유리할 수 있습니다.

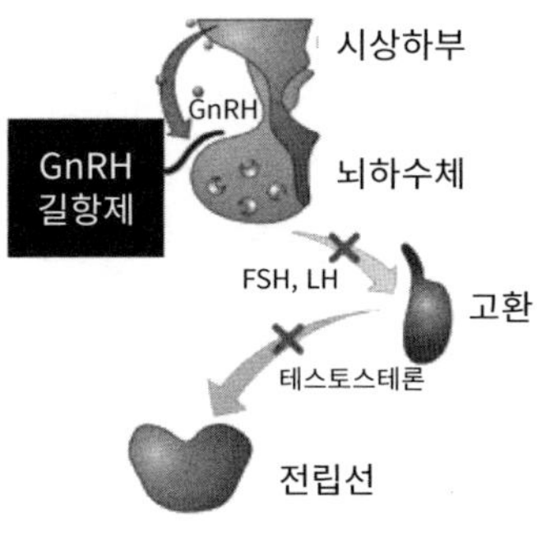

GnRH 길항제

하지만 아직 퍼마곤은 1개월에 1회 투여하는 주사제형만 있어, 화학적 거세 상태를 계속 유지하기 위해서는 매달 주사를 맞아야 하는 번거로움이 있습니다. 그래서 저를 비롯한 전립선암을 치료하는 의사들은 테스토스테론 수치를 빨리 낮춰야 하는 급성 증상을 가진 전립선암 환자에게는 GnRH 길항제를 사용하지만, 테스토스테론과 PSA 수치가 안정화된 이후로는 3~6개월에 1회 투여하는 주사제형이 있는 GnRH 작용제로 약을 변경하여 처방하기도 합니다. 또 오르고빅스Relugolix라는 경구 투약이 가능한 GnRH 길항제가 2022년 미국에서 출시되었는데, 이 약이 국내에도 들어오면 좀 더 편하게 GnRH 길항제를 사용할 수 있을 것으로 예상됩니다.

전이성 전립선암, 호르몬 차단 치료만으로 충분한가요?

전이성 전립선암에 대해서는 호르몬 차단 치료가 가장 표준적이고 근간이 되는 치료입니다. 하지만 최근의 대규모 임상 연구들에서 전이성 전립선암에 대해 호르몬 차단 치료만 하는 것보다 호르몬 차단 치료와 안드로겐 수용체AR 표적 치료를 병합해 치료하는 것이 효과가 더 좋다는 결과들이 많이 발표되었습니다. 이러한 안드로겐 수용체 표적 치료제에는 자이티가Abiraterone, 엑스탄디Enzalutamide, 얼리다Apalutamide 등이 있습니다. 2023년 국민건강보험에서도 전이성 전립선암에 대해 이러한 안드로겐 수용체 표적 치료제들의 처방을 급여화했습니다. 따라서 앞으로는 우리나라에서도 전이성 전립선암에 대한 호르몬 차단 치료와 안드로겐 수용체 표적 치료제의 병합 사용이 대세가 될 것으로 예상됩니다. 전립선암의 표적 치료에 대해서는 뒤에서 더 자세히 다루겠습니다.

66 | 호르몬 치료 중인데 유두가 아프고 한겨울에도 땀이 많이 납니다. 괜찮은 건가요?

호르몬 차단 치료는 전립선암에 대해서만 하는 독특한 치료법입니다. 다른 종류의 암에서 전이가 있는 경우 가장 먼저 항암치료를 고려하는 것과는 차이가 있습니다. 호르몬 차단 치료는 독에 가까운 항암치료 대신 천연물과 유사한 대사물을 암 치료제로 활용한다는 점이 큰 장점입니다. 그러므로 항암치료에 비하면 호르몬 차단 치료가 객관적으로는 덜 힘든 치료가 맞습니다. 이는 데이터로도 확인할 수 있습니다. 예를 들어 위암으로 항암치료를 받을 때 부작용 때문에 치료를 중단하는 환자의 비율은, 연구에 따라 조금씩 다르지만 대체로 20%가 넘는다고 합니다. 하지만 전립선암으로 호르몬 차단 치료를 받는 환자들이 부작용으로 치료를 중단하는 비율은 5% 이내입니다. 이러한 차이가 나는 이유는 대체로 다음과 같습니다.

① 호르몬 차단 치료는 부작용이 경미하고 관리가 가능하여, 많은 환자가 일상생활을 계속 유지하면서 치료를 받습니다. 하지만 항암치료의 부작용 증상은 일상생활에 큰 영향을 미치며, 일부 환자는 치료 기간에 정상적인 활동을 수행하기 어려울 수 있습니다.

② 항암치료를 받을 때는 의사가 판단하기에도 위급한 합병증이 자주 생깁니다. 예를 들면 항암제가 면역 체계를 과도하게 억제하여 백혈구 수가 매우 줄어드는 경우, 간 기능 검사에서 간 효소 수치가 상승하여 심각한 간 손상이 의심되는 경우, 콩팥의 기능이 저하되어 항암제의 독성 물질을 제거하는 능력이 감소하는 경우 등이 대표적입니다. 반면에 호르몬 차단 치료를 받을 때는 이런 위급한 합병증이 생기는 경우는 드뭅니다.

호르몬 차단 치료 중인데 유두가 아프고 한겨울에도 땀이 많이 납니다.

호르몬 차단 치료는 항암치료에 비해서는 '덜 힘든' 치료입니다. 하지만 치료를 받는 분들 일부에서 불편한 증상이 생깁니다. 당장 생명에 위협을 주는 문제는 아니지만, 이러한 불편한 증상들은 환자의 삶의 질에 큰 영향을 미칠 수 있습니다. 그러므로 치료 과정에서 이러한 문제에 대해 의료진과 충분히 논의하고 적절한 대비책을 마련하는 것이 중요합니다. 호르몬 차단 치료를 받는 분들에게는 다음과 같은 문제가 생길 수 있습니다.

- **성기능 감퇴**

① 증상과 원인: 테스토스테론은 성욕libido을 조절하는 데 중요한 역할을 합니다. 안드로겐 수준의 감소는 성욕의 감소로 이어지며, 호르몬 차단 치료를 받는 분들의 경우 이를 자주 경험합니다. 또한 테스토스테론은 정상적인 발기를 유지하는 데에도 필수적입니다. 안드로겐은 성적 자극에 대한 반응으로 혈관 확장과 관련된 신호 전달 경로에 영향을 미치며, 이는 발기를 유도하는 데에도 중요합니다. 호르몬 차단 치료는 이러한 과정들을 방해하여 발기부전을 초래할 수 있습니다.

② 대비책: 발기부전 문제에 대해서는 PDE5 억제제 같은 발기부전 치료제의 사용을 고려해볼 수 있습니다. 성욕이 감퇴한 문제에는 파트너와의 의사소통 개선, 건강한 생활습관, 정기적인 운동, 스트레스 관리 등이 도움이 될 수 있습니다.

- **신체의 변화**

① 증상과 원인: 안드로겐은 신체의 근육 성장 및 지방 분포에 직접적인 영향을 미치는 호르몬입니다. 따라서 호르몬 차단 치료는 신체에 변화를 일으킵니다. 호르몬 차단 치료로 인한 안드로겐의 감소는 근육량의 감소와 근력 저하를 초래하고, 특히 복부의 체지방을 증가시키며, 이는 대사 증후군의 위험 요소가 될 수 있습니다. 또한 근육량의 감소와 체지방의 증가로 인해 전반적인 체중 증가가 발생합니다.

② 대비책: 근육량 감소를 막기 위해 규칙적인 근력 운동과 유산소 운동이 권장됩니다. 운동은 체지방을 감소시키고 전반적인 건강을 개선하는 데 도움이 됩니다. 또한 고단백·저지방·고섬유질 식단을 유지하는 것 역시 체지방을 감소시키고 근육량을 유지하는 데 도움이 됩니다. 그리고 호르몬 차단 치료를 하면서 정기적인 건강검진을 통해 신체의 변화 및 대사 상태를 모니터링하는 것이 중요합니다.

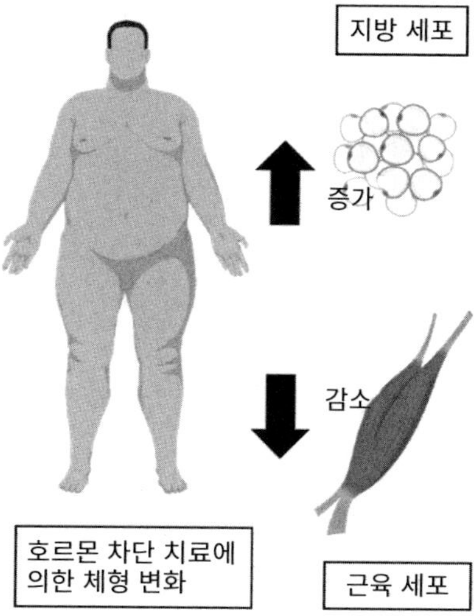

호르몬 차단 치료에 의한 신체 변화

- **갱년기 유사 증상들**

① 증상과 원인: 안드로겐은 체온 조절, 정서 상태, 에너지 대사 및 뼈 밀도에도 영향을 미치는 중요한 호르몬입니다. 호르몬 차단 치료로 인한 안드로겐 수준의 급격한 감소는 이러한 신체 기능들에 영향을 주어 갱년기와 비슷한 증상을 유발합니다. 예를 들면 갑작스러운 체온 상승과 발한을 동반하는 핫 플래시hot flash 증상이 매우 흔하게 생깁니다. 또한 우울증, 불안 등의 정서적 불안정성이 나타날 수 있고, 예민한 분들은 피로감과 에너지 수준의 감소를 호소하기도 합니다. 뿐만 아니라 안드로겐은 뼈 건강을 유지하는 데에도 중요한 역할을 하기 때문에 호르몬 차단 치료가 골밀도를 감소시켜 골절 위험을 높일 수도 있습니다.

② 대비책: 핫 플래시를 줄이기 위해서는 항우울제나 항경련제 등의 약물치료를 고려할 수 있습니다. 일상생활에서는 가벼운 옷을 입고, 스트레스를 관리하며, 실내 온도를 조절하는 것이 도움이 됩니다. 우울증이나 불안감이 있다면 신경정신과 전문의의 상담을 받거나 필요에 따라 약물치료를 고려할 수 있습니다. 또한 규칙적인 운동은 에너지 수준을 높이고, 좋은 기분을 유지하는 데 도움이 됩니다. 골다공증을 예방하기 위해서는 칼슘과 비타민 D를 섭취하고, 필요하다

고 판단되면 골다공증 예방약을 처방받아 복용할 수도 있습니다.

- **대사 증후군**

① 증상과 원인: 호르몬 차단 치료에 따른 안드로겐의 감소는 신체의 대사 과정에 영향을 줍니다. 이는 대사 증후군, 당뇨병, 심혈관계 질환의 위험성을 높입니다. 그리고 인슐린 저항성을 증가시킵니다. 이는 인슐린의 효과가 감소하고 혈당이 상승하는 결과를 초래하여, 결국 당뇨병 위험을 증가시킵니다. 또한 체지방, 특히 복부 지방을 증가시킵니다. 복부 비만은 대사 증후군의 주요 위험인자이며, 이 역시 심혈관계 질환의 위험을 높입니다. 뿐만 아니라 호르몬 차단 치료는 종종 나쁜 콜레스테롤Low density lipoprotein: LDL 수치를 높이고, 좋은 콜레스테롤High density lipoprotein: HDL 수치는 낮춥니다. 이런 변화는 심혈관계 질환의 위험성을 더 높이게 됩니다.

② 대비책: 규칙적인 운동과 균형 잡힌 식단은 체중 관리, 인슐린 저항성 감소 및 심혈관계 건강 유지에 중요합니다. 과일, 채소, 통곡물을 포함한 식단도 많은 도움이 됩니다. 또한 혈당, 혈압, 콜레스테롤 수치의 정기적인 모니터링이 대사 증후군, 당뇨병, 심혈관계 질환의 조기 발견 및 관리에 매우 중요합니다. 필요한 경우에는 인슐린 저항성, 당뇨, 고혈압, 고지혈증을 관리하기 위해 약을 처방받아 복용할 수도 있습니다.

전립선암에 대한 호르몬 차단 치료는 물론 항암치료에 비해 '덜 힘든' 치료입니다. 하지만 안드로겐의 감소로 삶의 질에 영향을 줄 만한 여러 불편한 증상이 생길 수 있습니다. 뿐만 아니라 당뇨나 심혈관계 합병증 등은 오래 방치할 경우 환자의 건강 상태에도 큰 영향을 끼칩니다. 그러므로 호르몬 차단 치료를 시작하기 전, 이러한 가능성에 대해 의사와 충분히 논의하고, 발생할 수 있는 문제에 대한 적절한 대비책을 마련하는 것이 중요합니다.

67 호르몬 치료 중인데 호르몬에 내성이 생겼다고 합니다. 어떻게 해야 하나요?

전이성 전립선암 환자가 호르몬 차단 치료를 시작하면 90% 이상의 경우 종양의 크기가 줄고 암의 진행이 늦춰집니다. 이렇게 호르몬 치료에 잘 듣는 전립선암을 거세 반응성 전립선암castration sensitive prostate cancer: CSPC이라고 합니다. 말이 좀 어려운데, '화학적 거세(호르몬 차단 치료)에 잘 반응하는 전립선암' 정도로 이해하시면 됩니다. 하지만 평균적으로 2~3년이 지나면 호르몬 차단을 계속함에도 불구하고 전립선암은 진행되기 시작합니다. 살아남은 전립선암세포들이 호르몬에 '내성'을 갖기 시작하기 때문입니다. 이런 유형의 암을 '거세 저항성 전립선암castration resistant prostate cancer: CRPC'이라고 합니다.

거세 저항성 전립선암, 무엇인가요?

거세 치료는 수술적 거세와 약물을 사용하여 테스토스테론 수치를 대폭 낮추는 화학적 거세를 포함합니다. 이러한 치료는 많은 전립선암 환자에게 효과적이지만, 일부 암은 이러한 치료에도 불구하고 성장할 수 있는 능력을 개발하게 됩니다. 이런 경우를 거세 저항성 전립선암이라고 합니다. 즉 거세 저항성 전립선암은 거세 치료에도 불구하고 계속해서 진행하거나 재발하는 전립선암을 말합니다.

거세 저항성 전립선암의 발생 기전은 다양하며, 안드로겐이 차단된 상태에서도 암세포가 생존·성장할 수 있게 하는 방법을 찾아내려는 여러 현상을 아우릅니다.

① 안드로겐의 우회 합성: 전립선암세포는 고환 외부에서의 안드로겐 합성을 활성화할 수 있습니다. 이는 부신에서 나오는 안드로겐 전구물질을 활용하거나, 암

세포 내부에서 직접 안드로겐을 합성함으로써 이루어집니다. 이 과정은 전립선암이 거세 치료의 효과를 우회하고 계속해서 성장할 수 있게 합니다(아래 그림의 A 참조).

② 안드로겐 수용체 과발현: 전립선암세포는 안드로겐 수용체의 발현을 증가시킴으로써 생산을 차단당해, 미량인 안드로겐에 대해서도 민감성이 높아지게 할 수 있습니다. 이는 암세포가 낮은 농도의 안드로겐으로도 성장할 수 있게 합니다(아래 그림의 B 참조).

③ 비안드로겐 리간드 인식: 안드로겐 수용체의 구조적 변이가 발생하면, 암세포가 안드로겐 없이도 안드로겐 수용체를 활성화시키게 될 수 있습니다. 이러한 변이는 안드로겐 수용체가 비안드로겐 리간드에 의해 활성화될 수 있게 하여 거세 저항성 전립선암의 발달에 기여합니다(아래 그림의 C 참조).

④ 리간드 비의존성 활성화: 안드로겐 수용체의 변이가 더욱 진행되면, 아무런 리간드 없이도 안드로겐 수용체가 활성화될 수 있습니다. 즉 안드로겐 수용체에 스플라이스 변이, 전사 후 변형, 보조 활성화 단백질의 결합이 생기면 리간드가 전혀 없어도 수용체가 활성화되어 안드로겐 차단에 내성을 지닌 전립선암세포가 성장할 수 있습니다(아래 그림의 D 참조).

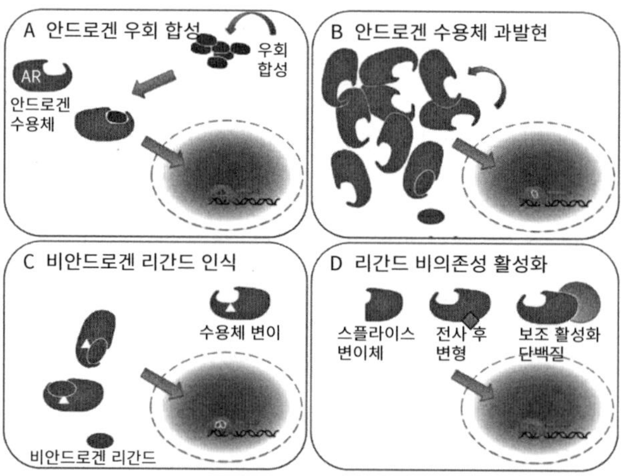

거세 저항성 전립선암의 여러 기전

거세 저항성 전립선암의 예후는 일반적으로 초기의 전립선암이나 거세 반응성 전립선암에 비해 더 나쁩니다. 거세 저항성 전립선암은 전립선암이 호르몬 차단 치료에 더 이상 반응하지 않고 진행하는 상태를 의미하므로, 이 단계에 도달하면 치료 옵션이 제한적이며 관리가 더 어렵습니다.

거세 저항성 전립선암, 어떤 기준으로 판단하나요?

거세 저항성 전립선암의 판정 기준은, ① 거세 치료(수술 또는 약물에 의한 남성호르몬의 차단)가 잘 유지됨에도 불구하고, ② PSA 수치가 상승하거나, ③ 영상검사에서 암의 진행이 발견되거나, ④ 증상이 악화되는 상태 등을 포함합니다. 보다 구체적으로는 다음과 같은 조건을 만족할 때 거세 저항성 전립선암으로 판정할 수 있습니다.

① 낮은 테스토스테론 수치: 거세 수준castrate level의 테스토스테론 수치는 혈중 농도 50ng/dℓ 미만으로 정의됩니다. 거세 저항성 전립선암의 판정을 위해서는 환자가 이 수준 미만의 테스토스테론 수치를 유지함에도 불구하고 전립선암이 진행하는 것을 확인해야 합니다.

② PSA 수치 상승: PSA 수치가 시간이 지나면서 꾸준히 상승하는 것은 거세 저항성 전립선암의 중요한 판정 기준입니다. PSA 수치가 연속적으로 3회 상승하는 경우, 또는 단일 증가가 이전 PSA의 50% 이상이며 절대값으로 2ng/mℓ 이상 증가하는 경우 거세 저항성 전립선암을 의심할 수 있습니다.

③ 영상검사에서 암 진행 발견: 자기공명영상, 전산화 단층촬영, 뼈스캔 등의 영상검사에서 암의 진행이 확인되어도 거세 저항성 전립선암을 판정할 수 있습니다. 특히 영상검사 결과 새로운 전이 부위가 발견되거나 기존 전이 병변의 크기가 커졌다면, 거세 저항성 전립선암을 진단할 수 있습니다.

④ 증상의 악화: 호르몬 차단 치료에도 불구하고 증상이 악화되거나 새로운 증상이 나타난다면 이 역시 거세 저항성 전립선암을 시사합니다.

거세 저항성 전립선암의 진단은 이러한 기준들을 종합적으로 고려하여 이루어집니다. 즉 거세 저항성 전립선암을 판정하기 위해서는 환자의 건강 상태, 암의 특성, 이전에 받은 치료의 종류와 반응 등을 포함한 다양한 요소를 고려해야 합니다. 따라서 거세 저항성 전립선암의 진단은 전문적인 의료진에 의해 이루어져야 하며, 환자마다 상황이 다르므로 개별적인 평가가 중요합니다.

거세 저항성 전립선암, 어떻게 해야 하나요?

거세 저항성 전립선암의 예후는 나쁩니다. 물론 최근 몇 년간 새로운 치료 옵션의 개발로 인해 생존 기간이 연장되긴 했지만, 2023년까지의 데이터를 기준으로 거세 저항성 전립선암 환자의 중앙 생존 기간은 대략 1.5~3년으로 보고됩니다. 거세 저항성 전립선암에 대처하기 위해서는 다음과 같은 전략들이 필요합니다.

- **거세 저항성 전립선암이 오는 시기를 최대한 늦춰야 합니다.**

거세 저항성 전립선암으로 진행되면 예후가 급격히 나빠집니다. 그러므로 호르몬 차단 치료를 처음 시작할 때부터 호르몬에 반응하는 기간을 최대한으로 연장해야 합니다.

이 목표를 위해 최근에는 호르몬 차단 치료를 단독으로 하기보다 호르몬 차단 치료에 안드로겐 수용체 표적 치료를 병합하여 시행하는 추세입니다. 2023년 우리나라 국민건강보험에서는 거세 감수성 전립선암에 대해서도 안드로겐 수용체 표적 치료제들의 사용이 급여화되었습니다. 안드로겐 수용체 표적 치료제에는 자이티가Abiraterone, 엑스탄디Enzalutamide, 얼리다Apalutamide 등이 있습니다.

최근 대규모 임상 연구들에서 거세 감수성 전립선암에서 호르몬 차단 치료를 단독으로 하는 것(다음 그래프의 점선 참조)보다 호르몬 차단 치료에 안드로겐 수용체 표적 치료제를 병합 사용하는 것(다음 그래프의 별색 선 참조)이 거세 저항성 전립선암으로 진행하는 기간을 극단적으로 연장시켜준다는 결과들을 발표한 바 있습니다. 뿐만 아니라 병합 치료를 할 때 전립선암의 전체 생존률 및 암의 무진행률이 극적으로 개선되는 효과 역시 확인되었습니다. 이제 우리나라에서는 거세 감수성 전립선암에 대해 안드로겐 수용체 표적 치료제의 처방을 안 할 이유가 없어졌습니다. 치료 효과도 훨씬 더 좋고, 치료 비용도 급여화되었기 때문입니다.

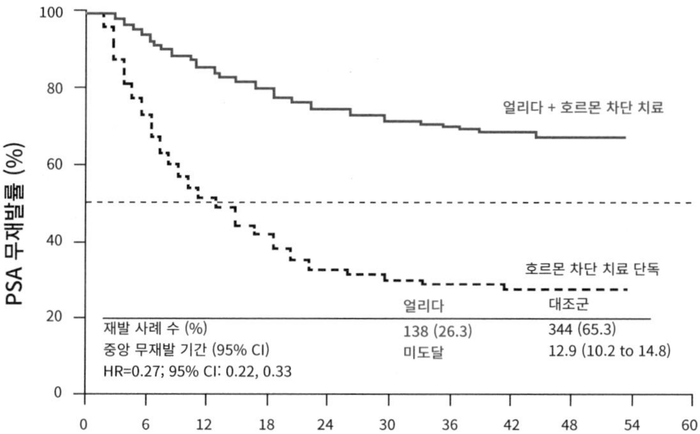

거세 감수성 전립선암에 대한 표적 치료의 효과

- **거세 저항성 전립선암이 왔다면, 약을 변경해야 합니다.**

호르몬 차단 치료 도중 거세 저항성 전립선암으로의 진행이 확인되었다면 치료 약제를 변경하여야 합니다. 거세 저항성 전립선암에 대한 가장 중요한 치료는 도세탁셀 Docetaxel 근간 항암치료입니다. 최근 들어 거세 감수성 전립선암의 치료 전략이 안드로겐 수용체 표적 치료제의 병합 사용으로 수정되었습니다. 이는, 이후의 치료법인 도세탁셀 근간 항암치료의 전략에도 영향을 미쳤습니다. 다음의 두 가지 상황에 따라 치료법의 선택은 각각 달라져야 합니다.

① 최초 치료로 호르몬 차단요법과 안드로겐 수용체 표적 치료제를 병합 사용한 경우: 전이성 전립선암에 대한 첫 치료로 호르몬 차단요법과 안드로겐 수용체 표적 치료제를 동시에 사용하다가 거세 저항성 전립선암으로 진행된 분들이 이 상황에 해당합니다. 최근 거세 감수성 전립선암의 치료 전략이 이 방향으로 바뀌었으므로, 앞으로 이 상황에 해당하는 환자분이 많아질 겁니다. 이런 분들은, 금기가 되지 않는다면 지체하지 말고 도세탁셀 근간 항암치료로 약제를 변경하

는 것이 적절합니다.

② 최초 치료로 호르몬 차단요법을 단독으로 받은 경우: 불과 얼마 전만 해도 전이성 전립선암에 대한 치료로 호르몬 차단요법만 단독으로 받으시는 분들이 더 많았습니다. 그러므로 아직까지 거세 저항성 전립선암으로 진행된 분들의 대다수는 이 상황에 해당할 가능성이 높습니다. 이런 분들은 도세탁셀 근간 항암치료로 들어가기 전에 한 가지 옵션이 더 있습니다. 즉 항암치료를 시작하기 전에 안드로겐 수용체 표적 치료제의 일종인 자이티가Abiraterone나 엑스탄디Enzalutamide 중 한 가지 약제를 먼저 사용해볼 수 있습니다.

물론 제한 사항은 있습니다. 첫째, 환자의 수행능력이 좋아야 하고(동부협력종양학회 수행능력평가Eastern Cooperative Oncology Group Performance Status: ECOG PS 0~1등급), 통증이 없거나 경미하여 마약성 진통제를 사용하지 않는 경우에만 자이티가 또는 엑스탄디의 처방이 국민건강보험의 적용을 받을 수 있습니다. 즉 거세 저항성 전립선암으로 진행이 되었지만, 아직 전신 전이의 정도는 심하지 않은 환자에게만 사용을 권장한다는 뜻이 됩니다. 둘째, 국민건강보험의 적용이 되지만, 완전 급여 약제처럼 약가의 95%를 보험이 부담해주지는 않습니다. '선별 비급여'라고 해서 약가의 70%는 국민건강보험이 부담하지만, 나머지 30%는 환자 본인이 부담해야 합니다. 따라서 약가가 고가이므로 30%만 부담하더라도 장기적으로 복용하면 경제적인 부담이 될 수 있습니다.

물론 안드로겐 수용체 표적 치료제의 치료를 원하지 않는 경우, 혹은 제약 사항들(수행능력 저하, 심한 암성 통증)에 해당하는 경우에는 국민건강보험의 급여 적용을 받아 도세탁셀 근간 항암치료를 다음 단계의 치료로 선택할 수도 있습니다. 하지만 이런 선택은 개별 환자의 상황에 따라 달라질 수 있으므로 진료 중인 전문의와의 충분한 상의가 필요합니다. 다음 장에서는 항암치료에 대해 더 자세히 알아보도록 하겠습니다.

68 | 전립선암 항암치료, 많이 힘든가요?

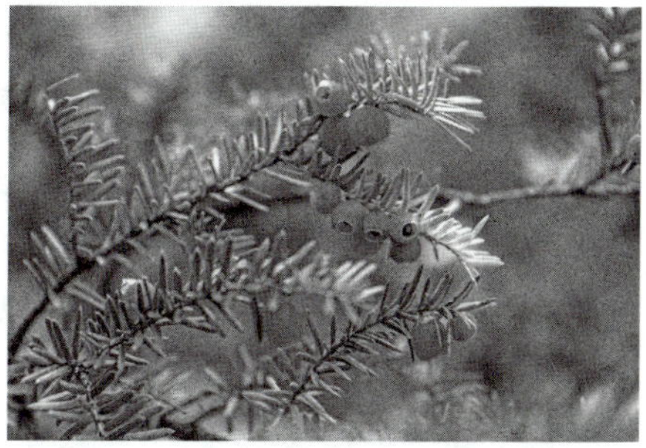

주목

거세 저항성 전립선암에 대한 치료 중 가장 중요한 치료는 항암치료입니다. 전립선암의 항암치료를 위해서는 주로 탁센taxane 계열의 항암제를 사용합니다. 탁센계 항암제는 주목朱木·Taxus cuspidate이라는 나무의 껍질에서 발견된 화합물을 원료로 하며, 대표적인 예로는 파클리탁셀, 도세탁셀, 카바지탁셀 등이 있습니다. 이들 약물은 암세포의 성장을 억제하는 강력한 효과를 가지고 있습니다. 과거에는 주목에서 항암 성분을 직접 추출하는 방법으로 항암제를 생산했습니다. 그러나 이처럼 천연물에서 직접 추출하는 방법은 비효율적이고, 항암제의 수요를 충족시키기 어렵다는 문제점이 있었습니다. 이에, 과학자들은 화학적 합성으로 이러한 화합물을 대량으로 생산할 수 있는 기술을 개발했습니다. 이로써 탁센계 항암제의 생산은 더욱 용이해졌고, 널리 사용할 수 있게 되었습니다.

도세탁셀

도세탁셀Docetaxel은 유방암, 비소세포성 폐암, 전립선암, 위암, 두경부암 등 다양한 종류의 고형암 치료에 사용됩니다. 특히 거세 저항성 전립선암에 대해서는 1차 치료 약제입니다. 세포 분열 주기는 크게 제1간기(G1), 복제기(S), 제2간기(G2), 분열기(M)의 네 단계로 구분됩니다. 도세탁셀은 이 중 주로 분열기에 작용합니다. 이 단계에서 미세소관이 세포질을 분리하고, 염색체를 새로운 세포로 이동시키는 데 필요한 구조를 형성하는데, 도세탁셀은 이 미세소관을 안정화시켜 정상적인 기능을 방해합니다. 이는 세포가 분열기 단계를 정상적으로 완료하지 못하게 만들어 암세포의 분열과 성장을 억제합니다. 또한 도세탁셀에 의한 미세소관의 과도한 안정화는 암세포에 스트레스를 유발하고, 이는 결국 세포 고사를 촉진합니다. 세포 고사는 손상된 세포가 프로그램된 방식으로 자멸하는 과정이며, 암세포의 제거에 중요한 역할을 합니다.

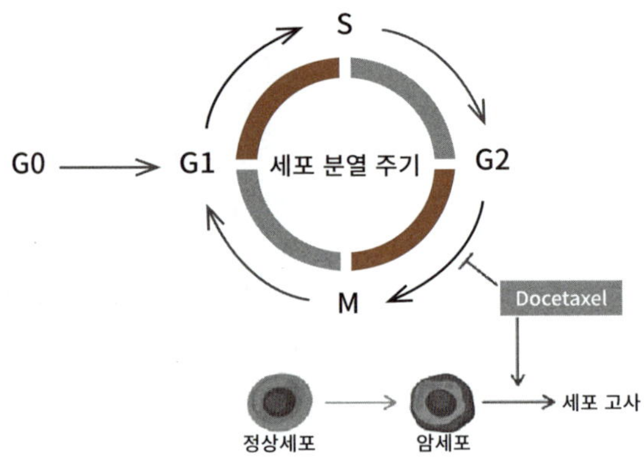

도세탁셀의 작용 기전

도세탁셀의 이러한 작용 기전은 암 치료에 있어 중요한 역할을 하며, 특히 빠르게 성장·분열하는 암세포에 효과적입니다. 하지만 이 약물은 정상 세포에도 영향을 미칠 수 있기 때문에 치료 과정에서 부작용을 주의 깊게 모니터링해야 합니다.

• 거세 저항성 전립선암에 대한 도세탁셀 근간 항암치료

2004년 『뉴잉글랜드의학저널*NEJM*』에 발표된 TAX 327 연구는 거세 저항성 전립선암의 새로운 이정표가 되는 매우 중요한 연구입니다. 이 연구(다음 그래프)에서 도세탁셀을 3주 간격으로 투여한 그룹(별색 실선)은 기존의 표준 치료였던 미톡산트론Mitoxantrone을 투여한 그룹(긴 점선)에 비해 전체 생존 기간이 유의미하게 연장되는 결과를 보였습니다.

이 연구에서 도세탁셀을 3주마다 투여한 환자들은 평균적으로 약 18.9개월 생존한 반면, 미톡산트론을 투여한 환자들의 평균 생존 기간은 약 16.5개월이었습니다. 이는 대략 2.4개월의 평균 생존 기간 연장을 의미합니다. 이 연구는 거세 저항성 전립선암 환자에 대한 도세탁셀 치료의 중요성을 확인시켜준 매우 중요한 임상 시험이며, 전립선암 치료 지침에 도세탁셀을 중요한 치료 옵션으로 포함시키는 근거가 되었습니다.

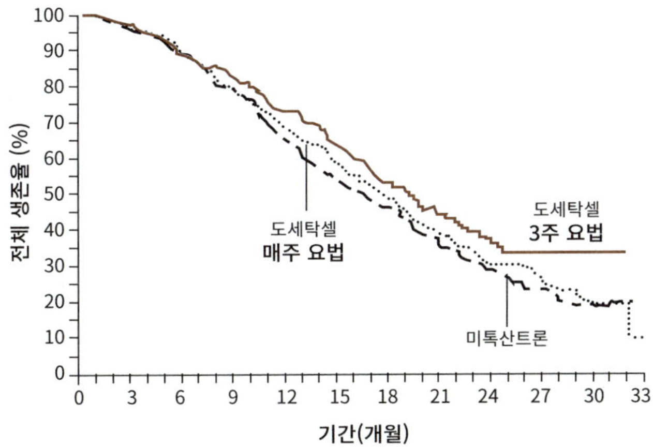

거세 저항성 전립선암에 대한 도세탁셀의 효과(*NEJM*, 2004)

- **도세탁셀 근간 항암치료 시 투여 용법 및 방법**

전립선암 치료에서의 도세탁셀 근간 항암치료는 거세 저항성 전립선암 환자를 대상으로 합니다. 이 단계에서 전립선암은 호르몬 차단 치료에 반응하지 않으며, 다른 부위로 잘 전이되는 경향이 있습니다. 이때 도세탁셀 근간 항암치료는 전이성 전립선암 환자의 생존 기간을 연장시키고, 삶의 질을 개선하는 데 도움을 줍니다.

① 투여 주기: 도세탁셀은 일반적으로 3주마다 한 번씩 정맥 주사로 투여됩니다. 투여 용량과 치료 기간은 환자의 건강 상태, 암의 진행 정도, 약물에 대한 반응에 따라 달라질 수 있습니다.

② 예방적 조치: 도세탁셀 투여 전에는 스테로이드를 경구 투여하여 부작용을 줄이고 약물에 대한 반응을 개선할 수 있습니다.

• **도세탁셀 근간 항암치료의 부작용**

전립선암 치료에 사용되는 도세탁셀은 효과적인 항암제이지만, 다양한 부작용을 유발할 수 있습니다. 도세탁셀의 작용이 정상 세포에도 영향을 미칠 수 있기 때문입니다. 이러한 부작용은 경미한 것부터 생명을 위협할 수 있는 것까지 다양하며, 그 범위는 환자의 건강 상태나 치료 용량 등에 따라 달라질 수 있습니다. 도세탁셀 근간 항암치료시 주로 발생하는 부작용과 이에 대한 대비책은 다음과 같습니다.

① 골수 억제: 도세탁셀의 가장 흔한 부작용 중 하나입니다. 투약 후 백혈구, 적혈구, 혈소판의 수가 감소할 수 있으며, 감염, 빈혈, 출혈 경향의 증가로 이어질 수 있습니다. 정기적인 혈액검사를 통해 경과를 모니터링하고, 필요한 경우 항암제 용량 조절, 조혈 성장 인자 투여, 혈소판 수혈 등을 통해 관리할 수 있습니다.

② 말초 신경병증: 손과 발에 감각 이상, 통증, 저림 등의 증상이 생길 수 있습니다. 항암제 용량 조절, 보조적 약물치료, 물리치료 등을 통해 증상을 완화할 수 있습니다.

③ 알레르기 반응: 항암제 투여 중 또는 직후에 발생할 수 있으며, 발진, 가려움, 호흡곤란 등의 증상을 포함합니다. 항암제 투여 전에 스테로이드나 항히스타민제를 사용하여 알레르기 반응의 위험을 줄일 수 있습니다.

④ 위장 장애: 항암치료 중 메스꺼움, 구토, 설사 또는 변비가 발생할 수 있습니다. 증상이 심한 경우 항구토제, 항메스꺼움 약물을 사용하여 증상을 관리할 수 있습니다.

⑤ 탈모: 일시적으로 머리카락이 빠질 수 있지만, 치료 종료 후에는 대부분 다시 자랍니다. 항암치료가 끝난 후 머리카락이 다시 자랄 것이라는 점을 이해하고, 필요한 경우 가발이나 모자를 착용하실 것을 권합니다.

⑥ 피로감: 환자들은 항암치료 기간에 피로를 경험할 수 있습니다. 충분한 휴식을

취하고, 식사량을 유지하며, 규칙적인 운동을 권장합니다.

환자들은 치료 도중 경험할 수 있는 부작용에 대해 사전에 충분히 이해하고, 부작용이 생겼을 때 적절히 대응할 수 있도록 의료진과 긴밀히 협력해야 합니다. 또한 부작용의 조기 발견 및 관리가 중요하기 때문에 이상 증상이 나타나면 즉시 의료진에게 알려야 합니다.

카바지탁셀

카바지탁셀Cabaxitaxel은 도세탁셀과 같은 탁센계 항암제의 일종으로, 이 약 역시 거세 저항성 전립선암 치료에 사용됩니다. 특히 이 약물은 도세탁셀에 내성을 보이는 환자들에게 유용하며, 도세탁셀 치료 후 증상이 진행되는 경우에도 사용할 수 있습니다. 2010년 발표된 TROPIC 연구 결과(다음 그래프)에 의하면, 도세탁셀에 실패한 거세 저항성 전립선암 환자에게 카바지탁셀을 투여한 그룹(검은색 선)은 미톡산트론을 투여한 그룹(별색 선)에 비해 전체 생존 기간이 통계적으로 유의미하게 개선되었습니다. 카바지탁셀 투여 그룹의 중앙 전체 생존 기간은 약 15.1개월이었으며, 미톡산트론 투여 그룹은 약 12.7개월이었습니다.

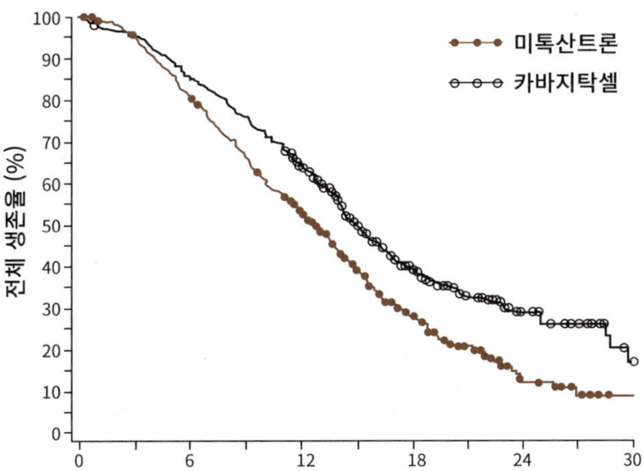

도세탁셀 실패 환자에 대한 카바지탁셀의 효과(*Lancet*, 2010).

이 연구는 도세탁셀에 내성을 보이는 거세 저항성 전립선암 환자의 생존 기간을 카바지탁셀이 유의미하게 연장시킬 수 있음을 입증했고, 치료 옵션이 제한적인 도세탁셀 내성 환자의 치료에 카바지탁셀을 사용하는 중요한 근거가 되었습니다.

카바지탁셀은 다른 탁센 계열의 항암제처럼 미세소관의 안정화를 촉진함으로써 세포 분열을 억제하는 방식으로 작용합니다. 특히 도세탁셀에 비해 더 강력히 미세소관을 안정화하기 때문에 도세탁셀에 저항성을 가진 암세포에도 효과적입니다.

- **카바지탁셀 근간 항암치료 시 투여 용법 및 방법**

카바지탁셀은 정맥 주사로 투여되며, 투여 용량은 환자의 건강 상태와 치료 반응에 따라 결정됩니다. 치료는 일반적으로 3주마다 한 번씩 진행되고, 치료 전후로 환자의 면역 체계를 강화하기 위하여 조혈 성장 인자 등의 약제를 병용하기도 합니다.

- **카바지탁셀 근간 항암치료의 부작용**

카바지탁셀과 도세탁셀은 같은 계열의 항암제이므로, 이들 약물의 부작용 또한 유사한 면이 많습니다. 하지만 카바지탁셀이 도세탁셀에 비해 일부 부작용에서 더 심각할 수 있습니다. 카바지탁셀은 도세탁셀에 비해 미세소관에 대한 결합력이 더 강하고, 미세소관을 더 강하게 안정화시키기 때문입니다. 이로 인해 항암 효과는 더 강력하지만, 동시에 정상 세포에 대한 독성도 큽니다. 이와 같은 이유로 카바지탁셀은 주로 도세탁셀 치료 후 진행된 전립선암 환자에게만 사용됩니다. 하지만 이러한 환자들은 이미 다른 항암치료를 받아서 추가 치료에 대한 부작용 내성이 더 낮은 경향이 있어 더욱 주의가 필요합니다.

① 골수 억제: 카바지탁셀은 도세탁셀에 비해 골수 억제, 특히 호중구 감소증 neutropenia의 위험이 더 높습니다. 호중구 감소증은 백혈구 중 하나인 호중구 neutrophil의 수가 비정상적으로 낮아지는 상태를 말하며, 이는 감염에 대한 환자의 저항력을 크게 감소시킵니다. 카바지탁셀을 사용한 주요 임상 시험 결과에 따르면 호중구 수가 500/mm³ 미만으로 감소하는 3등급 이상의 호중구 감

소증이 50% 이상의 환자에게서 생기는 것으로 보고되었습니다. 카바지탁셀을 사용하는 전립선암 환자의 10~20% 정도가 이 부작용 때문에 치료를 결국 중단합니다. 특히 카바지탁셀과 관련된 호중구 감소증은 치료 시작 후 첫 몇 주 내에 발생한 위험이 가장 높습니다. 이러한 위험에 대비하기 위해, 치료 기간에 정기적인 혈액검사로 호중구 수치를 모니터링해야 합니다. 또한 심각한 호중구 감소증의 위험을 줄이기 위해 예방적인 항생제 사용, 조혈 성장 인자(예: G-CSFGranulocyte-Colony Stimulating Factor) 투여, 카바지탁셀 용량 및 치료 일정 조정 등이 필요할 수 있습니다.

② 말초 신경병증: 도세탁셀에 비해 카바지탁셀을 투여할 때 말초 신경병증의 발생률이 높고, 더 심각한 경우가 많습니다. 말초 신경병증이 심한 경우에는 증상을 완화하기 위해 신경성 진통제(예: 가바펜틴Gabapentin), 항우울제(예: 아미트리프틸린Amitriptyline), 진통제 등을 사용할 수 있고, 필요한 경우에는 말초 신경병증 위험을 줄이기 위해 카바지탁셀의 용량 및 투약 간격을 조절할 수 있습니다.

③ 위장 장애: 메스꺼움, 구토, 설사 등의 위장 장애는 두 약물 모두에서 발생할 수 있지만, 카바지탁셀에서 약간 더 빈번하거나 심각할 수 있습니다.

④ 기타 부작용들: 카바지탁셀 투여 중 탈모, 알레르기 반응, 피로감 등도 생길 수 있으며, 빈도나 심각도는 개인에 따라 다를 수 있습니다.

환자마다 겪을 수 있는 부작용은 다르기 때문에, 카바지탁셀 치료를 받는 동안에는 담당 주치의와 긴밀히 소통하고, 모든 건강 변화나 새로운 증상에 대해 즉시 알리는 것이 중요합니다. 이를 통해 부작용을 조기에 발견하고 적절히 관리할 수 있습니다.

69 | 전립선암 뼈 전이에 의한 전신 통증이 매우 심합니다. 방법이 없을까요?

전립선암으로 인한 뼈 전이와 그에 따른 전신 통증은 환자와 가족에게 매우 어려운 상황입니다. 전립선암 환자에게 뼈 전이는 흔한 합병증으로, 주로 골반, 척추, 대퇴골 같은 큰 뼈들에 영향을 줍니다. 이런 전이는 뼈 내부에서의 암세포의 성장으로 생기며, 통증, 골절, 고칼슘혈증 등을 유발할 수 있습니다. 전립선암 환자의 약 70%에 대해 언젠가는 뼈 전이가 발생할 것으로 추정되며, 이들 대다수가 뼈 전이로 인한 어느 정도의 통증을 경험합니다.

뼈 전이와 관련된 통증을 예방하기 위한 생활습관이 있나요?

전립선암 환자들에게는 뼈 전이로 인한 통증을 예방하기 위한 생활습관의 관리가 매우 중요합니다. 이런 생활습관들은 뼈 전이 통증의 위험성만 줄여주는 것이 아니라, 전립선암의 진행을 늦추는 데도 도움이 될 수 있습니다. 다음은 전립선암 환자가 골통증을 예방하기 위해 지키면 도움되는 생활습관들입니다.

① 건강한 식단: 칼슘과 비타민 D가 풍부한 식단으로 뼈 건강을 유지합니다. 우유, 녹색 잎 채소, 생선, 달걀 노른자 등이 좋은 영양소 공급원입니다. 또한 과일, 채소, 통곡물, 단백질을 포함한 균형 잡힌 식단을 유지하는 것이 전체적인 건강을 좋아지게 합니다.

② 규칙적인 운동: 규칙적인 운동은 뼈의 강도를 유지하는 데 도움이 됩니다. 가벼운 저항의 근력 운동, 걷기, 수영 등이 좋습니다. 하지만 뼈에 전이가 되었다면 고강도의 근력 운동이나 관절에 충격이 갈 수 있는 운동은 피해야 합니다. 구체

적인 운동 방법이 도움이 될지에 대해서는 시작 전에 담당 주치의나 운동 전문가와 상의해보는 것이 좋습니다.

③ 적절한 체중 유지: 과체중이나 비만은 전반적인 건강 문제 외에 뼈 건강에도 부정적인 영향을 줍니다. 체중이 증가하면 관절에 부담도 늘고 골절의 위험성도 증가하기 때문입니다. 따라서 적절한 식단과 규칙적인 운동을 통해 적정 체중을 유지하는 것이 중요합니다.

④ 금연과 금주: 흡연 및 음주는 뼈 건강에 해롭고, 암 치료의 효과를 떨어뜨립니다. 금연을 하고 알코올 섭취를 제한하는 것이 좋습니다.

⑤ 스트레스 관리: 통증을 줄이려면 스트레스를 잘 관리해야 합니다. 스트레스는 통증을 더욱 악화시킬 수 있으며, 환자의 전반적인 삶의 질에 부정적인 영향을 줍니다. 규칙적인 신체 활동, 취미 활동, 사회적인 교류, 심리 상담 등이 암에 대한 스트레스를 줄이는 좋은 방법들입니다.

이러한 생활습관은 전립선암 환자의 전반적인 건강을 개선하고, 뼈 전이로 인한 통증의 위험을 줄이는 데 도움이 될 수 있습니다. 하지만 환자마다 상황이 다를 수 있으므로 구체적인 방법에 대해서는 주치의와 긴밀하게 상의하는 것이 좋습니다.

뼈 통증을 줄일 수 있는 치료 방법은 없나요?

전립선암에 따른 뼈 통증을 줄이기 위한 치료 방법은 통증의 강도, 환자의 건강 상태, 그리고 전립선암의 치료에 대한 반응을 고려하여 선택해야 합니다. 여기에는 다양한 방법이 있으며, 각각의 방법은 통증을 완화하고 환자의 삶의 질을 향상시키는 데 목적이 있습니다.

전이성 전립선암에 대한 약물치료, 호르몬 차단 치료, 표적 치료, 항암치료 등의 방법이 뼈 통증을 완화하기 위한 가장 기본적인 치료 방법입니다. 환자의 상황에 적절한 치료를 통해 뼈로 전이된 암의 크기를 줄이면 뼈 통증도 같이 호전되는 경우가 흔합니다. 뼈 통증이 심한 환자가 전립선암 치료를 시작하고 나서 통증이 빠르게 줄어든다면 치료의 효과가 좋다는 점을 간접적으로 시사합니다.

일부 환자에게는 전립선암에 대한 약물치료를 받고 있음에도 뼈 통증이 진행하기도 합니다. 통증이 새로 생겼다면, 기존 치료에도 불구하고 암이 진행되었을 가능성을 먼저 의심해봐야 합니다. 검사에서 전립선암의 진행이 확인된다면 그다음 단계의 치료 방법으로서 약을 바꾸어야 할 수도 있습니다. 하지만 일부 환자의 경우 암이 진행하지 않는데 통증이 새로 생기거나 심해지기도 합니다. 그럴 때는 다음의 방법들이 도움이 될 수 있습니다.

• **진통제**

뼈 통증의 완화를 위해 가장 먼저 시도해볼 수 있는 방법입니다. 진통제에도 여러 계열의 약들이 있습니다. 비스테로이드성 소염제Nonsteroidal anti-inflammatory drug: NSAID(예: 아스피린Asipirin)나 타이레놀Acetaminophen 같은 가벼운 진통제에서부터 마약성 진통제(예: 모르핀Morphine, 펜타닐Fentanyl)까지 매우 다양합니다. 암성 통증에 대한 진통제의 처방법은 의사마다 차이가 있습니다. 저는 다음과 같은 원칙에 따라 진통제를 처방합니다.

① 통증 초기에 충분한 용량을 처방: 굳이 환자를 오래 고통스럽게 할 필요가 없기 때문입니다.

② 마약성 진통제는 신중하게 처방: 비마약성 진통제에도 효과가 좋은 약들이 많습니다. 또한 마약성 진통제를 너무 빨리 처방해버리면 나중에 국민건강보험의 적용을 받아 전립선암 치료제로 치료하고자 할 때 지장이 있을 수 있습니다. 예를 들면 항암치료를 시작하기 전에, 안드로겐 수용체 표적 치료제인 자이티가Abiraterone나 엑스탄디Enzalutamide 중 한 가지 약제를 선별 비급여(약가의 30%를 환자가 부담) 적용을 받아 먼저 사용해볼 수 있습니다. 하지만 이 자이티가나 엑스탄디를 사용하기 전 한 번이라도 마약성 진통제를 처방하면, 그 환자는 전신 전이가 심한 거세 저항성 전립선암이 있는 것으로 간주되어 이 약제들을 국민건강보험 적용을 받아 사용할 수 없게 됩니다. 또한 마약성 진통제는 장기 처방할 경우 약물 중독 등의 문제가 생길 수도 있습니다. 최근 미국에서는 병원 처

방을 받은 펜타닐에 중독된 사람들이 늘어나는 게 심각한 사회문제가 되고 있습니다.

③ 통증 완화를 위한 다른 방법도 고려: 심한 통증이 특정 부위에 국한되어 있고, 뼈 스캔 등의 영상검사에서 그 통증의 원인이 될 것으로 판단되는 명확한 병변이 있다면, 뒤에서 설명드릴 방사선 치료 등의 방법을 적극적으로 고려합니다. 효과가 있을 경우 진통제의 투약 기간을 줄일 수 있습니다.

④ 통증이 호전되면 진통제 복용 중단을 고려: 적극적인 진통제 사용과 방사선 치료 등의 방법으로 통증이 잘 조절된다면 일상생활에 지장이 없는 범위 내에서 진통제를 줄이거나 끊어보는 시도를 합니다. 급성기 통증이 해결되면 의외로 약 없이도 잘 지내시는 분들이 많습니다. 진통제를 장기 복용할 경우 부작용이나 의존성 등의 문제를 일으킬 수 있으므로, 복용 기간이 가급적 장기화되지 않도록 하는 것이 좋습니다.

- **방사선 치료**

방사선 치료는 전립선암 환자의 뼈 전이로 인한 통증을 줄이는 데 효과적인 방법입니다. 암세포를 직접 타기팅하여 통증을 완화하고, 뼈의 구조적 안정성을 향상시키며, 골절 위험을 줄이는 데에도 도움을 주지요. 국소 전립선암에 대해 근치의 목적으로 방사선 치료를 할 때는 80Gy의 방사선을 총 40회 이내로 나누어 받습니다. 하지만 통증 완화를 위한 방사선 치료는 이보다 적은 20~30Gy의 방사선을 5~10회로 나누어 받는 것이 일반적입니다.

방사선 치료는 뼈 전이로 인한 통증을 유의미하게 줄여주기 때문에 대부분의 환자가 통증 완화 효과를 경험합니다. 통증 완화는 치료 후 몇 주 내에 나타날 수 있으며, 일부 환자는 즉각적인 통증 완화를 보고하기도 합니다. 특히 통증이 심한 부위가 국한되어 있고, 영상검사에서도 해당 부위의 골 전이 병변이 명확한 경우에 치료 효과가 더 좋을 수 있습니다.

• 골 대사 억제제

골 대사 억제제는 골 대사 질환 치료를 위해 널리 사용되는 약물입니다. 이 약물은 암 환자가 뼈 전이로 인한 합병증을 겪지 않도록 예방하는 데 중요한 역할을 합니다. 전립선암처럼 뼈 전이가 흔한 암에서는 특히 골 대사 억제제 치료가 뼈 건강을 유지하고 뼈 전이로 인한 통증과 골절 위험을 줄이는 데 도움이 됩니다.

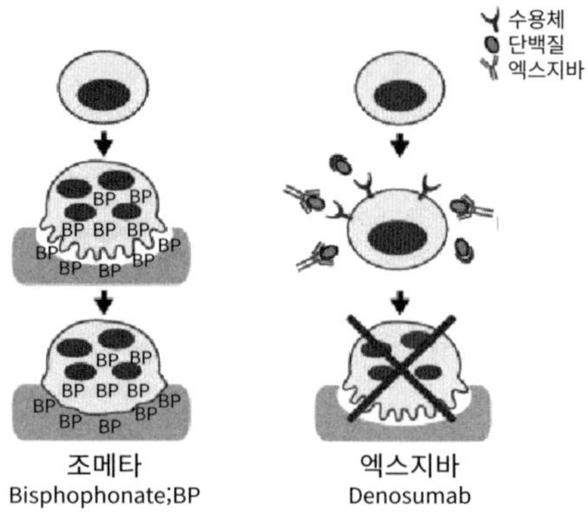

골 대사 억제제의 작용 기전

전립선암 환자에게 주로 사용되는 골 대사 억제제로는 조메타Bisphosphonate: BP와 엑스지바Denosumab가 있습니다. 두 가지 약제는 작용 기전이 약간 다릅니다. 우선 조메타BP는 뼈의 미네랄 성분에 흡착되어 있다가, 뼈의 재흡수를 담당하는 파골세포osteoclast에 포식됩니다. 조메타를 포식한 파골세포는 비활성화되어 뼈의 파괴를 줄이고, 뼈의 밀도와 강도를 유지하며, 골절 위험을 감소시킵니다. 한편 엑스지바Denusumab는 인간 단클론 항체로, 파골세포의 성숙과 활성화를 촉진하는 단백질Receptor Activator of Nuclear Factor kappa-B Ligand: RANKL을 특이적으로 억제합니다. RANKL 단백질은 뼈의 파괴 과정에서 중요한 역할을 하는데, 엑스지바는 이 RANKL 단백질에 결합하여 파골세포를 비활성화시킴으로써 뼈 파괴를 줄이고, 뼈의 밀도와 강도를 유지합니다.

조메타 또는 엑스지바 같은 골 대사 억제제를 뼈 전이가 동반된 전립선암 환자에게 투여하면 다음과 같은 효과들을 기대할 수 있습니다.

① 뼈 통증 감소: 파골세포의 뼈 파괴 과정을 억제하여 전립선암 환자의 뼈 통증을 감소시킵니다.

② 골절 위험 감소: 파골세포에 의한 뼈의 재흡수가 진행되면, 약해진 골격의 골절 위험도가 상승합니다. 골 대사 억제제의 사용은 이러한 위험을 줄일 수 있

습니다.

③ 고칼슘혈증 치료: 뼈 전이가 된 암 환자에게 뼈 조직 파괴가 지속될 경우 칼슘이 뼈에서 혈액으로 누적 방출됩니다. 이렇게 혈중 칼슘 수치가 비정상적으로 높아지는 상태를 고칼슘혈증이라고 하는데, 이 상태에서는 적절한 관리가 이루어지지 않을 경우 생명이 위험해질 수 있습니다. 골 대사 억제제는 이런 고칼슘혈증을 예방·치료하는 데에도 도움이 됩니다.

이때 두 약제는 모두 정맥 주사로 투여됩니다. 투여 간격은 대체로 조메타의 경우 3~4주, 엑스지바는 6개월입니다. 물론 환자의 상태에 따라 투여 간격은 조정이 필요할 때도 있습니다.

하지만 두 약제를 사용할 때 주의해야 할 사항이 있습니다. 이들 약물은 1~2% 확률로 턱뼈 괴사Osteonecrosis of the Jaw: ONJ라는 심각한 부작용을 유발할 수 있습니다. 골 대사 억제제가 뼈를 재생하고 수리하는 필수적인 과정을 방해할 수 있는데, 턱뼈는 치과 수술이나 감염으로 인해 자주 손상되는 부위이므로 특히 더 취약한 것입니다.

이러한 골 대사 억제제에 의한 턱뼈 괴사의 위험을 줄이려면, ① 정기적인 치과 검진 및 구강 위생 유지, ② 치과 시술이 필요한 경우 일시적인 투약 중단, ③ 치통 또는 잇몸 부종 등의 증상이 생길 경우 즉시 투약 중단 등의 조치가 필요합니다.

뼈 전이에 의한 통증은 진행된 전립선암 환자에게 비교적 흔하게 나타나며, 삶의 질에 큰 영향을 줍니다. 그러므로 골 통증을 예방하기 위한 생활 관리를 철저히 하고, 통증이 생긴 경우에는 앞서 설명해드린 치료 방법들을 적절히 조합하여 문제를 적극적으로 해결하는 것이 중요합니다.

70 새로 나온 전립선암 신약들의 근황이 궁금합니다.

전립선암은 선진국에서 유병률이 매우 높은 암입니다. 그렇기 때문에 미국과 유럽 등에서 전립선암의 치료를 위한 신약들이 매년 끊임없이 출시되고 있습니다. 이들 약제는 대부분 국내에도 신속히 도입되고 있으며, 꽤 많은 약제가 이미 국민건강보험에서 급여화되었습니다. 지금부터 다룰 내용은 시시각각 업데이트되기 때문에 더 최신의 정보를 얻기 위해서는 주치의와의 상의가 필요합니다.

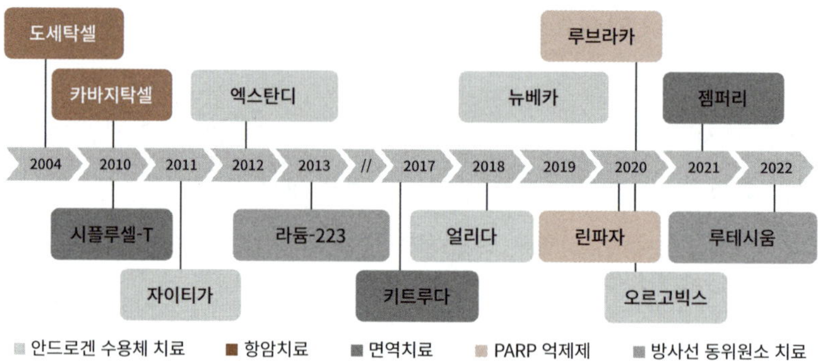

전립선암의 신약 출시 현황

안드로겐 수용체 표적 치료제

전립선암에 대한 표적 치료는 암세포의 분자적 특성을 대상으로 하여 암의 성장을 억제하는 치료법입니다. 특히 안드로겐 수용체AR는 전립선암 치료에서 가장 중요한 표적입니다. 안드로겐 수용체 표적 치료제에는 자이티가Abiraterone, 엑스탄디Enzalutamide, 얼리다Apalutamide, 뉴베카Darolutamide 등이 있습니다. 기존의 호르몬 차단 치료는 안드로겐의 생성을 차단하는 치료인 반면, 이 새로운 표적 치료제들은 안드로겐이 결합하는 수용체의 작동을 억제합니다.

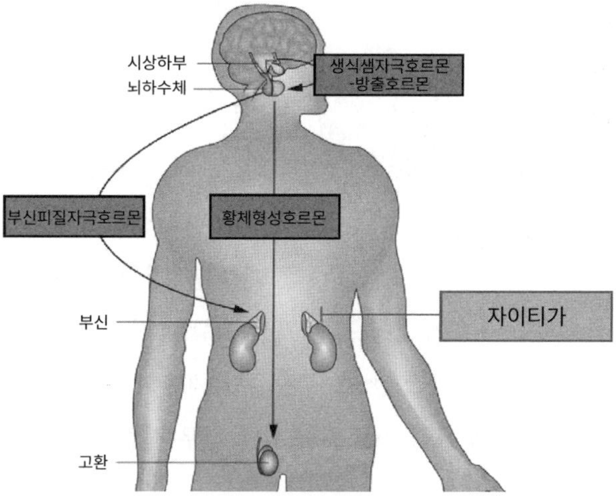

자이티가의 작용 기전

이들 표적 치료제 중 자이티가는 엄밀하게는 전립선암을 억제하는 기전이 좀 다릅니다. 안드로겐, 그중에서도 테스토스테론은 대부분 고환에서 생성됩니다. 시상하부에서 분비되는 생식샘자극호르몬-방출호르몬GnRH, 뇌하수체에서 분비되는 황체형성호르몬LH이 고환을 자극하면 테스토스테론이 분비되지요. 호르몬 차단 치료는 이 과정을 억제하여 테스토스테론의 생성을 억제합니다. 하지만 거세 저항성 전립선암에서는 테스토스테론이 다른 경로로 생성되기도 합니다. 즉 뇌하수체에서 분비된 부신피질자극호르몬Adrenocorticotropic Hormone: ACTH이 부신을 자극하면, 부신에서 안드로스테네디온Androstenedione 같은 약성 안드로겐들이 만들어집니다. 이 약성 안드로겐들은 시토크롬 P450 17A1CYP17A1이라는 효소에 의해 테스토스테론 또는 디하이드로테스토스테론DHT 같은 활성형의 안드로겐으로 변환되는데, 이때 자이티가가 CYP17A1 효소의 기능을 억제하여 활성형 안드로겐의 생성을 차단합니다. 이러한 원리로 자이티가는 거세 저항성 전립선암에서도 전립선암을 억제할 수 있는 것입니다.

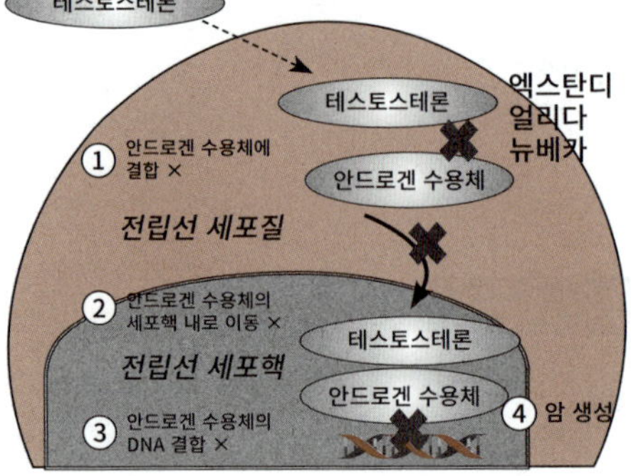

안드로겐 수용체 표적 치료제의 기전

반면 엑스탄디, 얼리다, 뉴베카 같은 표적 치료제들은 작용 기전이 대체로 비슷합니다. 이 약제들은 안드로겐 수용체에 작용하여, ① 테스토스테론이 안드로겐 수용체와 결합하고, ② 안드로겐 수용체가 새포핵 내부로 이동하며, ③ 안드로겐 수용체가 DNA와 결합하여 암을 생성하는 일련의 과정을 모두 억제합니다. 이처럼 강력한 원리로 작용하는 치료제들이므로, 거세 저항성 전립선암에서도 암을 억제하는 효과를 기대할 수 있습니다. 또한 호르몬 차단 치료와는 기전이 달라, 호르몬 차단 치료와 안드로겐 수용체 표적 치료를 병행할 경우 전립선암 치료 효과를 극대화할 수 있습니다.

자이티가나 엑스탄디처럼 초기에 출시된 안드로겐 수용체 표적 치료제들은 초기 임상연구의 결과에 따라 도세탁셀 항암치료가 실패한 거세 저항성 전립선암 환자에 대해서만 사용이 승인되었습니다. 하지만 후속 연구들에서, ① 도세탁셀 치료 이전의 거세 저항성 전립선암 환자, ② 거세 반응성 전립선암CSPC 환자에 대해서도 좋은 효과가 입증되어 점점 사용 대상이 확대되었습니다. 우리나라 국민건강보험에서도 이런 연구 데이터를 적극 반영하여 자이티가와 엑스탄디의 급여 대상을 점점 확대하는 추세입니다.

반면 얼리다나 뉴베카 등 최근에 나온 표적 치료제들은 초기 임상연구가, ① 거세 반응성 전립선암, ② 비전이 거세 저항성 전립선암non-metastatic CRPC: nmCRPC 등 비교적 약물치료 초기의 환자들을 대상으로 시행되었고, 연구 결과들도 다 좋았습니다. 그래서 선진국에서는 비교적 약물치료 초기의 전립선암 환자들에게 이러한 치료제들을 사용할 것을 승인하고 있습니다. 국내에서도 2024년 1월 기준 두 약제 모두 사용이 가능하며, 특히 얼리다는 전이를 동반한 거세 반응성 전립선암 환자의 경우 국민건강보험의 급여 적용을 받아 처방받을 수 있습니다.

다중 ADP-리보스 중합효소 억제제

다중 ADP-리보스 중합효소Poly ADP-Ribose Polymerase: PARP 억제제는 DNA 손상의 복구에 중요한 역할을 하는 PARP 효소를 억제하는 약물입니다. PARP 효소는 세포의 DNA가 손상되었을 때 손상된 부위를 식별하고 수리하는 데 필수적인 역할을 합니다. 이 효소는 DNA 단일 가닥 손상single-strand breaks이 발생한 DNA에 ADP-리보스 단위를 추가하여 다른 수리 효소들이 손상 부위로 이동할 수 있게 도와주며, 결국 DNA의 정상적인 구조와 기능을 회복시킵니다.

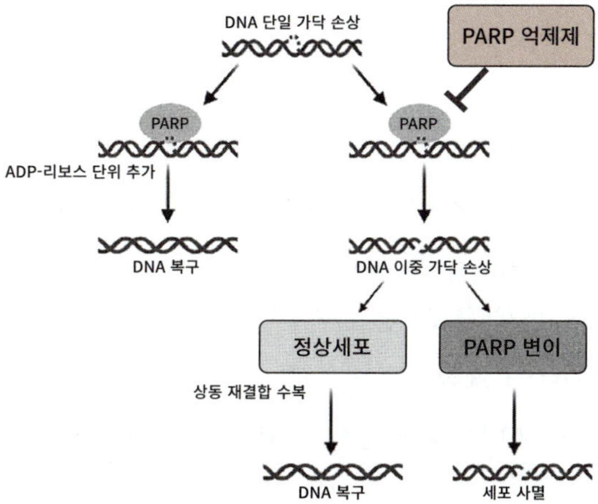

PARP 억제제의 기전

PARP 길항제는 PARP 효소의 기능을 억제합니다. 이로 인해 DNA 손상 부위에 ADP-리보스가 추가되는 과정이 차단되고, 따라서 DNA 수리 과정이 제대로 이루어지지 않게 됩니다. 이렇게 PARP 효소가 억제되면 소규모의 DNA 단일 가닥 손상이 축적되어, 세열 과정에서 소규모 손상들이 더 큰 이중 가닥 손상double-strand breaks으로 발전합니다. 정상 세포에서 일어난 DNA의 이중 가닥 손상은 상동 재결합 수복homologous recombination repair: HRR 과정을 통해 정상으로 복구됩니다. 하지만 BRCA1 또는 BRCA2 유전자에 변이가 있는 세포는 DNA의 이중 가닥 손상을 복구하는 데 취약합니다. PARP 억제제는 이러한 세포에서 DNA 손상의 복구를 더욱 어렵게 만들어 세포 사멸을 유도하지요. 이는 암세포를 선택적으로 사멸시키는 효과를 가져와, 전립선암처럼 BRCA 변이와 관련된 암 치료에 유용하게 작용합니다.

대표적인 PARP 억제제로는 린파자Olaparib, 루브라카Rucaparib, 아키가Niraparib 등이 있습니다. 임상연구 결과 BRCA1/2 유전자 변이를 비롯한, 상동 재결합 수복HRR 유전자 변이가 있는 전이성 거세 저항성 전립선암 환자에 대한 치료 효과가 입증되어 사용이 승인된 바 있으며, 국내 식약처도 린파자와 아키가를 전립선암 환자에게 사용하는 것을 허가했습니다. 하지만 두 약제 모두 2024년 1월 기준 국민건강보험의 급여 적용은 받지 못하여 치료 비용이 매우 고가입니다. 따라서 현실적으로 처방이 쉽지는 않습니다.

방사선 동위원소 치료

전립선암에 대한 방사선 동위원소 치료에는 라듐-223^{223}Radium(^{223}Ra) 치료와 루테시움-177-전립선특이세포막항원^{177}Lutetium-Prostate specific membrane antigen(^{177}Lu-PSMA) 치료가 있습니다. 이 중에서 루테시움-177-전립선특이세포막항원^{177}Lu-PSMA 치료는 전립선특이세포막항원PSMA 표적 치료법으로, 치료 효과가 유망할 것으로 기대됩니다. 방사선 동위원소 치료에 대한 내용은 다음 장에서 좀 더 자세히 다루겠습니다.

면역치료

전립선암에 대한 면역치료 방법으로는 크게 두 가지가 있습니다. ① 환자의 면역체계를 활성화하여 암에 맞서 싸우도록 설계한 개인 맞춤형 면역요법, 그리고 ② 면역 관문 억제제Immune checkpoint inhibitor를 사용하는 방법입니다.

환자 개인 맞춤형으로 면역 체계를 활성화시키는 요법에는 시플루셀Sipuleucel-T가 있습니다. 이에 대해 소개하자면, 먼저 전립선암 환자의 혈액에서 항원제시세포Antigen presenting cell: APC를 추출하여 배양합니다. 그리고 배양된 항원제시세포에 시플루셀을 첨가하여 활성화시킨 후 환자에게 다시 주입합니다. 활성화된 항원제시세포는 우리 몸의 정상적인 면역세포인 T세포를 활성화시켜 전립선암에 특이적으로 면역 반응하도록 유도합니다. 이렇게 활성화된 T세포는 전립선암에 대한 면역을 갖고,

암에 맞서 싸울 수 있습니다. 2010년 발표된 임상연구에서 증상이 없는 거세 저항성 전립선암 환자에게 효과가 있는 것으로 확인되어 치료가 승인된 바 있습니다. 하지만 이 치료법은 현실적으로 치료 과정이 매우 복잡하고 치료비도 비싸 선진국에서조차 거의 사용되지 않고 있습니다. 물론 국내에도 도입되지 않았고, 추후에 도입될 가능성도 별로 없습니다.

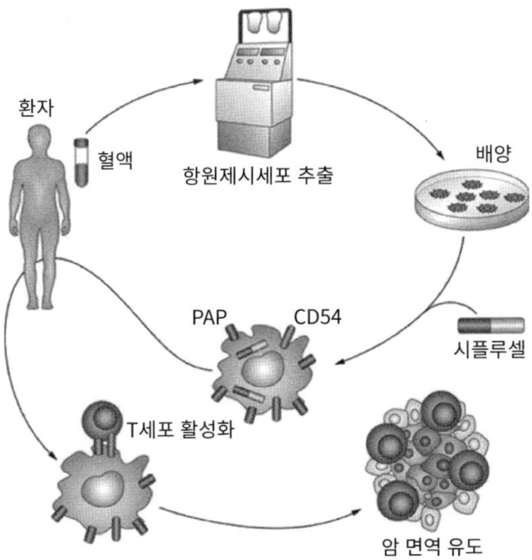

시플루셀 면역치료 개념

다음으로 면역 관문 억제제는 최근 여러 암의 치료에 활용되고 있는 면역치료의 한 방법입니다. 우리의 면역 체계는 '관문checkpoint' 단백질을 통해 조절됩니다. 그러나 암세포는 관문 단백질을 이용하여 면역 체계의 공격으로부터 스스로를 보호할 수 있습니다. 예를 들어 프로그램 사멸 단백질Programmed Death 1: PD-1과 PD-1 수용체가 관문에서 만나면, 우리 몸의 면역 체계는 '대상을 아군으로 인식'하여 공격하지 않습니다. 암세포가 PD-L1을 과발현시켜 T세포의 공격으로부터 자신을 보호하기 때문이지요. 면역 관문 억제제는 이러한 관문 단백질을 차단하여 면역 체계가 암세포를 적으로 인식하고 공격할 수 있게 해줍니다.

전립선암 치료 분야에서도, 면역 관문 억제제의 일종인 키트루다Pembrolizumab와 젬퍼리Dostarlimab 등을 거세 저항성 전립선암 환자에 대하여 기존 치료(예: 도세탁셀, 린파자 등)에 추가로 병용하는 것이 효과가 있는가를 밝히려는 임상연구들이 진행되고 있습니다. 하지만 이런 임상연구들의 결과가 그다지 낙관적이지는 않을 것으로 예상됩니다. 전립선암은 암세포의 유전자 변이가 적은 편이고 정상 면역세포인 T세포의 침윤이 적은 암이므로, 면역치료의 효과는 제한적일 것으로 보입니다. 반면 최근 들어 전립선암에 효과가 좋은 신약들은 더 많이 개발되었기에, 전립선암에서의 면역치료의 역할은 앞으로도 제한적일 가능성이 높습니다.

지금까지는 여러 신약을 소개하느라 내용이 길어지고 어려워진 것 같습니다. 간단하게 요약하면, 전립선암에서는 새로운 치료제들이 매년 끊임없이 출시됩니다. 그리고 이 중에서 치료 효과가 유망하고 앞으로 사용이 늘 것으로 예상되는 약제들은, ① 안드로겐 수용체 표적 치료제, ② 전립선특이세포막항원 표적 방사선 동위원소 치료제, ③ PARP 억제제 정도일 것으로 예상됩니다. 진행성 전립선암 환자들은 추후 이러한 약제들의 동향에 관심을 가질 필요가 있습니다. 거듭 말씀드리지만 앞서 설명한 내용은 시시각각 업데이트가 되는 정보들을 담고 있습니다. 더 최신의 정보를 얻기 위해서는 주치의와 꼭 상의하시기 바랍니다.

NOTE

치료 효과가 유망할 것으로 예상되는 전립선암 약제

- 안드로겐 수용체 표적 치료제(자이티가, 엑스탄디, 얼리다, 뉴베카)
- 전립선특이세포막항원 표적 방사선 동위원소 치료제(플루빅토)
- PARP 억제제(린파자, 루브라카, 아키가)

71 전이성 전립선암, 새로 나온 루테시움 치료에 대해 알고 싶어요.

여기서는 전이성 전립선암의 방사선 동위원소 치료에 대해 다루고자 합니다. 전립선암의 방사선 동위원소 치료에는 라듐-223 ^{223}Ra 치료와 루테시움-177-전립선특이세포막항원 ^{177}Lu-PSMA 치료가 있습니다. 이 중에서 ^{177}Lu-PSMA 치료는 전립선특이세포막항원 PSMA 표적 치료법으로, 앞으로 치료 효과가 유망할 것으로 기대됩니다. 지금부터 이 두 가지 치료법에 대해 자세히 알아보겠습니다.

라듐-223 치료

전립선암 치료에 사용되는 라듐-223은 방사성 동위원소 치료제의 일종으로, 알파입자를 방출합니다. 알파입자는 두 개의 양성자와 두 개의 중성자로 구성된 매우 무거운 입자인 반면에, 베타입자는 고속으로 움직이는 전자 또는 양전자로서 원자핵에서 방출되는 매우 가벼운 입자입니다.

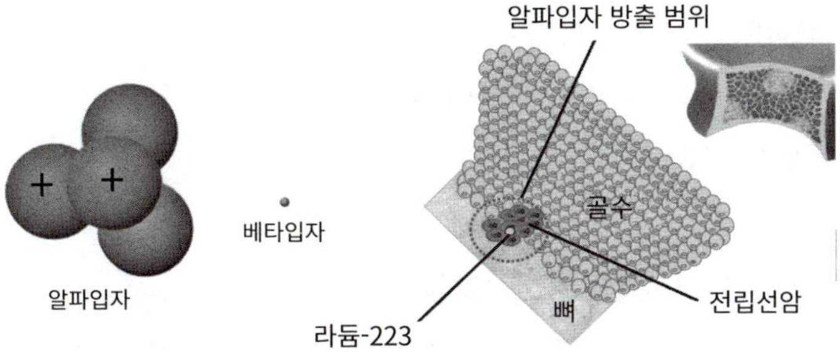

라듐-223 치료

라듐-223의 입자 특성은 전립선암 치료에 이상적입니다. 먼저, 라듐-223 입자는 칼슘과 유사한 성질을 가지고 있어 뼈에 선택적으로 흡수됩니다. 또한 라듐-223이 방출하는 알파입자는 짧은 거리에서만 고에너지를 방출하므로, 뼈 전이 부위에만 국소적으로 방사선을 전달하여 암세포를 파괴하고 건강한 조직에는 상대적으로 적은 영향을 줍니다.

2013년에 결과가 발표된 한 임상연구에서, 뼈 전이가 주된 전이 부위인 거세 저항성 전립선암 환자에게 라듐-223 치료가 환자의 생존 기간을 약 3.6개월 연장시키고 환자의 삶의 질도 유의미하게 개선시키는 효과가 있음이 입증되었습니다. 이에 2013년 미국 등에서 라듐-223 치료를 승인했고, 2014년 1월 국내에서도 '내장 전이가 없으며, 증상이 있는 뼈 전이된' 거세 저항성 전립선암 환자에 대한 사용 승인이 이루어졌습니다. 하지만 국내 국민건강보험의 급여 승인은 받지 못했습니다.

라듐-223 치료는 방사성 동위원소 의약품임에도 불구하고 환자의 입원 없이 4주 간격으로 총 6회 주사하며, 전 처치 약물이 필요 없어 치료도 간편한 편입니다. 다만 치료 비용이 매우 고가로 책정되어 있는데, 미국 자료를 보면 6회 주사 비용이 69,000 달러(한화 약 9,200만 원)에 달합니다. 이에 최근 국내에서는 거의 사용하지 않는 치료가 되었습니다.

라듐-223 치료는 기존의 항암치료, 안드로겐 수용체 표적 치료, 면역치료와는 전혀 다른 경로로 전립선암을 조절합니다. 최근 미국 등 선진국에서는 이러한 특징에 주목하여 라듐-223 치료를 기존 치료(예: 항암치료, 안드로겐 수용체 표적 치료, 면역치료 등)와 병용하여 치료하는 방법이 추가적인 효과가 있는지에 대한 임상연구가 활발히 진행되고 있습니다. 따라서 이 연구 결과들에 따라 라듐-223 치료의 대상이 확대될 여지는 남아 있습니다.

루테시움-177-전립선특이세포막항원 치료

루테시움-177-전립선특이세포막항원^{177}Lu-PSMA 치료는 기존의 라듐-223 치료에 비해 몇 단계 더 진화된 방사성 동위원소로, 앞으로 매우 유망한 치료 방법이 될 것으로 기대됩니다. ^{177}Lu-PSMA 치료는 전립선특이세포막항원PSMA을 표적으로 치료합니다. 전립선특이세포막항원은 전립선암세포 표면에만 과발현되는 단백질입니다. 이 치료법은 전립선특이세포막항원에만 특이적으로 결합하는 성질을 지닌 항-PSMA 단클론항체에 루테시움-177^{177}Lu을 부착시킨 약제를 환자에게 정맥주사합니다. 이렇게 주입된 물질이 전신을 순환하며 전립선특이세포막항원을 과다하게 발현하는 전립선암세포를 찾아 결합하고, 감마선을 방출하여 인접한 전립선암세포를 파괴합니다. 이때 환자에게 주입된 루테시움-177^{177}Lu은 치료 후 몇 시간 내에 대부분 소변으로 배출됩니다.

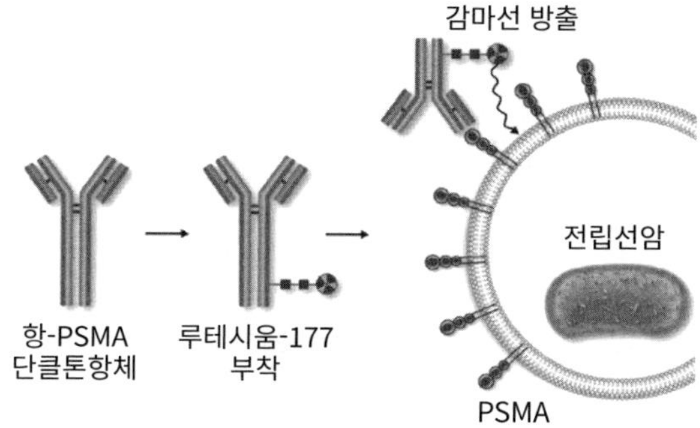

^{177}Lu-PSMA 치료의 개념

이 치료법은 기존 치료에 비해 다음과 같은 면에서 획기적입니다.

① 표적 치료: 주변 정상 조직의 손상을 최소화하면서 전립선특이세포막항원이 발현된 전립선암세포만 직접적으로 선택하여 파괴합니다. 그래서 이 치료를 전립선특이세포막항원 표적 치료라고도 합니다.

② 다양한 부위의 전이 암 치료: 앞에서 설명한 라듐-223 치료는 입자의 특성으로 뼈에 흡수되기 때문에 뼈 전이 병변에만 치료 효과가 제한됩니다. 하지만 ^{177}Lu-PSMA 치료는 혈액을 따라 전신을 순환하다가 전립선특이세포막항원이 발현된 전신의 전립선암세포에 결합하여 암을 치료합니다. 즉 뼈 전이뿐만 아니라 다른 내장 전이에도 치료 효과가 있습니다.

③ 부작용 감소: ^{177}Lu-PSMA를 주입하면 수 시간만 체내에 머물다가, 대부분이 소변으로 배출됩니다. 따라서 체내에 남아서 독성을 유발할 위험성이 기존의 항암치료 등에 비해 매우 적습니다.

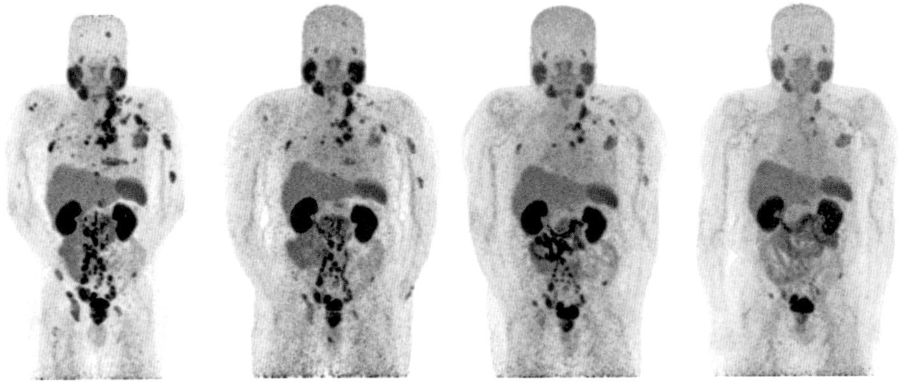

^{177}Lu-PSMA 치료 효과 사례

전이성 거세 저항성 전립선암 환자에 대한 ^{177}Lu-PSMA의 치료 효과에 관한 임상 연구 결과가 2021년 『뉴잉글랜드의학저널*NEJM*』에 발표된 바 있습니다. 이 연구에서는, 안드로겐 수용체 표적 치료나 항암치료가 듣지 않는 거세 저항성 전립선암 환자로서 ^{177}Lu-PSMA 6 주기 치료를 받은 환자들(다음 그래프의 별색 선)이 대조군(검은색 선)에 비해 생존 기간이 유의미하게 개선된 결과를 보여주었습니다. ^{177}Lu-PSMA 군의 중앙 전체 생존 기간은 약 15.3개월로 대조군의 11.3개월보다 4개월가량 길었으며, 관찰 기간 환자들의 사망 위험성도 약 40% 감소시켰습니다. 이러한 결과를 바탕으로 미국식품의약국FDA은 2022년 3월 ^{177}Lu-PSMA를 전이성 거세 저항성 전립선암의 2차 치료제로 승인했습니다. 국내에서는 2023년 6월 기준 식약처에서 글로벌 혁신제품 신속심사 제도Global Innovative products on Fast Track: GIFT를 통해 ^{177}Lu-PSMA 치료의 사용 허가를 심의했고, 2024년 5월 사용 승인을 받았습니다(상품명: 플루빅토pluvicto).

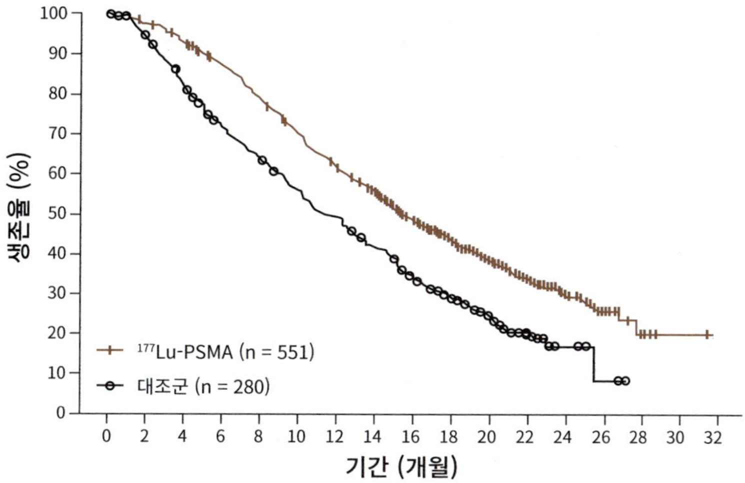

^{177}Lu-PSMA의 치료 효과(NEJM, 2021)

선진국의 경우, 또한 치료 초기의 전이성 전립선암을 포함한 더 넓은 환자군에 대해 ^{177}Lu-PSMA 치료의 효과와 안전성을 평가하는 연구가 진행 중입니다. 대표적인 것이 항암치료 이전의 '거세 저항성 전립선암에 대한 ^{177}Lu-PSMA 치료의 효과를 평가하는 PSMAfore 연구'나 '거세 감수성 전립선암HSPC 환자에 대한 ^{177}Lu-PSMA 치료의 효과를 확인하는 PSMAddition 연구' 등입니다.

^{177}Lu-PSMA 치료는 일부 임상 시험에 참여한 소수의 환자를 제외하고는 아직 국내에서 치료가 불가능합니다. 이 때문에 일부 환자는 ^{177}Lu-PSMA 치료가 가능한 국가로 원정 치료를 떠나기도 합니다. 최근 국내 식약처의 신속심사 사용 승인을 통과하여, 국내에서도 치료가 가능하게 되었습니다. 또, 치료 효과도 좋기 때문에 추후 치료가 급여화되고, 치료 대상도 확대될 가능성이 높습니다. 뿐만 아니라 국내 기업에서도 루테시움-177 약제를 국산화하여 초기 임상연구를 진행하고 있습니다. 이런 점을 종합해서 판단할 때, 치료 효과도 좋고 치료 비용도 추후 낮아질 가능성이 높으므로 국내에서 빠른 시일 내에 아주 중요한 전립선암의 치료 옵션으로 자리 잡을 가능성이 높아 보입니다. 그러므로 진행성 전립선암 환자들은 ^{177}Lu-PSMA 치료의 동향에도 앞으로 지속적인 관심을 가질 필요성이 있습니다.

72 진료 중인 의사 선생님이 이제 더 쓸 약이 없다고 하십니다. 다른 방법이 없나요?

앞서 말씀드렸지만, 전립선암의 치료를 위한 신약들은 매년 끊임없이 나오고 있습니다. 전립선암에 효과가 입증된 치료제들이 늘어날수록, 실제 임상에서 이들 약제를 조합하는 방법들도 매우 다양해지고 있습니다. 의사의 성향, 환자의 특성, 국민건강보험 제도의 상황에 따라 전이성 전립선암에 대해 어떤 약으로 치료를 시작하고, 후속 치료는 어떻게 할 것인지를 결정할 수 있는 경우의 수는 매우 다양합니다.

하지만 유효한 치료 옵션의 수는 한정되어 있습니다. 따라서 전립선암 치료를 받다 보면 언젠가는 더 이상 쓸 약이 없는 상황이 오기도 합니다. 이럴 때 취할 수 있는 다른 방법은 없는지 알아보도록 하겠습니다.

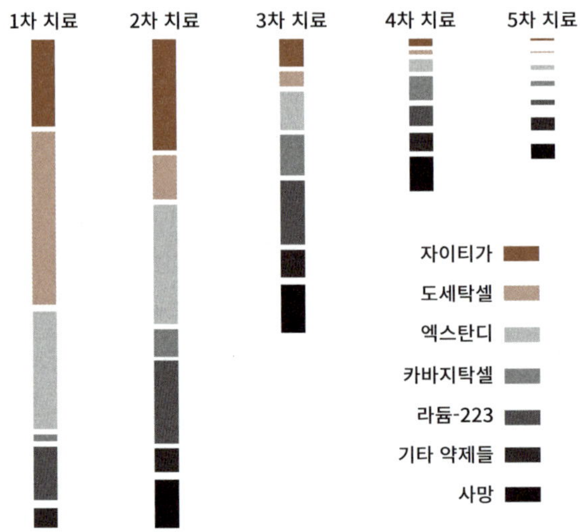

전이성 전립선암의 다양한 치료 전략

임상 시험 참여

임상 시험Clinical trial은 새로운 의약품, 치료법, 의료 기기 등의 안전성과 효과를 평가하기 위해 사람을 대상으로 실시하는 연구입니다. 이러한 연구는 의학 지식을 발전시키고, 환자에게 더 나은 치료 옵션을 제공하는 데 중요한 역할을 합니다. 전립선암은 거의 매년 새로운 치료법이 도입되고 있습니다. 그러므로 새로운 치료 방법을 승인받으려는 여러 임상 시험 또한 활발하게 진행되고 있고, 국내에서도 참여자를 모집하는 사례가 많습니다.

전립선암 환자를 대상으로 현재 국내에서 진행 중인 임상 시험에 대한 정보들은 식약처 의약품통합정보시스템 홈페이지를 방문하여, '임상 시험정보 검색'을 하면 실시간으로 조회할 수 있습니다.

다음 QR 링크를 통하여 해당 사이트에 접속한 후, 검색어에 '전립선암'을 입력하고, 진행 현황을 '모집중'으로 선택해 검색하면 현재 국내에서 진행되고 있는 전립선암 환자에 대한 임상 시험 정보들을 확인할 수 있습니다. 구체적으로 이곳에서 진행 중인 임상 시험의 정보, 대상 환자의 선정 기준과 제외 기준, 임상 시험을 담당하고 있는 병원에 대한 정보들을 모두 확인할 수 있습니다.

임상 시험정보 검색

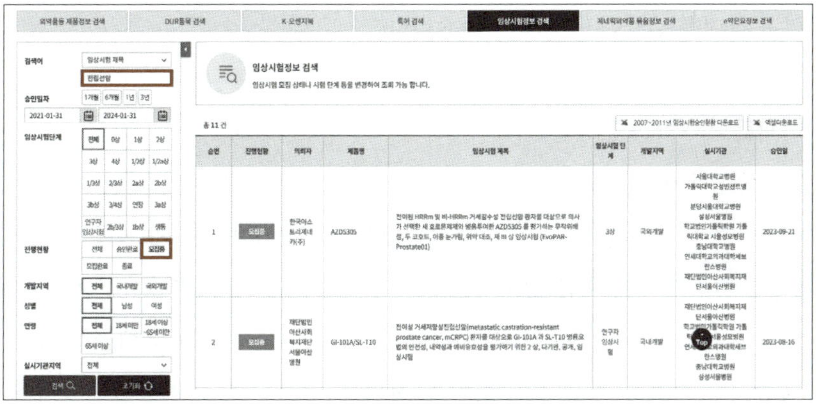

식약처 의약품통합정보시스템 '임상 시험정보 검색' 창

이곳에서 제공하는 정보들을 잘 확인해보신 후 해당 병원을 방문하여 임상 시험 참여가 가능한지 문의해보실 수도 있습니다. 하지만 임상 시험 참여를 결정하기 전에는 다음의 내용을 숙지하고 계셔야만 합니다.

① 각 임상 시험의 참여를 위한 선정 기준에 해당하지 않거나, 연구의 제외 기준에 해당이 된다면 임상 시험 참여가 불가능할 수도 있습니다.

② 임상연구에서는 새로운 치료를 받는 치료군과 기존 치료를 받는 대조군 중의 하나로 배정되어 치료를 받게 됩니다. 하지만 이 배정은 무작위로 진행되므로, 참여자가 새로운 치료를 원한다 하더라도, 즉 의사나 환자의 의향이 어떻든 그것이 배정에 영향을 줄 수는 없습니다. 두 치료 중 어떤 치료를 받는지 의사와 환자가 임상 시험이 끝날 때까지 모르게 설계된 연구들도 많습니다.

③ 마지막으로 임상 시험에 참여해서 새로운 치료를 받더라도, 새로운 치료가 무조건 기존 치료에 비해 효과가 좋다는 보장은 없습니다. 물론 임상 시험은 효과가 좋을 것으로 기대되는 치료법의 유효성과 안정성을 입증하기 위해 시행하는 것이긴 합니다. 하지만 결과가 실패로 끝나는 임상연구들도 많습니다.

따라서 임상 시험이 새로운 치료를 조기에 받을 수 있는 기회라고 생각하는 것은 현명치 않습니다. 임상 시험의 목적, 이득, 위험성 등을 포함한 모든 설명을 충분히 듣고 연구 참여를 결정하시는 것이 좋습니다.

완화 치료

말기 전립선암에서 완치를 목표로 하는 치료가 어려운 상황이 되면, 완화 치료로 전환해야 하는 시점이 옵니다. 말기 전립선암의 완화 치료는 환자의 삶의 질 향상, 통증 관리, 환자와 가족에 대한 정서적인 지지에 중점을 둡니다. 의사, 간호사, 사회복지사, 종교인 등으로 이루어진 완화의료 전문가 팀이 통증 등 환자를 힘들게 하는 신체적 증상을 적극적으로 조절하고, 심리적·사회적·영적 지원을 제공함으로써 환자와 가족의 삶의 질을 향상시키는 것을 목표로 하는 의료 서비스입니다. 쉽게 설명하면,

완화 치료는 삶의 마지막 순간에 인간다운 존엄을 유지하며 편안하게 지낼 수 있도록 돕는 의료입니다. 완화 치료 전문 기관에서는 다음과 같은 도움을 제공합니다.

① 환자의 전반적인 상태 평가 및 돌봄 계획 수립
② 통증 및 신체 증상 완화
③ 환자와 가족 교육(환자를 돌보는 방법, 증상 조절 등)
④ 24시간 전화상담 및 응급 입원 서비스
⑤ 완화 의료 자원봉사자의 돌봄 봉사
⑥ 환자 및 가족의 심리적·사회적·영적 문제 상담
⑦ 음악·미술 요법 등의 프로그램
⑧ 임종 관리자원 연계
⑨ 사별가족 돌봄 서비스

완화 치료는 암 환자 이외에도 만성 호흡부전, 만성 간경화, 후천성면역결핍증으로 말기 진단을 받은 경우에 이용할 수 있습니다. 단 호스피스 전문병원의 호스피스병동에 입원하는 것은 암 환자만 가능하며, 다른 질환을 가지고 있는 경우에는 가정형 혹은 자문형 호스피스 서비스를 이용할 수 있습니다. 2022년 8월 기준 입원 치료가 가능한 호스피스 전문병원은 전국에 87개소가 있습니다. 더 자세한 정보는 다음의 QR 링크를 통해 중앙 호스피스 센터National Hospice Center 홈페이지를 방문하면 확인할 수 있습니다.

제가 여러 환자분과 상담해보면, 완화 치료의 비용에 대해 걱정하시는 분들도 꽤 많습니다. 하지만 호스피스 치료도 일반 의료행위와 같이 국민건강보험이 적용됩니다. 즉 암 환자는 총 비용의 5%만을 본인 부담금으로 지불하면 됩니다. 또 호스피스 전문병원에 입원하면 '다시는 나가지 못한다', '여기서 임종을 맞이해야 한다'라고 잘못 알고 계시는 분들이 많습니다. 호스피스 병동에서

중앙 호스피스 센터

는 입원 시부터 퇴원 계획을 세웁니다. 증상 조절이 되고 컨디션이 잘 유지되면 언제라도 퇴원할 수 있으며, 상황에 따라 가정형이나 자문형 호스피스를 이용할 수 있게 연계 서비스도 제공됩니다. 뿐만 아니라, 호스피스 병원에서도 가족이 환자와 함께 지낼 수 있으며, 환자 가족들의 심리적·사회적·경제적 어려움에 대한 도움도 병원을 통해 받을 수 있습니다. 나아가 호스피스 병원은 환자와 가족의 삶의 의미, 살아온 인생에 대한 회고, 앞으로 하고 싶은 것 등을 함께 나누고 실현할 수 있도록 돕습니다. 또한 환자가 임종에 가까워졌을 때 힘들어 할 가족을 상담하며 환자 돌봄에 대한 교육을 제공하고, 환자가 임종한 이후에는 사별가족의 상실감을 위로하고 지지합니다. 그러므로 말기 전립선암 환자와 가족들은 완화 치료 기관에서 제공하는 도움들을 적극적으로 활용하시는 것이 현명합니다.

NOTE

임상 시험 참여 전 고려해야 하는 사항

- 선정 기준에 적합한 환자만 임상 시험에 참여할 수 있음.
- 무작위로 대조군(기존 치료 방법)에 배정될 수 있음.
- 새로운 치료가 무조건 기존 치료에 비해 효과가 좋다는 보장이 없음.

73 전이가 있는 전립선암으로 약물치료 중입니다. 저는 얼마나 오래 살까요?

여기서는 전이성 전립선암의 예후에 대해 다루겠습니다. 주로 수술을 받는 국소 전립선암의 예후에 대해서는 앞 장에서 알아보았습니다.

전이성 전립선암, 예후가 나쁜가요?

당연히 전이성 전립선암이 국소 전립선암에 비해 예후가 더 나쁩니다. 국소 전립선암에선 수술과 방사선 치료를 포함한 근본적 치료radical treatment의 기회가 있지만, 전립선암이 전신으로 퍼지면 이러한 근치의 기회 자체가 없어집니다. 대신 전립선암의 진행을 조절하고, 생존 기간을 연장하기 위한 고식적 치료palliative treatment를 받아야 합니다.

전립선암은 초기에 증상이 없는 경우가 많기 때문에 진단이 늦어지면 전이가 되는 상황이 발생할 수 있습니다. 물론 PSA 같은 좋은 검사들이 보급되면서, 처음 전립선암을 진단받을 때 전이가 동반되는 분들의 비율은 많이 줄어들고 있습니다(10장 '64. 전립선암 진단이 늦어 전이가 되었다고 합니다. 어떤 치료를 시작하게 되나요?'의 331쪽 그래프 참조). 우리나라의 경우 2000년만 하더라도 전립선암을 진단받는 세 명 중 한 명은 이미 전이가 있어 수술이 불가능한 상태였지만, 2010년에는 그 비율이 열 명 중 한 명 이하로 줄어들었습니다. 10년이라는 짧은 기간을 생각하면 아주 극적인 변화라고 할 수 있습니다.

이처럼 첫 진단에 전이가 동반되는 경우가 이전보다 많이 줄기는 했지만, 그래도 아직 열 명 중 한 명 정도는 수술이 불가능한 상태의 전이성 전립선암 진단을 받게 됩니다. 이럴 때는 당연히 국소 전립선암보다 예후가 나쁠 것으로 예상됩니다. 이런 상황을 피하려면 전립선암을 늦지 않게 찾아내는 것이 매우 중요합니다. 그러므로 50세 이상의 남성이라면 소변 불편 증상이 없더라도 1~2년에 한 번은 PSA 검사를 해보고, 이상이 있다면 비뇨의학과 전문의의 진료를 받으실 것을 강력히 권합니다.

전이성 전립선암의 예후를 예측할 수 있는 방법이 있나요?

전이성 전립선암 환자의 예후는 환자의 기본적인 건강 상태에 따라 큰 차이를 보입니다. 또한 전이성 전립선암의 치료법이 매우 다양해지고 있어, ① 어떤 치료를 선택하는지, ② 선택한 치료에 대한 전립선암의 반응도는 어느 정도인지에 따라서도 예후가 극적으로 달라집니다. 전이성 전립선암의 치료에 대해서는 앞에서 자세히 말씀드렸습니다.

따라서 전이성 전립선암의 예후 예측은 국소 전립선암에 비해 좀 더 어렵습니다. 앞에서 알아본 국소 전립선암과는 달리, 예후를 간단히 계산해볼 수 있는 곳도 많지 않습니다. 저는 주로 진료를 볼 때 이러한 환자분들의 예후를 가늠해보기 위해, 캘리포니아대학교University of California in San Francisco: UCSF에서 개발한 전립선암 위험 평가Cancer of the Prostate Risk Assessment: CAPRA 점수를 활용합니다. 이 UCSF-CAPRA 점수를 구하기 위해서는 다음과 같은 정보들이 필요합니다.

① 전립선암 진단 당시의 연령
② 전립선암 진단 시점의 PSA 수치
③ 전립선암의 악성도 등급(글리슨 점수)
④ 임상 병기clinical T stage
⑤ 전립선 조직검사 시 암 검출 검체의 개수

이 소견들을 가지고 UCSF-CAPRA 점수를 산출하면 0~10점 범위의 점수를 구할 수 있습니다. 이를 기준으로, ① 전립선암 치료 후 재발할 위험성, ② 추후에 전립선암이 전신으로 전이될 위험성, ③ 전립선암 관련 사망 확률, ④ 전체 사망 확률 등을 가늠해볼 수 있습니다. 본인의 UCSF-CAPRA 점수를 구해보고 싶으신 경우, 오른쪽

QR 링크에 접속하면 계산하실 수 있습니다.

UCSF-CAPRA

하지만 UCSF-CAPRA 점수는 결괏값이 단지 0부터 10 사이의 숫자로만 표시됩니다. 따라서 해당 숫자 값이 실제 환자의 재발, 전이, 사망과 관련해서 어느 정도의 의미가 있는지 일반인이 이해하기 어렵다는 단점이 있습니다. 즉 경험이 많은 임상의만 그 결괏값의 의미를 제대로 이해할 수 있다는 뜻입니다.

'특정 기간 생존할 확률이 숫자로 나오는 계산기가 있으면 참 좋겠다'는 생각을 하실 수 있습니다. 이런 방법으로 계산이 가능한 계산기가 실제 있기도 합니다. 그 대표적인 것이 '거세 반응성 전립선암에 대한 엑스탄디enzalutamide의 효과'를 연구한 PREVAIL 임상연구 데이터로, PREVAIL model 전이성 전립선암 예후 예측 계산기입니다.

PREVAIL model 전이성 전립선암 예후 예측 계산기를 사용하기 위해서는 환자의 다음 정보들이 필요합니다.

① 엑스탄디enzalutamide 치료 여부

② 현재 PSA 수치

③ 전립선암 진단부터 현재까지의 기간(개월)

④ 현재 혈액검사 소견들(알부민, 적혈구, 중성구, 젖산탈수소효소Lactate dehydrogenase: LDH, 알칼리인산분해효소alkaline phosphatase: ALP)

⑤ 동반된 통증 여부

⑥ 뼈 전이 병변의 개수

⑦ 복강 내 다른 장기의 전이 여부

PREVAIL model 전이성 전립선암 예후 예측 계산기로 본인의 전이성 전립선암의 예후를 알아보고 싶다면 다음 QR 링크로 접속해보시면 됩니다. 여기에 들어가서 계산하면 다음과 같이 최종 결과가 1년/2년/3년 그리고 5년 후 생존 확률로 제시됩니다.

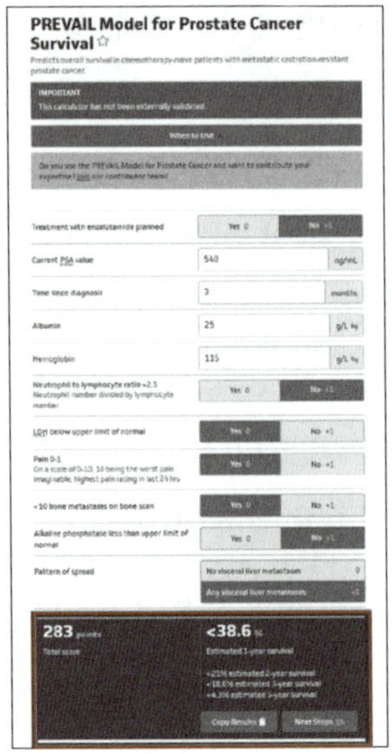

PREVAIL model 전이성 전립선암 예후 예측 계산기

이 예후 예측 계산기는 그 예측된 결과가 누구든 이해할 수 있게 수치화된 생존 확률로 나온다는 장점이 있습니다. 하지만, ① 입력해야 하는 정보들 중 일반인은 알기 어려운 것들이 많고, ② 계산기의 예측 정확도가 아직 검증 연구validation study되지 않았다는 단점들이 있습니다. 그러므로 이 예측기도 일반인이 직접 사용해보기에는 무리가 있습니다.

너무 복잡한데요, 더 쉽게 예측하는 방법은 없나요?

물론 좀 더 간단한 예후 예측 계산기가 있긴 합니다. 대표적인 것이 옴니칼큘레이터Omni Calculator라는 회사에서 제공하는 전이성 전립선암 예후 예측 계산기Metastatic prostate cancer prognosis calculator입니다. 이 예후 예측 계산기는 전이성 전립선암에 대한 기존 연구들의 결과를 활용하여, 예후에 큰 영향을 미치는 인자들을 추출해서 만들었습니다. 이 계산기의 장점은 예후를 알아보기 위해 다음과 같은 간단한 정보만 입력하면 된다는 점입니다.

① 연령

② 키, 몸무게

③ 전립선암의 악성도 등급(글리슨 점수)

④ 전신 전이 여부

⑤ 현재 건강 상태health level

⑥ 흡연 여부

이 항목들은 대부분 본인이 알고 있는 정보이므로, 간단히 입력하여 예후를 구해 볼 수 있습니다. 하지만, ① 다른 주요한 인자들이 많이 빠져 있어 정확도는 떨어질 수 있으며, ② 이 계산기 역시 검증 연구가 되지는 않았습니다. 또, ③ 제가 계산해 보니 평소에 생각하는 예후보다 좀 더 나쁘게 나오는 경향이 있습니다. 이러한 점들을 계산 전에 미리 숙지하시고 충분히 감안하셔야 합니다.

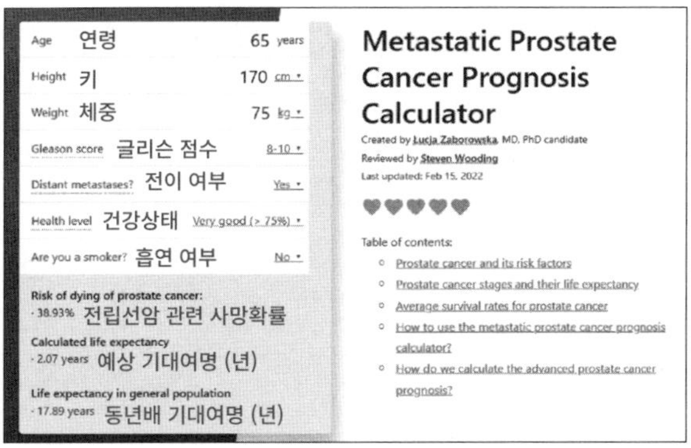

옴니칼큘레이터Omni calculator 전이성 전립선암 예후 예측 계산기

사용 방법은 다음을 참고하시면 됩니다. 즉 해당 사이트에 접속해서 본인의, ① 연령, ② 키(cm), ③ 체중(kg), ④ 전립선암 글리슨 점수(2~4, 5, 6, 7, 8~10), ⑤ 전이 여부(예/아니요), ⑥ 건강 상태(매우 좋음 > 75%, 보통 25~75%, 매우 나쁨 < 25%), ⑦ 흡연 여부(예/아니요)를 차례대로 입력하면 그 결괏값이 하단에 나옵니다. 이때 나오는 결괏값은 다음과 같습니다.

① 전립선암 관련 사망 확률(자료의 예시에서는 38.93%)

② 예상 기대여명(자료의 예시에서는 2.07년)

③ 전립선암이 없는 동년배의 예상 기대여명(자료의 예시에서는 17.89년)

간단한 정보들로 전립선암의 예후를 예측할 수 있다는 점은 장점이지만, 앞서 말씀드렸듯이 예후가 조금 더 나쁘게 나오는 경향이 있는 것 같고, 전립선암에 대한 치료 및 치료 반등 등에 따라 그 결괏값이 얼마든지 달라질 수 있다는 점은 유념하셔야 합니다.

지금까지 전이성 전립선암의 예후를 예측하는 방법들에 대해 알아보았습니다. 전이성 전립선암은 국소 전립선암과는 달리 임상 경과가 너무나 다양합니다. 그렇기 때문에 모든 환자에게 적용 가능한 검증된 예후 예측 모델은 확립되어 있지 않습니다. 또한 전이성 전립선암은 국소 전립선암에 비해 예후가 극적으로 나빠집니다. 따라서 이런 상황이 오지 않도록, 중년 이후 남성분들은 전립선 정기검진을 꼭 받으시기를 추천합니다.

11장

전립선암과 생활습관

74 | 전립선암 항암치료 중입니다. 어떤 음식이 전립선암에 좋을까요?

지금부터 전립선암 진단 후 치료를 받고 계신 환자분들이 진료 때 많이 물어보시는 생활습관과 관련된 내용을 다루겠습니다. 먼저 식생활입니다. 전립선암 환자분들에게 추천되는 식생활은 기본적으로 전립선암 예방을 위한 식이와 유사합니다. 전립선암 예방을 위한 식이에 대해서는 6장 '35. 전립선암 예방에 도움이 되는 식이습관이나 운동이 있나요?'에서 자세히 말씀드렸습니다. 하지만 전립선암 환자분들이 따로 챙겨야 하는 점들도 있습니다. 지금부터는 국소 전립선암 환자분들과 전이성 전립선암 환자분들의 식생활에 대한 이야기를 해보겠습니다.

전립선암 환자의 식생활에 대한 일반적인 조언

말씀드렸듯이, 전립선암 환자에게 추천되는 기본적인 식습관은 전립선암 예방을 위한 식습관과 크게 다르지 않습니다. 이러한 식습관이 전립선암의 재발이나 진행을 늦춰줄 수 있기 때문입니다.

전립선암의 예방 유형을 크게 분류하면, ① 전립선암의 원인이 되는 위험인자를 미리 줄여 암의 발생을 막는 1차 예방, ② 전립선암을 조기에 발견하여 조기에 치료하는 2차 예방, ③ 전립선암의 치료 후 생활 관리를 통해 후유증이나 재발을 최소화하는 3차 예방이 있습니다.

전립선암의 예방을 위한 식이요법은 전립선암의 발생을 막는 1차 예방에도 도움이 되고, 전립선암 치료 후 재발을 줄이는 3차 예방에도 도움이 됩니다. 일반적으로 추천되는 식습관을 다시 한번 정리하면 다음과 같습니다.

① 과일과 채소: 과일과 채소로 항산화제, 비타민, 미네랄을 충분히 섭취하는 것이 좋습니다. 특히 라이코펜 함량이 높은 토마토, 브로콜리, 콜리플라워와 같은 십자화과 채소, 베리류 과일 등이 전립선암 환자에게 좋습니다.

② 통곡물과 콩: 통곡물에는 섬유질이 풍부하여 전립선 건강에 좋고, 혈당 조절 및 체중 조절에도 도움이 됩니다. 콩에는 이소플라본Isoflavone이 많이 들어 있어 우리 몸의 호르몬 균형을 유지하는 데 도움이 되며, 전립선암의 성장을 억제하는 효과도 있습니다.

③ 건강한 지방: 오메가-3 지방산Omega-3 fatty acid이 풍부한 연어, 참치, 아마씨, 호두 등의 식품과 올리브오일, 아보카도 같은 식물성 지방을 포함한 식단이 전립선암 환자에게 권장됩니다.

④ 녹차: 녹차의 카테킨Catechin 성분은 전립선암세포의 성장을 억제하는 데 중요한 역할을 합니다. 또한 녹차는 염증을 줄여주고, 암세포의 확산을 막는 데에도 도움이 됩니다.

이 밖에 제한해야 할 식품으로, 붉은 고기, 가공육, 트랜스 지방, 설탕, 정제 탄수화물은 전립선암에 좋지 않은 음식이므로 섭취를 제한해야 합니다. 또한 알코올 섭취 역시 여러 종류의 암 발생을 촉진하고, 전신 건강에도 좋지 않으므로 섭취량을 조절하는 것이 좋습니다.

전립선암으로 수술을 받는 환자들의 식생활에 대한 조언

앞에서 국소 전립선암의 가장 중요한 치료법 두 가지가 수술과 방사선 치료라고 말씀드렸습니다. 이런 치료를 받게 되는 전립선암 환자분들이 특히 더 주의해야 할 식습관이 있을까요? 전립선암 수술은 체력적으로 상당한 부담이 될 수 있으며, 수술 자체가 환자의 전신 건강 상태에 여러 영향을 미칠 수 있습니다. 또한 수술 후 생길 수 있는 요실금 등의 후유증을 빨리 극복하기 위해서도 올바른 식이는 중요합니다. 다음과 같은 식습관이 전립선암 수술을 받는 환자분들에게 도움이 될 수 있습니다.

- **충분한 열량 섭취**

전립선암 수술 후 단기적으로 섭취 열량을 늘리는 것은 환자의 회복에 도움이 됩니다. 수술 후 회복은 신체에 상당한 에너지를 요구하는데, 특히 적절한 열량과 영양소의 섭취는 다음과 같은 이유들 때문에 중요합니다.

① 상처 회복 촉진: 수술로 인한 상처의 치유 과정은 많은 에너지를 소모합니다. 따라서 섭취 열량을 늘리면 수술 상처가 더 빨리 회복될 수 있습니다.

② 체력 유지 및 회복: 수술 후에 많은 분들이 피로감을 호소합니다. 충분한 열량은 몸에 필요한 에너지를 제공하여 이러한 피로를 감소시키고, 일상 활동으로의 빠른 복귀에 도움을 줄 수 있습니다.

③ 근손실 방지: 고령 환자분들의 경우 수술 후 활동량이 감소하면 근육량도 줄어들 수 있습니다. 적절한 열량과 단백질 섭취는 근손실을 방지하고 근육 조직을 수복하게 하는 데 필수적입니다.

④ 영양 결핍의 예방: 수술 직후에는 식욕이 감소하여 영양소의 흡수가 저하될 수 있습니다. 이 시기에 충분한 열량과 영양소를 섭취하면 영양 결핍을 예방할 수 있을 것입니다.

전립선암 수술 직후에는 평소에 섭취하던 양에 비해 20% 이상의 충분한 열량을 추가로 섭취하는 것이 좋습니다. 이는 수술에 의한 스트레스, 상처 치유를 위한 추가 에너지의 요구량, 그리고 활동량 감소로 인한 근손실 방지 등을 고려한 추정치입니다. 예를 들어 일일 에너지 섭취량이 평소 2,000kcal라면, 수술 후 회복 기간에는 2,400kcal 정도로 섭취량을 늘리는 것이 좋습니다. 하지만 총 섭취량을 고정하는 것보다는 본인의 상태를 잘 관찰하여 영양분 섭취량을 조절하는 것이 좋습니다. 예컨대 섭취량을 늘렸는데도 체중 감소가 관찰되는 경우 열량 섭취를 더 늘리는 것입니다. 반대로, 수술 후 식욕 부진이나 소화불량이 일시적으로 나타날 수 있어, 실제 섭취 가능한 열량이 좀 줄어들 수도 있습니다.

• 전립선암 수술 회복기에 도움이 되는 식이

충분한 열량 섭취에 더하여, 전립선암 수술 후 회복에 도움이 되는 식이는 다음과 같습니다.

① 고단백 식단: 전립선암 수술 후 회복 기간에는 고단백 식단을 유지하는 것이 좋습니다. 단백질은 상처 치유, 면역 체계 강화, 손실된 근육 조직의 수복에 필수적인 역할을 합니다. 하지만 전립선암이라는 특수한 상황에는 단백질의 공급원을 지혜롭게 선택하는 것이 좋습니다. 트랜스 지방 함량이 적은 닭가슴살, 오메가-3 지방산이 풍부한 생선, 전립선 건강에 좋은 콩 단백질 등이 좋은 단백질 공급원이 될 수 있습니다.

② 충분한 수분 섭취: 수술 후 탈수를 방지하기 위해 충분한 수분 섭취가 필요합니다. 생수, 녹차, 무가당 음료 등을 충분히 섭취하세요.

③ 섬유질이 풍부한 식품: 수술 후 변비를 예방하기 위해 과일, 채소, 통곡물 등 섬유질이 풍부한 식품을 섭취하는 것이 중요합니다.

④ 소화가 잘 되는 식품: 수술 후 초기에는 식욕 부진; 소화 불량 등으로 인해 충분한 열량 섭취가 어려울 수 있습니다. 이때는 영양 밀도가 높은 식품을 조금씩 자주 섭취하거나, 필요한 경우 단백질 보충제 및 두유 등을 활용하여 영양 섭취를 돕는 것이 좋습니다.

이 밖에 피해야 할 음식들로, 염분이나 설탕이 많이 포함된 가공식품과 고지방 식품은 수술 후 회복을 방해할 수 있으므로 피하는 것이 좋습니다. 또한 술은 전립선암에 좋지 않을 뿐만 아니라, 전립선암 수술 후 요실금 등의 소변 증상 회복에도 방해가 되므로 전립선암 수술 후 회복기에는 금주가 꼭 필요합니다.

방사선 치료를 받는 환자들의 식생활에 대한 조언

물론 전립선암에 대한 방사선 치료는 수술에 비해서는 단기적인 체력적 부담이 덜할 수 있습니다. 하지만 방사선 치료를 받는 동안에도 식단 조절은 중요합니다. 올바른 식단은 방사선 치료의 부작용을 줄여주고, 전신 건강 상태를 유지하는 데 보탬이 되며, 방사선 치료 후 빠른 회복을 도와줍니다. 방사선 치료 기간에 추천되는 식이 지침은 다음과 같습니다.

① 충분한 수분 섭취: 방사선 치료 중에는 충분한 수분을 섭취하는 것이 중요합니다. 수분은 독소를 몸 밖으로 배출하고, 탈수를 예방하며, 세포에 영양을 공급하는 데 필요합니다.

② 영양 밀도가 높은 식품: 방사선 치료로 인해 식욕이 감소하는 경우가 흔합니다. 그러므로 충분한 열량을 섭취하기 위해서는 영양 밀도가 높은 식품을 섭취하는 것이 중요합니다. 과일, 채소, 통곡물, 닭가슴살, 생선 등을 충분히 포함한 식단이 추천됩니다.

③ 소화가 잘 되는 식품: 방사선 치료 역시 소화 기관에 부작용을 일으킬 수 있습니다. 따라서 소화 부담이 적으면서도 영양가 있는 식단을 유지하는 것이 좋고, 맵거나 지나치게 기름진 음식, 가공식품은 피하는 것이 좋습니다.

④ 섬유질이 풍부한 식품: 충분한 섬유질 섭취는 방사선 치료 중 발생할 수 있는 변비를 예방하는 데 도움이 됩니다. 통곡물, 채소, 과일이 좋은 섬유질 소스입니다.

⑤ 부작용에 따른 조절: 방사선 치료로 인한 구강 염증, 구토, 설사 등의 부작용에 따라 식단 조절이 필요할 때도 있습니다. 예를 들어 구강 내 문제가 생긴다면 부드럽고 쉽게 삼킬 수 있는 음식을 선택하는 것이 좋습니다.

물론 전립선암 환자의 식단은 개인의 건강 상태, 치료 방법, 의료 전문가의 조언에 따라 달라질 수 있습니다. 따라서 전립선암 치료를 받는 중인 환자분들은 의사나 영양사와 상담하여 개인에게 맞는 최적의 식단 계획을 세우시는 것이 좋습니다.

전이성 전립선암 환자들의 식생활에 대한 조언

지금부터는 항암치료 등의 전신 치료를 받는 전이성 전립선암 환자의 식이에 대해 알아보겠습니다. 기본적으로는 국소 전립선암 환자와 마찬가지로 전립선에 이로운 음식은 많이 드시고, 해로운 음식은 피하시는 것이 좋습니다. 그러므로, ① 과일과 채소, ② 통곡물과 콩, ③ 건강한 지방, ④ 녹차 등을 많이 드시고, 붉은 고기, 가공육, 트랜스 지방, 설탕, 정제 탄수화물의 섭취를 제한하시면서 금주하실 것을 동일하게 추천합니다.

전이성 전립선암 환자들의 특수한 상황

전이성 전립선암 환자의 식이에서 가장 중요한 것은 체중 감소cachexia가 생기지 않게 하는 것입니다. 즉 전이성 전립선암 환자가 오래 살기 위해서는 잘 먹어야 합니다. 저도 진료를 할 때 진행된 전립선암 환자분들께는 '음식을 따로 가리지 말고, 좋아하는 음식을 일단 많이 드시라'고 조언해드리곤 합니다. 체중이 감소된 생긴 암 환자는 정상 체중의 암 환자에 비해 오래 살지 못합니다. 체중이 암 환자의 예후에 영향을 미치는 이유는 여러 가지입니다. 정리하면 다음과 같습니다.

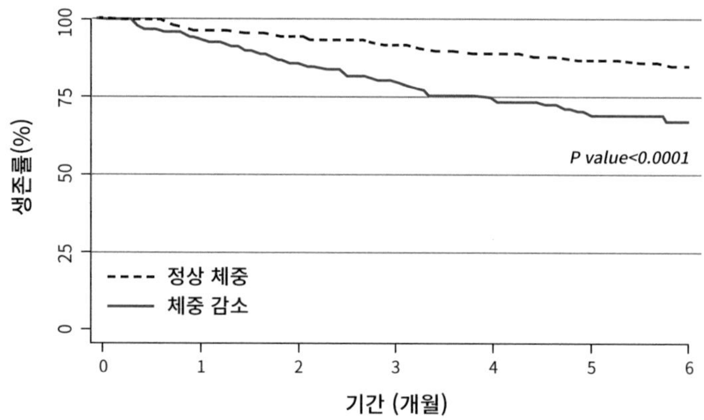

체중 감소와 암 환자의 생존률

① 체력 유지 및 회복 촉진: 충분한 식사는 항암치료 중에 체력을 유지하고 회복할 수 있게 도와줍니다. 영양을 충분히 섭취할 경우 우리 몸이 치료를 더 잘 견딜 수 있고, 부작용도 줄일 수 있습니다.

② 면역 체계 강화: 충분한 영양소는 면역 체계를 강화하고 감염의 위험을 줄여줍니다. 항암치료를 받으면 골수 기능이 억제되어 면역이 떨어지는 부작용의 위험이 있습니다. 충분한 영양 섭취로 이를 예방해야 합니다.

③ 부작용 최소화: 영양 상태가 좋은 환자는 항암치료 부작용을 더 잘 견딜 수 있습니다. 특히 고영양 식단은 입안의 궤양이나 소화 불량과 같은 부작용들을 관리하는 데 도움이 됩니다.

④ 치료 효과 극대화: 최근 연구들을 보면, 환자의 영양 상태가 좋을수록 전립선암 전신 치료의 반응률이 높다는 결과들이 많습니다. 환자가 치료를 잘 견딜 수 있으므로 약 용량을 최대로 사용할 수 있고, 치료가 중단되는 경우도 드물기 때문입니다. 그러므로 충분한 영양을 공급하는 것이 중요합니다.

제가 좋아하는 음식이 전립선암에는 나쁘다는데 먹으면 안 되나요?

항암치료를 받고 있는 전립선암 환자분들은, 식사량을 유지하는 것과 특정 음식을 피하는 것 사이에서 균형을 찾는 것이 중요합니다. 즉 항암치료 중에는 다음 두 가지 중요한 측면에 초점을 맞춰야 합니다.

① 충분한 영양 섭취량 유지: 치료 중에는 식사량을 유지하고, 필요한 모든 영양소를 충분히 섭취하는 것이 가장 중요합니다. 충분한 영양 섭취는 앞에서 말씀드렸듯이 체력 유지, 면역 강화, 부작용 최소화, 치료 효과 극대화를 위해 꼭 필요합니다. 이를 위해 고칼로리·고단백 식품을 식단에 포함시키고, 소화하기 쉽고 영양가 높은 식품들을 주로 드셔야 합니다.

② 전립선암에 나쁜 음식 피하기: 동시에, 전립선암에 해로운 음식을 피하는 것도 중요합니다. 가공육, 트랜스 지방, 설탕, 정제 탄수화물, 술은 가능한 한 제한하는 것이 좋습니다.

결론적으로 항암치료를 받고 계신 전립선암 환자분들은 충분한 영양 섭취를 위해 노력하면서도, 전립선암에 좋지 않은 음식들은 피하는 것이 가장 유리합니다. 하지만 환자의 특수한 상황도 고려해야 합니다. 만약 식욕이 너무 떨어져서 빵(정제 탄수화물)이나 가공육 외에 다른 음식은 전혀 먹을 수 없는 상태라면 어떻게 해야 할까요? 저는 이런 환자분들에게, 일단 그거라도 충분히 드시는 것이 더 낫다고 조언합니다. 환자가 조금이라도 더 오래 살기 위해서는 항암치료를 받을 수 있어야 하기 때문입니다. 또한 여명이 길지 않다면 환자의 여생의 질도 생각해야 합니다.

충분한 영양 섭취를 확보하기 위한 조언

전립선암 항암치료 중에 충분한 식사량을 유지하는 것은 매우 어렵습니다. 항암치료는 식욕 감소, 오심, 구토, 설사, 입안 궤양 등의 부작용을 자주 유발하며, 이러한 부작용들로 인해 음식의 섭취가 어려워질 수 있기 때문입니다. 이러한 상황에서 식사량을 늘리기 위한 조언은 다음과 같습니다.

① 조금씩 자주 먹기: 하루에 세 번 식사를 고집하는 대신에, 작은 양을 자주 섭취하는 것이 도움이 됩니다. 이렇게 드시면 소화기계에 부담을 덜고, 오심을 줄일 수 있습니다.

② 액상 또는 부드러운 식품 섭취: 두유, 스무디, 수프, 죽과 같은 액상 또는 부드러운 식품들은 소화가 잘 되고 영양가도 높습니다. 이러한 식품들은 식사량 유지에 도움이 됩니다.

③ 식사 중에 물 적게 마시기: 식사 중에 물을 많이 마시면 배가 불러 식사량이 줄어들 수 있습니다. 식사와 식사 사이에 물을 조금씩 자주 마시는 것이 더 낫습니다.

④ 오심 유발 식품 피하기: 진한 냄새를 풍기는 음식, 매운 음식, 고지방식은 오심을 유발할 수 있으므로 피하는 것이 좋습니다.

⑤ 상온의 음식 섭취: 너무 뜨겁거나 차가운 음식 대신 상온의 음식을 드시면 오심을 줄이는 데 도움이 됩니다.

⑥ 약물 사용: 항암치료 시 오심이 너무 심한 분들은 항암치료 전후에 오심 예방약을 복용할 수 있고, 식욕을 좋게 해주는 식욕 촉진제를 복용할 수도 있습니다.

의사와 상의하여 적절한 약을 사용하시는 것이 도움이 됩니다.

⑦ 보충제 사용: 주치의나 영양사와 상의하여 적절한 영양 보충제를 사용해보는 방법도 있습니다. 이 방법은 식사로 충분한 영양분을 섭취하기 어려울 때 도움이 됩니다.

⑧ 식사 환경 개선: 식사 시간을 즐겁게 만들어 식욕을 자극하세요. 가족이나 친구와 함께 식사하거나, 음악을 들으면서 식사하는 것도 좋은 방법입니다.

전이성 전립선암 환자분들은 이런 방법들을 잘 활용해서 충분한 식사량을 유지하는 것이 매우 중요합니다. 대체로 잘 드시는 분들이 더 오래 건강하게 삽니다. 식사를 잘 못하는 진행성 전립선암 환자분들에게 제가 항상 드리는 말씀이 있습니다. "이제부터는 밥도 전립선암을 좋아지게 하는 약이라고 생각하시고, 억지로라도 많이 드세요."

75 | 비타민 D나 차가버섯, 공진단이 전립선암에 좋나요?

요즘 진료실에서 비타민 D 혹은 차가버섯이 전립선암 환자들에게 좋은지 문의하는 분들이 참 많습니다. 지금부터는 그 질문에 간단히 답해보겠습니다.

비타민 D가 전립선암 환자의 건강에 도움이 되나요?

• 비타민 D와 전립선암 환자의 뼈 건강

먼저 결론부터 말씀드리면 비타민 D 복용은 전립선암 환자에게 도움이 될 수 있습니다. 전립선암은 뼈로 잘 전이하는 암이라고 앞에서 여러 번 말씀드렸습니다. 그러므로 전립선암 환자에게는 뼈 건강 관리가 매우 중요합니다. 뼈 건강을 관리하기 위해서는 다음 두 가지를 실천하는 것이 좋습니다.

① 운동: 규칙적인 스트레칭, 걷기, 근력 운동으로 뼈를 지탱하는 근육을 강화하는 것이 도움이 됩니다.
② 칼슘과 비타민 D의 섭취: 칼슘과 비타민 D를 섭취하면 전립선암 환자의 뼈를 튼튼하게 하여 골절의 위험성을 줄이고, 골다공증을 예방할 수 있습니다.

특히 비타민 D는 전립선암 환자의 뼈 건강을 유지하는 데 필수적인 성분 중 하나입니다. 비타민 D는 장에서 칼슘의 흡수를 증가시켜 칼슘이 뼈를 형성하고 유지하게 하는 데 필수적인 역할을 합니다. 또한 부갑상선호르몬의 분비를 억제해 뼈에 있는 칼슘의 체내 재흡수를 감소시킴으로써 뼈의 밀도와 강도를 유지하게 하는 데에도 도움을 줍니다. 이는 뼈가 칼슘을 유지하도록 하여 뼈가 약해지는 것을 방지합니다. 뿐만 아니라 근육 기능을 향상시켜 낙상의 위험도 줄여줍니다. 낙상은 특히 노인에게 있어 골절의 주요 원인이 되기 때문에, 이는 간접적으로 뼈 건강 유지에 도움이 됩니다. 비타민 D는 뼈를 형성하는 세포인 조골세포osteoblast의 성장과 분화를 촉진하여 뼈의 빠른 재생을 도와주기도 합니다.

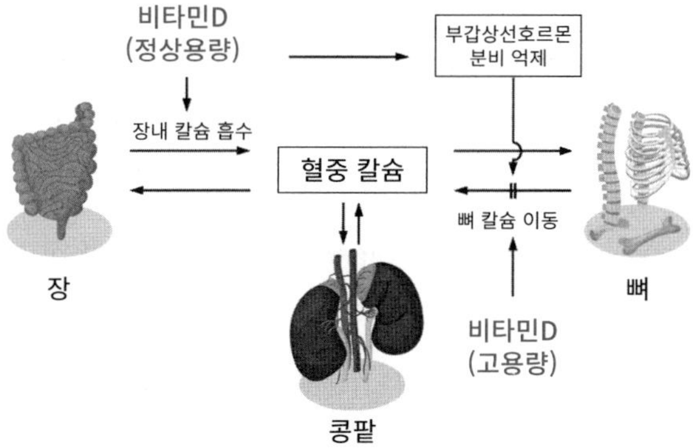

비타민 D가 뼈 건강에 미치는 영향

그렇기 때문에 전립선암 환자가 비타민 D를 꾸준히 복용하면 뼈 건강을 유지하는 데 좋습니다. 뼈 건강을 유지하기 위해 비타민 D를 복용할 때는 보통 1000에서 2000 국제단위International Unit: IU의 섭취를 권장합니다. 같이 복용하는 칼슘의 하루 권장량은 800~1200mg입니다.

- **비타민 D의 전립선암 진행 억제 작용**

비타민 D가 전립선암의 진행을 억제할 수 있다는 연구 결과들이 있습니다. 대표적으로 비타민 D 수치가 낮을 경우 전립선암 발병의 위험이 높아진다는 연구, 비타민 D에 암세포의 혈관 신생을 억제하는 효과가 있어 전립선암의 악성도에 영향을 줄 수 있다는 연구 결과가 있습니다. 또한 비타민 D가 전립선암 치료에 도움이 될 수 있음을 시사하는 연구 결과들도 소수 있습니다. 하루 4000IU의 비타민 D를 복용하는 전립선암 환자의 60% 정도에서 암 성장이 억제되었다는 소규모의 후향적 연구도 있고, 비타민 D 수치가 낮은 전립선암 환자들은 정상 수치의 환자들에 비해 전립선암 전이가 잘 되고, 악성도도 더 높았다고 보고한 연구도 있습니다.

하지만 비타민 D가 어떠한 기전으로 전립선암을 억제할 수 있는지 아직 완전히 밝혀지지는 않았습니다. 또한 비타민 D 섭취가 전립선암 치료에 효과가 있는지 검증한 대규모 임상 연구도 전무합니다. 그러므로 기존의 연구들은 비타민 D가 전립선암 치료에 도움이 될 가능성을 시사하지만, 아직 표준적으로 권고되는 내용은 아닙니다.

기존의 연구 결과들을 보면, 비타민 D의 전립선암 치료 효과를 보기 위해서는 혈중 수치를 적어도 40ng/mℓ 이상 유지해야 할 것으로 판단됩니다. 대한민국 국민의 평균 비타민 D 수치는 16.1ng/mℓ로 낮은 편입니다. 따라서 비타민 D 혈중 수치를 40ng/mℓ 이상 유지하려면 매일 최소 4000IU 이상의 고용량 비타민 D를 복용해야 합니다. 하지만 비타민 D를 필요 이상으로 섭취하여 체내에 누적될 경우 비타민 D가 독성 작용을 일으킬 수도 있습니다. 가장 대표적인 부작용이 고칼슘혈증hypercalcemia입니다. 앞서 비타민 D가 장에서 칼슘의 흡수를 촉진한다고 말씀드렸지만, 칼슘의 흡수가 지나치면 혈중 칼슘이 기준치 이상으로 높아집니다. 이렇게 되면, ① 오심, 복통 등의 소화기 증상, ② 수면장애, ③ 콩팥 기능 저하 및 요관 결석, ④ 뼈 통증, ⑤ 심혈관계 문제 등의 심각한 합병증 등을 유발할 수도 있습니다.

정리하면, 전립선암 환자분들이 1000~2000IU 정도의 저용량 비타민 D를 칼슘과 함께 정기적으로 복용하시는 것은 뼈 건강 유지에 도움이 되므로 추천됩니다. 하지만 전립선암 진행 억제 목적으로 4000IU 이상의 고용량 비타민 D를 복용하는 것은 아직 충분한 근거가 부족하고, 고칼슘혈증 같은 심각한 합병증을 유발할 수 있으니 주의를 요합니다.

차가버섯이 전립선암 환자의 건강에 도움이 되나요?

차가버섯Chaga mushroom은 주로 시베리아, 알래스카, 캐나다 북부, 핀란드, 스웨덴, 노르웨이 등의 북유럽 국가들처럼 고위도의 추운 지역에서만 자라는 버섯입니다. 차가버섯은 살아 있는 자작나무에 기생하여 자랍니다. 균사체菌絲體가 아닌 균핵菌核이 전체의 90%를 차지해서 일반적인 버섯처럼 부들부들하지 않고 나무 조각처럼 딱딱한 것이 특징입니다. 포자胞子 번식을 하는 일반 버섯과 달리 차가버섯은 바이러스가 자작나무에 침투해 자작나무의 수액과 영양분을 흡수하여 성장합니다. 멜라닌Melanin 색소가 풍부하므로 대부분 검은색을 띄는 것이 특징입니다. 추운 지역에서는 곰팡이가 매우 느리게 자라기 때문에, 차가버섯도 매우 희귀한 것으로 알려져 있습니다.

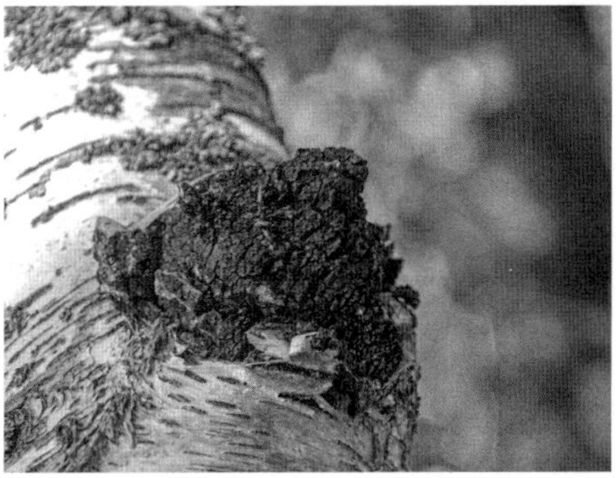

차가버섯

한국에서는 주로 러시아 등의 국가에서 수입되어 분말 제형으로 유통되고 있습니다. 차가버섯에는 베타글루칸β-Glucan, 멜라닌, 트리테르펜Triterpene 등의 항산화제 성분들이 들어 있습니다. 이 성분들은, ① 면역 체계 강화, ② 염증 감소, ③ 암세포 성장 억제 등의 효과가 있다고 보고됩니다. 하지만 차가버섯이 암에 미치는 영향에 관한 연구는 여전히 초기 단계에 있으며, 대부분의 연구는 동물 실험이나 세포 실험에 불과합니다. 그러므로 차가버섯의 효능과 안전성에 대해서는 더 많은 연구가 필요한 상태입니다.

국내의 암 환자들이 차가버섯에 관심을 가지게 된 데에는, ① 이런 기초적인 연구 결과에 더하여, ② 오랜 기간 러시아나 동유럽 지역에서 암의 치료를 돕는 자연요법으로 활용되었던 점, ③ 언론과 인터넷, 특히 소셜 미디어와 건강 관련 웹사이트에서 차가버섯의 효능에 대해 홍보한 내용, ④ 차가버섯을 사용한 사람들의 긍정적인 경험담 등이 기여한 것으로 생각됩니다. 이러한 요인들이 복합적으로 작용하여 국내 암 환자들 사이에서 차가버섯이 암에 좋다는 믿음이 퍼지게 되었습니다. 그러나 다시 말씀드리지만, 차가버섯의 효능과 안전성에 대해서는 아직 더 많은 과학적 연구가 필요한 상황입니다.

국내 차가버섯의 가격은 매우 비싼 편입니다. 이는, ① 차가버섯 자체가 희소한 데 비해, ② 차가버섯의 암 치료 효능을 믿고 찾는 수요는 꾸준히 늘고 있기 때문입니다.

또한 ③ 수입을 위한 통관 및 관세 비용이 추가됩니다. 이처럼 효과가 검증되지 않은 고가의 차가버섯에 많은 돈을 쓰는 것은 합리적이지 않습니다.

물론 이론적으로 베타글루칸을 포함한 항산화제를 꾸준히 복용하는 것이 전립선암을 포함한 암 환자들에게 도움이 될 수는 있습니다. 하지만 베타글루칸과 같은 항산화제 성분이 비단 차가버섯에만 들어 있는 것은 아닙니다. 국내에서 쉽게 구할 수 있는 표고버섯, 느타리버섯, 영지버섯 등에도 매우 높은 농도의 베타글루칸을 포함한 항산화제 성분들이 풍부하게 들어 있습니다. 암의 치료를 돕기 위해 이 성분들을 섭취하고 싶다면 비싼 차가버섯 대신 쉽게 구할 수 있고 가격도 저렴한 일반 버섯들을 꾸준히 드시는 게 더 지혜롭습니다. 전립선암에 차가버섯이 좋을지 물어오시는 환자분들께 저는 똑같이 대답합니다. "버섯을 꾸준히 드시는 것은 전립선암에 좋을 수 있습니다. 하지만 차가버섯 같은 거 사 드시지 마시고, 밥 반찬으로 버섯을 많이 챙겨 드세요."

전립선암 수술을 받고 회복 중인데 공진단을 먹어도 되나요?

가끔씩 전립선암 수술을 받은 환자분들이 "제가 몸이 허해서 그러는데 공진단을 좀 먹어도 되나요?"라고 물어오십니다. 공진단供辰丹은 한의학에서 사용되는 대표적인 보약 중 하나입니다. 녹용, 인삼, 침향沉香, 천화분天花粉, 자하거紫何車, 산수유, 당귀, 황기, 자인삼刺人蔘 등 다양한 약재를 혼합하여 만듭니다.

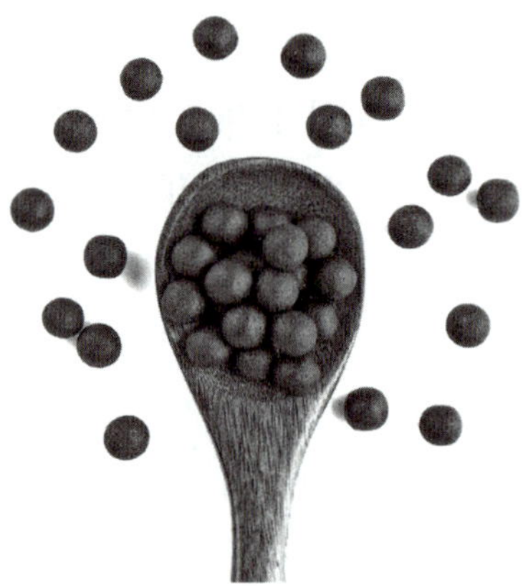

공진단

공진단의 조제와 사용의 근거는 주로 한의학의 고전적인 문헌에서 찾을 수 있습니다. 그 중 가장 유명한 문헌은 『동의보감東醫寶鑑』으로, 공진단의 효능에 대한 설명도 여기서 찾아볼 수 있습니다. 『동의보감』에 따르면 공진단은 특히 기력 회복, 면역 기능 강화, 혈액순환 개선 등의 효능이 있어, 체력이 약해진 사람, 회복기의 환자, 노약자들에게 도움이 된다고 주장합니다.

전립선암 수술은 앞에서도 말씀드렸듯이 체력적으로 상당한 부담이 되며, 환자의 전신 컨디션에 영향을 줍니다. 또한 환자들은 수술하고 생기는 후유증도 빨리 극복해야 합니다. 수술 후 공진단을 비롯한 한약제의 복용을 고려하는 환자들은, 이 약제들이 수술 후 빠른 회복에 도움을 줄 것으로 기대합니다.

환자분들이 공진단을 먹어도 되는지 물어보시면, 저는 그냥 드셔도 된다고 말씀드립니다. 사실 특별한 효과를 기대하고 드시라는 것은 아닙니다. 수술하고 나서 회복하기 위해 노력하시는 분을 실망하게 하고 싶지 않기 때문입니다. 공진단에 큰 독성은 없을 것으로 생각되기도 합니다. 하지만 공진단이나 한약만 드시고 아무것도 안 하시기보다는, 앞에서 알려드린 전립선암 수술 환자의 식이(11장 '74. 전립선암 항암치료 중입니다. 어떤 음식이 전립선암에 좋을까요?' 참조)도 열심히 병행하시라고 격려해드립니다. 전립선암 수술 환자에게 권장되는 식습관에 대해 다시 한번 요약하면 다음과 같습니다.

① 충분한 열량 섭취
② 고단백 식단
③ 충분한 수분 섭취
④ 섬유질이 풍부한 식품
⑤ 소화가 잘되는 식품

사실 이 정도만 철저히 하셔도 공진단이나 한약을 따로 챙겨 드실 필요까지는 없을 것입니다.

76 전립선암 수술 후 일상생활 복귀는 언제쯤 가능한가요?

술은 언제부터 마실 수 있나요?

전립선암 수술을 받고 어느 정도 회복하신 분들 중에서 평소 술을 좋아하셨던 분들이 은근히 자주 물어보시는 질문입니다. 기본적으로 술은 전립선암에 좋지 않습니다. 앞에서 말씀드렸듯이, 과도한 알코올 섭취는 전립선암의 재발 위험을 증가시킵니다. 또한 술을 많이 드시면 전립선암 수술 후에 회복 중인 요실금, 빈뇨, 절박뇨, 야간뇨 등의 소변 증상이 다시 나빠지는 경우도 자주 있습니다.

전립선암을 치료하는 의사의 입장에서는 특히, 환자분이 다시 술을 좀 드시고 싶다고 하면 말리고 싶은 게 솔직한 심정입니다. 가끔씩은 보호자들이 환자분보다 먼저 진료실에 들어와서, "환자에게 '술을 이 참에 꼭 끊어야 한다'고 강하게 말해달라"고 부탁을 하는 경우도 있습니다. 하지만 제가 아무리 말려도 술을 좋아하시는 분들은 결국 술을 입에 다시 대십니다. 하지만 그런 분들이라 하더라도 다음의 선들은 넘지 않으시는 것이 좋습니다.

① 수술 후 회복기에는 절주節酒하기: 수술 후 3개월 정도는 알코올 섭취를 아예 안 하시는 것이 좋습니다. 이 시기는 몸이 회복되는 중요한 시기입니다. 이때 섭취하는 알코올은 몸의 정상적인 회복을 방해하고, 수술 전후로 사용하는 여러 약물과 상호작용할 가능성이 높습니다.

② 섭취량을 철저히 제한하기: 회복기가 지나고 나서도, 술은 절대 많은 양을 드시면 안 됩니다. 여러 번 말씀드린 내용이지만, 과도한 알코올 섭취는 여러 암의 발생 위험을 높이며 전립선암의 재발 등에도 영향을 줍니다. 술을 다시 입에 대

시는 분들도 음주는 주 1회 이하, 한 번 드실 때 맥주 500cc 한 잔 또는 소주 두 잔을 넘지 말아야 합니다.

③ 모임에서는 술 피하기: 직장 또는 친구 모임에서는 전립선암 치료 중이니 술을 마시지 않겠다고 밝히셔야 합니다. 이런 모임에서는 권하는 술을 피하기 어려운 상황도 많고, 또 분위기에 따라 폭음을 하게 되는 경우도 흔하기 때문입니다. 술을 꼭 조금 드셔야 한다면 집에서 가족과 함께 소량만 드세요. 가족분들은 환자가 술을 지나치게 먹지 않도록 도와줘야 합니다.

④ 본인의 소변 증상 잘 관찰하기: 전립선암 수술을 받고 소변 증상이 회복되는 중에 술을 다시 입에 대셨다면, 이후 증상이 나빠지는지를 잘 관찰하셔야 합니다. 만약 다시 음주를 시작한 다음에 소변 증상이 나빠진다면 즉시 금주하고, 주치의와 식이 계획 등을 다시 상담하시는 것이 안전합니다.

사실 이 부분을 쓰면서, '전립선암 수술을 하고 나서 술을 조금은 먹어도 되나 보다' 하고 오해하시는 분들이 있을까 걱정이 됩니다. 다시 말씀드리지만, 전립선암 환자는 술을 끊는 것이 가장 좋습니다. 현실적으로 그게 어려운 분들이라면, 여기서 말씀드리는 조언이나마 따르는 것이 좋겠다는 의미로 이해하셔야 합니다.

출근은 언제부터 가능한가요?

전립선암 수술 후 언제쯤 직장으로 복귀할 수 있는지는 거의 모든 환자분이 물어보시는 질문입니다. 전립선암 수술 후 직장에 복귀할 수 있는 시점은, ① 수술의 방법, ② 개인의 건강 상태, ③ 회복 속도, ④ 직업의 종류 등에 따라 차이가 있습니다. 일반적으로는 수술 후 2주에서 6주 정도의 휴식이 필요할 수 있습니다. 물론 업무 복귀를 위해 더 긴 기간이 필요한 환자들도 있습니다. 가령 체력적인 부담이 적은 사무직의 경우 복귀가 빠를 수 있지만, 몸을 많이 써야 하는 직업이라면 회복 기간이 더 필요할 수 있습니다.

여러분이 이해하시기 쉽도록, 전립선암 로봇수술을 받고 별 문제 없이 퇴원하게 되는 환자의 상황을 기준으로 직업군마다 어느 정도의 시간을 두고 직장으로 복귀하면 좋을지 설명해드리겠습니다. 하지만 개인의 회복 속도나 업무 강도에 따라 차이가 있을 수 있으므로, 구체적인 업무 복귀 계획은 치료를 해주시는 주치의와 꼭 상의하실 필요가 있습니다.

① 사무직: 사무직에 종사하시는 분들은 전립선암 로봇수술을 받고 나서 2주 이내에 출근이 가능할 것으로 판단됩니다.

② 운수업: 운전을 오래 해야 하는 택시나 버스 기사님들이 로봇수술 후 업무로 복귀하는 시기를 정하려면, 그들의 특수한 업무 환경을 고려해야 합니다. 운수업 종사자들은 오랜 시간 앉아 있어야 하며, 때로는 운전 중에 미세한 진동이나 충격이 몸에 전달될 수 있습니다. 이러한 상황은 회복 중인 환자에게 불편함을 초래하며, 수술 부위에도 압력이 전달될 수 있어 주의가 필요합니다. 일반적으로 운수업 종사자들은 로봇수술 후 2~4주 후에 운전을 재개할 수 있을 것으로 예상됩니다.

③ 건설업: 건설업 종사자가 전립선암 로봇수술 후 일터로 복귀하기까지는 사무직 직원보다 더 오랜 기간이 걸립니다. 건설 현장에서는 더 많은 신체 활동과 무거운 물건을 드는 작업이 필요하므로, 수술 후 회복 기간이 더 길고 조심스러워야 할 필요가 있습니다. 일반적으로 건설업 종사자는 수술 후 최소 4~6주의 회복 기간이 권장됩니다.

④ 서비스업: 요식업 또는 판매업과 같이 장시간 서 있어야 하는 서비스업 종사자들도 로봇수술 후 업무 복귀에 특별한 주의가 필요합니다. 장시간 서 있는 것은 회복 중인 신체에 부담을 줄 수 있으며, 특히 수술 부위의 압력이나 불편함을 증가시킬 수 있습니다. 일반적으로는 수술 4~6주 후에 활동을 재개할 수 있습니다. 하지만 휴식 없이 장시간 서 있는 업무를 담당하시는 분이라면 더 긴 회복 기간이 필요할 수 있습니다. 또한 이런 분들에게는 압박 스타킹이나 편한 신발을 착용하여 다리의 부담을 줄이고 혈류를 개선하는 것이 많은 도움이 됩니다.

⑤ 농어업: 농업 및 어업 종사자들도 업무 복귀를 천천히 하는 것이 추천됩니다. 무

거운 것 들기, 장시간의 신체 활동, 기계를 조작하는 등의 노동 집약적인 활동이 필요하기 때문입니다. 일반적으로 로봇수술 후에는 최소 4~6주의 회복 기간을 권장합니다. 특히 불안정한 해상海上에서의 균형 유지 등 고난도 작업이 필요한 어업 종사자들은 안전 사고를 미연에 예방하기 위해 8주 이상의 충분한 휴식 후 일을 시작할 것을 추천합니다.

수술을 받은 후 직장으로 복귀하는 시기는 사람마다 다릅니다. 이는 수술의 종류, 개인의 회복 속도, 직업의 특성에 따라 달라집니다. 복귀 시 처음부터 과도한 업무에 몰두하는 것은 바람직하지 않습니다. 오히려 점진적으로 업무 강도를 높여가는 것이 중요합니다. 다음은 수술 후 업무 부담을 조절하기 위한 몇 가지 방법입니다.

① 근무 시간 조절: 가능한 한 처음에는 근무 시간을 단축해 업무 부담을 줄이세요. 시간이 지나면서 점진적으로 근무 시간을 늘려나가는 것이 이상적입니다.
② 업무 강도의 점진적 증가: 먼저 가벼운 업무부터 시작하여 서서히 업무 강도를 높여가세요.
③ 충분한 휴식: 일하는 동안에도 충분히 휴식을 취하며, 가능하다면 앉아서 쉬는 시간을 가지세요. 이는 수술 부위에 가해지는 압력을 줄이고, 피로를 관리하는 데 도움이 됩니다.
④ 증상 관찰: 업무 중 통증이나 불편함이 증가한다면, 과도한 업무를 즉시 중단하고 필요한 경우 주치의와 상의하세요.

직장 복귀 시기는 개인별로 다를 수 있으므로, 여기서 언급한 휴식 기간을 절대적인 수치로 받아들이지는 마세요. 복귀 전에는 반드시 주치의와 상담하여 개인의 상황에 맞는 조언을 받는 것이 중요합니다.

등산은 언제부터 해도 되나요?

산행을 좋아하시는 분들이 전립선암 수술을 받고 나서 이 질문을 매우 자주 하십니다. 하지만 이 물음에 대한 대답은 수술 후 환자가 얼마나 회복된 상태인지, 어떤 산세山勢의 산을 등반하려고 하는지에 따라 다를 수 있습니다.

기본적으로 전립선암 수술 후 회복 과정에서는 지나치게 무리한 활동을 피하는 것이 좋습니다. 등산을 비롯한 신체 활동의 재개는 점진적으로 이루어져야 합니다. 전립선암 수술을 하고 나서 등산을 재개하기 전에 다음 몇 가지는 꼭 주의하시는 것이 안전합니다.

① 충분한 회복: 수술 후 회복의 속도는 사람마다 다릅니다. 어떤 분은 빨리 일상으로 돌아갈 수 있지만, 다른 분들은 더 긴 회복 기간이 필요합니다. 전립선암 수술 후 충분히 오랜 기간 골반부에 무리가 가지 않도록 주의하셔야 합니다.

② 주치의의 확인: 수술을 해주신 주치의 선생님이 환자분의 수술 후 상태, 회복의 정도를 가장 잘 알고 있습니다. 그러므로 등산과 같은 활동을 다시 시작하기 전에는 반드시 주치의의 확인을 받는 것이 좋습니다.

③ 등반 전 충분한 스트레칭: 수술 후 회복 과정에는 쉬었던 관절의 가동 범위가 줄어 있고, 작은 스트레스에도 부상이 발생할 위험성이 높습니다. 따라서 등산 같은 고강도의 신체 활동 전에는 준비운동과 스트레칭을 충분히 하여 부상을 예방하셔야 합니다.

④ 쉬운 코스부터 점진적으로: 등산 등을 재개할 때는 몸에 부담이 적게 가는 강도에서 시작하여 점차 정도를 높여가는 것이 좋습니다. 예를 들어 짧고 평탄한 길에서 산책하는 것부터 시작하여 점차 등산으로 이어지도록 조절할 수 있습니다.

그래서 등산은 언제부터 할 수 있는 걸까요?

상황이 다양하겠지만, 전립선암 로봇수술을 받고 평균적인 속도로 회복하는 환자를 기준으로 말씀드리겠습니다. 개인의 회복 속도나 건강 상태에 따라 차이가 있을 수 있으니 다음 내용은 참고만 하시고, 꼭 등산을 시작하기 전에 주치의 선생님과 상의하시는 것이 안전합니다.

산림청 선정 우리나라의 100대 명산

서울/인천/경기	감악산(파주) 백운산 유명산	관악산 북한산 천마산	도봉산 소요산 축령산	마니산 용문산 화악산	명지산 운악산
강원	가리산 덕항산 백운산 용화산 팔봉산	가리왕산 두타산 삼악산 점봉산	계방산 명성산 설악산 치악산	공작산 방태산 오대산 태백산	대암산 백덕산 오봉산 태화산
대전/세종/충남	계룡산	대둔산	덕숭산	서대산	칠갑산
충북	구병산 월악산	금수산 천태산	도락산 희양산	민주지산	속리산
대구/경북	가야산 비슬산 주왕산 황장산	금오산 성인봉 주흘산	남산(경주) 소백산 청량산	내연산 운문산 팔공산	대야산 응봉산 황악산
부산/울산/경남	가지산 신불산 천성산	금산 연화산 화왕산	금정산 재약산 황령산	무학산 지리산(함양) 황매산	미륵산 지리산(통영) 황석산
전북	강천산 방장산 장안산	내장산 백암산 적상산	덕유산 변산	마이산 선운산	모악산 운장산
광주/전남	깃대봉 조계산	두륜산 천관산	무등산 추월산	백운산 팔영산	월출산
제주	한라산				

• 낮은 산

우리나라의 산을 예로 들면 남산(해발 262m), 아차산(287m), 인왕산(338m) 정도의 낮은 산들은 전립선암 수술을 하고 나서 가장 먼저 도전해볼 수 있는 코스입니다. 이런 낮은 산을 등산하는 것은 전립선암 수술 후 회복 과정에서 중요한 이정표가 될 수 있습니다. 우선 전립선암 수술 후 4~6주 후부터 평지에서의 산책을 시작해볼 수 있습니다. 매일 30분 이상의 꾸준한 산책을 무리 없이 할 수 있다면, 앞서와 같은 낮은 높이의 산들을 등산하는 것도 고려할 수 있습니다. 이 시점은 평균적으로 로봇수술 후 3개월이 경과하는 시점이 될 것입니다.

- **중간 높이의 산**

청계산(해발 620m), 관악산(629m), 주왕산(721m), 도봉산(739m), 북한산(836m), 계룡산(845m) 정도의 산들이 중간 높이의 산에 해당합니다. 반나절 이내에 등하산이 가능하고, 등산로가 잘 조성된 코스가 적절합니다. 낮은 산의 등산을 수차례 안전하게 성공했다면, 중간 높이의 산에 도전해볼 수 있습니다. 이 시기는 평균적으로 로봇수술 후 6개월 정도 되는 시점으로 예상됩니다.

- **높은 산**

국내에서는 소백산(해발 1,439m), 태백산(1,567m), 덕유산(1,614m), 설악산(1,708m), 지리산(1,915m), 한라산(1,947m) 등이 높은 산에 해당합니다. 이런 높은 산의 코스를 완주하기 위해서는 한나절 이상이 걸리는 경우가 많아, 1박 2일 코스로 등정을 하기도 합니다. 이러한 높은 산들은 전립선암 수술을 하고 나서 충분한 회복 기간이 지난 후에만 도전하는 것이 안전합니다. 적어도 중간 높이의 산의 등반을 5~6회 이상 무리 없이 성공했다면 시도해볼 수 있을 것입니다. 이러한 시점은 로봇수술을 받고 나서 적어도 1년 이상이 경과한 시기가 될 것입니다.

거듭 말씀드리지만, 여기서 말씀드린 내용은 추정치에 가깝습니다. 환자 개인이 등산이 가능한지 여부는 본인의 회복 정도, 건강 상태에 따라 차이가 납니다. 꼭 주치의와 등산 활동 시작 전에 충분히 상의하세요. 또한 등산 활동을 재개하는 과정에서 몸의 반응을 주의 깊게 관찰하고, 불편함이나 이상 증상이 나타나면 즉시 등산을 중단하고 의료진과 상의하셔야 합니다.

다시 자전거를 타고 싶으면 어떻게 하나요?

자전거를 타는 것이 전립선에 별로 좋지 않다고 앞에서 말씀드린 바 있습니다(3장 '11. 자전거를 타면 전립선에 안 좋나요?' 참조). 하지만 평소 자전거를 즐겨 타셨던 분들은 전립선암 수술을 받고 나서도 자전거를 탈 수 있는지 물어보시곤 합니다.

기본적으로 자전거를 타는 것은 전립선암 수술의 회복에 좋지 않습니다. 자전거의 안장이 전립선암 수술 후 방광-요도 재문합 부위를 압박할 수 있기 때문입니다. 하지만 자전거를 좋아하시는 분들은 이런 이유로 평생 자전거를 타지 못한다고 하면 받아들이기 어렵습니다. 또한 자전거 타기와 같은 유산소 운동은 전신 건강에 도움이 되고, 뼈 건강을 개선하며, 삶의 질을 높여준다는 장점들도 있습니다. 전립선암 수술 후 다시 자전거를 타고 싶은 분들은 다음 단계를 따라 차근차근 강도를 올리는 것이 안전합니다.

- **수술 직후**

수술 직후에는 회복을 위한 안정이 절대적으로 필요합니다. 자전거 타기 등의 운동은 수술 후 3개월 정도는 최대한 삼가는 것이 좋습니다. 특히 수술 부위에 추가적인 압박을 주는 활동은 피해야 합니다.

- **1단계: 실내 사이클**

전립선암 로봇수술을 한 환자를 기준으로, 수술 후 3개월 정도 지나면 대부분 실내 사이클 정도는 시도해볼 수 있습니다. 실내 사이클이 일반 자전거보다는 더 안전하기 때문입니다. 운동 강도가 일반 자전거 타기보다 더 편하며, 운동 시간도 본인의 컨디션에 따라 얼마든지 조절할 수 있습니다. 또한 일반 자전거를 탈 때 경험하는 요철에 의한 충격, 급회전, 넘어짐 등의 위험이 없기도 합니다.

처음 실내 자전거를 타실 때는 일주일에 3일 이하, 5~10분 이내의 시간만 타는 저강도로 시작하는 것이 좋습니다. 그리고 별 무리가 없는 경우에만 자전거 타는 시간과 빈도를 차츰 늘려가는 것이 좋습니다. 수술 후 회복기에는 수술 전보다 다리의 근력도 떨어져 있고 심폐 기능도 완전치 않다는 점을 충분히 고려해야 합니다. 즉 너무 성급하게 무리하지 않는 것이 좋습니다. 실내 자전거를 시작한 후 회음부 통증이 심해지거나 요실금 등의 증상이 심해진다면 자전거 타기를 중단하고 주치의와 꼭 상의하셔야 합니다.

- **2단계: 일반 자전거 조심스럽게 타보기**

실내 자전거를 30분 이상 무리 없이 탈 수 있고, 타고 나서도 별 문제가 없다면 다음 단계를 시도해볼 수 있습니다. 즉 일반 자전거를 요철이 없는 평지에서 조심스럽게 타볼 수 있습니다. 하지만 다음과 같은 상황들에는 주의해야 합니다.

① 전립선 안장(52쪽 그림 참조) 사용: 중앙에 틈이 있거나 젤 패드가 부착된 전립선 안장을 사용하여, 자전거를 탈 때 회음부에 가해지는 압박을 줄여야 합니다.
② 안장 높이 조절: 안장 높이를 평소 탈 때보다 약간 낮추면 페달을 밟을down stroke 때 회음부에 가해지는 압력이 줄어듭니다.
③ 점진적으로 강도 높이기: 처음에는 평지에서 30분 정도의 짧은 주행을 시작하세요. 이때 요철과 커브가 많은 코스는 피하는 것이 좋습니다.
④ 증상 관찰: 자전거를 타고 나서 회음부 또는 복부 통증이 생기거나 요실금 증상 등이 심해진다면, 이는 자전거 타기를 좀 더 쉬어야 할 필요가 있다는 신호입니다.
⑤ 충분한 휴식: 자전거를 매일 타면 회음부가 받는 충격이 누적될 수 있습니다. 자전거 타는 날 사이에 최소한 하루 이상의 휴식 기간을 두세요.

- **3단계: 자전거 타는 시간과 강도 점진적으로 늘리기**

평지에서 일반 자전거를 30분 정도 편안하게 탈 수 있다면 주행 시간과 강도를 점차 늘려볼 수 있습니다. 경사가 낮은 언덕에 도전해보고, 주행 속도를 높이는 것에도 도전해볼 수 있습니다. 하지만 절대로 무리하시면 안 됩니다. 각 진행 단계에서 통증이나 소변 증상의 악화를 경험한다면 주행 시간과 강도를 줄이고, 주치의와 상담하시는 것이 안전합니다.

물론 이 내용들도 다 일반론입니다. 수술 방법, 환자의 회복 정도, 건강 상태 등이 환자마다 다르므로, 전립선 수술 후 자전거를 다시 타고자 하신다면 그 전에 수술해주신 의사 선생님과 꼭 먼저 상의해보시는 것이 좋습니다.

77 | 전립선암 환자인데 코로나 백신 맞아도 되나요?

'전립선암 환자가 코로나 백신을 맞아도 되는지'는 2020년경 코로나19가 창궐하던 시기에 거의 모든 환자분이 물어보신 질문입니다. 추후에도 유사한 감염병이 전 세계적으로 도래할 수 있을 텐데, 그러한 상황에도 전립선암 환자의 백신 이슈는 또 생길 겁니다. 즉 그때의 상황도 코로나 때와 거의 유사할 것으로 예상되므로, 여기에서는 이 문제를 다루어보겠습니다.

암 환자, 코로나 백신 맞아도 되나요?

네, 맞아도 됩니다. 정확하게 말하면, 다른 사람들보다 우선적으로 맞아야 합니다. 암 환자들은 코로나 감염에 의한 중증도 이환 및 사망률이 훨씬 더 높습니다. 또한 암 치료를 위해 병원을 자주 방문하므로, 병원 내 감염 위험 역시 높아 코로나 백신 접종의 우선순위 대상이 됩니다. 이 이슈에 대해 미국암학회American Cancer Society: ACS는 암 환자에 대한 코로나 백신COVID-19 vaccine 지침을 명확히 발표한 바 있습니다. 여기서 '암 환자가 코로나 백신을 접종해야 하는지'에 대한 부분만 정리 요약하면 다음과 같습니다.

암 환자 코로나 백신 지침

Q. 암 환자와 암 완치자가 코로나 백신을 접종해야 하나요?

A. 많은 전문가가 암이 있거나 암 병력이 있는 대부분의 사람에게 코로나 백신이 제공되면 접종할 것을 권장합니다.

백신 접종에 대한 주요 관심사는 '암 환자에게 안전한지' 여부가 아니라, 특히 '면역 체계가 약화된 사람들에게 얼마나 효과적인지'에 대한 것입니다. 항암치료, 방사선 치료, 골수 이식, 면역치료와 같은 암 치료들은 환자의 면역 체계에 영향을 주어 백신의 효과를 떨어뜨릴 수 있습니다. 또한 백혈병이나 림프종 같은 특정 암에 걸린 사람들 역시 면역 체계가 약화되어 백신의 효과가 떨어질 수 있습니다.

코로나 백신의 효능에 관한 초기 연구에는 항암치료를 받는 사람들 혹은 다른 이유로 면역 체계가 약화된 사람들이 포함되지 않았습니다. 백신이 건강한 면역 체계를 가진 사람들에게 효과가 있는지 먼저 확인하기 위한 연구가 필요했기 때문입니다. 이 때문에 이러한 환자들에게 백신이 얼마나 효과적인지는 아직 명확하지 않습니다. 건강한 면역 체계를 가진 사람들에 비해 면역 체계가 약한 사람들에게는 백신 효과가 떨어질 수 있습니다. 그럼에도 전문가들은, 대부분의 암 환자처럼 면역력이 약한 사람들에게 중증의 코로나 감염 위험이 있으므로 백신을 접종할 것을 여전히 권장합니다.

하지만 환자마다 상황이 다르기 때문에 코로나 백신 접종에 대해서는 주치의와 상담하는 것이 가장 좋습니다.

백신 접종 시 전립선암 환자는 더 특별히 주의할 점이 있나요?

전립선암은 고형 암solid tumor의 일종이므로 앞의 미국 암학회 백신 지침을 따르면 무방합니다. 물론 환자에 따라 상황은 다를 수 있어, 주치의와 백신 접종 계획을 상의하시는 것이 좋습니다. 암 환자의 상황에 따른 세부 지침은 2021년 대한종양내과학회에서 발표한 '암 환자의 코로나19 백신에 대한 잠정적 권고안'에 잘 나타나 있습니다.

해당 권고안의 지침들을 전립선암 환자의 경우에 적용하여 보면 다음 QR의 내용과 같습니다.

암 환자의 코로나19 백신에 대한 잠정적 권고안

다음 표는 이 권고안의 내용을 요약한 것입니다.

암종	치료 종류	권고 여부	권고 시기	기타
고형암	세포독성 항암치료	○	언제라도 가능 (항암제 투여 시작 시 치료 주기 중간, 혹은 호중구 감소 기간 중에도 접종 가능)	단 세포독성항암 이전 호중구감소증이 이미 발생 혹은 지속되는 골수 기능 저하 상황이거나 집중적인 항암 화학요법intensive cytotoxic chemotherapy을 시행하는 경우 주치의의 판단하에 임상적으로 의미 있는 호중구감소증이 회복된 이후 접종 고려 가능
	표적항암제	○	언제라도 가능	-
	호르몬치료	○	언제라도 가능	-
	면역 관문 억제제	○	언제라도 가능	면역매개성 부작용에 대한 개별적 고려 필요
	수술	○	수술 이전 며칠간의 여유를 두고 시행을 권고	비장 전절제술의 경우 최소 2주 이전 혹은 수술 이후 고려
	방사선 치료	○	언제라도 가능	-
	치료 종료 또는 장기 생존자	○	언제라도 가능	-
림프종 및 다발골수종	세포독성 항암치료	○	언제라도 가능	단 집중적인 항암 화학요법intensive cytotoxic chemotherapy을 시행하는 경우 되도록 기저치nadir를 피하여 접종 고려
	표적 치료제	○	치료 완료 6개월 이후 혹은 백혈구 수치가 충분히 회복된 이후에 권고	-
	조혈모세포이식 또는 세포치료	○	자가조혈모세포이식의 경우 최소 마지막 투약 후 2~3개월 이후	백신을 먼저 시행한 경우 2주~1개월 이후 치료 시작을 고려

암 환자의 코로나19 백신 지침 요약

① 전립선암 완치자: 수술이나 방사선 치료를 하고 나서 전립선암의 재발이 없는 상태로, 정기적인 검진만 하고 있는 환자들은 코로나 백신 접종이 언제라도 가능합니다.

② 전립선암 수술 예정자: 전립선암이 진단되어 근치적 수술이 예정된 분들 중에서 백신 접종이 필요한 분들은 적어도 수술 전에 1주 이상의 여유를 두고 백신

을 미리 맞는 것이 추천됩니다.

③ 방사선 치료 중인 환자: 전립선암 수술 후 보조adjuvant, 또는 전립선암 재발로 구제salvage 방사선 치료를 받는 분들도 코로나 백신 접종이 언제든 가능합니다. 물론 방사선 치료 도중이라 하더라도 가능합니다.

④ 호르몬 차단 치료 중인 환자: 전이성 전립선암으로 생식샘자극호르몬-방출호르몬GnRH 작용제 또는 항안드로겐AA 등의 치료를 받는 환자가 여기에 해당합니다. 이 분들도 코로나 백신 접종이 언제든 가능합니다.

⑤ 항암치료 중인 환자: 도세탁셀 또는 카바지탁셀 등을 사용 중인 분들이라도, 일반적으로 코로나 백신 접종은 언제든 가능합니다. 다만 항암치료 시 호중구감소증neutropenia이 생겨서 면역 기능이 떨어진 환자라면 호중구감소증이 완전히 회복된 후 접종하는 것이 추천됩니다. 이럴 때 백신에 대해 주치의와 꼭 상의하는 것이 좋습니다.

⑥ 새로운 약을 사용 중인 환자: 안드로겐 수용체AR 표적 치료(자이티가, 엑스탄디, 얼리다 등)나 다중 ADP-리보스 중합효소PALP 억제제(린파자 등)를 사용 중인 환자들이 여기에 해당하고, 이들 역시 코로나 백신 접종이 언제든 가능합니다.

⑦ 적극적 관찰요법active surveillance 중인 환자: 저위험도 전립선암으로, 치료 없이 적극적 관찰요법 중인 전립선암 환자에 대한 백신 권고 사항은 명확하게 제시된 바가 없습니다. 하지만 다른 전립선암 환자 그룹에 대한 권고들을 참고할 때, 백신을 안 맞을 특별한 사유는 없을 것으로 판단됩니다.

지금까지 전립선암 환자의 코로나 백신 지침에 대해 알아보았습니다. 아직 전립선암을 포함한 암 환자를 대상으로 한 백신 지침은 불명확하고, 근거 수준 역시 미흡합니다. 하지만 지금까지 나온 코로나 백신 지침들을 종합해볼 때, 현재 받는 암 치료의 종류와 상관없이 암 환자들은 코로나 백신의 우선 접종 대상자로 고려되어야 합니다. 특히, ① 현재 암 치료를 받는 중이거나, ② 6개월 이내에 암 치료가 끝난 경우, 또는 ③ 암 치료를 계획 중인 환자들이 오히려 우선적으로 코로나 백신 접종을 고려해야 한다는 것이 통용되는 의견consensus입니다.

12장

기타 전립선 질환

78 | 전립선염의 증상에는 어떤 것들이 있나요?

앞에서 전립선에 생길 수 있는 두 가지 주요 질환인 전립선비대증과 전립선암에 대해 말씀드렸습니다. 이 책의 마지막 파트에서는 이 두 가지 질환을 제외한 나머지 전립선 문제들에 대해 간략히 다루어보겠습니다. 먼저 여기서는 전립선염에 대한 질문들을 살펴보려 합니다.

전립선염이란 무엇인가요?

전립선염prostatitis은 전립선에 생긴 염증을 의미합니다. 전립선염은 전립선에 발생한 감염 또는 다른 원인에 의해 유발될 수 있습니다. 모든 연령대의 남성에게 생길 수 있지만, 특히 30~50대 남성에게서 더 자주 발생합니다. 60~70대가 되어서야 문제가 되는 전립선비대증 또는 전립선암에 비해, 전립선염을 겪는 환자들은 더 젊은 경우가 많습니다.

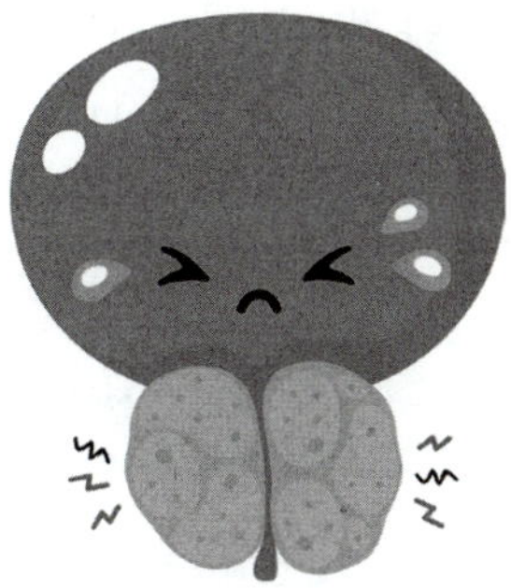

전립선염

30~50대의 젊은 연령대에서 전립선염 발생률이 높은 이유는 다음과 같은 원인들 때문인 것으로 추정됩니다.

① 활발한 성관계: 성적 활동이 활발한 연령대에서 성매개질환性媒介疾患·Sexually transmitted disease: STD이나 다른 감염으로 인한 전립선염이 생길 수 있습니다.

② 생활습관: 대체로 이 연령대의 남성들이 오래 앉아 있는 직업, 운동 부족, 음주,

흡연, 자극적인 음식, 과도하게 회음부가 자극되는 운동(예: 자전거) 같은 전립선염에 불리한 환경에 더 많이 노출이 됩니다. 이러한 생활습관들이 전립선염의 발생에 영향을 줍니다.

③ 스트레스: 30~50대는 사회적으로 가장 왕성하게 활동할 시기이므로 매우 자주 스트레스 상황에 노출됩니다. 과도한 스트레스는 몸의 면역 체계를 약화해 감염에 취약하게 만들 수 있으며, 이 역시 전립선염의 위험을 높입니다.

급성 전립선염과 만성 전립선염

성인 남성의 50%가 평생에 한 번은 경험할 정도로 전립선염은 흔한 질환입니다. 전립선염이라고 하면, 항상 세균이 원인이라고 생각하거나 염증성 변화를 보인다고 오해하시는 분들이 많습니다. 그래서 전립선염에는 항생제 치료가 꼭 필요하다고 믿고 계신 분들도 많지요. 하지만 모든 전립선염이 다 그런 것은 아닙니다.

미국국립보건원National Health Institute: NIH에서는 전립선염의 유형을 I, II, III, IV형의 네 가지로 분류합니다. 표가 좀 복잡한데, 쉽게 말씀드리면 급성 전립선염과 만성 전립선염이 있다고 보시면 됩니다.

	NIH 분류	증상
I	급성 세균성 전립선염	• 심한 급성 비뇨기 증상 • 소변 및 전립선액의 배양 및 백혈구가 양성
II	만성 세균성 전립선염	• 만성 또는 재발성 비뇨기 증상 • 전립선액의 세균 및 백혈구가 양성 • 증명된 요로감염 병력이 흔함
III	만성 전립선염(CP) 만성 골반 통증 증후군(CPPS) * 염증형 및 비염증형으로 나뉨	• 증명된 세균 감염 없이 3개월 이상 만성 골반 불쾌감을 보임
IIIA	염증형 만성 전립선염 염증형 만성 골반 통증 증후군	• 전립선액에서 백혈구가 상당량 발견 • 만성 비세균성 또는 무세균성 전립선염
IIIB	비염증형 만성 전립선염 비염증형 만성 골반 통증 증후군	• 전립선액에서 백혈구가 거의 없거나 아예 없음 • 전립선통
IV	무증상	• 타 질환으로 검사 시 전립선액 또는 조직에서 백혈구 발견

NIH의 전립선염 분류 및 증상

- **급성 전립선염(I형)**

급성 전립선염은 증상이 갑자기 시작되며, 세균 감염으로 인해 발생합니다. 이 유형은 대부분 명확한 증상을 동반하며, 발열, 오한, 통증 등이 같이 생기는 경우가 많습니다. 이러한 급성 전립선염은 항생제로 치료할 수 있습니다.

- **만성 전립선염**

① 만성 세균성 전립선염(II형): 반복적인 세균 감염으로 인해 발생하며, 증상이 오랜 기간 지속될 수 있습니다. 이 경우에도 항생제 치료가 필요하며, 치료 기간은 길어질 수 있습니다.

② 만성 비세균성 전립선염(III형): 만성 골반 통증 증후군chronic pelvic pain syndrome: CPPS라고도 합니다. 가장 흔한 유형으로, 명확한 감염 없이 전립선에 통증과 염증이 발생합니다. 원인은 정확히 알려져 있지 않으며, 치료는 증상 완화에 중점을 둡니다.

전립선염 증상으로 비뇨의학과에 오는 환자의 5~10%가 검사에서 균이 검출되는 세균성 전립선염(I형, II형)이고, 90% 이상이 증상은 있지만 균이 검출되지 않는 만성 비세균성 전립선염(III형) 환자입니다.

전립선염의 증상은 어떤 것들이 있나요?

전립선염의 증상은 사람마다 다를 수 있으며, 때로는 아예 증상이 없을 수도 있습니다(IV형, 무증상 전립선염). 일반적으로는 다음의 증상들이 나타날 수 있습니다.

① 소변 불편 증상: 전립선비대증과 유사한 세뇨, 잔뇨, 빈뇨, 절박뇨 등의 증상이 있을 수 있습니다. 전립선염이 심한 경우에는, 소변을 보고 싶은데 전혀 볼 수 없는 급성요폐가 생기기도 합니다.

② 혈뇨: 드물지만, 소변에서 혈액이 섞여 나올 수 있습니다.

③ 통증: 고환, 음낭, 회음부, 하복부에 통증 및 불편감이 생길 수 있습니다. 또한

배뇨 시 타는 듯한 통증을 느끼는 분도 있습니다.

④ 성기능 장애: 발기부전, 성욕 감퇴, 조루, 성교통 등의 성기능 장애도 생길 수 있습니다.

⑤ 만성 피로: 전신의 피로감이나 불안감 같은 증상이 동반될 수도 있습니다.

⑥ 발열 및 오한: 급성 세균성 전립선염에 주로 동반되는 증상입니다. 감기 몸살 걸렸을 때처럼 고열이 나면서, 춥고 온몸이 아픈 증상이 생깁니다. 특히 이때 급성요폐가 같이 생기는 경우도 많습니다.

전립선염의 증상 범위는 유형에 따라 매우 다양합니다. 치료 방법은 전립선염의 유형과 증상의 정도에 따라 다를 수 있습니다. 그러므로 증상이 있을 때 의사의 진찰을 받는 것이 중요합니다.

전립선염이 심하면 허리 통증도 생기나요?

네, 전립선염이 있으면 허리 통증이 동반될 수 있습니다. 전립선염으로 인해 다양한 증상이 생길 수 있는데, 그중 하나가 허리 통증입니다. 전립선염에 의한 통증은 주로 고환, 음낭, 회음부, 하복부에 국한됩니다. 하지만 경우에 따라 통증이 허리로 방사되어 나타날 수 있습니다. 전립선염에 의한 통증은 주로 염증과 관련된 압력이나 긴장 때문에 발생합니다. 특히 만성 전립선염의 경우 지속적인 불편감과 통증이 반복해서 발생할 수 있어, 환자의 삶의 질을 크게 떨어뜨립니다.

전립선염이 있으면 왜 성기능장애가 생기나요?

만성 전립선염으로 치료를 받는 분들 중에, 발기부전, 조루 같은 성기능 장애 증상을 같이 호소하는 분들이 흔합니다. 기존 연구에 따르면 전립선염이 있는 환자의 30~80%가 발기력의 저하를 호소하고, 20~40%가 사정 시간이 짧아지는 경험을 합니다. 이는 전립선염이 특히 30~50세의 젊은 남성에게서 더 자주 발생한다는 점을 고려하면 매우 높은 비율입니다. 즉 전립선염이 있는 젊은 남성 환자의 경우 적어도 두 명 중 한 명은 성기능에 문제가 있는 셈입니다.

전립선염 환자에게 왜 성기능 문제가 많이 생기는지는 아직 기전이 명확히 밝혀지지 않았습니다. 다만 다음과 같은 이유들 때문일 것으로 추측됩니다.

① 통증: 전립선염은 골반 및 회음부의 통증을 유발합니다. 이런 지속적인 통증, 불편감은 성적 흥분을 유지하는 데 방해가 됩니다.
② 스트레스: 만성적인 전립선염은 스트레스, 불안 등의 심리 문제를 유발합니다. 스트레스와 불안은 신체의 교감신경계를 활성화시켜, 사정 기능에 영향을 미쳐서 조루를 유발합니다. 또한 이런 심리적 요인들은 성적 욕구 감소, 자신감 상실, 발기부전 등으로 이어질 수 있습니다.
③ 혈류 저하: 전립선염은 음경 혈류에 영향을 주며, 이는 특히 음경으로의 충분한 혈류가 필요한 발기 과정에 영향을 미칠 수 있습니다. 즉 혈류가 제대로 이루어지지 않으면 발기가 약해지거나 유지되지 않을 수 있습니다.
④ 염증과 신경계의 영향: 전립선 주변의 염증은 신경을 자극하거나 손상시킬 수 있으며, 이는 발기를 조절하는 신경계의 기능을 저하시킵니다. 이런 신경계의 저하는 발기를 시작·유지하는 데 필요한 신호 전달에 장애를 일으킵니다. 또한 전립선 염증은 전립선 주변 조직의 신경 민감도를 오히려 더 증가시킬 수도 있습니다. 이런 경우에는 성적 자극에 대한 반응이 과장되어, 사정이 빨리 이루어지는 조루를 유발합니다.
⑤ 남성호르몬 저하: 전립선염은 호르몬 균형에 영향을 미칠 수 있으며, 특히 남성호르몬인 테스토스테론 수치를 낮추는 경향이 있습니다. 테스토스테론 수치가 감소하면 성욕 저하, 발기부전, 조루 등의 위험성이 증가합니다,
⑥ 성관계 회피 경향: 전립선염을 경험한 사람들은 성관계 시 유발되는 회음부의 통증 및 불편감을 피하기 위해 성생활을 줄이거나 회피하는 경향이 있습니다. 이로 인해 성적 활동에 대한 두려움과 회피가 증가해 발기부전이 더욱 악화될 수 있습니다.

이처럼 전립선염에 의한 발기부전은 다양한 신체적·심리적 요인들이 상호작용하

여 발생합니다. 따라서 전립선염 치료를 잘 받으면 발기부전, 조루 등을 비롯한 성기능 문제도 같이 개선되는 경우가 많습니다.

전립선염에 의한 성기능 문제를 좋아지게 하는 방법은 없나요?

전립선염 환자에게 생기는 발기부전, 조루 등의 성기능 장애를 해결하려면 다음과 같이 종합적으로 접근하는 것이 좋습니다.

① 전립선염의 치료: 약물치료 등을 포함한 적극적인 전립선염 치료가 우선적으로 이루어져야 합니다. 전립선염이 호전되면 관련된 성기능 장애도 같이 호전되는 경우가 흔합니다.

② 규칙적인 운동: 규칙적인 운동은 음경 혈류를 포함한 전신 혈류를 개선하고, 스트레스를 감소시키며, 남성호르몬 수치를 높이는 데 도움이 됩니다. 특히 근력 운동을 규칙적으로 하는 것은 테스토스테론 수치를 높이고 유지하는 데 큰 효과가 있습니다.

③ 건강한 식습관: 균형 잡힌 식단은 신체 건강을 유지할 수 있게 하고 성기능 장애의 위험을 감소시킵니다.

④ 금연 및 절주: 흡연과 과도한 음주는 혈관 건강에 해로우며, 발기부전을 비롯한 성기능 장애의 위험을 증가시킵니다.

⑤ 스트레스 관리: 성적인 문제로 스트레스, 불안, 우울증이 심하다면 정신과 전문의 또는 심리 치료 전문가와의 상담 등이 도움될 수 있습니다.

⑥ 발기부전의 치료: PDE5 억제제 약물(예: 비아그라Sildenafil, 시알리스Tadalafil), 음경해면체 자가주사요법 등의 방법을 증상 정도에 따라 시도해볼 수 있습니다.

⑦ 조루의 치료: 사정 지연을 유도할 수 있는 마취 크림이나 마취 스프레이, 선택적 세로토닌 재흡수 억제제Selective Serotonin Reuptake Inhibitor: SSRI(예: 프릴리지Dapoxetine, 졸로프트Sertraline, 프로작Fluoxetine 등)를 사용해볼 수 있습니다.

전립선염이 있을 때 발기부전 또는 조루 등의 문제는 비교적 흔하게 생깁니다. 이러한 증상이 있다고 당황하거나 창피하게 생각하지 마시고, 의료진에게 증상을 알리고 적절한 도움이 되는 치료 방법이 있는지 확인하시는 것이 현명합니다.

전립선염이 있으면 소변이나 정액에서 피가 나올 수도 있나요?

앞에서 보았듯이 전립선염은 소변 증상, 통증, 성기능 장애, 피로감, 발열, 오한 등의 다양한 증상을 일으킬 수 있습니다. 이러한 증상들 중 하나로 소변에 피가 섞여 나오는 혈뇨, 혹은 정액에 혈액이 섞여 나오는 혈정액증血精液症·hematospermia이 생길 수 있습니다. 하지만 이처럼 소변이나 정액에 피가 섞여 나오는 증상은 전립선염에서 흔하지는 않습니다. 연구에 따라 차이가 있지만, 출혈이 동반되는 급성 또는 만성 전립선염 환자의 비율은 전체의 5~10% 이내인 것으로 알려져 있습니다.

따라서 전립선염을 의심하는 환자에게서 혈뇨나 혈정액증이 관찰된다면 출혈의 다른 원인들도 고려해보는 것이 현명합니다. 소변 또는 정액에서 피가 나온다면 종종 심각한 원인에 의한 출혈일 수 있기 때문입니다. 출혈이 잠시 있다가 멎은 상태라 하더라도, 적어도 한 번 이상은 출혈에 대한 원인을 꼼꼼히 확인해보는 절차가 필요합니다. 굳이 정밀한 확인 절차를 밟아야 하는 이유는, ① 출혈량이 어느 정도인지, 얼마나 오래 지속되는지, 동반된 통증이 있는지 등의 증상만 가지고는 심각한 원인인지를 알아낼 수 없고, ② 다른 원인에 의한 출혈이라면 치료법 역시 다르게 접근해야 하기 때문입니다.

다음은 소변이나 정액에서의 출혈과 관련된 주요 원인들입니다.

① 요로감염: 심한 요로감염은 혈뇨를 일으킬 수 있으며, 감염이 심해질수록 혈뇨의 정도는 심해질 확률이 높습니다.

② 심한 전립선비대증: 전립선이 크면 전립선으로 가는 혈관들도 많이 발달하여, 혈뇨 또는 혈정액증의 위험성이 증가합니다.

③ 전립선암: 진행된 전립선암에서도 혈뇨, 혈정액증이 생길 수 있습니다. 중년 이상의 남성에게서 해당 증상이 관찰된다면 전립선암을 비롯한 다른 비뇨기계 암은 괜찮은지 점검해볼 필요가 있습니다.

④ 다른 비뇨기계 암: 콩팥암, 요관암, 방광암 등 다른 종류의 비뇨기계 암이 있어도 혈뇨가 발생할 수 있습니다.

⑤ 요로 결석: 콩팥결석, 요관결석이 있어도 혈뇨가 생깁니다. 특히 요관결석이 있으면 전립선염과 유사한 통증에 동반하여 다량의 출혈이 생길 수 있습니다.

⑥ 콩팥 질환: 사구체신염絲球體腎炎·Glomerulitis, 신우신염腎盂腎炎·Pyelonephritis 같은 신장 질환도 혈뇨를 일으킬 수 있습니다.

⑦ 외상: 소변이 나오는 요로나 생식기에 가해진 물리적인 충격도 혈뇨나 혈정액증을 일으킵니다. 출혈을 의심할 만한 사건이 있었다면, 진료 시 의사에게 꼭 알려야 합니다.

⑧ 아스피린이나 항응고제: 뇌경색 및 협심증 등이 있어서 아스피린이나 항응고제를 복용하는 환자들은 더 쉽게 출혈할 수 있습니다. 그러므로 혈뇨나 혈정액증 등의 출혈 증상에도 영향을 미칠 수 있지요. 이런 약의 복용에 대한 정보도 치료하는 의료진에게 꼭 전달해야 합니다.

물론 전립선염에 의해서도 혈뇨나 혈정액증과 같은 출혈 증상이 생길 수는 있습니다. 하지만 전립선염에서 출혈은 드문 증상이므로, 그 원인에 대한 의학적 평가가 반드시 필요합니다. 특히 출혈량이 많거나 갑자기 출혈이 일어났다면 즉시 담당 의사와 상의해야 합니다. 정확한 원인을 알기 위해 검사를 해보고, 상황에 따라서는 적절한 조치를 취해야 할 필요가 있습니다.

79 | 전립선염인지 확인하기 위해서는 어떤 검사를 하나요?

지금부터는 전립선염을 진단하는 과정에 대해 알아보겠습니다. 전립선염의 유형에 따라 치료 방법 및 기간이 달라지므로 치료 전에 충분한 검사를 해보는 것이 좋습니다. 단 최근에 유사한 검사들을 다른 병원에서 해본 적이 있다면, 짧은 시간 간격을 두고 굳이 반복해서 검사를 하는 것은 추천하지 않습니다. 검사 결과에 큰 차이가 없는 경우가 많고, 치료 지침을 정하는 데에도 전혀 도움이 되지 않기 때문입니다. 처음 전립선염이 의심되어 비뇨의학과를 방문했을 때를 기준으로 설명하겠습니다.

전립선염이 의심될 때는 어떤 검사들을 하나요?

전립선염이 의심되어 처음 비뇨의학과를 방문하면 다음의 검사들을 하게 됩니다. 이러한 검사들을 하는 목적은, ① 전립선염과 유사한 증상이 나타나는 전립선의 다른 문제들을 감별하고, ② 전립선염의 유형을 분류하여 적절한 치료법과 기간을 정하기 위해서입니다.

• 병력 청취

환자의 현재 불편한 증상은 무엇인지, 언제부터 증상이 시작되었는지를 확인합니다. 특히 급성 세균성 전립선염(I형)을 감별하기 위해 최근 발열, 오한, 몸살, 급성요폐 등의 증상은 없었는지 확인합니다. 최근에 성매개질환 또는 요도염으로 치료한 적이 있었는지, 전립선비대증은 없었는지 등도 확인합니다.

- **증상 설문**

저는 전립선염이 의심되는 환자가 최초로 방문하면, 미국국립보건원-만성 전립선염 증상점수NIH-Chronic prostatitis symptom index: CPSI를 작성해보도록 합니다. 환자가 현재 어느 정도 불편한지, 또 치료하고 나서 어느 정도 증상이 좋아졌는지를 최대한 객관적으로 평가할 수 있기 때문입니다.

만성전립선염 증상점수 (NIH-CPSI)

◎ 지난 1주일간 느낀 불편감에 대해 알려주세요.

통증 영역

1. 다음 부위에서 통증이 있습니까?

a. 회음부	□ 1 있다	□ 0 없다
b. 고환	□ 1 있다	□ 0 없다
c. 음경	□ 1 있다	□ 0 없다
d. 하복부	□ 1 있다	□ 0 없다

2. 다음 증상이 있었습니까?

a. 소변볼 때 통증	□ 1 있다	□ 0 없다
b. 사정 전후 통증	□ 1 있다	□ 0 없다

3. 위의 증상들을 얼마나 자주 느꼈습니까?
□ 0 없다. □ 1 드물게 □ 2 간혹 □ 3. 종종 □ 4 자주 □ 5 항상

4. 위의 증상으로 느낀 불편감에 점수를 매겨주세요.
0 1 2 3 4 5 6 7 8 9 10
↑ 전혀 안 불편 ↑ 견딜 수 없을 정도

배뇨 영역

5. 소변을 덜 본 느낌이 있습니까?
□ 0 없다. □ 1 드물게 □ 2 간혹 □ 3. 종종 □ 4 자주 □ 5 항상

6. 소변을 보고 2시간 내로 다시 볼 때가 있습니까?
□ 0 없다. □ 1 드물게 □ 2 간혹 □ 3. 종종 □ 4 자주 □ 5 항상

삶의 질 영역

7. 위 증상으로 인해 생활에 영향을 얼마나 받으십니까?
□ 0 전혀 영향이 없다. □ 1 약간 영향을 받는다.
□ 2 다소 영향을 받는다. □ 3 영향이 많다.

8. 위 증상들이 얼마나 자주 생각납니까?
□ 0 전혀 생각 안 난다. □ 1 드물게 생각난다.
□ 2 간혹 생각난다. □ 3 자주 생각난다.

9. 위 상태가 앞으로 변치 않고 지속된다면 어떤 기분이겠습니까?
□ 0 무척 행복하다. □ 1 만족한다.
□ 2 괜찮다. □ 3 만족과 불만족이 반반이다.
□ 4 실망스럽다. □ 5. 괴롭다.
□ 6 끔찍하다.

결과

통증 영역 점수 합계 : _______ 점
배뇨 영역 점수 합계 : _______ 점
삶의 질 점수 합계 : _______ 점

만성 전립선염 증상점수

- **전립선액을 포함한 4분획 소변 검사**

전립선염이 의심될 때 하는 특징적인 검사입니다. 먼저 첫 소변VB1과 중간 소변VB2을 수집하고, 전립선 마사지를 하여 전립선액Expressed prostatic secretions: EPS을 받습니다. 마지막으로 마사지 후 소변VB3을 채집합니다.

이 중에서 전립선액과 마사지 후 소변 검사의 결과가 중요합니다. 이 두 검체에서

균이 검출되면 만성 세균성 전립선염(II형), 균이 검출되지 않으면 만성 비세균성 전립선염(III형)으로 진단하게 됩니다. 이 결과에 따라서 장기간 항생제를 사용할지 여부를 결정하게 됩니다.

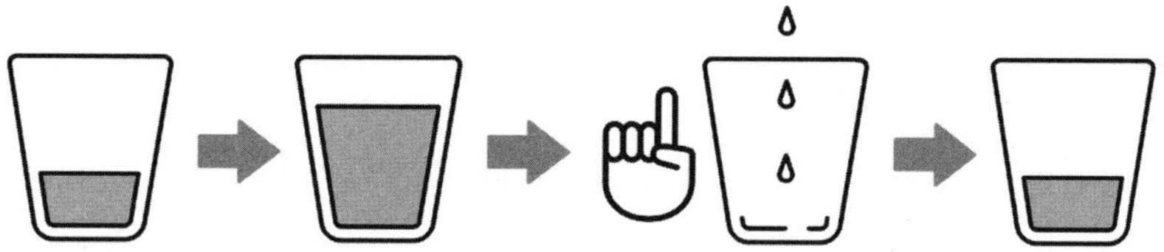
첫소변
(VB1)
중간소변
(VB2)
전립선액
(EPS)
마사지 후 소변
(VB3)

4분획 소변 검사

하지만 이 검사는 실제 임상에서 다음과 같은 이유들 때문에 자주 생략되기도 합니다.

① 실제 전립선 마사지를 해도 전립선액이 잘 안 나오는 경우가 많다.
② 대부분 만성 전립선염 환자들이 다른 병원에서 장기간 항생제를 복용하다가 오는 경우가 많다.
③ 실제 검사를 해보면 전립선액에서 균이 검출되는 경우가 매우 드물다(1% 미만).
④ 검사가 불편하고 민망하다.

- **성매개질환-유전자 증폭 검사**

성매개질환-유전자 증폭 검사STD-Polymerase Chain Reaction: PCR는 성매개질환을 진단할 때 사용하는 민감도가 매우 높은 검사입니다. 전립선염이 생기는 흔한 원인이 잘 치료되지 않은 성매개질환, 요도염 등이기 때문에 해당 문제가 없는지 사전에 확인하는 것이 도움이 됩니다.

- **전립선특이항원 검사**

전립선염 환자에게 전립선특이항원PSA 검사를 하는 이유는, ① 전립선암, 전립선비대증, 전립선염 모두에서 비슷한 소변 불편 증상이 생기고, ② 급성 세균성 전립선염(I형)의 경우 PSA 수치가 상승되어 있는 경우가 흔하기 때문입니다.

- **경직장 전립선 초음파 검사**

경직장 전립선 초음파TRUS 검사를 통해 비슷한 소변 증상을 보이는 전립선암은 없는지, 염증이 있는 전립선 내부에 고름집abscess 등의 문제는 없는지를 확인합니다. 전립선 내부에 고름집이 있다면 항생제 치료를 장기간 해도 효과가 떨어집니다. 이런 경우, 드물지만 농양의 수술적 배액이 필요할 수도 있습니다. 좀처럼 낫지 않는 세균성 전립선염에서는 이런 가능성도 고려해야 합니다.

- **검사 시 주의사항**

전립선염에 대한 검사를 진행할 때, 특히 주의해야 할 점이 있습니다. 급성 세균성 전립선염(I형)이 강하게 의심될 때는 앞의 검사들 중에서 전립선 부위를 직접 자극할 수 있는 전립선 마사지와 경직장 전립선 초음파 검사는 하지 않는 것이 좋습니다. 전립선을 물리적으로 자극하여 전립선 내에 있는 세균들이 전신으로 퍼지면 패혈증敗血症·sepsis을 일으킬 위험성이 있기 때문입니다. 이런 상황에서 전립선의 상태를 굳이 확인해보고 싶다면, 직장수지검사만 최대한 조심스럽게 하여 전립선 내부에 열감이 있는지 정도만 확인하는 것이 좋습니다. 혹은 전산화 단층 촬영CT이나 자기공명영상MRI 같은 침습적이지 않은 검사가 좋은 대안이 될 수 있습니다.

저는 다른 병원에서 전립선 마사지를 받고 전립선염 증상이 좋아졌어요.

항문에 손가락을 넣어 전립선액의 배액을 유도하는 전립선 마사지는 일부 환자에게 전립선염 증상을 줄이는 데 도움이 되기도 합니다. 그래서 옛날에는 만성 비세균성 전립선염(III형)의 치료 방법으로 사용되곤 했지요. 하지만 모든 환자가 치료의 효과를 보는 것은 아니며, 전립선 마사지의 치료 효과에 대해서는 아직도 의견이 분분

합니다. 전립선 마사지의 잠재적인 치료 효과는 다음과 같습니다.

① 분비물 배출 촉진: 전립선 마사지는 전립선 내부의 세균 또는 염증 물질 배출을 도와 전립선염 증상을 완화할 수 있습니다.
② 혈류 개선: 전립선 마사지는 전립선 주변의 혈류를 촉진하여 염증을 줄이고 통증 회복을 도울 수 있습니다.

실제로 전립선 마사지 또는 전립선액 검사 후에 증상이 호전되었다고 이야기하는 환자분들도 일부 계십니다. 하지만 모든 환자에게서 동일한 효과를 기대하기는 어렵기 때문에 표준적으로 추천되는 치료는 아닙니다. 특히 다음과 같은 환자분들은 전립선 마사지를 하지 않는 것이 좋습니다.

① 급성 세균성 전립선염: 말씀드렸듯이, 전립선 마사지가 전립선 내부의 세균을 전신으로 퍼지도록 하여 패혈증을 일으킬 위험성이 있습니다.
② 전립선암 환자: 앞서와 같은 원리로 전립선암도 물리적 자극에 의해 혈행성으로 전신에 퍼질 위험이 있습니다.
③ 전립선 결석이 있는 경우: 전립선 결석은 대부분 증상이 없는 경우가 많습니다. 하지만 마사지를 통해 전립선을 물리적으로 자극하면, 마사지 후에 오히려 통증, 혈뇨, 혈정액 등의 증상들이 더 심해질 수 있습니다.

따라서 치료 목적의 전립선 마사지에 대해서는, 그것이 도움이 될 것인지 주치의와 미리 상의해보실 것을 추천합니다. 저는 개인적으로 4분획 소변 검사의 검사적인 가치가 낮다고 판단하기 때문에 특별한 경우가 아니면 환자분께 해당 검사를 추천하지 않습니다. 또한 치료 목적의 전립선 마사지는 전혀 하지 않습니다.

80 | 전립선염은 성병인가요? 성관계 시 파트너에게 전염되나요?

전립선염 환자분들 중에는 불편한 증상이 성관계 후에 갑자기 생겼다고 하시는 경우가 종종 있습니다. 그래서 전립선염이 성관계를 통해 생기는 성매개질환이라고 오해하시는 분들도 있습니다. 지금부터 그 내용을 더 자세히 다루어보겠습니다.

전립선염은 성매개질환인가요?

전립선염은 여러 원인에 의해 생길 수 있는데, 그중 일부는 성매개질환에 의해 생길 수도 있습니다. 특히 클라미디아Chlamydia trachomatis나 임균淋菌·Neisseria gonorrhoeae 같이 자주 걸리는 성매개질환의 초기 치료를 소홀히 하면, 세균과 염증이 전립선피막 내부로 침윤하여 전립선염을 일으킬 수 있습니다. 하지만 전립선염의 원인이 반드시 성매개질환인 것만은 아닙니다. 비감염성 요인, 예를 들어 오래 앉아 있는 자세, 운동 부족, 음주, 흡연, 자극적 음식, 과도한 회음부 자극, 스트레스, 소변 저류, 면역 체계 약화 등의 원인들도 전립선염을 유발할 수 있습니다. 즉 성관계를 통해 전립선염이 생길 수도 있지만, 모든 전립선염이 성매개질환에 의한 것은 아닙니다.

특히 성매개질환은 급성(I형) 또는 만성 세균성 전립선염(II형)의 원인이 됩니다. 그런데 전체 전립선염 환자 중 세균성 전립선염의 비율은 10% 이내입니다. 그러므로 성관계에 의해 전립선염이 생기는 경우는 그보다도 적다고 생각하는 것이 합리적입니다.

전립선염 환자가 성관계를 하면 파트너에게 전염되나요?

성관계를 통해 전립선염 자체가 직접 파트너에게 전염되지는 않습니다. 전립선염은 전립선에 생기는 염증입니다. 이제는 다들 아시겠지만 전립선은 남성에게만 있는 장기이지요. 따라서 남편이 전립선염이 있다고 해서 성관계를 통해 파트너에게 전립선염이 전염되지는 않습니다.

하지만 전립선염이 성매개질환에 의해 발생한 경우, 해당 성매개질환 균이 성관계를 통해 파트너에게 전염될 수는 있습니다. 예를 들어 전립선염이 클라미디아와 같은 성매개질환 균에 의해 생겼다면, 이러한 세균이 성관계를 통해 파트너에게 전달될 수 있습니다. 이는 파트너가 클라미디아 균에 감염될 위험을 증가시킵니다. 클라미디아에 감염된 파트너는 증상이 없는 경우도 많아, 치료를 받지 않을 경우 잠재적인 전파의 가능성이 생깁니다.

그러므로 성매개질환에 의한 세균성 전립선염 환자는 원인균에 대한 정확한 치료를 받는 것이 중요합니다. 당연히 파트너에게도 성매개질환 검사가 추천됩니다. 환자에게서 균이 검출된다면 증상이 없는 파트너도 성매개질환 균에 대한 치료를 받아야 합니다. 그리고 둘 다 치료가 완전히 끝날 때까지는 성관계를 피하는 것이 권장됩니다.

그럼 전립선염이 있다면 성병 검사를 받는 것이 좋을까요?

네, 전립선염 환자가 성매개질환 검사를 하는 것은 매우 타당합니다. 앞에서도 이미 전립선염이 의심되어 검사를 할 때는 성매개질환-유전자 증폭 검사STD-PCR을 하는 것이 도움이 된다고 말씀드렸습니다. 전립선염 환자를 치료할 때 STD-PCR 검사 결과가 있으면 다음과 같은 이점들이 있습니다.

① 효과적인 치료: 성매개질환 균에 의한 세균성 전립선염이 확인된 경우, 특정 항생제로 치료하여 빠르게 증상을 개선할 수 있습니다.

② 파트너 보호: 성매개질환이 확인되면, 파트너도 필요한 검사와 치료를 받을 수 있어 추가적인 감염 전파를 방지할 수 있습니다.

③ 합병증 예방: 클라미디아나 임균 같은 성매개질환의 초기 치료가 부실하면 나중에 불임, 만성 통증, 다른 성매개질환의 중복 감염 등 다양한 합병증이 생길

수 있습니다. 성매개질환을 조기에 발견하고 치료한다면 이러한 위험을 줄일 수 있습니다.

전립선염의 원인은 다양하기 때문에, 전립선염 환자가 STD-PCR 검사를 받는 것은 치료에 도움이 됩니다. 특히, ① 세균성 전립선염이 의심되는 경우, ② 성관계 후 새로운 증상이 생기거나 악화된 경우, ③ 새로운 파트너와의 성관계가 있었거나 다수의 성 파트너가 있었던 경우 전립선염이 의심된다면 STD-PCR 검사도 같이 해보실 것을 권장합니다.

81 | 전립선염이 전립선비대증이나 전립선암으로 진행할 수 있나요?

전립선에 가장 흔하게 생기는 세 가지 문제가 바로, ① 전립선비대증, ② 전립선암, ③ 전립선염입니다. 세 가지 모두 전립선에 생기는 문제들이고, 증상도 서로 비슷한 점이 많습니다. 그래서 전립선염이 전립선비대증이나 전립선암으로 진행할 수 있는지 궁금해하는 분들이 많은 것 같습니다. 여기서는 이 내용을 다루어보겠습니다.

전립선염과 전립선비대증

전립선염과 전립선비대증은 기본적으로 서로 다른 질환입니다. 전립선염은 전립선에 생기는 염증으로, 박테리아 감염이나 비감염성 원인에 의해 발생합니다. 반면에 전립선비대증은 전립선이 커져서 요도를 압박하여 소변 불편 증상을 일으키는 상태를 의미합니다. 두 질환 모두 전립선에서 생기는 문제이고, 증상이 겹치는 부분도 있기 때문에 혼동할 수 있습니다.

전립선염이 직접적으로 전립선비대증으로 진행된다고 보기는 어렵습니다. 하지만 전립선비대증이 심한 환자는 전립선염이 발생할 위험이 증가합니다. 그렇기 때문에 두 질환은 연관성이 있습니다. 전립선비대증으로 인해 소변이 정체되면, 소변에서 박테리아가 쉽게 증식하여 요로감염의 위험이 높아집니다. 이 요로감염은 전립선염의 아주 주요한 원인이 됩니다. 또한 전립선비대증으로 인한 전립선의 지속적인 자극과 압력은 염증을 유발하는 요인이 될 수 있습니다. 하지만 전립선비대증이 반드시 전립선염을 유발한다고 단정할 수는 없습니다. 전립선염은 비감염성 원인으로도 생길 수 있고, 전립선비대증이 있는 사람 모두가 전립선염을 경험하는 것은 아니기 때문입니다.

정리하면, 전립선염이 전립선비대증으로 진행하지는 않습니다. 하지만 전립선비대증이 있는 분들은 전립선염에 잘 걸릴 수 있습니다. 그러므로 전립선비대증이 있는 분들은 전립선염을 예방하기 위해 다음의 지침을 따르실 것을 추천합니다.

① 전립선비대증 치료: 전립선비대증이 있으신 분들은 먼저 전립선비대증에 대한 치료를 잘 받는 것이 가장 중요합니다. 전립선비대증 치료로 소변 문제가 좋아지면 요로감염의 위험을 줄일 수 있습니다. 이는 간접적으로 전립선염의 발생을 줄이는 방법이 됩니다. 이때 전립선비대증에 가장 흔히 사용하는 알파 차단제와 전립선의 용적을 줄여주는 5알파-환원효소 억제제가 도움이 됩니다. 특히 전립선염 또는 요로감염이 반복적으로 생기는 전립선비대증 환자라면 비대증 수술을 통해 소변 배출을 원활히 하는 것이 도움이 될 수 있습니다.

② 규칙적인 배뇨 습관: 소변을 너무 오래 참지 말고 규칙적으로 보는 습관을 들여야 합니다. 소변을 오래 참는 습관은 요로감염의 위험을 높이고, 방광의 수축력을 약하게 하여 급성요폐를 유발할 수 있습니다.

③ 적절한 수분 섭취: 충분한 수분을 섭취하면 소변을 통해 박테리아가 체외로 배출되어, 고인 소변에 감염이 생기는 것을 방지할 수 있습니다. 하지만 전립선비대증이 있는 분들이 물을 너무 많이 드시면 소변 불편 증상이 심해질 수 있다는 점도 유념해야 합니다. 따라서 수분 섭취량은 소변 불편 증상이 심해지지 않는 정도로만 늘려야 합니다.

④ 스트레스 관리: 스트레스는 몸의 면역 체계에 영향을 줍니다. 면역력이 저하되면 요로감염 및 전립선염에 더 취약해집니다. 그러므로 스트레스를 효과적으로 관리하는 것이 전립선 건강 유지에 큰 도움이 됩니다.

전립선염이 직접적으로 전립선비대증으로 진행되는 것은 아니지만, 전립선비대증이 심하면 전립선염의 위험성은 높아집니다. 두 질환 모두 전립선 건강에 영향을 주는 중요한 질환입니다. 하지만 각 질환의 치료 방침은 서로 다릅니다. 그러므로 소변 불편 증상이 있는 남성이라면 초기에 병원을 방문하여 정확한 치료 방향을 정하는 것이 추천됩니다.

전립선염과 전립선암

전립선염이 직접적으로 전립선암으로 진행한다는 명확한 증거는 없습니다. 전립선염은 감염성 또는 비감염성으로 전립선에 염증이 있는 상태인 반면, 전립선암은 전립선의 세포가 비정상적으로 성장하여 암을 형성하는 상태입니다. 즉 전립선염과 전립선암은 서로 다른 질환입니다.

하지만 전립선의 만성 염증이 암 발생 위험을 증가시킨다는 연구 결과는 있습니다. 전립선 조직에 만성 염증이 있는 남성은 그렇지 않은 사람에 비해 전립선암의 위험이 두 배 증가하며, 악성도 등급도 더 높은 경향을 보였습니다. 또 다른 연구에서는 전립선의 염증을 줄이는 소염제를 사용할 경우 전립선암 위험을 23% 줄일 수 있는 것으로 나타났습니다. 이러한 연구들은 전립선염과 전립선암 사이에 관련성이 있음을 시사합니다.

그러나 이런 연구 결과들이, 전립선염이 전립선암으로 직접 진행된다는 것을 증명하는 것은 아닙니다. 다만 전립선에 염증이 있을 때, 다음과 같은 기전들이 암의 발생 위험을 높일 것으로 추측됩니다.

① DNA 변이: 만성 염증은 세포의 손상을 유발합니다. 손상된 세포가 지속적으로 재생될 경우 그 과정에서 DNA 변이가 발생합니다. 이러한 DNA 변이는 암세포의 발생으로 이어질 수 있습니다.

② 혈관 생성의 촉진: 염증 반응에서는 혈관의 생성이 촉진됩니다. 혈관이 많이 생성될 경우 암세포에 영양소 및 산소가 과공급되어 암세포의 성장과 분열이 촉진될 수 있습니다.

③ 면역 반응의 약화: 만성 염증은 면역 체계를 저하시킵니다. 면역 반응이 약화되면 우리 몸이 암세포를 제대로 인식하고 제거하지 못하게 되어 암의 발달을 촉진할 수 있습니다.

④ 면역 단백질의 분비 증가: 만성 염증은 IL-6 또는 TGF-β 같은 면역 단백질

cytokine의 분비를 증가시킵니다. 이러한 면역 단백질들은 암세포의 성장을 촉진하고 면역 체계의 반응을 억제합니다.

이러한 이유들로 전립선이 만성적인 염증에 노출될 때 전립선암의 발생 위험성이 증가할 수 있습니다. 전립선염 환자분들 중 전립선암의 위험을 줄이는 방법이 있는지 물어오시는 분들이 간혹 있습니다. 하지만 아직까지는 전립선염이 있는 사람들에 대해 전립선암 위험을 줄이기 위한 구체적인 가이드라인이 정립되지는 않았습니다. 다만 상식적으로 판단할 때 다음과 같은 전략들이 도움이 될 것으로 예상됩니다.

① 전립선염의 적절한 치료: 전립선염을 적극적으로 치료하여 전립선 조직에 생긴 염증을 줄이면 암 발생의 위험도 줄일 수 있습니다.

② 전립선 건강에 도움이 되는 생활습관: 체내 염증을 줄이는 데 도움이 되는 오메가-3 지방산 또는 항산화제가 풍부한 식품의 섭취가 전립선 건강에 도움이 됩니다. 이 외에 더 자세한 생활습관에 대한 조언을 확인하시려면 이 책의 6장 '35. 전립선암 예방에 도움이 되는 식습관이나 운동이 있나요?'를 참고하세요.

③ 정기적인 검진: 전립선염이 있는 분들은 PSA를 포함한 전립선 정기 검진을 더 철저히 하시는 것이 현명합니다. 전립선암의 조기 발견은 치료 성공률을 높일 수 있습니다.

82 | 전립선염의 치료와 관리 방법은 어떻게 되나요?

전립선염으로 항생제를 오래 먹어도 문제가 없나요?
항생제 부작용을 피하려면 어떻게 해야 하나요?

사실 저는 전립선염으로 진료를 보러 오시는 분들에게 '전립선염'이라는 단어를 사용하는 것을 별로 좋아하지 않습니다. 전립선염이라고 하면 대부분 박테리아 감염에 의한 염증을 생각하고, 그렇기 때문에 당연히 항생제도 사용해야 한다고 생각하는 경향이 있기 때문입니다. 하지만 실제 전립선염으로 진료를 보는 분들의 90% 이상이 III형 전립선염으로 분류되는 만성 비세균성 전립선염에 해당합니다. 이러한 분들에게는 사실 항생제 치료가 추천되지 않습니다. 따라서 저는 '전립선염' 대신 만성 골반 통증 증후군CPPS이라는 병명을 주로 사용합니다.

그렇다면 항생제를 오래 먹는 것이 몸에 안 좋을까요? 당연히 항생제를 오래 먹으면 문제가 생길 수 있습니다. 그러므로 전립선염 치료 목적으로 항생제를 사용할 때는 신중하게 결정하는 것이 좋습니다. 항생제의 이득과 부작용을 잘 비교해서 사용을 결정해야 합니다.

이전 장에서 말씀드렸듯이 전립선은 단단한 여러 겹의 피막으로 둘러싸인 구조로 되어 있습니다(1장 '2. 전립선에는 어떤 문제들이 생길 수 있나요?' 참조). 전립선의 이런 특징 때문에 항생제를 사용해도 약물이 전립선 내부에 잘 도달하지 않고, 따라서 감염 부위가 항생제 치료에 잘 반응을 하지 않습니다. 그래서 항생제를 사용할 때는 적어도 8주 이상으로 길게 사용하는데, 이렇게 항생제를 오래 사용하면 다음과 같은 부작용들이 생길 수 있습니다.

① 항생제 내성: 특정 항생제를 장기간 사용하면 전립선의 감염균이 항생제에 내성을 갖게 되어 향후에 치료가 더 어려워질 수 있습니다.

② 장내 미생물 불균형: 항생제는 해로운 박테리아를 죽이지만, 동시에 장내 세균총colonic flora도 없앱니다. 장내 세균총은 우리의 장내에 정상적으로 자라면서 소화 기능을 돕는 유익한 미생물들입니다. 항생제를 장기간 사용하면 이런 유익한 세균총도 파괴되어 소화 기능에 문제가 생깁니다. 이럴 때 흔히 나타나는 증상들은 소화불량, 설사 등이 있습니다. 심한 경우에는 클로스트리디움 디피실Clostridium difficile 균에 의한 극심한 설사와 이로 인한 탈수가 생길 수도 있습니다.

③ 기타 부작용들: 항생제는 그 외에도 알레르기 반응, 피부 발진, 메스꺼움, 구토 등의 다양한 부작용을 일으킬 수 있습니다.

전립선염을 치료하는 중에 이런 부작용을 경험한다면, 일단 약을 중단하고 병원에 나와서 의료진과 상의하는 것이 안전합니다.

전립선염 치료 중에 생기는 이와 같은 항생제 부작용을 피하려면 '항생제를 꼭 필요한 경우에만 사용해야 한다'는 원칙이 지켜져야 합니다. 항생제는 전립선염 검사에서 세균이 검출되는 세균성 전립선염에 대해서만 사용해야 합니다. 항생제 사용이 필요한 세균성 전립선염은 다음 두 경우밖에 없습니다.

① 급성 세균성 전립선염(I형): 급성 세균성 전립선염은 갑자기 시작되며, 고열, 오한, 급성요폐, 전립선 통증 등의 심각한 증상을 동반합니다. 효과가 강력한 주사 항생제 치료를 통해 비교적 빠르게 치료할 수 있습니다.

② 만성 세균성 전립선염(II형): 만성 세균성 전립선염은 전립선염이 재발하는 형태로, 증상이 더욱 미묘하거나 지속적일 수 있습니다. 만성 세균성 전립선염의 치료에는 주로 경구용 항생제를 사용하고, 급성 세균성 전립선염보다는 더 긴 8주 정도의 항생제 치료 과정이 필요할 수 있습니다. 적절한 항생제를 선택하기 위해서 전립선액의 균 배양 검사, 항생제 감수성 검사 결과를 참고하기도 합니다.

하지만 전립선염 환자의 대부분을 차지하는 만성 비세균성 전립선염(III형)에 대해서는 항생제를 사용하지 않는 것이 원칙입니다. 다른 병원에서 항생제를 복용하고 증상이 좋아졌다고 말씀하시는 일부 환자분이 계시긴 합니다. 이런 분들은 치료 당시에는 세균이 있었던 만성 세균성 전립선염(II형)이었을 수도 있고, 그냥 위약placebo 효과를 경험하신 것일 수도 있습니다.

세균성 전립선염으로 항생제를 사용하시는 분들도, 항생제의 사용 기간은 최대 8주를 넘지 않는 것이 좋습니다. 만성 세균성 전립선염(II형) 환자가 충분한 항생제 치료로 균을 없애더라도 회음부의 불편감이나 소변 증상 등이 남는 경우가 많습니다. 이때는 항생제 치료 기간이 부족했다고 판단하기보다는, 만성 세균성 전립선염(II형) 상태가 만성 비세균성 전립선염(III형) 상태로 바뀌었다고 보는 것이 맞습니다. 따라서 치료 방침도 이에 맞추어 재균치료보다는 증상치료로 전환되어야 합니다.

만성 전립선염이 호전되지 않습니다. 좋은 방법이 없을까요?

이제부터는 만성 전립선염의 치료와 관리 방법에 대해 다루어보겠습니다. 여러 병원을 전전했지만 전립선염의 문제를 해결하지 못하신 분들이라면 지금부터 다룰 내용이 많은 도움이 되실 겁니다.

먼저, 만성 전립선염이란 무엇일까요? 성인 남성들의 50%가 평생 한 번은 경험할 정도로 전립선염은 흔한 질환입니다. 전립선염은 항상 세균이 원인인 것도, 또 항상 염증성 변화를 보이는 것도 아닙니다. 그래서 증상으로 진단하는 경우가 많지요. 전립선염의 분류를 다시 한 번 정리하면 다음과 같습니다.

① 급성 세균성 전립선염(I형): 급성 증상이 있으면서 검사에서 균이 확인됨.

② 만성 세균성 전립선염(II형): 3개월 이상의 만성 증상이 있으면서 검사에서 균이 확인됨.

③ 만성 비세균성 전립선염(III형): 전립선염 증상이 있으나 배양검사에서 균은 검출되지 않음.

④ 무증상 전립선염(IV형): 증상 없는 환자의 전립선액에서 염증이 발견됨.

넓은 의미로는 만성 세균성 전립선염(II형)과 만성 비세균성 전립선염(III형)이 만성 전립선염에 해당합니다. 전립선염 증상으로 비뇨의학과에 오는 환자의 5~10%만이 검사에서 균이 검출되는 세균성 전립선염(I형, II형)이고, 90% 이상의 환자는 증상은 있지만 균이 검출되지 않는 만성 비세균성 전립선염(III형) 환자입니다. 앞에서도 말씀드렸지만, 저는 이 III형 전립선염을 만성 골반 통증 증후군CPPS이라고 환자분들께 설명하는 것을 선호합니다. 환자분들이 '염증이니까 항생제 치료가 필요하겠지' 하고 오해하시지 않게 하고 싶기 때문입니다.

반면에 만성 세균성 전립선염(II형)은 항생제 치료가 필요합니다. 전립선은 여러 겹의 피막으로 치밀하게 둘러싸여 있어서, 몇몇 항생제만이 효과를 보입니다. 박트림 trimethoprim- sulfamethoxazole과 퀴놀론quinolone계 항생제가 대표적인 약들이고, 항생제 이외의 추가 치료는 만성 비세균성 전립선염(III형)의 치료와 동일합니다.

만성 비세균성 전립선염(III형)은 잘 치료가 되지 않습니다. 하지만 치료가 어렵긴 해도 불가능한 것은 아닙니다. 우선 치료 기간이 오래 걸린다는 점을 인식해야 합니다. 대부분 8주 이상 치료가 필요합니다. 치료에 사용하는 약제로는 진통소염제, 알파 차단제, 근이완제, 항우울제, 수면제 등이 있으며, 이 약제들을 증상에 따라 조절하여 사용합니다.

만성 비세균성 전립선염(III형)은 원인이 불분명해 치료가 까다롭고 재발도 잦습니다. 따라서 이 III형 전립선염 환자분들은 다음 사항을 명심하여야 합니다.

- **증상의 호전이 더디다고 여러 병원을 전전해서는 안 됩니다.**

요즈음에는 전립선염, 천식, 아토피 같이 치료가 더딘 병으로 괴로워하시는 분들의 약점을 파고들어, 단기간에 치료가 가능하다는 솔깃한 말로 환자들을 유혹하는 한의원이 우후죽순 늘어나고 있습니다. 저도 진료할 때 이런 한의원을 다녀오신 분들을 많이 만납니다. 이런 분들에게 치료가 도움이 되었는지 물어보면, "돈과 시간만 날렸다."고 이야기하시는 분들이 대부분입니다.

전립선염은 본인에게 맞는 약을 찾을 때까지 시간이 걸립니다. 이 기간에는 주치의를 바꾸지 말고 꾸준히 치료 경과를 확인하며 적절한 약을 찾아야 합니다. 이 시기를 참지 못하고 여러 병원을 전전하면 불필요한 검사와 치료를 반복하게 되고, 결국 돈과 시간만 낭비하는 분들이 많습니다.

• **현실적인 치료의 목표를 설정해야 합니다.**

만성 비세균성 전립선염(III형) 치료의 현실적인 목표는, '전립선염에 따른 불편감을 생활에 지장이 없도록 줄여주는 것'입니다. 여기서 중요한 점은 증상을 '없애는' 것이 아니라 '줄인다'는 것입니다. 전립선염 치료를 꾸준히 받으면 대부분의 환자는 이 목표를 달성할 수 있습니다. 하지만 좋아진 분들에게도 회음부의 이물감이나 가려움, 약간의 소변 불편 증상 같은 아주 경미한 증상들은 계속 남을 수 있습니다.

이런 가벼운 증상만 남으신 분들에게는 '그 증상에 대해 너무 고민하거나 집중하지 말고 가능한 한 빨리 일상생활로 복귀하라'고 추천합니다. 많은 분이 각자의 일상생활에 집중하다 보면, 그 경미한 증상을 '잊어버리는' 경우가 흔하기 때문입니다.

• **약물치료의 효과가 적다면 골반 재활치료, 자기장 치료, 체외 충격파 치료 등의 방법도 도움이 됩니다.**

만성 전립선염 치료에 특화된 병원에서는 골반 재활치료, 자기장 치료, 체외 충격파 치료Extracorporeal Shock Wave Therapy: ESWT를 포함한 전립선염 재활 프로그램을 제공합니다. 이런 체계화된 치료 프로그램으로 증상이 좋아지는 분들도 많습니다. 전립선염 재활 프로그램이 아직 교과서적으로 표준화된 개념은 아닙니다. 따라서 치료를 하는 병원마다 프로토콜에 차이가 있으나, 대체로 다음과 같은 방법들을 활용합니다.

① 골반 재활치료: 만성 비세균성 전립선염(III형) 또는 만성 골반 통증 증후군CPPS은 다양한 원인으로 발생할 수 있는 복잡한 상태입니다. 따라서 치료적 접근법도 환자의 개별 상황에 따라 달라집니다. 골반 재활치료pelvic rehabilitation는 전문 물리치료사가 환자의 증상, 원인, 생활 방식 등을 고려하여 개별화된 솔루션을 제공합니다. 여기에는 다음과 같은 방법들이 포함됩니다.

첫째, 골반 가로막 근육을 강화하고 이완하는 데 중점을 둡니다. 이를 위해 물리치료사는 골반 가로막 근육 훈련, 스트레칭, 자세 교정 및 통증 관리 기술을 교육합니다.

둘째, 수동 치료입니다. 수동 치료는 근골격계 질환에서 널리 사용되는 치료법 중 하나입니다. 이는 물리치료사나 카이로프랙터 등의 전문가가 손으로 직접 환자의 몸을 다루는 치료 방법으로, 관절과 근육에 무리를 주지 않는 한도 내에서 수동적인 운동을 진행합니다. 수동 치료를 통해 고관절의 가동 범위를 개선하고, 골반 자세 교정을 기대할 수 있습니다.

셋째, 행동 치료입니다. 골반부 스트레스 관리 및 이완 기술을 포함하여, 통증을 유발할 수 있는 생활습관 변화에 초점을 맞춥니다.

② 자기장 치료: 자기장 치료는 자기장 의자에 앉아서, 강력한 힘을 가진 자기장을 환자의 골반 가로막 근육에 쏘아 올리는 치료입니다(9장 '56. 전립선암 수술 후 요실금은 언제 돌아오나요? 빨리 회복될 수 있는 방법은 없나요?'의 286쪽 그림 참조). 골반 가로막 근육에 자기장이 걸리면 신경이 자극되어 해당 근육이 강하게 수축·이완하게 됩니다. 따라서 자기장 치료를 받는 동안에 골반 가로막 근육이 강화되는 효과가 있습니다. 골반 재활치료와 병행할 경우, 골반 가로막 근육을 수축하려면 어떻게 힘을 줘야 하는지를 더 자연스럽게 배울 수 있습니다.

③ 체외 충격파 치료: 체외 충격파 치료ESWT는 비뇨의학과 분야에서는 요로결석 제거를 위한 치료 방법으로 친숙합니다. 강도를 쇄석 시 강도의 10% 정도로 낮춘 저강도 충격파 장비가 개발되어 여러 질환에 사용되고 있습니다. 저강도 체외 충격파 치료는 주로 염증이나 통증 개선 효과를 이용한 근골격계 통증 치료에 활용됩니다. 비뇨의학과 분야에서도 2010년 저강도의 체외 충격파를 발기부전 환자에게 적용하면서 그 효능을 입증한 바 있는데, 특히 혈관성 발기부전 환자에게서 신생혈관재생 및 항산화 효과로 인한 발기 기능 개선이 보고된 바 있습니다.

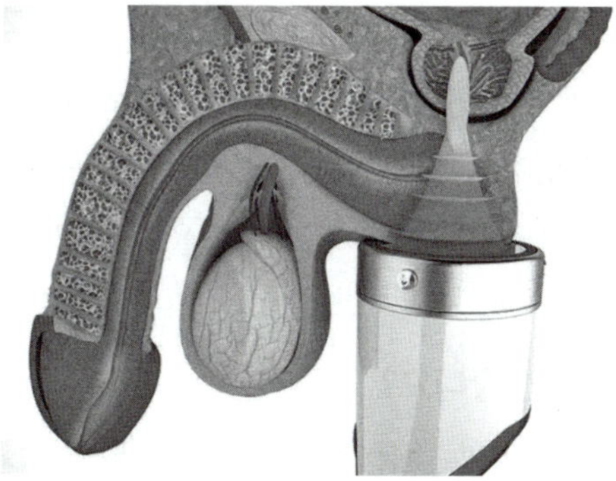

체외 충격파 치료

특히 만성 비세균성 전립선염(III형)의 경우 여러 원인에 의한 염증이 신경 체계를 통해 통증을 일으키는 것으로 알려져 있는 만큼, 가장 기본적인 원인인 염증 반응을 체외 충격파 치료가 줄여줄 것으로 기대됩니다. 최근 우리나라에서 시행된 임상 연구 결과를 보면, 만성 비세균성 전립선염(III형)에 대해 4주간 체외 충격파 치료를 받은 환자가 대조군에 비해 유의미한 전립선염 증상점수의 호전을 보고하기도 했습니다.

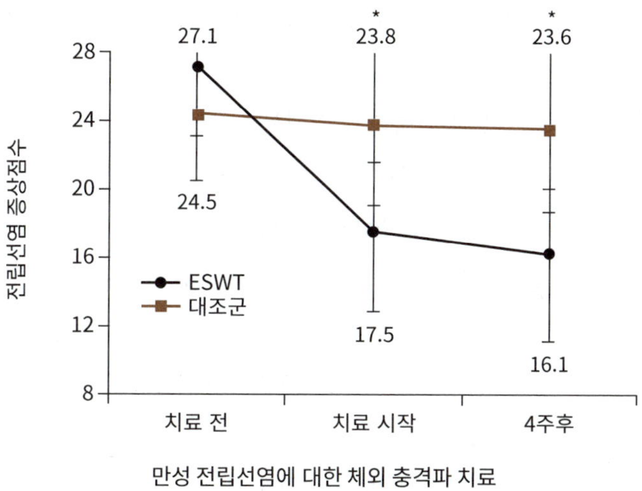

만성 전립선염에 대한 체외 충격파 치료

만성 전립선염은 사실 비뇨의학과 분야에서 굉장히 복잡하고 이해하기 어려운 질환 중 하나입니다. 다양한 증상이 얽혀 있는 만성 전립선염의 적절한 치료를 위해서는 환자의 주증상이 무엇인지, 병력은 어떤지, 불편한 점은 무엇인지 등을 꼼꼼하게 확인하여 환자의 상황에 따른 개별화된 치료 접근을 해야 할 필요가 있습니다.

전립선염에 술, 담배가 안 좋나요?

네, 음주와 흡연은 전립선염의 증상을 악화시킬 수 있는 중요한 요인들로 간주됩니다. 특히 술이 전립선염에 매우 안 좋습니다. 만성 전립선염이 있으신 분들 중 주로 과음한 다음날 회음부 불편감이나 소변 증상이 더욱 심해지는 것을 경험한 분들 많으실 겁니다. 제 환자분들 중에도 술 마신 다음날이 너무 괴롭고 힘들어서, 아예 술을 끊어버린 분들도 많습니다. 음주는 다음과 같은 작용들을 하기 때문에 특히 전립선염에 좋지 않습니다.

① 골반 근육 자극: 술은 방광과 전립선 주변의 근육을 자극하여 소변 불편 증상을 더 악화시킬 수 있습니다.

② 염증 반응 증가: 술은 전신적인 염증 반응을 증가시킵니다. 염증은 전립선염의 근본적인 문제 중 하나이므로, 음주를 하면 염증이 악화되어 증상이 더욱 심각해집니다.

③ 면역 체계 저하: 전립선염의 회복을 위해서는, 감염에 대한 신체의 방어 메커니즘과 염증 조절 능력이 중요합니다. 음주는 이러한 면역 반응을 약화시켜 전신의 면역 체계 기능을 떨어트림으로써 회복을 더디게 합니다.

④ 탈수 유도: 알코올은 이뇨 작용을 촉진하여 우리 몸의 탈수를 유발합니다. 탈수가 생기면 소변의 농도가 높아져서 전립선과 방광 주변에 자극이 주어지고, 이로 인해 회음부의 통증이나 불편감이 증가할 수 있습니다.

담배도 마찬가지로 전립선염의 증상을 심하게 만드는 원인입니다. 담배에 포함된 여러 가지 독성물질이 전립선의 염증을 더욱 악화시킬 수 있습니다. 또한 담배는 혈관을 수축시켜 혈액순환을 방해하는데, 이는 전립선의 건강에 부정적인 영향을 줍니다. 이러한 이유들로 전립선염을 치료하고 관리하는 분들은 술과 담배를 피하실 것을 매우 권장합니다. 이외에 만성 전립선염을 다스리기 위해 일상생활에서 지켜야 할 수칙들은 앞에서 말씀드렸습니다. 더 자세한 내용을 확인하시려면 3장을 참고하시기 바랍니다.

반신욕이나 좌욕이 전립선염 치료에 효과가 있나요?

전립선염에 좋은 생활요법, 운동 등에 대해서도 간단히 알아보겠습니다. 집에서 가장 쉽게 할 수 있는 생활요법은 반신욕과 좌욕입니다. 전립선염이 생기면 전립선을 감싸는 골반 가로막 근육층이 평소보다 긴장되고 불편한 느낌을 받는데, 이때 반신욕이나 좌욕이 골반의 근육을 이완시켜 전립선염 증상을 완화시킵니다. 좌욕은 뜨거운 물을 받아 10~15분간 배꼽 높이까지 몸을 담그고 있으면 됩니다. 만약 반신욕이나 좌욕이 번거로우면 따뜻한 물을 튼 샤워기를 항문과 회음부에 대고 5분 정도 마사지하거나, 세숫대야에 온수를 받아놓고 회음부 부위만 담가도 효과가 있습니다. 대안적인 방법으로는 사우나를 정기적으로 하는 방법도 있습니다.

그 외에 전립선염에 도움이 되는 운동들

전립선 건강에 가장 좋은 운동은 유산소 운동입니다. 유산소 운동은 혈관을 확장시키는 산화질소Nitric oxide 분비를 촉진해서 전립선의 혈류량을 높입니다. 걷기, 조깅, 등산 등이 대표적으로 추천되는 유산소 운동입니다. 특히 매일 30분 정도 빠르게 걸으면 만성 전립선염이나 골반 통증 개선에 효과가 있습니다.

반면 지나치게 과격한 운동은 오히려 회음부를 자극하니 피하는 것이 좋습니다. 자전거나 오토바이를 장시간 타는 것도 회음부를 자극해 전립선 건강에는 해로울 수 있습니다. 자전거를 꼭 타고 싶으시다면 면적이 넓은 안장이나 전립선 보호용 안장을 사용하는 것이 도움이 될 것입니다. 전립선과 자전거 타기의 관계에 대해 더 자세히 알고 싶으신 분들은 이 책 3장 "11. 자전거를 타면 전립선에 안 좋나요?"와 11장 "78. 전립선암 수술 후 일상생활로의 복귀는 언제 가능한가요?"를 같이 보시는 것이 좋습니다.

83 | 전립선염을 치료했는데도 왜 완전히 낫지 않고 계속 재발하는 건가요?

전립선염 치료를 오래 받아왔지만 잘 낫지 않고 반복적으로 재발하는 분들이 있습니다. 이런 분들 중에서는 치료하는 의사를 믿지 못하고, 더 좋은 방법은 없는지 여러 병원을 돌아다니는 분들도 많습니다. 저희 병원에도 이런 분들이 자주 찾아옵니다. 이런 분들이 '왜 전립선염으로 오랫동안 고생하는지'를 자세히 관찰해보면 대체로 다음의 세 가지 범주에 속하는 경우가 많습니다. 전립선염이 빨리 좋아지지 않는 분들이라면, 이 중 본인이 어떤 경우에 해당하는지 확인해 보시는 것도 많은 도움이 될 것입니다.

- **치료가 충분히 되지 않았다.**

세균성 전립선염(I형, II형) 환자분들 중에 이런 분들이 많습니다. 제가 앞에서 전립선은 여러 겹의 막으로 단단하게 둘러싸여 있다고 수차례 말씀드렸습니다. 그러므로 항생제 같은 약제들이 전립선 내부로 잘 전달되지 않습니다. 전립선 내부에 세균에 의한 염증이 있으면 치료를 위해 충분한 기간의 항생제 사용이 필요합니다. 보통, 방광염 같은 요로감염은 항생제를 일주일 정도만 사용해도 충분합니다. 반면에 세균성 전립선염에 대해서는 8주 이상의 충분한 기간 동안 항생제를 사용하는 것이 추천됩니다.

항생제 치료가 완전히 이루어지지 않으면 세균이 완전히 제거되지 않고 남아 재발할 수 있습니다. 충분한 기간 항생제를 사용하지 않아 남은 세균은, 이전에 사용한 항생제에 대해서는 내성을 갖게 될 가능성이 높습니다. 남게 된 세균이 항생제에 대한 내성을 획득할 경우 앞으로의 치료가 더욱 힘들고 까다로워질 수 있습니다.

- **치료 결과에 대한 기대치가 지나치게 높다.**

앞에서 '만성 비세균성 전립선염(III형) 치료를 받는 분들은 치료의 목표를 현실적으로 잡으라'고 말씀드렸습니다. 만성 비세균성 전립선염 또는 만성 골반 통증 증후군 치료의 현실적인 목표는 통증을 줄여서 일상생활에 지장이 없도록 하는 것입니다. 한 병원을 정해서 꾸준히 치료를 받으면 이 목표는 대부분 달성할 수 있습니다.

하지만 이런 분들도 회음부의 이물감, 가려움, 경미한 통증, 소변 불편 증상 등은 조금 남을 수 있습니다. 환자의 입장에서는 이런 남아 있는 증상들이 계속 신경이 쓰일 수 있습니다. 그래서 '나는 아직 치료가 완전히 되지 않았다'고 생각하고 이걸 뿌리 뽑겠다고 여러 병원을 돌아다니기 시작하는 분들이 생깁니다. 결론부터 미리 말씀드리면, 이런 분들이 그 어떤 병원을 돌아다니면서 검사해봐도 검사 이상 소견은 전혀 나오지 않습니다. 이 경미한 증상을 없애는 방법도 전혀 없습니다.

다시 말씀드리지만, 남은 증상들은 신경 쓰지 마시고 일상으로 복귀하셔야 합니다. 이 증상들을 "잊어버리십시오." 각자의 일상생활에 집중하다 보면 그 경미한 증상들을 '잊어버리는' 순간이 올 것입니다.

- **생활습관과 환경적 요인**

젊은 분들 중에 전립선염 치료를 해서 증상이 빨리 좋아졌지만, 또 전립선염이 자꾸 재발해서 저에게 자주 찾아오는 분들이 많습니다. 이런 분들께 평소 생활이 어땠는지 여쭤보면 아주 전형적인 패턴이 있습니다. 젊은 사람들 중에, ① 바쁘고, ② 직업 스트레스가 심하고, ③ 업무상 과로의 빈도가 높으며, ④ 오래 앉아 있는 직업을 가지신 경우, 또, ⑤ 잦은 회식 또는 술자리, ⑥ 흡연자 등에 해당하는 분들이 전립선염이 있으면 1년에 1~2회 혹은 그 이상은 전립선염이 나빠져서 연례행사처럼 저에게 오시곤 합니다.

젊은 분들에게 '일을 줄이라'는 조언은 현실적이지 않습니다. 하지만 우리가 좀 더 신경 쓰면 줄일 수 있는 위험들도 있습니다. ① 전립선 방석 사용, ② 두 시간에 10분 정도는 서서 스트레칭, ③ 회식이나 술자리 피하기, ④ 금연 같은 방법들은 전립선염이 좋아지는 데 즉각적인 효과가 있습니다.

전립선염으로 오래 고생하시는 분들은 앞의 세 가지 중 본인이 해당하는 것은 없는지 점검해봐야 합니다. 거듭 말씀드리지만, 치료가 잘 되지 않는 것 같다고 자꾸 병원을 바꾼다면 돈과 시간만 낭비하게 됩니다. 대신 자신의 전립선염을 관리해줄 좋은 주치의를 찾고, 그 병원을 꾸준히 다니시는 것이 좋습니다.

84 | 전립선에 결석이 있다고 들었습니다. 괜찮은 건가요?

건강검진에서 경직장 전립선 초음파TRUS를 받은 후 전립선에 결석結石·calculi이 있다는 소견을 듣고 비뇨의학과에 방문하시는 분들이 자주 있습니다. 많은 분이 콩팥 또는 요관에 결석이 있으면 심한 통증으로 매우 고생할 수도 있다는 사실을 잘 알고 계시지요. 그래서 전립선에도 결석이 생기면 '나중에 통증으로 고생하지 않을까?' 하고 걱정하시는 분들이 많습니다. 지금부터는 전립선 결석이 괜찮은 건지, 어떤 경우에 치료가 필요한지, 어떠한 방법으로 치료하는지 등을 알아보겠습니다.

전립선의 결석이란 무엇인가요?

전립선 결석은 전립선 내에 작은 석회화 결정체calcification들이 형성되는 상태를 말합니다. 전립선 결석의 유병률은 매우 높은 편이며, 나이가 들수록 그 빈도가 증가합니다. 2018년 발표된 전립선 결석에 대한 대규모 역학 연구 결과에 따르면, 전립선 결석의 유병률이 20대 남성의 경우 9.0%, 50대 32.3%, 70대 이상인 경우에는 66.7%인 것으로 보고되었습니다. 전립선이 있는 남성 대략 셋 중 한 명 정도는, 검사를 해보면 전립선에 결석이 있다는 뜻입니다.

전립선 결석은 대부분 증상이 없기 때문에 본인에게 결석이 있는지 모르고 있는 분들이 훨씬 더 많습니다. 건강검진이나 소변 불편 증상으로 방문한 비뇨의학과에서 전립선 초음파를 하신 분들이 우연히 전립선 결석을 발견하는 경우가 대부분입니다. 이런 분들은 본인의 전립선에 결석이 있다는 사실을 듣고 놀라서, 치료가 필요한 문제인지 확인하기 위해 상급병원을 찾으시기도 합니다.

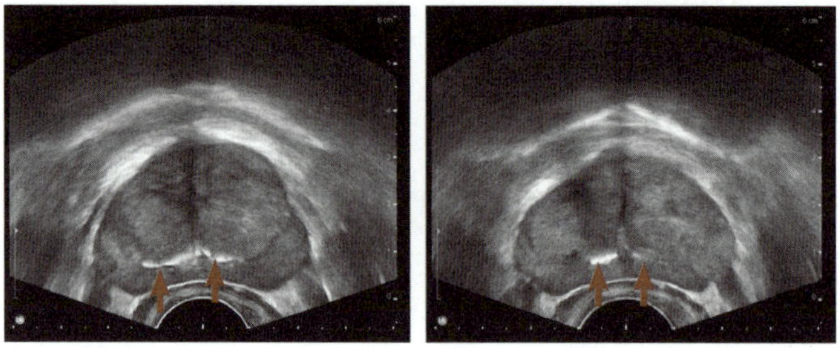

전립선 결석

전립선 결석, 치료가 필요한가요?

전립선 결석은 대부분 증상이 없습니다. 이전 연구에 의하면 전립선 결석이 있는 환자의 80% 정도가 전립선 결석과 관련된 증상이 전혀 없었습니다. 대부분의 전립선 결석은 증상을 일으키지 않고, 합병증도 일으키지 않습니다. 그러므로 직접적인 치료가 필요하지 않는 것으로 간주됩니다.

하지만 일부 환자에게는 전립선 결석이 배뇨 통증, 사정통, 소변 불편 증상 등의 증상을 일으킬 수 있습니다. 같은 연구에서, 전립선 결석이 있는 환자의 19%가 배뇨 통증을 포함한 소변 불편 증상이 있었으며, 약 3%의 환자는 사정통射精痛·painful ejaculation을 호소했습니다. 이렇게 전립선 결석과 관련된 불편 증상이 있을 때는 증상의 관리와 치료가 필요할 수 있습니다. 치료에는 주로 다음과 같은 방법들이 활용됩니다.

① 약물치료: 소변 불편 증상을 좋아지게 하기 위해 알파 차단제, 5알파-환원효소 억제제 등의 전립선비대증 치료제를 사용합니다. 통증이 심한 경우에는 경구용 진통제를 처방하기도 합니다. 전립선 결석과 관련된 명확한 감염이 있는 경우라면 항생제 치료가 필요할 수도 있습니다.

② 체외 충격파 치료: 크고, 증상을 유발하는 결석에 대해서는 체외 충격파 치료를 통해 결석 제거를 시도해볼 수 있습니다. 하지만 이 방법은 매우 드물게 사용되며, 전립선 결석의 경우 특히 그렇습니다.

③ 수술: 전립선 결석에 의한 증상이 매우 심하지만, 약물치료에는 전혀 반응이 없다면 홀렙 등의 전립선비대증 수술로 결석을 제거할 수 있습니다. 하지만 전립선 결석 치료를 위해 비대증 수술을 하는 경우도 매우 드뭅니다. 불편 증상이 결석과 확실히 관련이 있어야 하고, 약은 안 듣는 환자에 대해서만 선별적으로 수술을 시행해야 합니다.

전립선 결석, 더 유의할 점은 없나요?

전립선 결석에 대해서는 다음 두 가지 정도를 유의하시는 것이 좋습니다.

- **대부분의 경우에는 치료가 필요 없습니다.**

전립선 결석과 관련된 증상이 없다면, 특별히 추천되는 치료는 없습니다. 우연히 발견된 전립선 결석에 대해 치료, 특히 수술이 필요하다고 주장하는 일부 의사가 있지만, 저는 그 의견에 강력히 반대합니다. 그 이유는, ① 결석과 관련된 불편 증상이 있는 경우에만 치료가 필요하고, ② 치료 방법으로는 수술보다 약물치료를 당연히 먼저 고려해야 하기 때문입니다.

- **전립선 결석이 있다면 정기검진은 더 철저히 하시는 것이 좋습니다.**

아직 교과서적으로 확립되지는 않았지만, 소규모 후향적 연구들에 따르면 전립선 결석이 있는 환자에게 전립선암이 더 잘 생기는 경향이 있다는 보고들이 있습니다. 결석이 있으면 전립선에 염증이 더 잘 생기고, 반복적인 염증은 전립선암의 발병 위험을 높인다는 가설도 있습니다. 앞서의 소규모 연구 결과들이 이와 같은 기전에 의한 것인지, 혹은 단순히 전립선을 더 열심히 검사했기 때문에 암을 더 많이 찾아낸 것인지는 명확하지 않습니다. 하지만 적어도 전립선 결석이 있는 분들이 일반인에 비해 전립선암 발병 위험이 낮지 않은 것은 자명하기 때문에, 전립선 결석이 있다면 전립선 정기검진을 하여 전립선암 발병 위험은 없는지, 결석과 관련된 불편 증상이 생기지는 않았는지 지속적으로 모니터링하는 것이 현명합니다.

85 | 정액에 피가 섞여 나옵니다. 어떻게 해야 하나요?

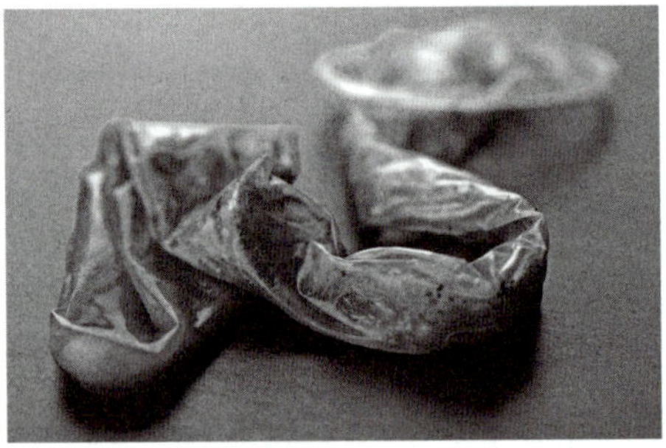
혈정액증

혈정액증血精液症· hema-tospermia이란 사정할 때 정액에 피가 섞여 나오는 증상을 말합니다. 제 진료실에서도 혈정액증을 주증상으로 내원하시는 환자분들을 자주 만나게 됩니다. 오시는 분들은 "정액에서 검붉은 죽은 피가 섞여 나온다."고 자주 표현하십니다. 혈정액증은 환자가 흔하게 경험할 수 없는 상황이고, 그 원인도 잘 모르겠기에 '나에게 무슨 큰 문제가 생긴 것 같다'는 극심한 공포를 가지고 내원하시는 경우가 많습니다.

혈정액증의 원인은 무엇인가요?

아마 혈정액증이 있는 분들이 가장 궁금해하시는 질문일 겁니다. 혈정액증이 생기면, '혹시 내가 안 좋은 암에 걸린 건 아닌가?'라는 걱정들을 가장 많이 합니다. 하지만 결론부터 먼저 말씀드리면, 혈정액증은 증상이 좀 무섭긴 하지만, 암 같은 심각한 원인으로 생기는 경우는 드뭅니다.

혈정액증이 생기는 원인을 알려면 정액이 배출되는 경로를 이해하는 것이 도움이 됩니다. 다음 그림처럼 고환에서 만들어진 정자는 부고환과 정관을 지나 정낭精囊에 비축됩니다. 그리고 정액은 사정을 할 때 전립선을 관통하는 사정관과 요도를 지나서 몸 밖으로 배출됩니다.

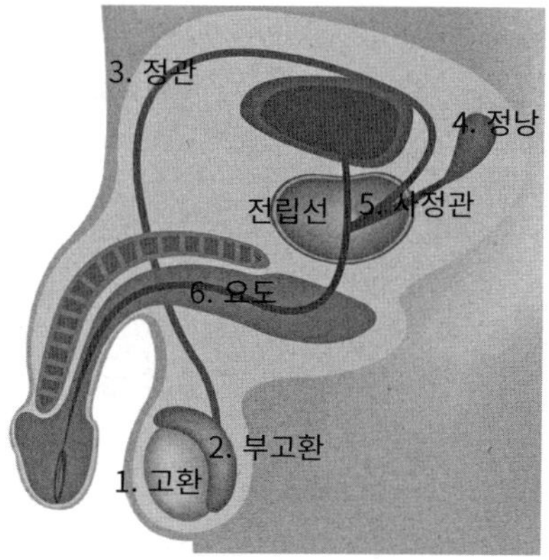

정액의 배출 경로

여기서 중요한 점은, 사정관이 전립선을 관통하여 지나가는 구조로 되어 있다는 점입니다. 그렇기 때문에 사정할 때 정액에 피가 섞여 나온다면, 확률적으로 전립선에 문제가 있을 가능성이 가장 높습니다. 혈정액증이 생길 수 있는 전립선의 문제들은 다음과 같습니다.

- **전립선의 손상**

혈정액증의 가장 흔한 원인은 전립선의 손상trauma입니다. 그중에서도 병원에서 생기는 의인성醫因性·iatrogenic 손상이 가장 흔합니다. 연구에 의하면, 전립선암 진단을 위한 전립선 조직검사를 받은 환자의 80% 이상이 4주 이상 지속되는 혈정액증을 경험한다고 합니다. 또, 전립선암으로 조직 내 방사선 치료(브라키테라피)를 받아도 약 17%의 환자가 혈정액증을 경험합니다. 이외에도 방광 내시경, 격렬한 성관계, 회음부의 외부 충격 등의 손상이 혈정액증의 원인이 될 수 있습니다.

- **전립선 감염 및 염증**

전립선의 감염 및 염증이 두 번째로 흔한 혈정액증의 원인입니다. 인위적인 의인성 손상을 제외하면, 자연 발생하는 가장 흔한 혈정액증의 원인이기도 합니다. 급성 세균성 전립선염과 요도염 등이 혈정액증의 흔한 원인으로 알려져 있습니다. 흔한 원인균은 대장균Escherichia coli, 프로테우스Proteus mirabilis, 크렙시엘라Klebsiella pneumoniae 등의 균들입니다. 하지만 만성 전립선염에서는 혈정액증이 상대적으로 덜 생기는 편입니다.

• 기타 전립선 양성질환

정낭 주변의 물혹으로 인한 사정관 폐색, 사정관 주변에 생기는 사마귀, 혈관종 등의 양성종양, 요도협착, 혈관 기형 등도 드물지만 혈정액증의 원인이 될 수 있습니다.

• 전립선암

물론 전립선암이 있어도 혈정액증이 생길 수 있습니다. 실제로 전립선암 환자의 14% 이상이 혈정액증을 경험한다는 연구도 있습니다. 사실, 혈정액증이 있는 분들이 가장 걱정하는 것이 바로 이 전립선암입니다. 하지만 전립선암에 의한 혈정액증은 드뭅니다. 혈정액증이 갑자기 생긴 환자들 중에서 실제 전립선암이 있었던 환자는 5.7%에 불과하다는 연구도 있습니다. 이 연구에 따르면 전립선암으로 혈정액증이 생긴 환자들은 대부분, ① 연령이 40대 이상이었고, ② PSA 수치가 3.0ng/dℓ 이상이었거나, ③ 직장수지검사에서 혹이 만져졌다고 합니다. 반대로 생각하면, 혈정액이 있다고 해도, ① 40세 미만이거나, ② PSA 수치가 정상이라면, 또는 ③ 직장수지검사 결과가 정상이라면 전립선암 걱정은 덜 하셔도 된다는 뜻이 됩니다.

• 원인 미상

혈정액증의 원인을 찾기 위해 여러 가지 검사를 해봤으나 그 원인을 정확히 찾지 못하는 경우도 10~20%는 됩니다.

혈정액증이 있으면 어떤 검사가 필요한가요?

혈정액증이 처음 생긴 분이라면, 전립선에 대한 기본 검사가 추천됩니다. 저는 혈정액증이 있는 환자분들께, ① 소변검사, ② PSA, ③ 직장수지검사, ④ 경직장 전립선 초음파TRUS, ⑤ 배뇨 기능 검사를 추천합니다.

하지만 이런 검사들을 해도 혈정액증의 다양한 원인을 모두 다 찾아낼 수는 없습니다. 혈정액증 검사를 하는 가장 중요한 목적은, 드물기는 하지만(5.7%) 치명적일 수 있는 전립선암을 찾아내기 위해서입니다. 따라서, ① 전립선 조직검사 직후, ② 40대 미만의 젊은 환자인 경우에는 혈정액증이 있더라도 실제 전립선암일 가능성이 매우 낮습니다. 이럴 때는 전립선 기본 검사를 생략하기도 합니다.

혈정액증은 어떻게 치료하나요?

대부분의 혈정액증은 약물로 치료합니다. 혈정액증이 있으면 항생제, 지혈제, 소염제를 포함한 약들을 4주 이상 처방하고, 좋아지는지 경과를 관찰합니다. 하지만 한 번 혈정액증이 생기면 치료를 해도 증상이 오래갈 수 있습니다. 정말 오래가는 분들은 수개월 이상 지속되는 분들도 있습니다.

왜 그럴까요? 생각해보면 이유는 간단합니다. 혈정액증 환자들은 여러 가지 이유로 이미 정액이 배출되는 경로에 출혈이 발생하여 피가 고여 있는 상태입니다. 이미 나서 고인 피가 없어지려면 어떻게 해야 할까요? 당연히 고인 피가 씻겨 내려가야 합니다. 소변은 하루에도 2~3리터씩 만들어지고 배출되니, 출혈만 멎으면 고여 있던 피는 금방 씻겨집니다. 이처럼 정액에서 피가 나오는 경우에도 역시 고인 피를 정액이 씻어내야 합니다. 하지만 정액이 생성되어 배출되는 양은 일주일에 몇 mℓ에 불과합니다. 그러니 당연히 고인 피가 완전히 없어지는 데 시간이 많이 걸리게 됩니다. 이렇게 고여 있는 기간이 길어지니 출혈의 색깔도 검붉은색을 흔히 띄게 되는 것이지요. 이런 이유로, 혈정액증이 있을 때 정액 배출을 자주 해주면 증상이 좋아지는 데 도움이 될 수 있습니다. 또한 혈정액증이 있을 때 성관계를 해도 되는지 물어보시는 분들도 많은데, 해당 증상으로 성관계에 특별한 제한을 두실 필요는 없습니다.

나가며

여러분, 모두 '건전(건강한 전립선)'하세요!

저는 전립선에 관심이 많습니다. 비뇨의학과 전문의가 되고 나서 모신 모든 스승님이 소위 전립선의 대가들이셨습니다. 그분들 밑에서 수술을 배우고 연구를 하다 보니 자연스럽게 전립선은 제 진료, 연구의 중심이 되었습니다. 저는 지금까지 총 60편의 과학기술논문인용색인Science Citation Index: SCI 급의 논문을 발표했고, 이 중 절반이 넘는 32편의 연구가 전립선에 관한 연구들입니다.

저는 전립선 질환, 전립선암 환자를 진료하는 것에서 가장 큰 즐거움과 보람을 느낍니다. 또, 전립선에 문제가 있으신 많은 분들이 분에 넘치게도 서울 변두리의 작은 병원에 있는 저를 찾아와 진료를 봐주십니다. 저 멀리 제주도에서도 오시고, 해남에서도 오시고, 가까이에서는 소위 말하는 5대 대형 병원에서 유명한 교수님들의 진료를 보시던 분들이 저를 찾아와주십니다. 최근에는 유튜브와 블로그를 하다 보니 제가 있다는 것을 더 멀리서도 아시고, 요즈음에는 호주 시드니에서도, 중국 상하이에서도 저에게 수술을 받기 위해 찾아와주십니다.

이 얼마나 행복한 일입니까? 저는 여기서 제가 좋아하는 일을 소명을 가지고 하고 있습니다. 그 노력을 이제는 꽤 많은 분들이 알아봐주시고, 저를 믿고 찾아와주시니 참 저는 행복한 사람입니다. 저는 전립선에 너무 관심이 많고, 사람들과 전립선 이야기를 하는 것을 너무 좋아합니다. 그래서 블로그와 유튜브도 만들었습니다. 전립선 이야기는 석달 열흘도 할 수 있을 것 같습니다. 사실 제가 좋아서 하는 이야기라 남들은 별로 관심이 없을 줄 알았는데, 생각보다 많은 분이 제 이야기를 좋아해주십니다. 그 이야기가 좋아서 더욱더 저를 찾아와주시는 선순환도 생기고 있습니다.

가장 감사한 분들은 저를 믿고, 저에게 몸을 맡겨주시는 전립선비대증, 전립선암 환자분들입니다. 저를 사랑해주시고, 또 제가 사랑하는 그분들을 위해 제가 할 수 있는 일이 무엇일지 고민하다가, 전립선 문제가 있으신 분들이 궁금한 것이 있으면 다 찾아볼 수 있는 친절한 안내서를 만들면 좋겠다는 생각을 하게 되었습니다. 사실 이런 생각은 3~4년 전부터 하고 있었는데, 그래서 그간 진료실 컴퓨터 옆에 메모장을 띄워두고, 환자분들이 자주 물어보시는 질문들을 모으기 시작했습니다.

질문들은 어느새 수백 개가 넘었고, 그중 급한 것들은 블로그에 한 꼭지씩 글을 올리기도 했습니다. 그리고 그랬던 질문들 중에서 중요하다고 생각하는 85개의 질문을 뽑아 책을 엮기 시작했습니다. 이 책의 맺음말을 쓰고 있는 지금, 전립선 안내서를 내겠다고 결심하고 집필을 시작한 지 벌써 1년이 넘어갑니다. 이 책을 쓰기 시작할 때는 겨울의 초입이었습니다만, 지금은 길었던 더위가 한풀 꺾이고 출퇴근 길에 선선한 바람이 불어오는 가을의 초입입니다. 새로운 겨울이 오기 전에 이 책이 세상에 나와 여러분의 손에 들려질 수 있게 되길 소망합니다.

이 책이 세상에 나오기 위해 많은 분이 도움을 주셨습니다. 맨날 책 쓴다고 집에 늦게 오는 것을 관용하여준 사랑하는 제 아내 이윤희와 딸 김하은, 제가 하는 일은 무엇이든 일단 격려와 기도부터 해주시는 본가의 부모님, 장인 장모님, 저에게 전립선에 대해 가르쳐주신 안한종 교수님, 이상은 교수님, 오승준 교수님 이대서울병원에서 서로 도와가며 환자를 같이 보았던 비뇨의학과의 동료 교수님들, 전립선암 방사선 치료 부분을 쓸 때 많은 도움을 주신 방사선 종양학과 교수님, 처음 제가 출판 제안을 드렸을 때 신촌 본교에서 서울 변두리의 이대서울병원까지 직접 찾아와주시고 아이디어를 격려하여주시고, 바쁘다는 핑계로 글이 빨리 나오지 않는 것을 양해하여 주신, 이화여자대학교출판문화원의 이혜지 주간님, 이지예 선생님, 그리고 제 인생의 중요한 포인트마다 직접 관여하시고, 저보다 앞서 모든 것을 예비하시고 인도하시는, 저에게 허락된 모든 영광을 돌릴 오직 한 분 하나님, 이 모든 분 중 한 분이라도 없었으면, 이 책은 세상에 나오기 어려웠을 겁니다.

많은 분이 이 책을 읽고, 나아가 대한민국의 모든 남성이 건전(건강한 전립선)했으면 좋겠습니다. 그래서 제 외래가 좀 한산해지길 소망합니다. 아니, 저 같은 비뇨의학과 의사가 별로 필요하지 않은 세상이 오면 더 좋겠네요. 감사합니다.

찾아보기

[ㅈ]

전립선 완전정복

전립선비대증에서 전립선암까지

펴낸날 1판 1쇄 2025년 1월 2일
2쇄 2025년 10월 20일
지은이 김명
펴낸이 주소현
펴낸곳 이화여자대학교출판문화원
주소 서울특별시 서대문구 이화여대길 52(우 03760)
등록 1954년 7월 6일 제9-61호
전화 02) 3277-2965 (편집), 02) 362-6076 (마케팅)
팩스 02) 312-4312
전자우편 press@ewha.ac.kr
홈페이지 www.ewhapress.com
책임편집 이지예
디자인 정혜진
일러스트 김나리(아트메디컬)

ISBN 979-11-5890-535-4 03510
값 25,000원